U0233399

Plewig & Kligman

痤疮与玫瑰痤疮

Plewig and Kligman's Acne and Rosacea

Plewig & Kligman
痤疮与玫瑰痤疮

Plewig and Kligman's Acne and Rosacea

（第 4 版）

原 著

Gerd Plewig • Bodo Melnik • WenChieh Chen

主 译

丛 林 廖 勇 田艳丽

北京大学医学出版社

Peking University Medical Press

图书在版编目（CIP）数据

　　Plewig & Kligman痤疮与玫瑰痤疮：第4版 / 丛林，
廖勇，田艳丽主译；（德）格德·普莱维格（Gerd Plewig），
（德）博多·梅尔尼克（Bodo Melnik），陈文杰原著.
—北京：北京大学医学出版社，2021.1（2023.6重印）
　　书名原文：Plewig and Kligman's Acne and Rosacea
（fourth edition）
　　ISBN 978-7-5659-2290-9

　　Ⅰ.①P…　Ⅱ.①丛…②格…③博…④陈…　Ⅲ.①
痤疮—诊疗　Ⅳ.①R758.73

　　中国版本图书馆CIP数据核字（2020）第211342号

北京市版权局著作权合同登记号：图字：01-2020-6228

First published in English under the title
Plewig and Kligman's Acne and Rosacea（4th Ed.）
by Gerd Plewig, Bodo Melnik and WenChieh Chen
Copyright © Springer Nature Switzerland AG, 2019
This edition has been translated and published under licence from
Springer Nature Switzerland AG.

Simplified Chinese translation Copyright © 2020 by Peking University Medical Press.
All Rights Reserved.

Plewig & Kligman痤疮与玫瑰痤疮（第4版）

主　　译：丛　林　廖　勇　田艳丽
出版发行：北京大学医学出版社
地　　址：（100191）北京市海淀区学院路38号　北京大学医学部院内
电　　话：发行部 010-82802230；图书邮购 010-82802495
网　　址：http：//www.pumpress.com.cn
E－mail：booksale@bjmu.edu.cn
印　　刷：北京金康利印刷有限公司
经　　销：新华书店
责任编辑：李　娜　　责任校对：靳新强　　责任印制：李　啸
开　　本：889 mm×1194 mm　1/16　　印张：24.5　　字数：775千字
版　　次：2021年1月第1版　2023年6月第3次印刷
书　　号：ISBN 978-7-5659-2290-9
定　　价：288.00元
版权所有，违者必究
（凡属质量问题请与本社发行部联系退换）

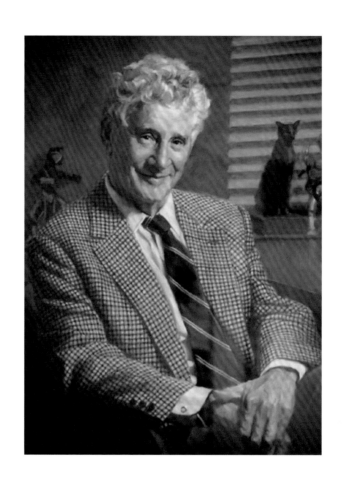

纪念 Albert Montgomery Kligman，医学博士，哲学博士，多个名誉博士
1916.3.17－2010.2.9，费城
导师、教师、科学家、医生、挚友

[Kligman 教授的肖像画。该布面油画由 John Boyd Martin 于 1995 年绘制，他生于 1936 年。地点在费城宾夕法尼亚大学皮肤科生物化学研究大楼，以 Albert M. Kligman 的名字命名的实验室外。感谢 George Cotsarelis（教授兼系主任，医学博士，哲学博士）惠赠。]

献给我们的妻子们，Helga、Suanne 和 Pei-Hsiu

译校者名单

主　译　丛　林　廖　勇　田艳丽

副主译　廉翠红　芦桂青　殷旭峰

译　　者（按姓名汉语拼音排序）

陈锦纯（深圳市第二人民医院）

陈奇权（陆军军医大学西南医院）

丛　林（北京俊泰美好医疗美容诊所）

董禹汐（卓正医疗）

范宇焜（陆军军医大学西南医院）

郭　波（浙江省桐乡市皮肤病防治院）

胡云峰（暨南大学附属第一医院）

廉翠红（深圳市第二人民医院）

廖　勇（华熙生物科技股份有限公司）

刘　毅（中国医学科学院皮肤病研究所）

芦桂青（南京医科大学附属明基医院）

舒　畅（中国医学科学院北京协和医院）

苏国雄（北京痘博士痤疮医学研究院）

唐教清（四川大学华西医院）

田艳丽（北京安加医疗美容诊所）

吴登艳（重庆医科大学附属第二医院）

殷旭峰（南京医科大学第一附属医院，江苏省人民医院）

审校专家（按姓名汉语拼音排序）

郝　飞（重庆医科大学附属第三医院）

蒋　献（四川大学华西医院）

鞠　强（上海交通大学医学院附属仁济医院）

刘　玮（空军特色医学中心）

冉玉平（四川大学华西医院）

杨蓉娅（解放军总医院第七医学中心）

杨　森（安徽医科大学第一附属医院）

周炳荣（南京医科大学第一附属医院，江苏省人民医院）

主译简介

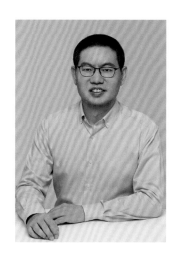

丛林，医学博士，北京俊泰美好医疗美容机构副院长，美容主诊医师，原解放军总医院第七医学中心皮肤科副主任医师，从事皮肤科临床工作 20 余年。现任中国整形美容协会医美互联网与自媒体专委会常委、中国非公立医疗机构协会皮肤科分会痤疮学组委员、中国民族医药协会皮肤专委会顾问。*Medical Mycology* 杂志、《实用皮肤病学杂志》审稿专家。擅长敏感性皮肤、痤疮、玫瑰痤疮、黄褐斑等损容性皮肤病的诊治。科学护肤倡导者，对功效性护肤品有深入研究。主译《痤疮：病因与实用治疗》《皮肤美容激光实用入门》，副主译《敏感性皮肤综合征》，副主编《药妆品真相》《一本书读懂皮肤美容与保养》。创立"丛博士护肤课堂"科普公众号。

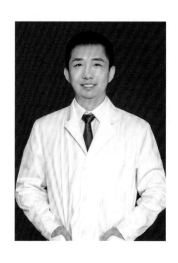

廖勇，现任华熙生物药械线医学事务中心医学总监，原解放军总医院第七医学中心皮肤科主治医师，医学博士。硕士阶段师从廖万清院士，博士阶段师从杨蓉娅教授。长期致力于问题皮肤和面部年轻化综合诊疗方案的制订及临床应用。在国内外期刊发表论文 30 余篇，其中 SCI 收录论文 20 篇。《微针治疗操作规范团体标准》（2021 年版）、《微针治疗临床应用中国专家共识》（2022 年版）执笔人。主译专著 6 部。作为主研人获得国家自然科学基金及北京市自然科学基金支持，并入选北京市科技新星培养计划。任中华医学美容培训工程专业委员会委员、北京医学会皮肤病学分会青年委员、中华预防医学会皮肤病与性病预防与控制专业委员会青年委员、中国非公立医疗机构协会整形与美容专业委员会青年委员。

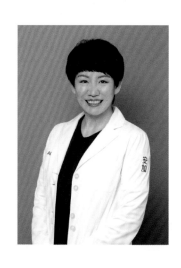

田艳丽，副主任医师，医学博士，安加医疗美容联合创始人，祛斑抗衰联盟（WRG）创始成员。现任中国非公医疗协会整形与美容专委会青年委员会主任委员、常委，北京中西医结合学会医学美容专委会常委，亚洲医学美容协会激光美容分会委员，中国整形美容协会线技术分会常委。发表国内核心期刊论文 20 余篇，SCI 收录 5 篇。主研并参与国家省部级科研项目 5 项。主译《美容美塑疗法图谱》，参编、参译《敏感肌肤保养与诊疗》《皮肤外科学》等学术书籍。擅长激光光电美容，美塑疗法及化学换肤治疗黄褐斑、痤疮等损容性皮肤问题，面部年轻化的综合评估，光电、注射、线雕等整合年轻化治疗等。

原著者简介

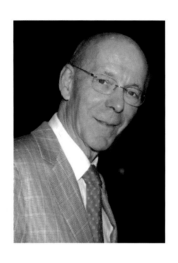

Gerd Plewig，皇家内科医学院荣誉院士，汉堡大学医学院，格拉茨和基尔，1967 年毕业。1966－1967 年在德国轮转实习，1967－1968 年在美国德尔比 / 费城轮转实习。1967－1969 年任研究员，在费城宾夕法尼亚大学 Albert Montgomery Kligman 教授（医学博士、哲学博士）所在科室任研究员。1969－1982 年在路德维希 - 马克西米利安 - 慕尼黑大学（以下简称慕尼黑大学）皮肤科完成住院医师皮肤病学培训，与 Otto Braun-Falco 教授（ Dr. Dr. h. c. mult. ）共事。1982－1991 年在杜塞尔多夫任海因里希 - 海涅大学皮肤科主任。1991－2006 年任慕尼黑大学皮肤科主任。2006 年后，被母校聘为名誉教授。

1997 年在伦敦被授予皇家内科医学院院士。为布拉格查尔斯大学、弗罗茨瓦夫医科大学（布雷斯劳）和布拉迪斯拉法夸美纽斯大学名誉博士。1982－1983 年任欧洲皮肤病研究学会会长。1999－2005 年任慕尼黑大学医学院首席院长。

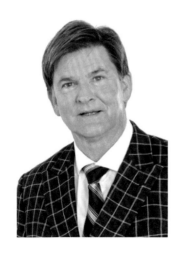

Bodo C. Melnik，在明斯特大学完成了医学学习，1982 年毕业。1982－1984 年在加利福尼亚大学旧金山分校心血管研究所做访问学者。1984－1990 年在杜塞尔多夫任海因里希 - 海涅大学皮肤科住院医师，与 Gerd Plewig 教授共事。1989 年获得皮肤病学任教资格，并被德国检验医学学会授予 Felix Hoppe-Seyler 奖。自 1991 年以来任奥斯纳布吕克大学皮肤科学、环境医学和健康理论学系高级讲师。任欧洲皮肤病研究学会会员和《转化医学杂志》（ *Journal of Translational Medicine* ）资深编辑。

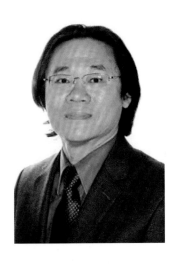

WenChieh Chen（陈文杰），毕业于台湾高雄医科大学医学院。1990－1994 年先后在台湾长庚纪念医院和台大医院皮肤科接受专科训练。1994－1997 年，博士师从德国柏林自由大学皮肤病学和过敏学系 Constantin Emmanuel Orfanos 教授（Prof. emer. Dr. Prof. h.c. Dr. h.c.）。1997－1998 年在慕尼黑大学皮肤病学和过敏学系任研究员，与 Gerd Plewig 教授（Prof. emer. Dr. Dr. h.c. mult.）共事。

1998－2003 年在台湾台南国立成功大学皮肤科任助理教授。2003－2007 年任台湾长庚纪念医院 - 高雄医学中心皮肤科主任、副教授。2007－2009 年获德国洪堡研究奖。2010 年师从德国慕尼黑工业大学皮肤病学和过敏学系 Johannes Ring 教授（Prof. emer. Dr.），并获得大学任教资格。自 2014 年以来担任德国慕尼黑工业大学客座教授。自 2017 年起任陆军军医大学西南医院客座教授。

（译者注　Prof. emer.：名誉退休教授；Prof. h.c.：名誉教授；Dr. h.c.：名誉博士；Dr. hc. mult.：多个名誉博士。德国学者常常拥有多个学位，故在个人简历中常把多个学位并列。）

中文版前言

痤疮是一种好发于青春期，并主要累及面部毛囊皮脂腺单位的慢性炎症性皮肤病。痤疮已成为全球第八大常见病。玫瑰痤疮是另一种好发于中年人面部的慢性炎症性皮肤病。近年来，玫瑰痤疮的发病率逐年增高，与痤疮同属于损容性皮肤病，给患者的身心健康带来了较大的负面影响。作为一名痤疮与玫瑰痤疮的研究者，我随时关注着国内外的研究进展。2019 年 6 月，我欣喜地看到，由皮肤科学泰斗 Kligman 教授于 1975 年首次出版的 *Acne and Rosacea* 一书出版了最新的第 4 版，此版本距离上一版即第 3 版（2000 年）已过去了 19 个年头。

在这里请允许我介绍一下 Kligman 教授及 *Acne and Rosacea* 这本书，以表达一名中国医生的敬意。Kligman 教授是全球皮肤病学界公认的泰斗级人物，被称为"痤疮之父"。他于 1967 年发现维 A 酸可以治疗痤疮，1968 年提出寻常痤疮的发病机制。此外，他是第一位指出日光照射与皱纹之间相关性的皮肤病学家，并提出了"光老化"这一术语。他还是美容皮肤科学的教父级人物，他首次对"敏感性皮肤"进行了完整而客观的定义，并于 1993 年提出术语"cosmeceuticals"（药妆品或功效性护肤品）。Kligman 教授在其一生中为皮肤科学事业做出了巨大的贡献。其中，*Acne and Rosacea* 可称作其代表作，于 1975 年首版并于 1993 年、2000 年两次再版。本书以其权威与经典闻名于世，凝聚了 Kligman 教授的大量心血。遗憾的是，Kligman 教授于 2010 年逝世，影响了本书的更新。在 2000 年后的十多年间，痤疮、玫瑰痤疮以及反常性痤疮领域取得了巨大进展。在 Kligman 教授去世 9 年后，由其学生——来自德国的 Plewig 教授将近年来的最新进展写进了第 4 版中，并于去年出版。第 4 版特别命名为 *Plewig and Kligman's Acne and Rosacea*，以纪念伟大的 Kligman 教授，并向其致敬。

这本经典著作的最新版系统阐述了寻常痤疮、痤疮相关疾病、玫瑰痤疮和反常性痤疮的发病机制、诊断与治疗，完整呈现了该领域的最新进展。作为该领域的前沿专著，本书有几大特点：一是本书依据对疾病本质的最新认识，试图厘清导致疾病发生的核心机制，并对疾病进行更准确的命名。例如本书首次将反常性痤疮命名为"穿掘性终毛毛囊炎"。对于玫瑰痤疮，作者认为这样的命名会使医生与患者产生混淆和误导。作者认为玫瑰痤疮的本质是皮炎，其发生机制与痤疮完全不同，建议将该病命名为"玫瑰皮炎"。二是本书配有大量图片，包括各种通路的模式图、临床及病理图片，所占版面超过全书的一半。正如本书前言中所述："我们试图编撰一本关于痤疮和玫瑰痤疮的临床图片及显微解剖的图谱。这本图谱会记录这些疾病的表现，即它们常见和不常见的特征……"。配合大量的图片，读者会更加容易理解本书的文字内容。

我有幸得到 Plewig 教授的信任主译本书。翻译与讨论的过程使我们受益匪浅。希望该中文版的出版能为中国皮肤病学界带来一份学术上的饕餮大餐。欢迎该领域的研究者与我们沟通交流，努力提高我国在该领域的学术水平，相信这也是主编 Kligman 与 Plewig 教授出版该中文版的初衷！

丛　林

原著前言

距离本书第 1 版面世已经有 40 多年了。本书的前三版由来自费城的 Albert Montgomery Kligman 教授（1916－2010）以卓越的想法和热情编写而成，他是当时最杰出的实验和临床皮肤病学家之一。令人遗憾的是，他已经去世了。为了纪念他，本次再版的书名以他的名字来命名，以向这位终身教授、导师和挚友表达我们最深切的敬意。

继英文版（1975、1993、2000 年）和德文版（1978、1994 年）出版以来，是时候组织一批新作者来更新这部著作了。世界各地的同仁们都鼓励我们将痤疮和玫瑰痤疮，以及蠕形螨病和痤疮相关自身炎症性疾病等常见疾病的最新进展纳入新版的图文中。

自本书上一版至今，相关基础知识与临床经验都有了极大的增长。我们很高兴能够再版本书。感谢世界各地杰出的研究人员和临床医生的卓越贡献，使我们对痤疮和玫瑰痤疮的病因及发病机制有了更多的认识，也能更加有效地治疗。

痤疮是一种可以治疗的疾病，即使在最严重的情况下，例如聚合性痤疮和暴发性痤疮，也是可以治愈的。没有病例是严重到无药可救的。治疗失败主要是医生的原因。在发病初期就可以局部用药来预防易感儿童的痤疮，从而避免留下可怕的瘢痕。

我们的使命是更新这本最早出版于 1975 年的著作。本书适合皮肤科医生以及其他需要诊治这种损容性、具有多种表现的常见疾病的医生来阅读。

这也是一本写给研究人员的参考书，包括精选的文献回顾。我们根据文献与临床实践的相关性、教育价值、可读性以及影响力来选择性引用。这意味着要对过去数十年发表的成千上万篇论文进行大规模筛选。我们向那些所做的贡献未被本书引用的作者表示歉意。

引用本书第 1 版中的一句话来概括我们编写此书的态度："我们试图编撰一本关于痤疮和玫瑰痤疮的临床图片和显微解剖的图谱。这本图谱会记录这些疾病的表现，即它们常见和不常见的特征……"

本书在痤疮和玫瑰痤疮发病机制及治疗方面的观点是作者自己的观点，而非来自于其他权威机构的建议。因此，书中某些观点未必符合循证医学的严格要求。由于这是一篇以实践为导向的专著，并未过多选择其他文献中的观点与方法。我们会承担表达我们个人观点的风险和责任。国内或国际共识和指南是有帮助的，但可能并不适合某一地区或本地的需求。我们不想佯称没有任何困扰，或者所有问题都是简单而清楚的，如同本书的写作风格一般。

在过去几年中出现了关于痤疮和玫瑰痤疮发病机制的新概念、痤疮的新变异型和新的痤疮综合征以及新疗法。此处仅举几个例子，其中就包括与关节炎和坏疽性脓皮病相关的痤疮自身炎症综合征、化脓性汗腺炎 / 反常性痤疮（现在重新命名为穿掘性终毛毛囊炎）、毛囊蠕形螨在健康人群和疾病状态中的作用，以及微生物菌群和生物膜的作用。有证据支持我们关于信号转导通路的假设，比如叉头框蛋白 O1（forkhead box protein O1，FoxO1）和雷帕霉素靶蛋白复合物 1（mechanistic target of rapamycin complex 1，mTORC1）在痤疮中的作用，玫瑰痤疮内质网应激反应，T 细胞和 Th17 细胞在穿掘性终毛毛囊炎中的作用，高糖食物和牛奶的影响，以及异维 A 酸引起的 p53 相关皮脂腺细胞凋亡等。书中讨论了新上市的药物和局部治疗方法。很多常见的类似痤疮的疾病会造成混淆。痤疮和痤疮相关综合征以及玫瑰痤疮重叠共存的情况并不少见，它们可能同时出现，或者一个慢慢消失，另一个又出现。医生必须紧跟这些科学研究的最新进展。

　　患者总是期望医生有充足的时间为他们服务，倾听和观察一样重要。即使在今天，一些受过良好教育的患者和他们的监护人有时满脑子都是非理性的民间看法及传说，这些需要被消除。众所周知，安慰剂效应在医学中很明显，当然在痤疮和玫瑰痤疮中也是如此。这就解释了为什么一些流行的、未经证实的疗法似乎有效的原因。即使在科学的对照研究中，药物基质功效接近活性药物功效的比例也是惊人的。在过去数十年中，对痤疮等疾病的常规认识发生了重要变化。聚合性痤疮和重度炎症性痤疮似乎越来越少，这可能是使用异维 A 酸、口服抗生素和新型外用制剂等有效药物治疗的结果。玫瑰痤疮似乎在稳步增多。我们推测，流行病学的变化反映了环境暴露和营养状况。此外，跨大洲和国家的移民所带来的新的医疗保健及生活水平也会对这些皮肤病的表现产生影响。

　　令人惊喜的是，随着激光、填充术和剥脱术等外科治疗技术的巨大进步，我们的治疗方法发生了革命性的变化。高度专业化的医生已成为该领域的专家。读者可以参考在这个极速发展领域里最有经验的权威专家的意见。

德国慕尼黑，Gerd Plewig

德国奥斯纳布吕克，Bodo Melnik

德国慕尼黑，WenChieh Chen

致 谢

我们很高兴得到这么多专业人士的协助，他们慷慨地帮助我们重新撰写了本书。在此，我们感谢他们的出色合作。对于他们所做的贡献，我们的感谢是微不足道的。

Peter Bilek 先生（1936－2009），摄影师，慕尼黑大学皮肤科。

Winfried Neuse 先生，退休摄影师，照片设计师，热情的摄影艺术家，杜塞尔多夫海因里希 - 海涅大学皮肤科。

Thomas Jansen 博士，编外讲师，杜塞尔多夫，对 1994 年和 2000 年的版本做出了重要贡献。

Helmut H.Wolff 教授和 Elfriede Januschke 女士，医疗技师，之前在慕尼黑大学皮肤科工作，在高倍透射电子显微镜的使用上提供了帮助。

Thomas Ruzicka 教授，医学博士，多个名誉博士，慕尼黑大学前院长，在他 2006 年退休之后慷慨地对 Gerd Plewig 开放诊所并提供了研究所需的基本设施，对我们三个作者的帮助是无价的。时至今日，这依然是我们友情的见证。他一定会为这部专著出自他的科系感到骄傲。

Carla Ligner 女士、Diana Lingk 女士及 Claudia Jakobec 女士，我们摄影室的顶级摄影师，慕尼黑大学皮肤科。她们经历了从胶片摄影到数字摄影，成功地继续提供最高质量的皮肤病插图。

Gudrun Kutter 女士，慕尼黑自由平面设计师，从初版（1975 年）就在插图的设计和复制方面提供了极大的帮助。

Cornelia Hoffmann 女士，敬业的图书管理员，慕尼黑大学，帮助整理历史文献。

Susan Broy 女士，我们科经验丰富的图书管理员，提供了很多难找的国际论文。

Czech & Partners，一家慕尼黑胶印公司，出色地复制了 2000 年版本的临床和显微照片，为第 4 版打下了很好的基础。

时间在变，人也在变。此六音步诗很好地描述了传统书籍印刷。之前的 5 个版本是由乌兹堡的一家领先企业 Stürtz 印刷，并由海德堡的著名出版社 Springer Verlag 出版。Willi Bischoff 先生非常专业地协调完成了整个出版过程。现在这些工作由意大利米兰的 Springer Verlag 出版社接手。这个新的专业团队包括：

Donatella Rizza 博士、米兰的 Juliette Ruth Kleemann 女士、海德堡的 Ellen Blasig 女士和印度马纳帕卡姆的 Madonna Samuel 女士。他们解决了我们在电子出版和按需印刷上的许多特殊问题。我们对他们的耐心与合作表示诚挚的谢意。

最后重要的一点是，我们见证了另一个变化，即制药行业过去对科学出版物的出版传播以及对皮肤科医师的支持，由于严格的法规而终止了。我们作者没有利益冲突，愿意承担从资料整理到最终出版发行的整个过程中的全部费用。

德国慕尼黑，Gerd Plewig
德国奥斯纳布吕克，Bodo Melnik
德国慕尼黑，WenChieh Chen

（苏国雄 译，丛林 审校）

目　录

1　毛囊皮脂腺：结构、生化和功能 1
　　1.1　毛囊的解剖 1
　　1.2　皮脂腺 2
　　1.3　皮脂腺功能 3
　　1.4　皮脂腺脂质与正常皮脂 3
　　1.5　面部毛孔 5
　　1.6　毛囊皮脂腺单位：不同阶段 5
　　1.7　背部和面部的皮脂腺毛囊 6
　　1.8　深入毛囊 7
　　1.9　面部和背部解剖结构的比较 8
　　1.10　毛囊微丝和微粉刺 8
　　1.11　皮脂腺毛囊的扫描电镜观察 9
　　1.12　氰基丙烯酸酯技术对毛囊的取样 10
　　1.13　痤疮患者未受累的皮肤：水平视图 11
　　1.14　痤疮患者的大皮脂腺 12
　　1.15　脂质微丝 12
　　1.16　毛囊漏斗部上段和下段的超微结构比较 13
　　1.17　皮脂的外观 13
　　1.18　痤疮微生物群 14

2　痤疮的流行病学与遗传学 16
　　2.1　痤疮的患病率 16
　　2.2　痤疮的遗传因素 17
　　2.3　导致雄激素过多的基因变异 18
　　2.4　维 A 酸代谢 18
　　2.5　雄激素受体 18
　　2.6　1 型与 2 型 5α- 还原酶 18
　　2.7　胰岛素样生长因子 -1 19
　　2.8　成纤维细胞生长因子受体 2 19
　　2.9　磷酸肌醇 -3 激酶 p85 亚基 19
　　2.10　下调的 TGFβ 信号基因位点 19
　　2.11　c-Myc 19
　　2.12　黏蛋白 1 20
　　2.13　Toll 样受体 2 与 4 20
　　2.14　肿瘤坏死因子 -α 和肿瘤坏死因子受体 2 20
　　2.15　白介素 1、6 与 8 20
　　2.16　酪氨酸激酶 2 21

2.17 抵抗素 21

2.18 基质金属蛋白酶 1 组织抑制剂 21

2.19 脯氨酸 - 丝氨酸 - 苏氨酸磷酸酶相互作用蛋白 1 21

2.20 L 选择素 21

2.21 TP53 21

3 痤疮的发病机制 **27**

3.1 痤疮皮脂 27

3.2 痤疮脂质组学 28

3.3 SREBP1c：痤疮皮脂生成的关键促进剂 28

3.4 痤疮丙酸杆菌（ *P. acnes* ） 29

3.5 痤疮微生物组 29

3.6 痤疮丙酸杆菌生物膜 30

3.7 毒力因子 30

3.8 痤疮丙酸杆菌生物膜与毛囊角化异常 32

3.9 粉刺形成 32

3.10 皮脂腺毛囊炎症 32

3.11 毛囊及粉刺中的微生物菌群 32

3.12 成熟开放性粉刺的内部结构 34

3.13 毛囊荧光 34

3.14 粉刺的生长演化过程 35

4 痤疮的临床表现：形态发生 **38**

4.1 粉刺的动态变化 39

4.2 炎症反应的动态变化 42

4.3 瘢痕的动态变化 47

4.4 分类问题：轻度痤疮还是重度痤疮? 49

4.5 闭合性粉刺 50

4.6 开放性粉刺大体及镜下表现 50

4.7 角化细胞：构成粉刺的"砖块" 51

4.8 脂质微丝及微粉刺的角化模式：水平视图 52

4.9 粉刺形成 53

4.10 皮脂腺导管角化并成为粉刺的一部分 54

4.11 开放性粉刺镜下超微结构 54

4.12 正常表皮和粉刺角化细胞的差异 55

4.13 粉刺内部结构 56

4.14 粉刺内毛发 56

4.15 粉刺内色素 57

4.16 粉刺内的色素为黑色素 58

4.17 形态各异的粉刺 59

4.18 粉刺的演变 60

4.19 炎症过程 60

4.20 讨厌的痤疮 61

4.21 痤疮的各种皮损 61

4.22 痤疮的病谱 62

4.23 女性成人痤疮或持久性面部痤疮 63

4.24 男性炎症性痤疮 63

4.25 终毛毛囊炎与脆弱的皮脂腺毛囊 64

4.26 讨厌的脓疱 65

4.27 脓疱、丘脓疱疹和囊肿的组织病理学变化 66

4.28 陈旧性开放性粉刺 67

4.29 粉刺的晚期破裂 67

4.30 深在性丘疹 68

4.31 出血性结节 69

4.32 结节 69

4.33 炎症的晚期表现 70

4.34 窦道：一种污秽的皮损 71

4.35 不应切开窦道 71

4.36 窦道带来的痛苦 72

4.37 瘘管瘢痕的连续切片视图 73

4.38 战胜一种可怕的疾病——聚合性痤疮：治疗前 74

4.39 4个月后的疗效：好极了！ 74

4.40 成人聚合性痤疮 75

4.41 罕见部位的痤疮 75

4.42 痤疮瘢痕 76

4.43 各种瘢痕 77

4.44 脓疱和瘢痕 77

4.45 来自于面部皮肤瘢痕的活检 78

4.46 浅瘢痕的组织病理学表现 78

4.47 萎缩性瘢痕 79

4.48 增生性纤维结节 79

4.49 诊断陷阱 80

4.50 毛囊周围丘疹性瘢痕（闭合性粉刺样瘢痕） 80

4.51 瘢痕疙瘩 81

4.52 泛发性瘢痕 81

4.53 泛发性瘢痕 82

4.54 瘘管状（多孔）粉刺 82

4.55 瘘管状粉刺 83

4.56 囊肿 83

4.57 痤疮囊肿 84

4.58 闭合性粉刺破裂 84

4.59 继发性粉刺 85

5　特殊类型痤疮 **88**

5.1 婴幼儿痤疮 88

5.2 成人痤疮、青春期后痤疮、迟发型痤疮 91

5.3 痤疮与月经周期 91

5.4　妊娠期痤疮..92

5.5　围绝经期痤疮和绝经后痤疮..93

5.6　健美和兴奋剂痤疮..93

5.7　新生儿痤疮或婴儿痤疮..96

5.8　新生儿和婴儿痤疮..96

5.9　婴儿痤疮与儿童痤疮..97

5.10　注射睾酮和其他合成类固醇导致痤疮暴发............................97

5.11　健身的代价..98

5.12　由合成类固醇引发的暴发性痤疮的血腥灾难：皮肤破坏、出血和疼痛....98

5.13　妊娠雄黄体瘤..99

6　痤疮分类和疾病负担..102

6.1　痤疮分类和分级..102

6.2　痤疮的疾病负担和生活质量..103

6.3　表皮剥脱性痤疮..104

6.4　不伴有痤疮的表皮剥脱..105

7　痤疮的治疗..107

7.1　痤疮的局部治疗..108

7.2　系统治疗..109

7.3　局部治疗..125

7.4　光动力疗法..126

7.5　光疗..126

7.6　维 A 酸极佳的疗效..126

7.7　外用维 A 酸使角化细胞松解..127

7.8　系统性四环素和局部维 A 酸的惊人效果..............................128

7.9　在异维 A 酸上市之前，需要各种治疗策略帮助患者............128

7.10　皮肤中的钙质沉积和骨形成..129

7.11　米诺环素色素沉着..130

7.12　米诺环素色素沉着，电镜观察..130

7.13　口服异维 A 酸，一种强效的痤疮治疗药物........................131

7.14　异维 A 酸治疗聚合性痤疮的惊人疗效................................131

7.15　异维 A 酸对皮脂的显著抑制..132

7.16　异维 A 酸阻断皮脂生成..133

7.17　异维 A 酸松解并排出角化细胞..134

7.18　异维 A 酸改变角化..135

7.19　脓皮病与痤疮叠加..135

7.20　异维 A 酸：皮肤副作用..136

7.21　辅助治疗..136

7.22　粉刺挤出术的改良方法..137

7.23　粉刺挤出术的利与弊..138

7.24　粉刺挤出术的后遗症..139

7.25　粉刺挤出术..140

7.26　粉刺挤出常常不完全，很快复发..141

　　7.27　窦道 142

8　痤疮与营养 **148**
　　8.1　历史 148
　　8.2　西式饮食及其营养基因组学作用 148
　　8.3　西式饮食及其对多囊卵巢综合征和前列腺癌的可能影响 149
　　8.4　西式饮食和痤疮的关系：分子机制 149
　　8.5　西式饮食和痤疮的相关性：流行病学和临床证据 150
　　8.6　针对痤疮的饮食干预 150
　　8.7　低碳水化合物饮食、生酮饮食、"旧石器时代饮食" 151
　　8.8　植物来源的多酚类、多不饱和 ω-3 脂肪酸、维生素 D 和特定的肠道菌群 151
　　8.9　针对痤疮饮食干预的关注点 152

9　痤疮样疾病 **154**
　　9.1　药物性痤疮和药物诱发的痤疮样疹 155
　　9.2　氯痤疮 160
　　9.3　中毒性痤疮 164
　　9.4　化妆品痤疮 165
　　9.5　机械性痤疮 167
　　9.6　革兰氏阴性毛囊炎 169
　　9.7　马拉色菌（糠秕孢子菌）毛囊炎 170
　　9.8　坏死性痤疮 / 坏死性淋巴细胞性毛囊炎 171
　　9.9　须部假性毛囊炎 172
　　9.10　夏季痤疮 / 马略卡痤疮 / 多形性日光疹 173
　　9.11　虫蚀状皮肤萎缩 / 网状红斑萎缩性毛囊炎 173
　　9.12　放射线诱发的粉刺 174
　　9.13　日光性粉刺（Favre-Racouchot 病）...174
　　9.14　不寻常型粉刺和粉刺样疹 175
　　9.15　多发性脂囊瘤 176
　　9.16　发疹性毳毛囊肿 177
　　9.17　小棘状毛壅病 178
　　9.18　扩张孔和毛鞘棘皮瘤 178
　　9.19　粟粒样皮肤骨瘤 179
　　9.20　接触性痤疮 180
　　9.21　油痤疮和氯痤疮：环境危害 181
　　9.22　切削油所致接触性痤疮 182
　　9.23　类固醇痤疮 182
　　9.24　类固醇痤疮是如何形成的 183
　　9.25　类固醇痤疮 184
　　9.26　痤疮样发疹 184
　　9.27　卤素为促炎性物质 185
　　9.28　安咪奈丁痤疮 186
　　9.29　安咪奈丁诱发的聚合性痤疮 186
　　9.30　表皮生长因子受体抑制剂诱发的痤疮样疹 187

9.31　MEK 抑制剂诱发的痤疮样疹 ⋯⋯⋯⋯⋯⋯⋯⋯⋯⋯⋯⋯⋯⋯⋯⋯⋯⋯⋯⋯⋯188

9.32　MEK 抑制剂所致严重药疹 ⋯⋯⋯⋯⋯⋯⋯⋯⋯⋯⋯⋯⋯⋯⋯⋯⋯⋯⋯⋯⋯⋯188

9.33　坏死性淋巴细胞性毛囊炎 ⋯⋯⋯⋯⋯⋯⋯⋯⋯⋯⋯⋯⋯⋯⋯⋯⋯⋯⋯⋯⋯⋯189

9.34　坏死性淋巴细胞性毛囊炎 ⋯⋯⋯⋯⋯⋯⋯⋯⋯⋯⋯⋯⋯⋯⋯⋯⋯⋯⋯⋯⋯⋯190

9.35　氯痤疮：可怕而终身存在 ⋯⋯⋯⋯⋯⋯⋯⋯⋯⋯⋯⋯⋯⋯⋯⋯⋯⋯⋯⋯⋯⋯190

9.36　氯痤疮：背面 ⋯⋯⋯⋯⋯⋯⋯⋯⋯⋯⋯⋯⋯⋯⋯⋯⋯⋯⋯⋯⋯⋯⋯⋯⋯⋯⋯191

9.37　儿童氯痤疮 ⋯⋯⋯⋯⋯⋯⋯⋯⋯⋯⋯⋯⋯⋯⋯⋯⋯⋯⋯⋯⋯⋯⋯⋯⋯⋯⋯⋯191

9.38　儿童氯痤疮 ⋯⋯⋯⋯⋯⋯⋯⋯⋯⋯⋯⋯⋯⋯⋯⋯⋯⋯⋯⋯⋯⋯⋯⋯⋯⋯⋯⋯192

9.39　氯痤疮的组织病理学表现 ⋯⋯⋯⋯⋯⋯⋯⋯⋯⋯⋯⋯⋯⋯⋯⋯⋯⋯⋯⋯⋯⋯193

9.40　氯痤疮 ⋯⋯⋯⋯⋯⋯⋯⋯⋯⋯⋯⋯⋯⋯⋯⋯⋯⋯⋯⋯⋯⋯⋯⋯⋯⋯⋯⋯⋯⋯194

9.41　氯痤疮 ⋯⋯⋯⋯⋯⋯⋯⋯⋯⋯⋯⋯⋯⋯⋯⋯⋯⋯⋯⋯⋯⋯⋯⋯⋯⋯⋯⋯⋯⋯195

9.42　闭合性粉刺的鉴别诊断 ⋯⋯⋯⋯⋯⋯⋯⋯⋯⋯⋯⋯⋯⋯⋯⋯⋯⋯⋯⋯⋯⋯⋯195

9.43　皮肤里的骨头 ⋯⋯⋯⋯⋯⋯⋯⋯⋯⋯⋯⋯⋯⋯⋯⋯⋯⋯⋯⋯⋯⋯⋯⋯⋯⋯⋯196

9.44　沥青痤疮 ⋯⋯⋯⋯⋯⋯⋯⋯⋯⋯⋯⋯⋯⋯⋯⋯⋯⋯⋯⋯⋯⋯⋯⋯⋯⋯⋯⋯⋯196

9.45　夏季痤疮（马略卡痤疮）＝ 多形性日光疹 ⋯⋯⋯⋯⋯⋯⋯⋯⋯⋯⋯⋯⋯⋯⋯197

9.46　日光性粉刺 ＝ Favre-Racouchot 病 ⋯⋯⋯⋯⋯⋯⋯⋯⋯⋯⋯⋯⋯⋯⋯⋯⋯⋯198

9.47　小棘状毛壅病 ⋯⋯⋯⋯⋯⋯⋯⋯⋯⋯⋯⋯⋯⋯⋯⋯⋯⋯⋯⋯⋯⋯⋯⋯⋯⋯⋯198

9.48　Winer 扩张孔 ⋯⋯⋯⋯⋯⋯⋯⋯⋯⋯⋯⋯⋯⋯⋯⋯⋯⋯⋯⋯⋯⋯⋯⋯⋯⋯⋯199

9.49　毛鞘棘皮瘤和扩张孔 ⋯⋯⋯⋯⋯⋯⋯⋯⋯⋯⋯⋯⋯⋯⋯⋯⋯⋯⋯⋯⋯⋯⋯⋯200

9.50　革兰氏阴性毛囊炎 ⋯⋯⋯⋯⋯⋯⋯⋯⋯⋯⋯⋯⋯⋯⋯⋯⋯⋯⋯⋯⋯⋯⋯⋯⋯201

9.51　革兰氏阴性毛囊炎 ⋯⋯⋯⋯⋯⋯⋯⋯⋯⋯⋯⋯⋯⋯⋯⋯⋯⋯⋯⋯⋯⋯⋯⋯⋯202

9.52　多发性脂囊瘤和发疹性毳毛囊肿，大小不同的相关囊肿 ⋯⋯⋯⋯⋯⋯⋯⋯203

9.53　多发性脂囊瘤和发疹性毳毛囊肿，与遗传性皮脂腺毛囊畸形有关 ⋯⋯⋯⋯203

9.54　家族性多发性脂囊瘤 ⋯⋯⋯⋯⋯⋯⋯⋯⋯⋯⋯⋯⋯⋯⋯⋯⋯⋯⋯⋯⋯⋯⋯⋯204

9.55　多发性脂囊瘤 ⋯⋯⋯⋯⋯⋯⋯⋯⋯⋯⋯⋯⋯⋯⋯⋯⋯⋯⋯⋯⋯⋯⋯⋯⋯⋯⋯204

9.56　虫蚀状皮肤萎缩：痤疮瘢痕的鉴别诊断 ⋯⋯⋯⋯⋯⋯⋯⋯⋯⋯⋯⋯⋯⋯⋯205

9.57　虫蚀状皮肤萎缩，常被误认为痤疮瘢痕 ⋯⋯⋯⋯⋯⋯⋯⋯⋯⋯⋯⋯⋯⋯⋯205

10　痤疮相关综合征 ⋯⋯⋯⋯⋯⋯⋯⋯⋯⋯⋯⋯⋯⋯⋯⋯⋯⋯⋯⋯⋯⋯⋯⋯⋯**213**

10.1　自身炎症综合征中的痤疮 ⋯⋯⋯⋯⋯⋯⋯⋯⋯⋯⋯⋯⋯⋯⋯⋯⋯⋯⋯⋯⋯⋯214

10.2　暴发性痤疮 ⋯⋯⋯⋯⋯⋯⋯⋯⋯⋯⋯⋯⋯⋯⋯⋯⋯⋯⋯⋯⋯⋯⋯⋯⋯⋯⋯⋯214

10.3　SAPHO 综合征 ⋯⋯⋯⋯⋯⋯⋯⋯⋯⋯⋯⋯⋯⋯⋯⋯⋯⋯⋯⋯⋯⋯⋯⋯⋯⋯216

10.4　PAPA 综合征 ⋯⋯⋯⋯⋯⋯⋯⋯⋯⋯⋯⋯⋯⋯⋯⋯⋯⋯⋯⋯⋯⋯⋯⋯⋯⋯⋯218

10.5　PASH 综合征 ⋯⋯⋯⋯⋯⋯⋯⋯⋯⋯⋯⋯⋯⋯⋯⋯⋯⋯⋯⋯⋯⋯⋯⋯⋯⋯⋯219

10.6　其他定义不明的综合征 ⋯⋯⋯⋯⋯⋯⋯⋯⋯⋯⋯⋯⋯⋯⋯⋯⋯⋯⋯⋯⋯⋯⋯220

10.7　Apert 综合征 ⋯⋯⋯⋯⋯⋯⋯⋯⋯⋯⋯⋯⋯⋯⋯⋯⋯⋯⋯⋯⋯⋯⋯⋯⋯⋯⋯220

10.8　Munro 痤疮样痣 ⋯⋯⋯⋯⋯⋯⋯⋯⋯⋯⋯⋯⋯⋯⋯⋯⋯⋯⋯⋯⋯⋯⋯⋯⋯⋯221

10.9　伴有雄激素过多和胰岛素抵抗的痤疮相关综合征 ⋯⋯⋯⋯⋯⋯⋯⋯⋯⋯⋯221

10.10　非典型先天性肾上腺增生 ⋯⋯⋯⋯⋯⋯⋯⋯⋯⋯⋯⋯⋯⋯⋯⋯⋯⋯⋯⋯⋯221

10.11　SAHA 综合征 ⋯⋯⋯⋯⋯⋯⋯⋯⋯⋯⋯⋯⋯⋯⋯⋯⋯⋯⋯⋯⋯⋯⋯⋯⋯⋯222

10.12　多囊卵巢综合征 ⋯⋯⋯⋯⋯⋯⋯⋯⋯⋯⋯⋯⋯⋯⋯⋯⋯⋯⋯⋯⋯⋯⋯⋯⋯222

10.13　HAIR-AN 综合征 ⋯⋯⋯⋯⋯⋯⋯⋯⋯⋯⋯⋯⋯⋯⋯⋯⋯⋯⋯⋯⋯⋯⋯⋯223

10.14　暴发性痤疮，自身炎症综合征中的成员？ ⋯⋯⋯⋯⋯⋯⋯⋯⋯⋯⋯⋯⋯224

10.15 暴发性痤疮 225

10.16 暴发性痤疮 225

10.17 暴发性痤疮 226

10.18 暴发性痤疮 227

10.19 暴发性痤疮与 SAPHO 综合征 228

10.20 暴发性痤疮：临床与病理的联系 228

10.21 PAPA 综合征 229

10.22 PAPA 综合征 229

10.23 PAPA 综合征 230

10.24 PASH 综合征 230

10.25 PASH 综合征 231

10.26 与成纤维细胞生长因子受体 2（FGFR2）突变相关的痤疮 231

11 化脓性汗腺炎 / 反常性痤疮 / 穿掘性终毛毛囊炎 238

11.1 引言 238

11.2 流行病学 238

11.3 临床 239

11.4 发病机制 240

11.5 治疗 243

11.6 预后 244

11.7 穿掘性蜂窝织炎或头皮毛囊炎 / 头部脓肿性穿掘性毛囊周围炎 / 头皮穿掘性终毛
毛囊炎 244

11.8 藏毛病 245

11.9 鉴别诊断 245

11.10 顶泌汗腺解剖结构 246

11.11 化脓性汗腺炎 / 反常性痤疮 / 穿掘性终毛毛囊炎：正确活检的重要性 247

11.12 穿掘性终毛毛囊炎的穿掘现象 248

11.13 穿掘性终毛毛囊炎：破坏性炎症 249

11.14 穿掘性终毛毛囊炎的穿掘性窦道 250

11.15 穿掘性终毛毛囊炎：严重且泛发 251

11.16 化脓性汗腺炎 / 反常性痤疮 / 穿掘性终毛毛囊炎：鉴别诊断 252

11.17 化脓性汗腺炎 / 反常性痤疮 / 穿掘性终毛毛囊炎 252

11.18 化脓性汗腺炎 / 反常性痤疮 / 穿掘性终毛毛囊炎 253

11.19 化脓性汗腺炎 / 反常性痤疮 / 穿掘性终毛毛囊炎：一种恶性疾病 254

11.20 化脓性汗腺炎 / 反常性痤疮 / 穿掘性终毛毛囊炎：果断的手术方法 255

11.21 化脓性汗腺炎 / 反常性痤疮 / 穿掘性终毛毛囊炎：生殖器受累 256

11.22 化脓性汗腺炎 / 反常性痤疮 / 穿掘性终毛毛囊炎：鳞状细胞癌，转移且致命 256

11.23 化脓性汗腺炎 / 反常性痤疮 / 穿掘性终毛毛囊炎：令人同情的疾病 257

11.24 头部脓肿性穿掘性毛囊周围炎 / 穿掘性蜂窝织炎 / 头皮毛囊炎 / 头皮穿掘性终毛
毛囊炎 258

11.25 颈项部瘢痕性痤疮（项部瘢痕疙瘩性毛囊炎） 259

11.26 化脓性汗腺炎 / 反常性痤疮 / 穿掘性终毛毛囊炎 260

12　玫瑰痤疮的流行病学与遗传学..**264**

12.1　流行病学..264

12.2　易感遗传因素..264

12.3　与内质网应激有关的玫瑰痤疮并发症..266

12.4　炎症性肠病..266

12.5　神经炎症和神经退行性疾病..267

12.6　1 型糖尿病..267

12.7　类风湿关节炎..267

12.8　代谢综合征和心血管疾病..267

12.9　癌症..268

12.10　内质网应激上调：玫瑰痤疮的遗传易感因素？..268

13　玫瑰痤疮的发病机制..**272**

13.1　内质网应激和未折叠蛋白反应..272

13.2　皮脂腺和表皮屏障功能紊乱..273

13.3　玫瑰痤疮诱因..273

13.4　炎症..275

13.5　血管高反应性..275

13.6　皮肤高敏感性..275

13.7　血管生成和淋巴管生成..276

13.8　纤维化..276

13.9　蠕形螨..277

13.10　小结..277

14　玫瑰痤疮的临床与分类..**280**

14.1　临床表现..280

14.2　分类..280

14.3　阵发性红斑（玫瑰痤疮体质）..281

14.4　Ⅰ期玫瑰痤疮..281

14.5　Ⅱ期玫瑰痤疮..281

14.6　Ⅲ期玫瑰痤疮..281

14.7　玫瑰痤疮的肥大增生期..282

14.8　鼻赘..282

14.9　眼玫瑰痤疮..282

14.10　狼疮样或肉芽肿性玫瑰痤疮..283

14.11　聚合性玫瑰痤疮..283

14.12　暴发性玫瑰痤疮..284

14.13　类固醇玫瑰痤疮..284

14.14　卤素玫瑰痤疮..284

14.15　革兰氏阴性玫瑰痤疮..285

14.16　持续水肿性玫瑰痤疮..285

14.17　儿童玫瑰痤疮..285

14.18　组织病理学..285

14.19　实验室检查..285

14.20 鉴别诊断 286

14.21 玫瑰痤疮的临床特征 286

14.22 玫瑰痤疮 287

14.23 面部和面部外玫瑰痤疮 288

14.24 面部外玫瑰痤疮 288

14.25 鼻赘的多形性 289

14.26 玫瑰痤疮患者的毁容性鼻赘 290

14.27 玫瑰痤疮的过度生长 290

14.28 玫瑰痤疮伴眼部受累：眼玫瑰痤疮 291

14.29 狼疮样或肉芽肿性玫瑰痤疮 292

14.30 暴发性玫瑰痤疮 293

14.31 暴发性玫瑰痤疮的初期 293

14.32 玫瑰痤疮最糟糕的状态，即暴发性玫瑰痤疮 294

14.33 暴发性玫瑰痤疮的组织病理学 294

14.34 暴发性玫瑰痤疮 295

14.35 持续水肿性玫瑰痤疮：Morbihan 病 295

14.36 玫瑰痤疮的鉴别诊断 296

15 玫瑰痤疮的治疗 **299**

15.1 局部治疗 299

15.2 阿奇霉素和环孢素外用制剂 301

15.3 系统疗法 301

15.4 特殊适应证 302

15.5 可怕的暴发性玫瑰痤疮 303

15.6 玫瑰痤疮是可治疗的疾病 304

15.7 异维 A 酸可改善玫瑰痤疮 305

16 蠕形螨与蠕形螨病 **308**

16.1 人类和动物蠕形螨 308

16.2 蠕形螨病 309

16.3 蠕形螨与皮肤 310

16.4 无痤疮或玫瑰痤疮表现的成人蠕形螨病 312

16.5 女性原发性蠕形螨病的多种表现 313

16.6 诊断挑战：原发性蠕形螨病 314

16.7 雌雄毛囊蠕形螨的局部解剖学 315

16.8 蠕形螨各期扫描电镜图及轮廓图 316

16.9 蠕形螨：头部、幼虫、雌性成虫；右（扫描电子显微镜），左（轮廓图）......317

16.10 蠕形螨：后体、幼虫和成虫；右（扫描电子显微镜），左（轮廓图）......318

16.11 蠕形螨：雄性成虫和卵；右（扫描电子显微镜），左（轮廓图）......319

17 痤疮研究模型 **321**

17.1 动物痤疮 321

17.2 犬痤疮 321

17.3 猫痤疮 321

17.4 叙利亚仓鼠 321

17.5　兔耳 322

17.6　犀牛鼠 322

17.7　HR-1 小鼠 323

17.8　人皮脂腺器官培养 323

17.9　原代人皮脂腺细胞培养 323

17.10　永生化人皮脂腺细胞培养 323

17.11　叙利亚仓鼠模型 326

17.12　兔耳粉刺形成实验 327

17.13　犀牛鼠 328

18　痤疮和玫瑰痤疮的历史 332

18.1　引言 333

18.2　历史回顾 333

18.3　痤疮与玫瑰痤疮的混淆 335

18.4　里程碑 335

18.5　20 世纪：临床和实验的里程碑 336

18.6　皮肤病学国际先驱对玫瑰痤疮和痤疮的早期描述 339

18.7　一位 26 岁男子背部痤疮的肖像画 340

18.8　痤疮的肖像画 340

18.9　维也纳的 Ferdinand von Hebra（1816—1880）展示的痤疮 341

18.10　维也纳的 Ferdinand von Hebra（1816—1880）展示的痤疮 341

18.11　Erasmus Wilson 所说的玫瑰痤疮 342

18.12　Ferdinand von Hebra 所说的玫瑰痤疮 342

18.13　玫瑰痤疮，Ferdinand von Hebra 博士所说的鼻赘 343

18.14　Henry Radcliff Crocker 眼中的玫瑰痤疮、鼻赘 344

18.15　痤疮和坏死性痤疮（坏死性淋巴细胞毛囊炎）..345

18.16　19 世纪的组织病理学 346

18.17　患者的立体视图 347

18.18　痤疮样瘢痕性红斑，现在称为虫蚀状皮肤萎缩（或蠕虫样）或蜂窝状萎缩 348

18.19　瘢痕疙瘩、玫瑰痤疮和痤疮 349

18.20　痤疮组织病理学与婴儿痤疮 351

18.21　伦琴射线（X 射线）治疗痤疮 352

Disclaimer

We recognize that the translation of the term rosacea in Chinese is 玫瑰痤疮 , the literally meaning of which is misleading and confusing with the term acne or acne rosacea. We authors do not recommend this nomenclature based on the contemporary international standards.

免责声明

我们发现，"rosacea"一词在中国的翻译是"玫瑰痤疮"，这会导致与痤疮的误导和混淆。我们作者不推荐这种基于目前国际标准的命名法。

Gerd Plewig
Bodo Melnik
WenChieh Chen

1 毛囊皮脂腺：结构、生化和功能

董禹汐 译，郝 飞 审校

内容提要

- 面部存在三种毛囊：毳毛毛囊、皮脂腺毛囊和终末期毛囊。
- 皮脂腺毛囊局限于面部、耳垂、颈部、肩部、胸部和背部的 V 形区域以及上臂的侧面。
- 皮脂腺毛囊的特征是皮脂腺大而多房，毛囊导管深，呈海绵状，毛发细小而不易察觉。痤疮可影响皮脂腺毛囊。
- 在容易长痤疮的部位（面部、头皮、胸部的 V 形区域和上背部），皮脂腺的密度最高，体积最大。
- 典型的毛囊皮脂腺单位由皮脂腺、毛囊和立毛肌构成。
- 除手掌和足底外，整个皮肤表面均存在皮脂腺。
- 毛细血管网络将皮脂腺连接到体循环。
- 皮脂腺是全浆腺，在皮脂腺细胞程序性死亡后会分泌皮脂。
- 它们的数量在一生中保持不变，而它们的大小和活性则在出生后和青春期显著增加。
- 皮脂腺产生皮脂，主要包括甘油三酯、蜡酯和角鲨烯。
- 单不饱和脂肪酸特别是顺 -6- 十六碳烯酸和油酸，是痤疮皮脂的重要功能成分。

为了更深入地了解痤疮以及皮脂腺相关的疾病，熟悉皮脂腺毛囊的解剖学和生理学十分重要。本章阐述了皮脂腺结构和皮脂生成的相关内容。皮脂腺的分泌终产物是皮脂，在寻常痤疮的发病机制中发挥关键作用。

1.1 毛囊的解剖

面部的毛囊分为三种：终末期毛囊、毳毛毛囊和皮脂腺毛囊。这三种毛囊的结构分别在毛发及皮脂腺的大小和数量方面各有不同。痤疮是一种累及皮脂腺毛囊的疾病。

1.1.1 终末期毛囊

男性面部的胡须和头皮毛囊是典型的终末期毛囊。毛发质硬，浓密且长。直径很宽，足以占据几乎整个毛囊管腔。由于质地坚硬、稳定生长，毛囊导管内没有角质碎屑产生。粉刺和痤疮不会出现在终末期毛囊。在终末期毛囊中，皮脂腺通过短导管将其内容物排入毛囊导管，交汇区域称为毛囊漏斗部（infundibulum）。它内衬上皮，产生结实的、分化良好的角化细胞，类似于相邻的表皮细胞。因此，漏斗部的角质层具有屏障功能，角化细胞通过毛孔连续脱落，且不易察觉。终末期毛囊不是痤疮侵犯的靶位，但却是反常性痤疮（穿掘性终毛毛囊炎，dissecting terminal hair folliculitis）的主要靶位。穿掘性终毛毛囊炎曾被称为化脓性汗腺炎和反常性痤疮。

1.1.2 毳毛毛囊

它们是终末期毛囊的雏形，伴有不成比例的大皮脂腺。在面部，它们的数量是皮脂腺毛囊的 3 ~ 4 倍，相应地也显著促进了皮肤表面脂质的聚集。毳毛毛囊的毛发和毛孔非常小，肉眼几乎无法看到。毳毛毛囊不是痤疮侵犯的靶位，但与化学性毛囊炎和口周皮炎相关。

1.1.3 皮脂腺毛囊

皮脂腺毛囊是痤疮累及的靶位，其特性非常容易形成痤疮。其皮脂腺非常大且呈多叶状，并通过短导管进入导管底部。导管深，呈洞穴状。毛发单位很小，不显眼。它产生的毛发稀疏，宽度小于管腔内径的

1/10 ～ 1/5，实际上它消失在在巨大的管腔中。导管的末端部分被称为毛囊漏斗部上段（acroinfundibulum），向下延伸约 200 μm。上皮类似于终末期毛囊的漏斗部。它像连续的表皮一样角化，并起着屏障作用。在此之下的上皮具有独特的性质，这部分称为毛囊漏斗部下段（infrainfundibulum）。它构成了皮脂腺毛囊的上皮内衬的最大部分。它也会角化，但仅产生薄的、不完整的角质层，其细胞很快会脱落。脱落的角化细胞脆弱且不完整，许多破裂开，排出部分内容物。这些角化细胞不能充分地分化，导致松散的角质碎屑占据了毛囊导管。毛囊漏斗部下段缺乏真正的、坚固的角质层。颗粒层几乎看不出来，通常只有一个细胞层厚度，只包含微小的颗粒。与正常表皮不同，PAS 染色显示许多角质形成细胞中存在糖原颗粒。皮脂腺导管的上皮角化过程大致相同，产生空洞的、脆弱的角化细胞，它们随着皮脂向上漂浮到导管中。以这种方式，对应于皮脂腺导管的数量，产生了分离的角化细胞流。包含皮脂的角质包膜被称为皮脂膜鞘（sebolemmal sheath）。

导管本身含有脱落的角化细胞和皮脂的混合物。大量的皮脂腺毛囊可见革兰氏阳性细菌。这些富含细菌的结构组成了脂质微丝（sebaceous filaments）。当外力挤压毛囊的内容物时，就会出现乳酪样、蜡样、白色蠕虫状结构。它们含有丰富的痤疮丙酸杆菌菌落。脂质微丝是生理结构，包含脂质内核和细菌，并包裹在连贯的角化细胞圆柱体中。

1.2 皮脂腺

在青春期，胰岛素样生长因子 -1（insulin-like growth factor-1, IGF-1）和雄激素增加会促进皮脂分泌，这是寻常痤疮发病的先决条件。几乎所有痤疮患者都有皮脂溢出。当皮脂分泌少时，不会发生寻常痤疮。系统使用异维 A 酸和抗雄激素制剂的皮脂抑制作用证实了皮脂在痤疮发病机制中的重要性。皮脂是皮脂腺细胞全浆分泌的终产物。要理解痤疮的发病机制，必须熟悉皮脂腺的解剖和生理。

皮脂腺由两种细胞组成：皮脂腺细胞和导管细胞。皮脂腺的底部可能是皮肤干细胞所在的位置。皮脂腺细胞是高度分化的上皮细胞，它们经历终末分化，最后在脱氧核糖核酸酶 2（DNase2）介导的程序性细胞凋亡中死亡，称作全浆分泌（holocrine secretion），从而将其以脂质为主的内容物和其他细胞产物排出到毛囊导管中。由皮脂腺细胞全浆分泌的富含脂质的产

物称为皮脂（sebum）。面部、头皮、胸部及背部的 V 形区域皮脂腺丰富。面部每平方厘米存在 400 ～ 900 个腺体。皮脂腺为单叶或多叶。每个腺泡有一根导管连接至皮脂腺主管道。有三种不同的皮脂腺，最小的皮脂腺与细小的毳毛相连，较大的皮脂腺与终末毛囊相连，例如头皮处。在面部和容易长痤疮的皮肤区域则见到巨大的多叶皮脂腺。它们在痤疮的发病中发挥关键作用。皮脂腺不受神经支配，因此独立于神经信号发挥作用。然而，人皮脂腺表达烟碱乙酰胆碱受体 α7（nicotinic acetylcholine receptor α 7, nAchRα 7）。乙酰胆碱以剂量依赖的方式促进脂质合成。皮脂腺被相当薄的血管纤维组织包裹。这种基质将各种腺泡分离开，并富含毛细血管。皮脂腺与血液循环相连，因此能够接收系统性激素信号，如 IGF-1 和雄激素。皮脂腺细胞表达类固醇生成酶，并且能够将活性较低的雄激素转化为活性较高的二氢睾酮。

为了在全浆分泌的过程中产生皮脂，皮脂腺细胞经历了细胞分化过程。面向基底膜带的单层未分化皮脂腺细胞代表了生发细胞，提供持续不断的可增殖和分化的细胞。基底细胞从腺体的外围迁移到中心，逐渐分化为早期分化的皮脂腺细胞、晚期分化的皮脂腺细胞、完全分化的细胞和最终成熟的皮脂腺细胞。细胞增殖发生在基底膜上方的基底层中。这些细胞小、扁平或呈长方体，大部分未分化。电子显微镜可见到代表早期脂质合成的微小脂滴。在分化过程中，皮脂腺细胞的体积显著增大，并变成圆形细胞。成熟的细胞可能比基底细胞大 100 ～ 150 倍。脂质合成导致皮脂腺细胞显著扩大。成熟的皮脂腺细胞有时包含多达 50 个单独的脂质囊泡，由细胞质丝隔开。细胞质包含发达的高尔基体和粗面内质网。皮脂腺细胞还合成稀疏的张力细丝，在成熟过程中消失。在分化过程结束时，细胞器和细胞核退化并消失。

DNase2 的激活对 DNA 断裂起关键作用。细胞最终破裂，并将其内含物皮脂释放到皮脂腺导管中。最近有证据证实，皮脂腺细胞死亡，就像角质形成细胞死亡一样，也会导致角质化，构成了程序性细胞死亡的良好调控过程的基础。从最初的皮脂脂质生成到皮脂分泌需要 1 ～ 2 周。

皮脂腺导管细胞同时具有皮脂腺细胞和角质形成细胞的组织学及生化特征。它们含有脂滴，并且比成熟的皮脂腺细胞小得多，但它们还具有角化的超微结构标志，例如板层小体、透明角质颗粒和张力细丝。它们形成的薄薄的角质层由脆弱的、松散的角化细胞组成，很容易掉入管腔。在粉刺形成中，形成角化细

胞的能力显得尤为突出。

1.3 皮脂腺功能

我们为什么会有皮脂腺？在胎儿离开子宫的时刻，由胎儿肾上腺大量释放的硫酸脱氢表雄酮（DHEAS）首次刺激皮脂腺生长并激活其分泌。它们提供了胎脂的大部分脂质，这些脂质可作为新生儿分娩过程中身体表面尤其是头皮顶部的润滑剂。润滑也可能是包皮内面出现游离皮脂腺即 Tyson 腺的生理原因，参与富含脂质的包皮垢的产生。在小阴唇和乳晕周围皮肤上也发现了游离的皮脂腺。值得注意的是，皮脂腺会产生天然抗生素，例如各种防御素和抗菌脂质，如来源于人皮脂甘油三酯的月桂酸（lauric acid, C12:0）和顺 -6- 十六碳烯酸（sapienic acid, C16:1 Δ6）。皮脂腺脂质不参与表皮屏障功能，后者主要依赖于功能性表皮脂质，尤其是神经酰胺和酰基神经酰胺。

1.4 皮脂腺脂质与正常皮脂

青春期皮脂分泌增加是寻常痤疮发病的先决条件。青春期负责皮脂生成的关键生长激素是 IGF-1，通过灭活转录因子 FoxO1 来激活磷酸肌醇 -3 激酶 /AKT/mTORC1 通路，增强三个主要转录因子即固醇调节元件结合蛋白 1（sterol regulatory element-binding protein 1, SREBP1）、雄激素受体（androgen receptor, AR）和过氧化物酶体增殖物激活受体（peroxisome proliferator-activated receptors, PPAR）等的表达，参与皮脂脂质的生物合成。相反，转化生长因子 -β（transforming growth factor-β, TGF-β）抑制皮脂腺分化和皮脂脂质生成。细胞脂质代谢的中心是雷帕霉素靶蛋白复合物 1（mechanistic target of rapamycin complex 1, mTORC1）激酶，它由胰岛素、IGF-1、必需支链氨基酸和谷氨酰胺激活。在青春期，mTORC1 被增加的 IGF-1 和雄激素信号过度活化。IGF-1 激活激酶 AKT，AKT 通过抑制其上游抑制物（TSC2）激活 mTORC1。雄激素以类似的方式削弱天然 mTORC1 抑制剂 - 含 DEP 结构域的 mTOR 相互作用蛋白（DEP domain-containing mTOR-interacting protein, DEPTOR）的活性。雄激素也激活激酶 mTORC2，这是增强 AKT-mTORC1 信号传导的另一种途径。

在仓鼠皮脂腺细胞中已证明，通过增加 IGF-1 和睾酮，mTORC1 的磷酸化和活化可诱导皮脂分泌。

IGF-1 促进来源于肾上腺的 DHEAS 和来源于性腺的睾酮等雄激素合成，从而使雄激素利用率更高，进而增加雄激素受体的活化。SREBP1 是皮脂腺脂质生成的主要转录因子，可分别激活从头合成脂肪酸的限速酶乙酰辅酶 A 羧化酶（acetyl-CoA carboxylase, ACC）、角鲨烯合成的限速酶角鲨烯合酶（squalene synthase, SQS）的基因表达。此外，SREBP1 激活皮脂腺 Δ6 去饱和酶和硬脂酰辅酶 A 去饱和酶（stearoyl-CoA desaturase, SCD），分别将棕榈酸（C16:0）转变为顺 -6- 十六碳烯酸（C16:1 Δ6），将硬脂酸（C18:0）转变为油酸（C18:1 Δ9）。

在经典的内分泌学教科书中，青春期控制睾丸中睾酮合成和卵巢中雌激素合成的主要激素是 FSH 和 LH。IGF-1 可以在不同水平上调节整个过程，但不是关键激素。皮脂腺被认为是内分泌器官，也可能发挥同样的作用。由于在人皮脂腺中仅有 LH 受体而没有 FSH 受体，因此尚不清楚 LH 和 FSH 是否可以直接启动皮脂腺细胞的雄激素合成。IGF-1 在雄激素合成中的关键作用可能仅限于皮脂腺（图 1.1）。

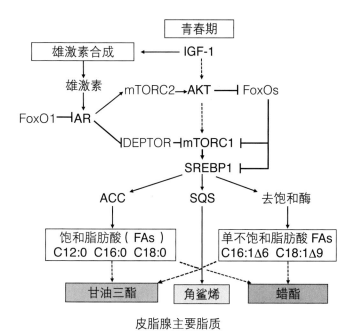

皮脂腺主要脂质

图 1.1 调节皮脂脂质生物合成的主要信号通路。ACC，乙酰辅酶 A 羧化酶；AKT，激酶 Akt（蛋白激酶 B）；AR，雄激素受体；FoxO1，叉头框蛋白 O1；IGF-1，胰岛素样生长因子 1；mTORC1，雷帕霉素靶蛋白复合物 1；mTORC2 雷帕霉素靶蛋白复合物 2；SQS，角鲨烯合成酶；SREBP1，固醇调节元件结合蛋白 1。Published with kind permission of © Bodo Melnik 2019. All Rights Reserved

皮脂是皮脂腺细胞全浆分泌的终末产物，被认为是一种特殊形式的 DNase2 介导的程序性皮脂腺细胞死亡。正常人的皮脂主要由甘油三酯、蜡酯、角鲨烯和一些游离脂肪酸以及少量的胆固醇、类固醇酯和二酰基甘油组成（表 1.1）。

表 1.1　平均相对正常皮脂组成

皮脂类型	平均重量（%）
甘油三酯	45
蜡酯	25
角鲨烯	12
游离脂肪酸	10
胆固醇和甾醇酯	4
二酰基甘油	2

未患痤疮的青少年前额中央部位的皮脂分泌速率平均为（3.3±1.8）mg（10 cm²·3 h），而痤疮患者的皮脂分泌速率增加至（5.05±2.5）mg（10 cm²·3h）。痤疮患者中游离脂肪酸的总释放量比未患痤疮的同年龄对照组高 50% 以上。皮脂中的大多数脂肪酸在甘油三酯中共价结合。游离脂肪酸通过甘油三酯脂肪酶的作用释放，甘油三酯脂肪酶是一种形成生物膜的痤疮丙酸杆菌的毒力因子。当皮脂到达皮肤表面时，约 1/3 的皮肤表面脂质由游离脂肪酸组成。皮脂含有饱和、不饱和及非常特殊的支链脂肪酸。皮脂中最丰富的脂肪酸是饱和脂肪酸棕榈酸（C16:0）和单不饱和脂肪酸顺 -6- 十六碳烯酸（C16:1Δ6），相对含量分别为 25% 和 22%。皮脂腺细胞中不含 Δ9- 去饱和酶但高表达 Δ6- 去饱和酶，会促进棕榈酸（C16:0）向顺 -6- 十六碳烯酸（C16:1Δ6）的优先转化。来源于人皮脂甘油三酯的顺 -6- 十六碳烯酸和月桂酸（C12:0）是在人类皮肤表面发现的强效抗菌剂。亚油酸（C18:2Δ9,Δ12）是其他组织中 Δ6- 去饱和酶的主要底物，在皮脂腺细胞中经历了快速氧化和降解，这使得棕榈酸成为皮脂腺细胞中 Δ6- 去饱和酶的主要底物。这种反应对于了解正常皮脂向促炎性和致粉刺性痤疮皮脂（acne sebum）的质变具有至关重要的意义，后文将会阐述。游离的单不饱和脂肪酸，特别是顺 -6- 十六碳烯酸（C16:1Δ6）和油酸（C18:1Δ9），是痤疮皮脂的重要成分，将在下一章中详细讨论（图 1.2）。

当皮脂释放到真皮微环境中，例如在粉刺破裂时，会参与多种信号通路的调节。它们与巨噬细胞和角质形成细胞的 Toll 样受体相互作用，从而有助于维持固有免疫。

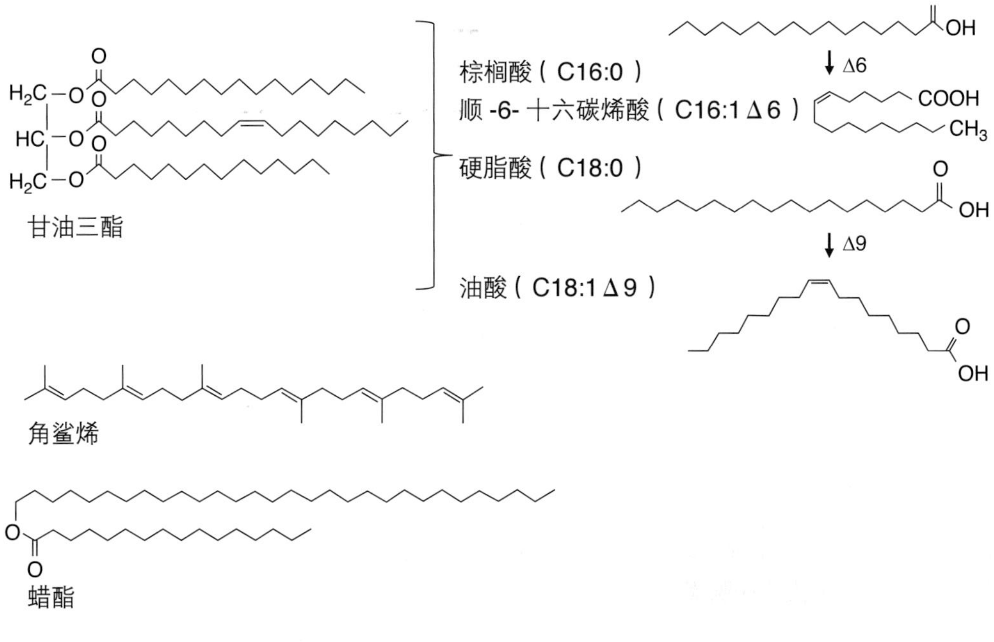

图 1.2　具有重要功能的皮脂腺脂质和游离脂肪酸。

棕榈酸（C16:0）
顺 -6- 十六碳烯酸（C16:1Δ6）
硬脂酸（C18:0）
油酸（C18:1Δ9）
甘油三酯
角鲨烯
蜡酯

1.5 面部毛孔

通常，仅皮脂腺毛囊的毛孔是可见的。大量的毳毛毛囊太小，并不可见。毛孔的直径与毛囊皮脂腺单位的大小大致成正比。因此，油性皮肤和大腺体的人往往会毛孔粗大。较大的毛孔会导致皮肤外观和质地粗糙（图1.3）。

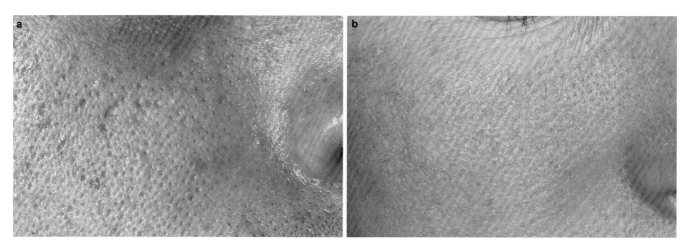

图1.3　**a**：一名患有中度痤疮的年轻男性的面颊，毛孔明显。较大的不规则凹陷是微小的痤疮皮损遗留的小瘢痕。其他所有毛孔均为未累及的皮脂腺毛囊的毛囊漏斗部上段的开口。这就是油性皮肤。**b**：一位未长痤疮的年轻女性的面颊，几乎无法分辨出毛孔，皮肤不油腻

1.6 毛囊皮脂腺单位：不同阶段

这些草图说明了面部三种类型毛囊的结构和大小差异（图1.4）。

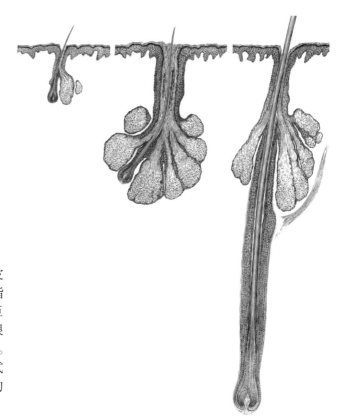

图1.4　**左**：毳毛毛囊。数量多。它们的皮脂腺脂质形成皮肤表面的脂质，但仅仅是痤疮发生中的旁观者。**中**：皮脂腺毛囊。这是痤疮上演好戏的舞台。皮脂腺大且多叶。巨大的导管充满了松散的角化细胞，细的毛发就像其中一根脆弱的线。图中显示的是生长期毛囊。**右**：胡须终末毛囊。坚硬、浓密的毛发充满了毛囊导管。这些毛囊与所有形式的痤疮无关，除了穿掘性终毛毛囊炎，也就是之前所称的反常性痤疮或化脓性汗腺炎

1.7 背部和面部的皮脂腺毛囊

没有一模一样的皮脂腺毛囊。背部的皮脂腺毛囊与面部的也不尽相同（图 1.5 和图 1.6 ）。

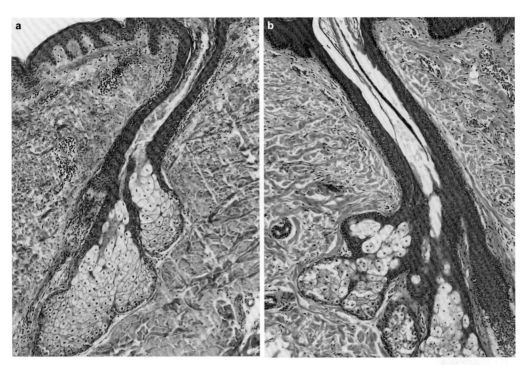

图 1.5　背部的皮脂腺毛囊。**a**：正常的皮脂腺毛囊，毛囊漏斗部上段含有卵圆形糠秕马拉色菌、毛囊漏斗部下段、毛发部分（在本切片的外围被切开），两个大的皮脂腺小叶通过皮脂腺导管排出皮脂。**b**：皮脂腺毛囊含毛发结构。细的褐色毛发似乎在宽敞的漏斗部消失了。毛囊管中的大多数角化细胞在切片过程中丢失

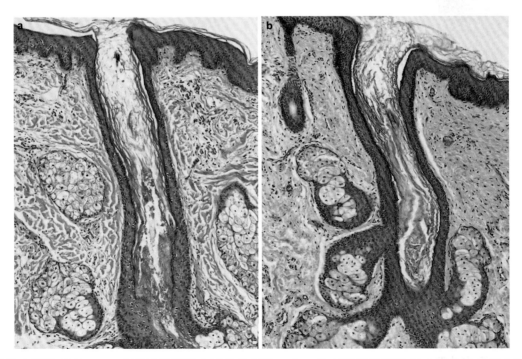

图 1.6　面部的皮脂腺毛囊。**a**：毛囊导管宽且充满角化细胞。上皮具有明显的颗粒层。细小的毛发在切向被切割两次。皮脂腺腺泡很多，这里显示的所有小叶都流入毛囊。**b**：弯弯曲曲的皮脂腺毛囊。黑色素在表皮和毛囊漏斗部上段产生，而不是下方。可见一根被切断的细小毛发。5 个皮脂腺小叶属于这个毛囊皮脂腺单位，其中一些位于皮脂腺引流性导管上方。毛囊导管的内容物与可从面部皮肤中挤出的蜡状蠕虫样物质是一样的

1.8 深入毛囊

对外观正常的皮肤连续制作横截面切片，分别来自一位患有持续性轻度痤疮的年轻男性（图 1.7a~c）和一位未患痤疮的男性（图 1.7d~f）。

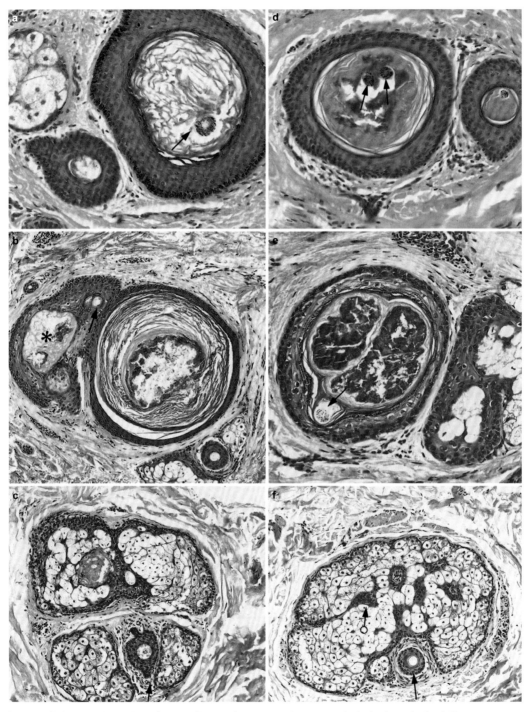

图 1.7　a：靠近皮肤表面。皮脂腺毛囊的毛囊漏斗部上段基底细胞层中有色素，有脂质微丝和一根毛发（→）。左侧是带有细小皮脂腺的毳毛毛囊。**b**：毛囊漏斗部中段。发育良好的脂质微丝使毛囊导管扩张，微丝中央充满细菌。部分角质化的皮脂腺导管（*）会与毛囊导管融合。毛发（→）也在此三角区交汇。**c**：皮脂腺切面。该毛囊有两个皮脂腺腺泡，一个可见其皮脂腺导管（*）。毛发单位（→）仍在皮脂腺导管和漏斗部外侧。**d**：靠近皮肤表面。毛囊漏斗部上段基底细胞层中含有一些黑色素。可见脂质微丝、两根毛发（→）和充满细菌的管腔。两根毛发来自同一个毛发单位（毛壅）。右边是小得多的毳毛毛囊，内含一根毛发。**e**：毛囊漏斗部中段。毛囊导管内含脂质微丝，有两个充满细菌的腔隙。毛发（→）刚好与导管交汇。皮脂腺在右侧。**f**：皮脂腺切面。一个皮脂腺小叶有多个小梁和未分化的细胞（→），与毛发单位紧密相连（→）

1.9　面部和背部解剖结构的比较

将皮肤表面下 0.5 mm 的组织水平切开。照片以相同的放大倍率拍摄（图 1.8 ）。

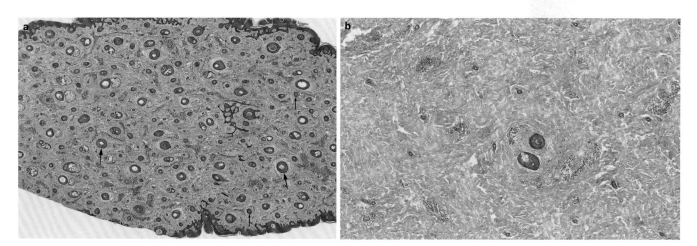

图 1.8　a：前额。可见很多毳毛毛囊和皮脂腺毛囊。后者具有大的管腔（粗箭头），通常看起来是空的。微小的毳毛毛囊（细箭头）的数量大约是皮脂腺毛囊的 5 倍。**b**：背部。皮脂腺毛囊彼此相距很远，通常成对出现，并在皮肤表面融合。至于皮肤附属器，面部很多，背部很少。这导致面部常常油腻，而背部很少出油

1.10　毛囊微丝和微粉刺

毛囊微丝（脂质微丝、毛囊管形）是生理性成分，并不是痤疮表现的一部分，而微粉刺代表早期痤疮的皮损（图 1.9 和图 1.10 ）。

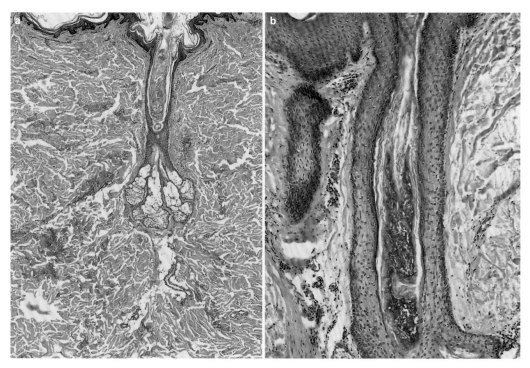

图 1.9　毛囊微丝。a：背部的皮脂腺毛囊中充满了包裹在一起的角化细胞。下面的皮脂腺不断地分泌皮脂以浸泡微丝。**b**：毛囊微丝由约 30 层角化细胞组成，包含皮脂基质和痤疮丙酸杆菌的密集菌落。毛囊上皮具有发达的颗粒层。这不是微粉刺，因为角化细胞的聚集不够多。持续的自我清洁机制使毛囊保持稳定

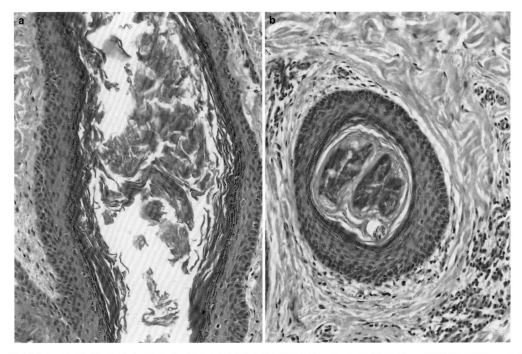

图 1.10　**a**：微粉刺。这种类型的皮损在临床上无法用肉眼观察到。上皮是棘状的，颗粒层肥厚，并且快速产生粘在一起的角化细胞，不再通过上方的毛孔排出。持续增生性角化过度导致漏斗部扩张。通常，可见痤疮丙酸杆菌的密集菌落，在本切片中未见。一个皮脂腺毛囊附着在左下方。**b**：水平切开毛囊微丝。这是右上方垂直切片的水平切片。毛囊上皮可见颗粒层，并包裹着角化细胞微丝。腔内充满痤疮丙酸杆菌。下面是一根棕褐色的细发

1.11　皮脂腺毛囊的扫描电镜观察

　　很难看到皮脂腺毛囊的完整结构模式。这种切片不容易获得（图 1.11）。这是一位年轻男性背部的正常皮脂腺毛囊的中间部分。右上角和左下角位置有毛囊上皮。毛发及其毛小皮位于中央。毛囊上皮排列着约 15 层角化细胞。最外层分离并脱落在皮脂的混合物中。此切片看不到细菌，它们可能在毛囊的其他位置。电子显微镜，×4000。

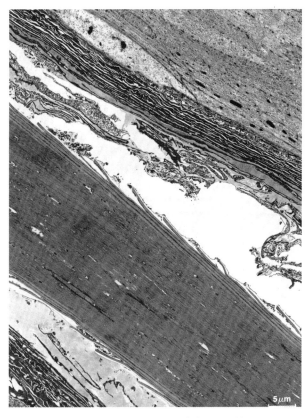

图 1.11　正常皮脂腺毛囊扫描电镜图

1.12 氰基丙烯酸酯技术对毛囊的取样

氰基丙烯酸酯也被称为快干胶，是一种快速固化的聚合物，可剥落角质层的最外层，其上附着有毳毛和皮脂腺毛囊上部区域的角质。这项技术有时被称为毛囊活检（follicular biopsy），为各种研究提供了一种收集皮脂腺毛囊内容物的极佳方法。它包括：①可通过图像分析量化微粉刺和微丝的密度及大小；②毛囊蠕形螨是否存在及其数量；③毛囊中卵圆形糠秕马拉色菌和痤疮丙酸杆菌的密度；④毛发束的存在（小棘毛壅病）；以及⑤微粉刺中脂质的组成。此处显示的样本置于显微镜浸油中（图 1.12 和图 1.13）。

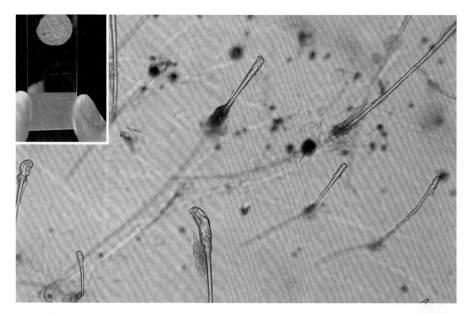

图 1.12　显示置于载玻片上的角质层最外层。在健康人的前额上，毳毛是孤立的，没有包裹在角质物内

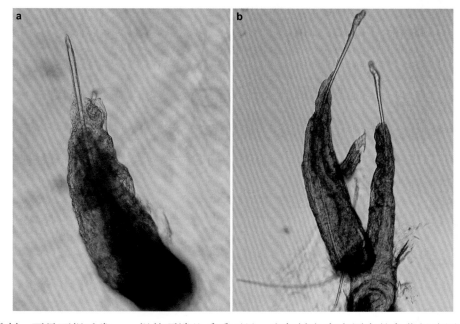

图 1.13　**a**：微粉刺。可见两根毛发，一根的顶端几乎看不见。它们被包裹在厚实的角化细胞团中，该角化细胞团已经开始扩张毛囊。大于此的粉刺，即闭合性粉刺，因太牢固而无法通过此技术剥落。**b**：两条脂质微丝。毛发包裹在有些坚硬的角化细胞团中，越接近毛囊根部，角化细胞层越薄。每个角质管型（即脂质微丝）中只有一根毛发存在表明毛囊没有真正堵塞。该标本取自痤疮患者的面颊，这些患者的毛囊管型（即脂质微丝）通常又多又稠。脂质微丝的存在提示容易形成粉刺，相应地出现毛孔粗大和皮肤油腻的临床表现

1.13 痤疮患者未受累的皮肤：水平视图

将未受累的前额皮肤水平切开并以相同的放大倍数拍照（图 1.14）。有几点值得注意：①紧密排列的皮脂腺和毳毛毛囊；②皮脂腺毛囊的毛囊微丝中充满细菌；③皮脂腺毛囊的大皮脂腺腺泡；④与每个毛囊相连的毛发部分；⑤持续存在的淋巴组织细胞浸润。

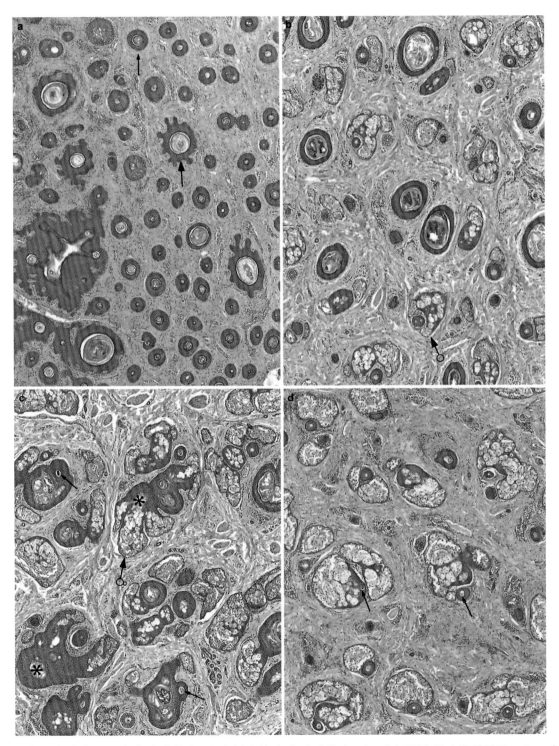

图 1.14　a：靠近皮肤表面，皮脂腺毛囊（→）之间有许多毳毛毛囊（→）。此切面未见皮脂腺腺泡。**b**：皮脂腺毛囊的宽大漏斗部旁有毛乳头和毳毛的小皮脂腺腺泡（o→）。**c**：皮脂腺的腺泡切面。腺体大且多叶（o→）。皮脂腺导管（＊）和毛发横截面（→）。**d**：皮脂腺腺泡的靠下切面，毛发部分仍主要位于腺体之外（→）。可见血管周围和毛球周围淋巴组织细胞浸润

1.14 痤疮患者的大皮脂腺

　　活检取自两名 17 岁男性的面颊，其中一人皮肤光滑，没有痤疮，另一人患有严重的炎症性痤疮。水平切开组织并以相同的放大倍数拍照（图 1.15）。

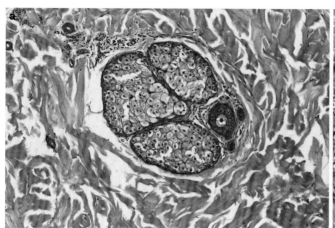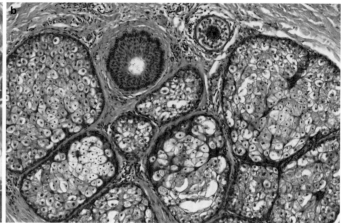

图 1.15　**a**：正常皮肤。皮脂腺小叶围绕着其毛发部分。**b**：痤疮皮肤。痤疮患者皮脂腺的体积至少是正常人的 4 倍。毛发部分在上方。痤疮患者比未患痤疮者产生更多的皮脂。产生的皮脂越多，痤疮就越严重。聚合性痤疮患者的皮脂腺特别大

1.15 脂质微丝

　　如图 1.16 所示。

图 1.16　**a**：被挤出的脂质微丝。这些蜡状蠕虫样物质是用止血钳挤压前额皮肤而从皮脂腺毛囊挤出的。这是一名曾患有痤疮的 VI 型皮肤的男性，他是油性皮肤。油性皮肤和大毛孔者的鼻翼处更容易形成脂质微丝。脂质微丝是角化细胞的圆柱形管样结构（实际上是角质层），包裹着一团有痤疮丙酸杆菌密集定植的乳酪样皮脂。脂质微丝不会演变成粉刺。**b**：脂质微丝的超微结构。中央可见细菌和角化细胞碎屑的混合物。后者的大小和形状非常不规则，更像普通皮脂腺毛囊中的角化细胞，而不是正常角质层的角化细胞。许多角化细胞看起来是空的，可能是人工现象。其他则含有脂滴。一些角化细胞肿胀并破裂，可见巨大缺口。细菌和角化细胞悬浮在皮脂中。电子显微镜，×16,600

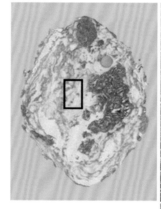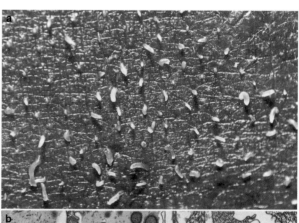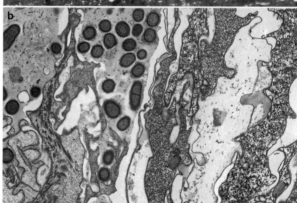

1.16 毛囊漏斗部上段和下段的超微结构比较

如图 1.17 所示。

图 1.17 **a**：毛囊漏斗部上段。角化上皮在左侧，有明显的透明角质颗粒。右侧大约 25 行密集的角化细胞被压成角质层，对应于表皮的毛囊间部分。毛囊漏斗部上段是表皮向皮脂腺毛囊延伸的末端。电子显微镜，×28 000。**b**：毛囊漏斗部下段。上皮也呈角化改变，但是角化细胞具有不同的特征。透明角质颗粒（左边）小而稀疏。与微小的颗粒层相邻的是三到四层不完整的、杂乱的、小的不规则角化细胞，这些细胞显示出崩解的征象。右边的无定形物质是皮脂。电子显微镜，×28 000

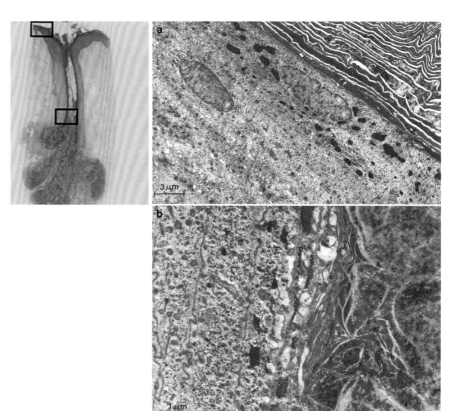

1.17 皮脂的外观

如图 1.18 所示。

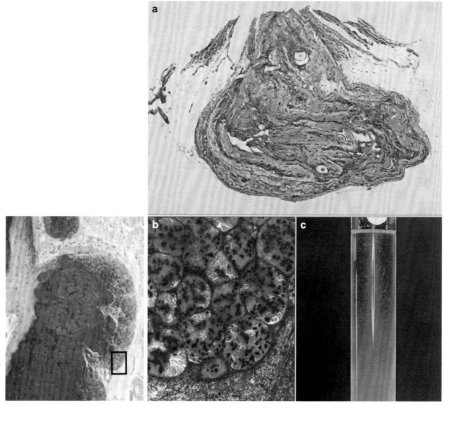

图 1.18 **a**：粉刺中脂质的染色。粉刺中充满了皮脂。该冷冻切片用油红 O 染色法染色。在角化细胞的间隙中以及在将脂质输送至皮肤表面的导管中可见脂质。角化细胞内的脂滴只能通过电子显微镜观察。发干在 6 点和 12 点方向被切向切割两次。**b**：富含脂质的细胞（皮脂腺细胞）。皮脂腺破裂前不久的成熟皮脂腺细胞的电镜下视图。×6900。**c**：人体皮脂在皮温下为淡黄色油状液体。这些皮脂是通过乙醚萃取从头皮收集的

1.18 痤疮微生物群

面部通常存在三种微生物：痤疮丙酸杆菌、表皮葡萄球菌和糠秕马拉色菌属。这些图像以相同的放大倍数比较了这些微生物在组织中的光学显微镜（左）和电子显微镜（右）外观（图 1.19）。

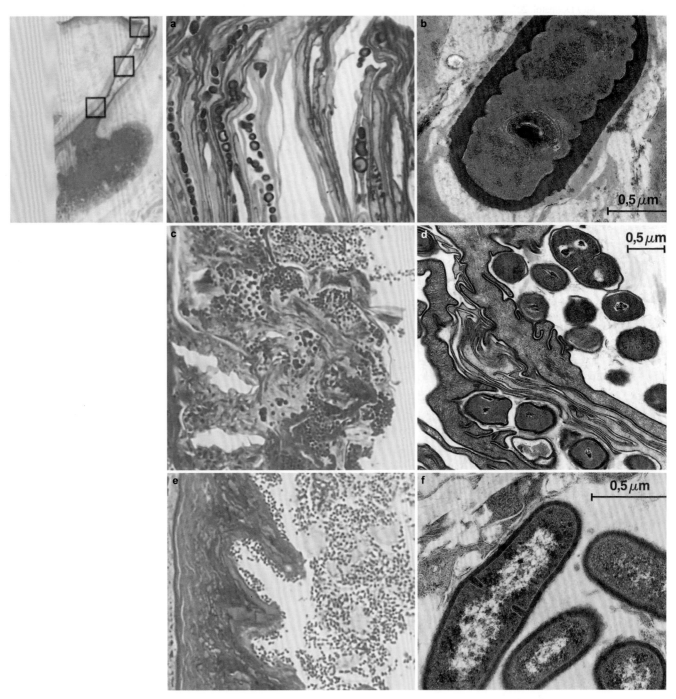

图 1.19　上图：糠秕马拉色菌。这些芽生真菌以珠状形式聚集在粉刺顶端以及正常毛囊的毛囊漏斗部上段。它们的壁很厚。**a**：半薄切片，PAS 染色，×960；**b**：电子显微镜，×3200。中图：表皮葡萄球菌。这些细菌更喜欢生活在毛囊漏斗部上段和粉刺顶端的浅表位置。可根据圆形形态识别它们。**c**：半薄切片，亚甲蓝染色，×960；**d**：电子显微镜，×25 000。下图：痤疮丙酸杆菌。这种微需氧的棒状杆菌几乎仅存在于皮脂腺毛囊和粉刺的深部。细菌的大小和形状变化很大，有时甚至呈球菌样。**e**：半薄切片，亚甲蓝染色，×960；**f**：电子显微镜，×64 000

参考文献

Bakan I, Laplante M. Connecting mTORC1 signaling to SREBP-1 activation. Curr Opin Lipidol. 2012; 23:226-334.

Bell M. A comparative study of the ultrastructure of the sebaceous glands of man and other primates. J Invest Dermatol. 1994; 62:132-43.

Buffoli B, Rinaldi F, Labanca M, et al. The human hair: from anatomy to physiology. Int J Dermatol. 2014; 53:331-41.

Cunliffe WJ, Perera WD, Thackray P, et al. Pilo-sebaceous duct physiology. III. Observations on the number and size of pilo-sebaceous ducts in acne vulgaris. Br J Dermatol. 1976; 95:153-6.

Dahlhoff M, Fröhlich T, Arnold GJ, et al. LC-MS/MS analysis reveals a broad functional spectrum of proteins in the secretome of sebocytes. Exp Dermatol. 2016; 25:66-7.

Dozsa A, Dezso B, Toth BI, et al. PPARγ-mediated and arachidonic acid-dependent signaling is involved in differentiation and lipid production of human sebocytes. J Invest Dermatol. 2014; 134:910-20.

Eberlé D, Hegarty B, Bossard P, et al. SREBP transcription factors: master regulators of lipid homeostasis. Biochimie. 2004; 86:839-48.

Ellis RA, Montagna W, Fanger H. Histology and cytochemistry of human skin. XIV. The blood supply of the cutaneous glands. J Invest Dermatol. 1958; 30:137-45.

Fischer CL, Blanchette DR, Brogden KA, et al. The roles of cutaneous lipids in host defense. Biochim Biophys Acta. 2014; 1841:319-22.

Fischer H, Fumicz J, Rossiter H, et al. Holocrine secretion of sebum is a unique DNase2-dependent mode of programmed cell death. J Invest Dermatol. 2017; 137:587-94.

Ge L, Gordon JS, Hsuan C, et al. Identification of the delta-6 desaturase of human sebaceous glands: expression and enzyme activity. J Invest Dermatol. 2003; 120:707-14.

González-Serva A. Excretion of sebum is channeled by a keratinous envelope from sebaceous duct origin: the sebolemmal sheath. J Invest Dermatol. 1997; 108:376.

Gribbon EM, Cunliffe WJ, Holland KT. Interaction of Propionibacterium acnes with skin lipids in vitro. J Gen Microbiol. 1993; 139:1745-175.

Hinde E, Haslam IS, Schneider MR, et al. A practical guide for the study of human and murine sebaceous glands in situ. Exp Dermatol. 2013; 22:631-7.

Hoover E, Krishnamurthy K. Physiology, sebaceous glands. Source StatPearls [internet]. Treasure Island, FL: StatPearls; 2018. p. 24.

Inoue T, Miki Y, Kakuo S, et al. Expression of steroidogenic enzymes in human sebaceous glands. J Endocrinol. 2014; 222:301-12.

Ju Q, Tao T, Hu T, et al. Sex hormones and acne. Clin Dermatol. 2017; 35:130-7.

Li ZJ, Park SB, Sohn KC, et al. Regulation of lipid production by acetylcholine signalling in human sebaceous glands. J Dermatol Sci. 2013; 72:116-22.

Lopez JM, Bennett MK, Sanchez HB, et al. Sterol regulation of acetyl coenzyme a carboxylase: a mechanism for coordinate control of cellular lipid. Proc Natl Acad Sci U S A. 1996; 93:1049-53.

Lovászi M, Szegedi A, Zouboulis CC, Törőcsik D. Sebaceous-immunobiology is orchestrated by sebum lipids. Dermatoendocrinology. 2017; 9:e1375636.

Mangelsdorf S, Otberg N, Maibach HI, et al. Ethnic variation in vellus hair follicle size and distribution. Skin Pharmacol Physiol. 2006; 19:159-67.

Matsuzaka T, Shimano H, Yahagi N, et al. Dual regulation of mouse Delta(5)- and Delta(6)-desaturase gene expression by SREBP-1 and PPARalpha. J Lipid Res. 2002; 43:107-14.

McNairn AJ, Doucet Y, Demaude J, et al. TGFβ signaling regulates lipogenesis in human sebaceous glands cells. BMC Dermatol. 2013; 13:2.

Melnik BC. Linking diet to acne metabolomics, inflammation, and comedogenesis: an update. Clin Cosmet Investig Dermatol. 2015; 8:371-88.

Melnik BC, Zouboulis CC. Potential role of FoxO1 and mTORC1 in the pathogenesis of Western diet-induced acne. Exp Dermatol. 2013; 22:311-5.

Míková R, Vrkoslav V, Hanus R, et al. Newborn boys and girls differ in the lipid composition of vernix caseosa. PLoS One. 2014; 9:e99173.

Nakamura MT, Nara TY. Gene regulation of mammalian desaturases. Biochem Soc Trans. 2002; 30:1076-9.

Nicolaides N. Skin lipids: their biochemical uniqueness. Science. 1974; 186:19-26.

Niemann C, Horsley V. Development and homeostasis of the sebaceous gland. Semin Cell Dev Biol. 2012; 23:928-36.

Otberg N, Richter H, Schaefer H, et al. Variations of hair follicle size and distribution in different body sites. J Invest Dermatol. 2004; 122:14-9.

Pappas A, Anthonavage M, Gordon JS. Metabolic fate and selective utilization of major fatty acids in human sebaceous gland. J Invest Dermatol. 2002; 118:164-71.

Plewig G. Follicular keratinization. J Invest Dermatol. 1974; 62:308-15.

Powell EW, Beveridge GW. Sebum excretion and sebum composition in adolescent men with and without acne vulgaris. Br J Dermatol. 1970; 82:243-9.

Ricoult SJ, Manning BD. The multifaceted role of mTORC1 in the control of lipid metabolism. EMBO Rep. 2013; 14:242-51.

Rosignoli C, Nicolas JC, Jomard A, Michel S. Involvement of the SREBP pathway in the mode of action of androgens in sebaceous glands in vivo. Exp Dermatol. 2003; 12:480-9.

Rudman SM, Philpott MP, Thomas GA, Kealey T. The role of IGF-I in human skin and its appendages: morphogen as well as mitogen? J Invest Dermatol. 1997; 109:770-7.

Schneider MR. Lipid droplets and associated proteins in sebocytes. Exp Cell Res. 2016; 340:205-8.

Schneider MR, Paus R. Sebocytes, multifaceted epithelial cells: lipid production and holocrine secretion. Int J Biochem Cell Biol. 2010; 42:181-5.

Schneider MR, Schmidt-Ullrich R, Paus R. The hair follicle as a dynamic miniorgan. Curr Biol. 2009; 19:R132-42.

Smith TM, Cong Z, Gilliland KL, et al. Insulin-like growth factor-1 induces lipid production in human SEB-1 sebocytes via sterol response element-binding protein-1. J Invest Dermatol. 2006; 126:1226-32.

Smith TM, Gilliland K, Clawson GA, Thiboutot D. IGF-1 induces SREBP-1 expression and lipogenesis in SEB-1 sebocytes via activation of the phosphoinositide 3-kinase/Akt pathway. J Invest Dermatol. 2008; 128:1286-93.

Tansey TR, Shechter I. Structure and regulation of mammalian squalene synthase. Biochim Biophys Acta. 2000; 1529:49-62.

Thody AJ, Shuster S. Control and function of sebaceous glands. Physiol Rev. 1989; 69:383-416.

Trivedi NR, Cong Z, Nelson AM, et al. Peroxisome proliferator-activated receptors increase human sebum production. J Invest Dermatol. 2006; 126:2002-9.

Wheatley VR. The sebaceous glands. In: Jarret A, editor. The physiology and pathophysiology of the skin, vol. 9. London: Academic Press; 1986.

Zouboulis CC, Picardo M, Ju Q, et al. Beyond acne: current aspects of sebaceous gland biology and function. Rev Endocr Metab Disord. 2016; 17:319-34.

2 痤疮的流行病学与遗传学

范宇焜　唐教清 译，郝　飞 审校

内容提要

- 在发达国家，大约85%的青少年罹患痤疮，且15岁为发病的高峰年龄。
- 在全球范围内，存在青春期痤疮发病年龄提前、青春期后痤疮患病率增加的趋势。
- 与发展中国家相比，发达国家青春期后痤疮患病率更高。
- 在某些仍然保留旧石器时代饮食习惯的具有独立遗传基因的群体（genetically independent populations）中没有发现青春期痤疮的病例。
- 青春期后痤疮分为持续型痤疮（persistent acne）与迟发型痤疮（late-onset acne），前者指青春期开始发病并延续至成年期的痤疮；后者指发病年龄晚于25岁的痤疮，且主要累及女性。
- 迟发型痤疮与内分泌或代谢异常的联系更加紧密。
- 单一遗传因素（single hereditary factors）在痤疮的发病机制中占有重要地位，但它无法解释痤疮在发达国家的流行病学特点。
- 双胞胎研究证实了痤疮发病的遗传性，阳性家族史与痤疮发病风险的增加相关。
- 痤疮的严重程度、皮脂分泌及炎症的程度、病情的迁延、地区差异性、临床病程以及对治疗的反应均受遗传因素影响。
- 与痤疮发病相关的基因突变及基因簇多态性涉及三个主要的信号通路：IGF-1-mTORC1、雄激素以及炎症信号通路。

有大量证据表明，遗传因素在痤疮的发病机制中发挥重要作用。遗传因素决定了患病风险的增加、病情的进展、疾病的预后、发病年龄的变化、青春期后痤疮持续时间、对治疗的反应、组织重塑与愈合、瘢痕的程度以及瘢痕疙瘩形成的倾向性。在过去的数十年中，痤疮遗传因素的作用被高估了，因为单基因多

态性或者罕见的基因突变无法解释在发达国家青少年中快速升高的痤疮患病率。痤疮在发达国家的高患病率突显了包括西式营养在内的环境因素的重要性。

2.1 痤疮的患病率

2.1.1 青春期痤疮

寻常痤疮是一种人类皮脂腺毛囊的炎症性疾病，累及西方国家的大部分青少年人群。根据全球疾病负担研究（Global Burden of Disease，GBD）的相关数据，12～25岁的年轻人约有85%罹患痤疮。15岁为发病高峰年龄。寻常痤疮相关的疾病负担具有全球化分布的特征，在1990至2010年期间患病率持续攀升。寻常痤疮主要在富裕国家多见，发达国家比发展中国家患病率更高（http://vizhub.healthdata.org/gbd-compare/）（图2.1）。

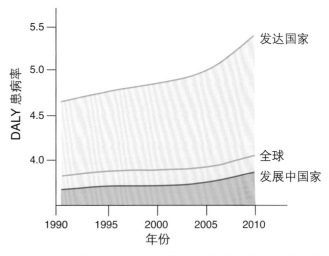

图2.1 两性在15～19岁年龄段的痤疮患病率。该指标以伤残调整生命年（DALY）来衡量，并经过 Lynn 等的修订（2016）。Published with kind permission of © Gerd Plewig 2019. All Rights Reserved

在发达国家，痤疮发病的低龄化与青春期的提前到来有关，在女孩中尤为突出。月经初潮的提前与体重指数（body mass index, BMI）增加有明确关联。根据美国国家健康与营养调查（National Health and Nutrition Examination Survey, NHANES）的数据，2～4岁儿童的牛奶摄入量增加会促使儿童的 BMI 升高。

多个流行病学研究报道显示有色人种痤疮患病率增加。非洲裔美国人、西班牙裔女性的痤疮患病率较印度大陆人、高加索人及亚裔女性更高。除亚裔外，其他种族的患病率均相近。亚洲人炎症性痤疮患病率高于粉刺性痤疮，而高加索人粉刺性痤疮患病率高于炎症性痤疮。华裔人的痤疮患病率低于高加索人。在 10 岁以下的华裔人群中，没有发现痤疮病例，在 10 岁组中痤疮的患病率仅为 1.6%。患病率随年龄增长迅速升高，在 19 岁组达到 47%，其后患病率又随年龄增长逐渐下降。在巴西（圣保罗），10～17 岁年龄段青少年的痤疮患病率高达 96%，且在 14 岁后随年龄增长而逐渐升高。在巴西最常见的痤疮类型为粉刺性（61.1%），其次是轻度（30.6%）及中度（7.6%）丘疹脓疱型，主要累及面部（97.5%）。

Cordain 及其同事发现，在一些仍然延续旧石器时代饮食模式（限制高血糖碳水化合物、牛奶和乳制品）的非西方人群不长痤疮。调查发现，巴布亚新几内亚 Kitavan 岛的青少年居民，以及巴拉圭年龄在 15～25 岁的 Aché 狩猎采集部族成员，未见痤疮病例。在 10 年间，加拿大的爱斯基摩人从狩猎社会向城镇人口的快速转变与痤疮患病率的迅速升高有关。当冲绳人和中国人摒弃了传统饮食方式之后，痤疮患病率也有所增加。与巴西市区较高的痤疮患病率（96%）相比，普鲁斯河谷等热带农村地区的痤疮患病率很低（2.7%）。因此，文明因素（特别是暴露于西式营养中），对痤疮患病率有着明显影响。

2.1.2 青春期后痤疮

目前普遍认为，大部分青少年在青春期结束之后痤疮会逐渐消退。在西方国家，分别有 60% 和 40% 的痤疮患者会迁延至 20 多岁和 30 多岁。青春期后痤疮是一种常见病，通常被定义为 25 岁及以上人群发生的痤疮。青春期后痤疮分为持续型（persistent acne）及迟发型（late-onset acne），前者指由青春期持续至成年期的痤疮，后者指 25 岁以后发病的痤疮。青春期后痤疮主要见于女性。英国的一项针对 25 岁及以上人群的社区研究发现，12% 的女性被临床诊断为痤疮，而男性只有 3% 被诊断为痤疮。在美国、英格兰、意大利和日本开展的一项对 2895 名女性（10～70 岁）的前瞻性研究发现，痤疮的患病率随年龄增加而稳步下降。21～30 岁的女性痤疮患病率为 45%，31～40 岁为 26%，而 41～50 岁的患病率为 12%。患有炎症性痤疮的女性的年龄低于粉刺性痤疮患者，已绝经妇女发生痤疮的概率低于同龄人。在标准不同的各种研究中，成年女性的痤疮患病率在 10%～60%。英国的一项社区研究估计，年龄在 26～44 岁的成年女性面部痤疮患病率为 14%。绝大多数（大于 90%）女性成人痤疮表现为面部粉刺。最常累及的部位包括面颊、额部、颞部及下颌。迟发型痤疮患者的粉刺数量、痤疮皮损的总数以及粉刺所占比例均显著低于早发型痤疮患者。根据意大利的一项研究，粉刺性青春期后痤疮与吸烟有关。其中迟发型痤疮患者可能代表一个特殊亚组，在卵巢、肾上腺或局部雄激素代谢方面可能存在异常，这需要进一步的内分泌检查。

2.2 痤疮的遗传因素

在过去 100 多年中，基因遗传性及特殊基因易感性在痤疮发病中的作用已被反复提及，但是相关基因的识别和鉴定直到 20 世纪 90 年代才开始。迄今为止，越来越多与痤疮发病相关的基因多态性和突变得以确认，它们影响痤疮中基因的表达和功能。早在 1960 年，Hecht 就首先研究了遗传因素在痤疮中的作用，证明了如果父母双方之一在青年时期患有痤疮，最像父母的子女患痤疮的概率高达 80%。家系研究数据进一步提示了家族聚集性的特点。多项双胞胎研究支持这一观察结果。与异卵双胞胎相比，皮脂分泌速率在同卵双胞胎中更高。与异卵双胞胎相比，同卵双胞胎皮脂腺蜡酯组分中支链脂肪酸的比例更高。载脂蛋白 A1 血清水平在患有痤疮的双胞胎中显著降低。法国一项前瞻性流行病学调查评估并证实了遗传因素作为痤疮预后因素的重要性，并且发现痤疮家族史与痤疮早发、顽固性皮损的数量增加以及治疗的难度相关。特别是在有阳性家族史的痤疮患者中，服用异维 A 酸治疗后的复发风险显著升高。一项针对 778 对双胞胎的研究评估了青少年痤疮三个身体部位（面部、胸部及背部）的严重程度与遗传的关系，发现背部痤疮的遗传力（译者注：遗传学术语，指某一性状受遗传控制的程度）很高。在 14 岁时，女孩面部痤疮受遗传因素影响的程度低于男孩，却显著受到环境因素的影响。

大多数与痤疮相关的基因多态性和畸变在复杂的信号级联反应的某些节点上参与了痤疮的发病，这些信号级联导致了 IGF-1-mTORC1 活性增加、雄激素信号增强和炎症，并进而导致皮脂生成过多，触发可促发炎症反应及毛囊漏斗部角化异常的基因调控机制。

2.3 导致雄激素过多的基因变异

细胞色素 P450 17A1（*CYP17A1*）基因在调控肾上腺及性腺的雄激素代谢中至关重要。*CYP17A1* 基因编码了一个表达于肾上腺网状带、束状带及性腺组织中的类固醇 17α- 单加氧酶。它具有 17α- 羟化酶和 17, 20- 裂解酶活性，是类固醇生成途径中的关键酶，可催化产生孕激素、盐皮质激素、糖皮质激素、雄激素和雌激素。有研究报道了 *CYP17-34*（T ＞ C）单核苷酸多态性（single nucleotide polymorphism, SNP）与中国痤疮患者的关联。而在波兰人中 CYP17 的 SNP 与痤疮发病无关。*HSD3B1* 与 *HSD17B3* 是参与调控皮肤雄激素代谢的基因。*HSD3B1* 编码 3β- 羟基类固醇脱氢酶 / Ⅰ 型 Δ5-Δ4- 异构酶。*HSD17B3* 编码 17β- 羟基类固醇脱氢酶，在类固醇生成中催化 17- 羟基类固醇的脱氢反应。该基因分别参与了脱氢表雄酮（DHEA）和雄烯二醇、雄烯二酮和睾酮、雌酮和雌二醇的两两相互转化。已发现 *HSD3B1* 和 *HSD17B3* 的 SNP 增加了中国汉族人对痤疮的易感性。*CYP17* T-34C 和 *CYP19* 的 T ＜ C 变异型及其协同作用与伊朗人群中寻常痤疮易感性增加有关。绝大多数先天性肾上腺增生是由于类固醇 21- 羟化酶（*CYP21A2*）缺陷引起，该缺陷与痤疮相关。

2.4 维 A 酸代谢

维 A 酸类已被成功地用于治疗痤疮。细胞色素 P450 1A1 是一种由 *CYP1A1* 基因编码的蛋白质。P450 1A1 是参与内源性维 A 酸代谢活性最高的酶之一。1998 年，*CYP1A1* 的 SNPs 被认为是导致痤疮的一个因素。但是，这种关联在波兰人中无法得到证实。编码维 A 酸受体 -α 的基因 *RARA* 的 SNP 与痤疮患者使用异维 A 酸治疗时发生不良反应的程度变化有关。

2.5 雄激素受体

由基因 *AR* 编码的雄激素受体属于一类核受体，可识别 DNA 中的经典雄激素反应元件。AR 的主要结构域包括 N 端和 C 端活化域、配体结合域和多聚谷氨酰胺链。雄激素不敏感综合征中 AR 发生了突变。这些突变个体不能合成皮脂，也不会发生痤疮。

使 AR 活性增强的多态性与雄激素依赖性皮肤病有关。*AR* 基因外显子 1 编码 N 末端的反式激活结构域，并包含了一段编码多聚谷氨酰胺链的可变长度的 CAG（胞嘧啶 - 腺苷 - 鸟苷）重复多态性序列。CAG 序列的重复数介于 8～35，表现出稳定的遗传性。CAG 重复序列的数目与 AR 的转录活性成反比。Sawaya 和 Shalita 发现，健康男性的 CAG 序列的重复数范围为 22±4，健康女性为 21±3。而患有痤疮的男性为 21±3，患有痤疮的女性为 20±3。CAG 的重复多态性与载脂蛋白 A-I 的血清水平呈正相关，其在痤疮患者中水平降低。双等位基因均值低于 21 个 CAG 重复序列的多囊卵巢综合征患者表现出更高的 AR 活性，从而导致对雄激素敏感性增强。在性早熟的初潮后女孩中，CAG 重复序列（＜ 20）与较高的睾酮水平、痤疮和多毛症相关。具有较短的 CAG 重复序列（＜ 20）与正常 CAG 重复序列长度（＞ 22）的 AR 基因多态性已被确定为中国汉族人的痤疮易感性标志物。与这一结论一致的是，*AR* 基因中 CAG 和 GGN 短重复序列的组合与中国东北地区痤疮发病风险增加有关。

AR 反式激活结构域的聚谷氨酰胺链与转录因子 FoxO1 结合，后者作为 AR 的细胞核共抑制因子。青春期和西式饮食中的的高 IGF-1 和胰岛素信号导致 FoxO1 从细胞核中移出，从而增强 AR 的转录活性。具有较短的多聚谷氨酰胺链的 *AR* 多态性减弱了 FoxO1 对 AR 反式激活的抑制作用，并促进了 AR 介导的相关基因表达。一项在中国汉族人中进行的全基因组关联研究表明，重度痤疮与 11p11.2 位点相关联，而损伤特异性 DNA 结合蛋白 2（damage-specific DNA binding protein 2, DDB2）的基因便位于此位点。DDB2 与 AR 相互作用并促进其降解，从而调控 AR 信号传导的强度。

2.6 1 型与 2 型 5α- 还原酶

尽管皮脂腺主要表达 1 型 5α- 还原酶，但一些研究报告称 *SRD5A2* 基因的 V89 L 和 TA 重复多态性 [（TA）n] 与 2 型 5α- 还原酶活性增加有关，该酶可将睾酮转化为相当于其 10 倍活性的二氢睾酮。表现出较长（TA）n 重复多态性（n ≥ 6）等位基因的中国患者比具有较短（n ＜ 6）等位基因的患者具有更高的痤疮发病风险。

2.7　胰岛素样生长因子 –1

IGF1 是编码胰岛素样生长因子 1（IGF-1）（青春期的一种关键激素）的基因。与雄激素相比，IGF-1 血清水平更能反映痤疮的病程进展。IGF-1 可促进肾上腺和性腺的雄激素合成，促使皮肤内睾酮转化为二氢睾酮。IGF-1 信号传导可抑制细胞核 FoxO1 的活性，这是一种增强皮脂生成中涉及的关键脂质生成转录因子（如 SREBP1、PPAR γ 和 AR）转录活性的重要机制。韩国痤疮患者报告称，饮食导致痤疮加重，其血清 IGF-1 水平明显高于不受饮食因素影响的痤疮患者。最近另一项研究报道了 *IGF-1*（CA）多态性与循环 IGF-1 水平之间的功能性关联。在土耳其痤疮患者中已鉴定出 *IGF-1*（CA）多态性，这可能增强 IGF-1 的表达，并提高罹患痤疮的易感性。由 192 个碱基对（bp）组成的等位基因的纯合子个体罹患痤疮的概率是 192 缺失 /192 缺失（non-192/non-192）个体的 4.29 倍，且 IGF-1 的平均水平显著升高。

2.8　成纤维细胞生长因子受体 2

FGFR2 是编码成纤维细胞生长因子受体 2（fibroblast growth factor receptor 2, FGFR2）的基因，该受体是一种酪氨酸激酶受体（如 IGF-1 受体）。表达于上皮的异构型 -FGFR2b 的持续表达对于皮脂腺细胞的长期存活是必需的，而其缺失会导致皮脂腺萎缩。该受体的配体结合区的两个功能获得性突变（S252W 和 P253R）上调了 FGFR2b 的信号转导。FGFR2 的种系突变（S252W 和 P253R）可导致 Apert 综合征，该病主要表现为与皮脂溢出相关的尖头并指畸形及中重度痤疮。局部 S252W FGFR2 基因镶嵌可导致单侧痤疮样痣。活化的 FGFR2- 和 IGF-1 受体刺激 AKT 信号传导，这是痤疮发病机制中上调的主要信号通路。由青春期发病的 Apert 综合征中的痤疮和单侧痤疮样痣可以推断出，突变增强的 FGFR2-AKT 信号与青春期 IGF-1 信号形成叠加效应。

2.9　磷酸肌醇 -3 激酶 p85 亚基

IA 类磷酸肌醇 -3 激酶（phosphoinositide-3 kinase, PI3K）在 IGF-1 和 FGF 信号传导中发挥关键作用。PI3K 是由 p110 催化亚基和 p85 调节亚基组成的异二聚体，两个亚基在信号传导中均具有重要作用。*PIK3R1* 基因编码了 PI3K 的调节亚基 p85。最近，一项针对患有痤疮的澳大利亚青少年双胞胎的 GWAS 分析研究报道了一个相关联的 SNP：位于 5q13.1 位点的 rs10515088 基因，且该位点与 *PIK3R1* 相邻，*PIK3R1* 基因编码 PI3K 调节亚基 p85。目前尚不清楚这种多态性是否会增加痤疮患者的 IGF-1-PI3K-AKT 信号传导。

2.10　下调的 TGFβ 信号基因位点

转化生长因子 -β（transforming growth factor-β, TGFβ）信号通路对于维持皮脂腺细胞处于未分化状态既是必要条件，也是充分条件。TGFβ2 型受体（TGFR2）-SMAD2 的信号传导下调了皮脂腺脂质合成和皮脂腺细胞分化所需相关基因的表达，如 Δ6- 去饱和酶和 PPAR γ。一项英国的全基因组关联研究确定了重度痤疮 TGFβ 通路的三个新的易感基因位点，即转化生长因子 β2（*TGFB2*）、Ovo 同系物 1（*OVOL1*，*Drosophila*）和卵泡抑素（*FST*）。与痤疮患者非受累区域的皮肤相比，皮损中 *TGFB2* 和 *OVOL1* 的转录水平显著降低。为了了解下调的 TGFβ 信号在痤疮发病机制中的作用，必须考虑到 TGFβ 信号通路激活了 SMAD 家族的核转录因子，而该家族与 FoxO 蛋白具有协同作用。由 SMAD-FoxO1 调控的基因共表达调控着角质形成细胞和皮脂腺细胞的重要细胞周期检查点，并抑制皮脂腺脂质合成。通过下调 TGFβ 信号削弱了 SMAD-FoxO1 的相互作用，导致皮脂腺脂质合成增加，从而增加了皮脂的生成。条件性敲除 TGFβ 信号导致 AKT 活化（促进皮脂腺脂质合成的最关键步骤）。

2.11　c-Myc

Myc（c-Myc）是编码一个重要转录因子的调节基因。在所有基因中，有 15% 的表达受 *MYC* 基因调节。c-Myc 可诱导皮脂腺细胞分化，其过度表达导致皮脂腺体积增大、数量增多，而在皮肤中特异性敲除 c-Myc 会使皮脂腺发育受阻。FoxO 蛋白调节 p21 活化激酶 1（PAK1）的表达，该激酶可通过特异性的磷酸化抑制 c-Myc。全基因组关联研究确定了 8q24 染色体（MYC 上游 72 kb）上的一个 SNP（rs4133274），rs4133274 的 SNP 与欧洲裔美国人中重度青少年痤疮显著相关。

2.12 黏蛋白 1

MUC1 是编码具有多态性的上皮黏蛋白 1 的基因，该蛋白是由包括皮脂腺在内的各种上皮腺组织分泌的一种糖蛋白。黏蛋白 1 参与细胞信号传导。由于包含了数目不定的串联重复序列，*MUC1* 表现出长度多态性。在患有重度痤疮的人群中，具有较长的等位基因的频率明显升高。黏蛋白 1 在成纤维细胞中的过表达激活了 AKT。痤疮发病过程中 MUC1 的过表达可能进一步上调青春期和暴露于西式饮食后 AKT 的信号通路。

2.13 Toll 样受体 2 与 4

TLR2 和 *TLR4* 是分别编码 Toll 样受体 2 和 4 的基因，它们在痤疮患者皮肤中的表达上调。TLR2 可以被来源于痤疮丙酸杆菌（*Propionibacterium acnes*, *P. acnes*）细胞膜上的脂磷壁酸活化，但也受到皮脂来源的游离脂肪酸和甘油二酯的刺激，而它们也是刺激固有免疫的危险信号。活化的 TLR2 进一步激活了 NLRP3 炎性小体，而后者与 IL-1β、IL-6、IL-8 和 TNFα 等促炎细胞因子分泌增多有关。TLR2 R677W 和 R753Q 等 SNP 位点与高加索人的痤疮无关，而 TLR2 R753Q SNP 却与中国汉族人群中的痤疮发病风险增加相关。TLR4 D299G 和 TLR4 T399I SNPs 与高加索人的痤疮无关。

2.14 肿瘤坏死因子 –α 和肿瘤坏死因子受体 2

TNFA 基因编码促炎细胞因子 - 肿瘤坏死因子 -α（tumor necrosis factor-α, TNFα），在炎症性痤疮皮损中该基因表达明显上调。在第 308 位点以腺嘌呤（A）取代鸟嘌呤（G）（TNFA-308 G/A）的多态性与对若干种慢性炎症性疾病的易感性增加有关。TNFα 在聚合性痤疮的发病中起到重要作用，病例报告指出，使用 TNFα 拮抗剂治疗聚合性痤疮后病情得到显著改善。棕榈酸是痤疮患者皮脂中主要的游离脂肪酸，可诱导人角质形成细胞产生 IL-1β、IL-6 和 TNFα 等促炎细胞因子。在高加索人女性痤疮患者中观察到较高的 TNFα 次要 -308 A 等位基因出现率。TNFA-308（G ＞ A）SNP 在土耳其人和沙特阿拉伯人群中被证实与痤疮易感性有关，而这一联系在波兰痤疮患者中没有

被确认。一项纳入了 987 名痤疮患者和 1078 名健康对照者的 meta 分析显示，TNFα-308（G ＞ A）SNP 与痤疮发病之间存在着密切关联。另一项纳入了 728 例寻常痤疮病例和 825 例对照者的 meta 分析证实，高加索人中寻常痤疮的发病风险与 -308（G ＞ A）的 SNP 有关。在巴基斯坦人中，TNF-308（G ＞ A）和 TNF-238（G ＞ A）SNP 与痤疮发病相关。此外，与轻度痤疮患者相比，重度痤疮患者中检测出在 -308 和 -238 处出现突变的 TNF 基因型的频率增加。

TNFR2 是编码肿瘤坏死因子受体 2（TNFR2）的基因，是与 TNFα 结合的膜受体。TNFR2 M196R 的 196 M 等位基因最近已被确定为中国汉族人中寻常痤疮发病的危险因素。

2.15 白介素 1、6 与 8

痤疮患者皮损中多种促炎性白介素（interleukins, ILs）的表达水平上调，例如 IL-1α、IL-1β、IL-6、IL-8 和 IL-17。由皮脂来源的游离脂肪酸、甘油二酯以及 *P. acnes* 细胞膜中的有关成分激活的 TLR2 信号进一步激活了 NLRP3 炎性小体，导致 IL-1β 分泌增加，从而刺激 Th17 细胞产生 IL-17 因子。在粉刺周围的浸润细胞中已检测到存在 IL-17 阳性细胞。某些白介素基因的 SNP 可能会加剧痤疮的炎症反应和组织破坏。

IL-1α 是白介素 1 家族中的一种促炎性细胞因子，由 *IL1A* 基因编码。IL-1α 主要由活化的巨噬细胞产生，中性粒细胞和角质形成细胞也可以分泌。它与 IL-1 受体结合后活化 TNFα。已在开放性粉刺中检测到 IL-1α，提示其在粉刺形成中发挥作用。在高加索人中，以 IL1A+4845（G ＞ T）SNP 为特征的次要 T 等位基因与痤疮之间存在正相关；而在波兰和巴基斯坦人中，IL1A-889（C ＞ T）SNP 与易患寻常痤疮相关。饮食对痤疮发病的触发或加剧作用与 IL1A（-889）基因多态性相关。47 名报告饮食因素为引发或加剧皮损的危险因素的痤疮患者中，62.5% 的患者有 TT 基因型。

IL-6 是由 *IL6* 基因编码的促炎性细胞因子。IL-6 由 T 细胞和巨噬细胞分泌，由病原体相关分子模式（例如 *P. acnes* 激活 TLR2）刺激固有免疫激活 TLR 时产生。在巴基斯坦人中已发现了 IL6-572（G ＞ C）SNP 与痤疮之间的关联性。

IL-8 是由 TLR 激活的巨噬细胞和上皮细胞产生的一种趋化因子，由 *IL8* 基因编码。IL-8 是固有免疫

系统应答的一种介质，并且是重要的中性粒细胞趋化因子，在痤疮皮损的脓疱形成中发挥作用。与健康受试者相比，痤疮患者血浆中 IL-8 水平有所升高。据报道，巴基斯坦痤疮患者中检测到 IL-8 水平及 IL8-251（T＞A）SNP 升高。

2.16　酪氨酸激酶 2

一项采用了参与者自我报告数据的全表型组相关性研究在探讨 Th17 及 IL-17 信号通路中发现，*TYK2*（编码酪氨酸激酶 2）基因中编码 p.I684S 的序列发生变异与青春期痤疮之间存在关联性。

2.17　抵抗素

抵抗素（resistin）是一种由 *RETN* 基因编码的富含半胱氨酸的脂肪来源的人类肽类激素。皮脂腺细胞可分泌包括抵抗素在内的多种脂肪因子。抵抗素可促进 IL-1、IL-6、IL-12 和 TNF-α 等促炎细胞因子的表达。与健康对照组相比，病例组中 *RETN*-420（C＞G）SNP 的出现与痤疮显著相关。-420 位点的次要 G 等位基因在病例组比对照组更常见。*RETN* -420（C＞G）SNP 与痤疮严重程度显著相关。在巴基斯坦人中，*RETN* 基因的 rs1862513 SNP 是新发现的家族性寻常痤疮的易感性标志物。*RETN* 多态性（*RETN*+299G＞A 和 -420C＞G）被认为可上调抵抗素的表达，增加痤疮的发病风险。抵抗素通过抑制 AMP 激活的蛋白激酶（AMPK）来促进 mTORC1 活化，从而将抵抗素表达上调与 mTORC1 介导的痤疮发病联系起来。

2.18　基质金属蛋白酶 1 组织抑制剂

痤疮患者皮损中基质金属蛋白酶 MMP-1 和 MMP-3 的基因表达被激活。它们可促进炎症性基质重塑，这一过程可能会加剧痤疮中更深层组织的破坏（如聚合性痤疮）。*P. acnes* 通过刺激人皮肤成纤维细胞表达 TNFα 并进一步诱导 pro-MMP-2 的产生。*P. acnes* 通过激活角质形成细胞上的蛋白酶活化受体 2 介导 MMP-1、MMP-2、MMP-3、MMP-9 和 MMP-13 的表达。痤疮患者面部的皮脂中含有 MMP-1、MMP-13 以及 MMP-1（TIMP-1）和 TIMP-2 的组织抑制剂。土耳其痤疮患者中 *TIMP2* –418 CC 基因型的检出率是对照组的两倍多。MMP 及其抑制剂的拮抗作用平衡了细胞外基质的重塑过程。

2.19　脯氨酸 - 丝氨酸 - 苏氨酸磷酸酶相互作用蛋白 1

化脓性无菌性关节炎 - 坏疽性脓皮病 - 痤疮（PAPA）综合征是一种罕见的常染色体显性遗传性自身炎症性疾病，其发病与 IL-1β 的生成增加有关。编码脯氨酸 - 丝氨酸 - 苏氨酸磷酸酶相互作用蛋白 1（proline-serine-threonine phosphatase-interacting protein 1, PSTPIP1）的 *PSTPIP1* 基因中的 3 个已知错义突变（A230T、E250Q 和 E250K）引发了该综合征。突变后的 PSTPIP1 与能够激活 ASC 焦亡小体的 pyrin 蛋白相互作用，后者募集并激活 caspase-1，从而导致 IL-1β 生成增加。阿那白滞素是一种 IL-1 受体拮抗剂，可有效治疗一部分 PAPA 综合征患者。PAPA 综合征中的痤疮并不是先天性的，而是在 AKT 信号传导增加的青春期出现。PAPA 综合征的 IL-1β 信号传导上调明显与皮脂诱导的炎性小体活化具有协同作用。已经观察到用人抗 IL-1β 单克隆抗体 canakinumab 成功治疗了一位 PAPA 样综合征患者的痤疮，在该患者中检测到 *PSTPIP1* 基因发生了 773（G＞C）核苷酸交换性纯合突变。

2.20　L 选择素

L 选择素（L-selectin）由基因 *SELL* 编码。L 选择素是一种细胞表面成分，属于黏附受体家族成员，该家族在淋巴细胞 - 内皮细胞相互作用中发挥重要作用。SELL 参与调节皮肤炎症并在痤疮皮损中上调。在中国汉族人群中，一个新发现的痤疮易感性基因位点 1q24.2（rs7531806）覆盖了一个包含 *SELL* 的基因簇。

2.21　TP53

在滑膜炎 - 痤疮 - 脓疱病 - 肥大性骨炎（SAPHO）综合征患者中，观察到 *TP53* SNP72 C 等位基因和 SNP 72 CC 基因型的出现率增加。SAPHO 综合征可能与鼠双微体基因 2（mouse double minute 2, MDM2）和 p53 的调节失衡有关，从而导致 p53 信号减弱。

表 2.1 汇总了所有已知的基因多态性和突变，它们增加了痤疮在不同人群中的分布。我们越来越清楚地认识到痤疮发病中没有孟德尔式遗传。遗传变异围

表 2.1　与痤疮发病有关的基因多态性及基因突变

基因	多态性/基因突变	导致痤疮发病的潜在作用	参考文献
CYP1A1	+4889（A＞G）	维A酸代谢	Paraskevaidis et al.（1998）
	+6235（T＞C）	维A酸代谢	Paraskevaidis et al.（1998）
CYP17	-34（T＞C） CYP17 TC; CYP19 TT	雄激素转化	He et al.（2006），Chamaie-Nejad et al.（2018）
HSD3B1	rs6428829	雄激素转化	Yang et al.（2013）
HSD17B3	H8单体型	雄激素转化	Yang et al.（2013）
AR	缩短的CAG重复序列	AR基因转录活性上调	Sawaya and Shalita（1998），Pang et al.（2008）and Yang et al.（2009）
AR	缩短的GGN重复序列	AR活性上调	Pang et al.（2008）
SRD5A2	（TA）n＞6	2型5α-还原酶活性增加	Hu et al.（2018）
DDB2	rs747650 rs1060573, 11p11.2	AR降解减少（？）	Yang（2014a, b）and He et al.（2014）
IGF1	CA重复序列多态性，192 bp等位基因	IGF-1表达上调，并伴有PI3K/Akt信号转导增强	Tasli et al.（2013） Rahaman et al.（2016）
PIK3R1	rs10515088	磷脂酰肌醇-3-激酶p85亚基的表达	Mina-Vargas et al.（2017）
FGFR2	S252W突变	FGFR2-Akt信号转导增强	Ahmed et al.（2008），Munro and Wilkie（1998）and Melnik et al.（2008）
FGFR2	P253R	FGFR2-Akt信号转导增强	Ibrahim（2001）
TGFB2	1q41	TGFβ信号转导减弱	Navarini et al.（2014）
OVOL1	11q13.1	TGFβ信号转导减弱	Navarini et al.（2014）
FST	5q11.2	TGFβ信号转导减弱	Navarini et al.（2014）
MYC	在8q24上的rs4133274	c-Myc信号转导增强	Zhang et al.（2014）
MUC1	长串联重复序列	PI3K/Akt信号转导增强	Ando et al.（1998）
TLR2	+2258（G＞A）	TLR2信号转导增强	Koreck et al.（2006）
	R753G	TLR2信号转导增强	Tian et al.（2010）
TLR4	+896（A＞C）	TLR4信号转导增强	Koreck et al.（2006）
	+1196（C＞T）	TLR4信号转导增强	Koreck et al.（2006）
TNFA	-238（G＞A）	TNFα信号转导增强	Sobjanek et al.（2009）
	-238（G＞A）	TNFα信号转导增强	Szabó et al.（2010）and Aisha et al.（2016）
	-308（G＞A）	TNFα信号转导增强	Baz et al.（2008），Sobjanek et al.（2009），Szabó et al.（2010），Agodi et al.（2012），Al-Shobaili et al.（2012）and Aisha et al.（2016）
	-857（C＞T）	TNFα信号转导增强	Szabó et al.（2010）
	-863（C＞A）	TNFα信号转导增强	Szabó et al.（2010）
	-1031（T＞C）	TNFα信号转导增强	Szabó et al.（2010）
TNFR2	M196R	TNF-R信号转导增强	Tian et al.（2010）
IL1A	+4845（G＞T）	IL-1α信号转导增强	Szabó et al.（2010）
	长串联重复序列	IL-1α信号转导增强	Szabó et al.（2010）
	-889（C＞T）	IL-1α信号转导增强	Sobjanek et al.（2013），Younis and Javed（2015）and Ibrahim et al.（2019）
IL6	-572（G＞C）	IL-6信号转导增强	Younis and Javed（2015）
IL8	-251（T＞A）	IL-8信号转导增强	Hussain（2015a, b）
RETN	-420（C＞G） +299（G＞A）	抵抗素信号转导增强	Hussain（2015a, b） Younis et al.（2016）
TIMP2	-418（G＞C）	基质金属蛋白酶	Yaykasli et al.（2013）
PSTPIP1	A230T	Pyrin介导的IL-1β释放	Wise et al.（2002）
	E250Q	Pyrin介导的IL-1β释放	Wise et al.（2002）
	E250K	Pyrin介导的IL-1β释放	Lindwall et al.（2015）
	773（G＞C）	Pyrin介导的IL-1β释放	Geusau et al.（2013）
SELL	rs7531806; 1q24.2	L-选择素介导的炎症反应	He et al.（2014） Wang et al.（2015）
TP53	G72C	p53信号转导减弱	Assmann et al.（2010）
TYK2	p.I684S	酪氨酸激酶2; Th17轴	Ehm et al.（2017）

绕着 IGF-1-PI3K-AKT-mTORC1 通路、雄激素 -AR 信号转导通路以及调节增加皮脂生成或增强炎症反应的

炎性细胞因子（图 2.2）。

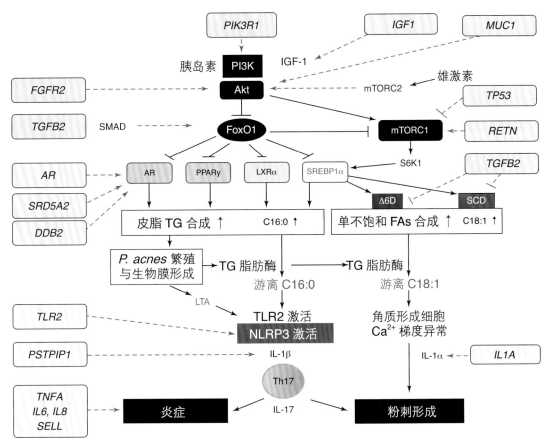

图 2.2 与痤疮发病机制相关的遗传变异概要图。遗传变异要么增加皮脂腺脂质生成和皮脂脂肪酸去饱和，要么增强下游促炎和粉刺形成的信号强度。浅蓝色框表示与 IGF-1-PI3K-AKT-mTORC1 信号传导相关的导致痤疮患病风险增加的遗传畸变，浅紫色框表示与雄激素信号通路修饰相关的遗传变异，粉红色框表示导致促炎细胞因子信号传导增强的基因多态性。Akt：AKT 激酶；IGF-1：胰岛素样生长因子 -1；FoxO1：叉头框蛋白 O1；mTORC1：雷帕霉素靶蛋白复合物 1；S6K1：S6 激酶 1；AR：雄激素受体；PPAR γ：过氧化物酶体增殖物激活受体 - γ；LXRα：肝 X 受体 -α；SREBP1c：固醇调节元件结合蛋白 1c；Δ 6D：Δ 6- 脱饱和酶；SCD：硬脂酰辅酶 A 脱饱和酶；TG：甘油三酯；FA：脂肪酸；C16:0 棕榈酸；C18:1 油酸；*P. acnes*：痤疮丙酸杆菌；LTA：脂磷壁酸；TLR2：Toll 样受体 2；NLRP3：NLR 家族，含 Pyrin 域蛋白 3；IL：白介素；TP53：p53。更多的基因名称符号详见表 2.1。Published with kind permission of © Bodo Melnik 2019. All Rights Reserved

参考文献

Addor FA, Schalka S. Acne in adult women: epidemiological, diagnostic and therapeutic aspects. An Bras Dermatol. 2010; 85:789.

Agodi A, Barchitta M, Valenti G, et al. Role of the TNFA -308G > A polymorphism in the genetic susceptibility to acne vulgaris in a Sicilian population. Ann Ig. 2012; 24:351-7.

Ahmed Z, Schuller AC, Suhling K, et al. Extracellular point mutations in FGFR2 elicit unexpected changes in intracellular signalling. Biochem J. 2008; 413:37-49.

Aisha NM, Haroon J, Hussain S, et al. Association between tumour necrosis-α gene polymorphisms and acne vulgaris in a Pakistani population. Clin Exp Dermatol. 2016; 41:297-301.

Al-Shobaili HA, Salem TA, Alzolibani AA, et al. Tumor necrosis factor-α −308 G/A and interleukin 10-1082 A/G gene polymorphisms in patients with acne vulgaris. J Dermatol Sci. 2012; 68:52-5.

Alzoubi KH, Khabour OF, Hassan RE, et al. The effect of genetic polymorphisms of RARA gene on the adverse effects profile of isotretinoin-treated acne patients. Int J Clin Pharmacol Ther. 2013; 51:631-40.

Ando I, Kukita A, Soma G, Hino H. A large number of tandem repeats in the polymorphic epithelial mucin gene is associated with severe acne. J Dermatol. 1998; 25:150-2.

Assmann G, Wagner AD, Monika M, et al. Single-nucleotide polymorphisms p53 G72C and Mdm2 T309G in patients with psoriasis, psoriatic arthritis, and SAPHO syndrome. Rheumatol Int. 2010; 30:1273-6.

Bagatin E, Timpano DL, Guadanhim LR, et al. Acne vulgaris: prevalence and clinical forms in adolescents from São Paulo, Brazil. An Bras Dermatol. 2014; 89:428-35.

Ballanger F, Baudry P, N'Guyen JM, et al. Heredity: a prognostic factor for acne. Dermatology. 2006; 212:145-9.

Bataille V, Snieder H, MacGregor AJ, et al. The influence of genetics and environmental factors in the pathogenesis of acne: a twin study of acne in women. J Invest Dermatol. 2002; 119:1317-22.

Baz K, Emin Erdal M, Yazici AC, et al. Association between tumor necrosis factor-alpha gene promoter polymorphism at position −308 and acne in Turkish patients. Arch Dermatol Res. 2008; 300:371-6.

Bechelli LM, Haddad N, Pimenta WP, et al. Epidemiological survey of skin diseases in schoolchildren living in the Purus Valley (Acre State, Amazonia, Brazil). Dermatologica. 1981; 163:78-93.

Bhate K, Williams HC. Epidemiology of acne vulgaris. Br J Dermatol. 2013; 168:474-85.

Capitanio B, Sinagra JL, Bordignon V, et al. Underestimated clinical features of postadolescent acne. J Am Acad Dermatol. 2010; 63:782-8.

Chamaie-Nejad F, Saeidi S, Najafi F, et al. Association of the CYP17 MSP AI (T-34C) and CYP19 codon 39 (Trp/Arg) polymorphisms with susceptibility to acne vulgaris. Clin Exp Dermatol. 2018; 43:183-6.

Chang SW, Su CH, Chen HH, et al. DDB2 is a novel AR interacting protein and mediates AR ubiquitination/degradation. Int J Biochem Cell Biol. 2012; 44:1952-61.

Chlebus E, Chlebus M. Factors affecting the course and severity of adult acne. Observational cohort study. J Dermatolog Treat. 2017; 28:737-44.

Choi CW, Lee DH, Kim HS, et al. The clinical features of late onset acne compared with early onset acne in women. J Eur Acad Dermatol Venereol. 2011; 25:454-61.

Collier CN, Harper JC, Cafardi JA, et al. The prevalence of acne in adults 20 years and older. J Am Acad Dermatol. 2008; 58:56-9.

Cordain L, Lindeberg S, Hurtado M, et al. Acne vulgaris: a disease of Western civilization. Arch Dermatol. 2002; 138:1584-90.

Dréno B, Layton A, Zouboulis CC, et al. Adult female acne: a new paradigm. J Eur Acad Dermatol Venereol. 2013; 27:1063-70.

Dréno B, Thiboutot D, Layton AM, et al. Large-scale international study enhances understanding of an emerging acne population: adult females. J Eur Acad Dermatol Venereol. 2015; 29:1096-106.

Ehm MG, Aponte JL, Chiano MN, et al. Phenome-wide association study using research participants' self-reported data provides insight into the Th17 and IL-17 pathway. PLoS One. 2017; 12:e0186405.

Evans DM, Kirk KM, Nyholt DR, et al. Teenage acne is influenced by genetic factors. Br J Dermatol. 2005; 152:565-95.

Friedman GD. Twin studies of disease heritability based on medical records: application to acne vulgaris. Acta Genet Med Gemellol. 1984; 33:487-95.

Geusau A, Mothes-Luksch N, Nahavandi H, et al. Identification of a homozygous PSTPIP1 mutation in a patient with a PAPA-like syndrome responding to canakinumab treatment. JAMA Dermatol. 2013; 149:209-15.

Ghodsi SZ, Orawa H, Zouboulis CC. Prevalence, severity, and severity risk factors of acne in high school pupils: a community-based study. J Invest Dermatol. 2009; 129:2136-41.

Glickman FS, Silvers SH. Dietary factors in acne vulgaris. Arch Dermatol. 1972; 106:129.

Goldberg JL, Dabade TS, Davis SA, et al. Changing age of acne vulgaris visits: another sign of earlier puberty? Pediatr Dermatol. 2011; 28:645-8.

Gomis RR, Alarcón C, He W, et al. A FoxO-Smad synexpression group in human keratinocytes. Proc Natl Acad Sci U S A. 2006; 103:12747-52.

Goulden V, McGeown CH, Cunliffe WJ. The familial risk of adult acne:a comparison between first-degree relatives of affected and unaffected individuals. Br J Dermatol. 1999a; 141:297-300.

Goulden V, Stables GI, Cunliffe WJ. Prevalence of facial acne in adults. J Am Acad Dermatol. 1999b; 41:577-80.

Grech I, Giatrakos S, Damoraki G, et al. Impact of TNF haplotypes in the physical course of acne vulgaris. Dermatology. 2012; 228:152-7.

Han XD, Oon HH, Goh CL. Epidemiology of post-adolescence acne and adolescence acne in Singapore: a 10-year retrospective and comparative study. J Eur Acad Dermatol Venereol. 2016; 30:1790-3.

He L, Yang Z, Yu H, et al. The relationship between CYP17 -34T/C polymorphism and acne in Chinese subjects revealed by sequencing. Dermatology. 2006; 212:338-42.

He L, Wu WJ, Yang JK, et al. Two new susceptibility loci 1q24.2 and 11p11.2 confer risk to severe acne. Nat Commun. 2014; 5:2870.

Hecht H. Heredity trends in acne vulgaris. Dermatologica. 1960; 121:297-307.

Herane MI, Ando I. Acne in infancy and acne genetics. Dermatology. 2003; 206:24-8.

Holzmann R, Shakery K. Postadolescent acne in females. Skin Pharmacol Physiol. 2014; 27(Suppl 1):3-8.

Hu X, Ding W, Jin X, et al. Longer TA repeat but not V89L polymorphisms in the SRD5A2 gene may confer acne risk in the Chinese population. Adv Dermatol Allergol. 2018; 35:33-8.

Hussain S, Iqbal T, Sadiq I, et al. Polymorphism in the IL-8 gene promoter and the risk of acne vulgaris in a Pakistani population. Iran J Allergy Asthma Immunol. 2015a; 14:443-9.

Hussain S, Faraz A, Iqbal T. The RETN gene rs1862513 polymorphism as a novel predisposing marker for familial acne vulgaris in a Pakistani population. Iran J Basic Med Sci. 2015b; 18:526-8.

Ibrahim AA, Salem RM, El-Shimi OS, et al. IL1A (−889) gene polymorphism is associated with the effect of diet as a risk factor in acne vulgaris. J Cosmet Dermatol. 2019; 18:333-6.

Imperato-McGinley J, Gautier T, Cai LQ, et al. The androgen control of sebum production. Studies of subjects with dihydrotestosterone deficiency and complete androgen insensitivity. J Clin Endocrinol Metab. 1993; 76:524-8.

Khunger N, Kumar C. A clinico-epidemiological study of adult acne: is it different from adolescent acne? Indian J Dermatol Venereol Leprol. 2012; 78:335-41.

Kirk KM, Evans DM, Farthing B, Martin NG. Genetic and environmental influences on acne in adolescent twins. Twin Res. 2001; 4:190.

Koreck A, Kis K, Szegedi K, et al. TLR2 and TLR4 polymorphisms are not associated with acne vulgaris. Dermatology. 2006; 213:267-9.

Kovács D, Lovászi M, Póliska S, et al. Sebocytes differentially express and secrete adipokines. Exp Dermatol. 2016; 25:194-9.

Li L, Wu Y, Li L, et al. Tumour necrosis factor (TNF)-α is considered to play a central role in the pathogenesis of acne. Clin Exp Dermatol. 2015; 40:682-7.

Lichtenberger R, Simpson MA, Smith C, et al. Genetic architecture of acne vulgaris. J Eur Acad Dermatol Venereol. 2017; 31:1978-90.

Lindwall E, Singla S, Davis WE, Quinet RJ. Novel PSTPIP1 gene mutation in a patient with pyogenic arthritis, pyoderma gangrenosum and acne (PAPA) syndrome. Semin Arthritis Rheum. 2015; 45:91-3.

Lynn DD, Umari T, Dunnick CA, Dellavalle RP. The epidemiology of acne vulgaris in late adolescence. Adolesc Health Med Ther. 2016; 7:13-25.

Melnik BC. Role of FGFR2-signaling in the pathogenesis of acne. Dermatoendocrinology. 2009; 1:141-56.

Melnik BC. Acneigenic stimuli converge in phosphoinositol-3 kinase/Akt/FoxO1 signal transduction. J Clin Exp Dermatol Res. 2010; 1:10.

Melnik B, Vakilzadeh F, Aslanidis C, Schmitz G. Unilateral segmental acneiform naevus—a model disorder towards understanding fibroblast growth factor receptor 2 function in acne? Br J Dermatol. 2008; 158:1397-9.

Meng X, Pei G, Bai Y, et al. Prevalence of acne vulgaris in Chinese adolescents and adults: a community-based study of 17,345 subjects in six cities. Acta Derm Venereol. 2012; 92:40-4.

Mina-Vargas A, Colodro-Conde L, Grasby K, et al. Heritability and GWAS analyses of acne in Australian adolescent twins. Twin Res Hum Genet. 2017; 20:541-9.

Munro CS, Wilkie AOM. Epidermal mosaicism producing localized acne: somatic mutation in FGFR2. Lancet. 1998; 352:704-5.

Navarini AA, Simpson MA, Weale M, et al. Genome-wide association study identifies three novel susceptibility loci for severe acne vulgaris. Nat Commun. 2014; 5:4020.

Osterle LS, Rumsby HP, et al. Carrier status for steroid 21-hydroxylase deficiency is only one factor in the variable phenotype of acne. Clin Endocrinol. 1998; 48:209-15.

Pang Y, He CD, Liu Y, et al. Combination of short CAG and GGN repeats in the androgen receptor gene is associated with acne risk in north East China. J Eur Acad Dermatol Venereol. 2008; 22:1445-151.

Papakonstantinou E, Aletras AJ, Glass E, et al. Matrix metalloproteinases of epithelial origin in facial sebum of patients with acne and their regulation by isotretinoin. J Invest Dermatol. 2005; 125:673-84.

Paraskevaidis A, Drakoulis N, Roots I, et al. Polymorphisms in the human cytochrome P-450 1A1 gene (CYP1A1) as a factor for developing acne. Dermatology. 1998; 196:171-5.

Perkins AC, Cheng CE, Hillebrand GG, et al. Comparison of the epidemiology of acne vulgaris among Caucasian, Asian, Continental Indian and African American women. J Eur Acad Dermatol Venereol. 2011; 25:1054-60.

Perkins AC, Maglione J, Hillebrand GG, et al. Acne vulgaris in women: prevalence across the life span. J Womens Health (Larchmt). 2012; 21:223-30.

Rahaman SM, De D, Handa S, et al. Association of insulin-like growth factor (IGF)-1 gene polymorphisms with plasma levels of IGF-1 and acne severity. J Am Acad Dermatol. 2016; 75:768-73.

Raina D, Kharbanda S, Kufe D. The MUC1 oncoprotein activates the anti-apoptotic phosphoinositide 3-kinase/Akt and Bcl-xL pathways in rat 3Y1 fibroblasts. J Biol Chem. 2004; 279:20607-12.

Sawaya ME, Shalita AR. Androgen receptor polymorphism (CAG repeat length) in androgenetic alopecia, hirsutism, and acne. J Cutan Med Surg. 1998; 3:9-15.

Schaefer O. When the Eskimo comes to town. Nutr Today. 1971; 6:8-16.

Seattle WI. GBD compare. Seattle: University of Washington; 2013.

Shen Y, Wang T, Zhou C, et al. Necropsies on Okinawans: anatomic and pathologic observations. Arch Pathol. 1946; 42:359-80.

Shoham NG, Centola M, Mansfield E, et al. Pyrin binds the PSTPIP1/CD2BP1 protein, defining familial Mediterranean fever and PAPA syndrome as disorders in the same pathway. Proc Natl Acad Sci U S A. 2003; 100:13501-6.

Silswal N, Singh AK, Aruna B, et al. Human resistin stimulates the pro-inflammatory cytokines TNF-alpha and IL-12 in macrophages by NF-kappaB-dependent pathway. Biochem Biophys Res Commun. 2005; 334:1092-101.

Singh PK, Hollingsworth MA. Cell surface-associated mucins in signal transduction. Trends Cell Biol. 2006; 16:467-76.

Skroza N, Tolino E, Mambrin A. Adult acne versus adolescent acne:a retrospective study of 1,167 patients. J Clin Aesthet Dermatol. 2018; 11:21-5.

Smith TM, Gilliland K, Clawson GA, Thibotot D. IGF-1 induces SREBP-1 expression and lipogenesis in SEB-1 sebocytes via activation of the phosphoinositide 3 kinase/Akt pathway. J Invest Dermatol. 2008; 128:1286-93.

Sobjanek M, Zabłotna M, Nedoszytko B, et al. Lack of association between the promoter polymorphisms at positions −238 and −308 of the tumour necrosis factor alpha gene and acne vulgaris in Polish patients. J Eur Acad Dermatol Venereol. 2009; 23:331-2.

Sobjanek M, Zablotna M, Glen J, et al. Polymorphism in interleukin 1A but not in interleukin 8 gene predisposes to acne vulgaris in Polish population. J Eur Acad Dermatol Venereol. 2013; 27:259-60.

Sobjanek M, Zabłotna M, Dobosz-Kawałko M, et al. Polymorphisms in the cytochrome P-450 (CYP) 1A1 and 17 genes are not associated with acne vulgaris in the Polish population. Postepy Dermatol Alergol. 2015; 32:323-6.

Szabó K, Tax G, Kis K, et al. Interleukin-1A +4845 (G>T) polymorphism is a factor predisposing to acne vulgaris. Tissue Antigens. 2010; 76:411-5.

Szabó K, Tax G, Teodorescu-Brinzeu D, et al. TNFα gene polymorphisms in the pathogenesis of acne vulgaris. Arch Dermatol Res. 2011; 303:19-27.

Tasli L, Turgut S, Kacar N, et al. Insulin-like growth factor-I gene polymorphism in acne vulgaris. J Eur Acad Dermatol Venereol. 2013; 27:254-7.

Tian LM, Xie HF, Yang T, et al. Association study of tumor necrosis factor receptor type 2 M196R and toll-like receptor 2 Arg753Gln polymorphisms with acne vulgaris in a Chinese Han ethnic group. Dermatology. 2010; 221:276-84.

Trivedi NR, Gilliland KL, Zhao W, et al. Gene array expression profiling in acne lesions reveals marked upregulation of genes involved in inflammation and matrix remodeling. J Invest Dermatol. 2006; 126:1071-9.

Walton S, Wyatt EH, Cunliffe WJ. Genetic control of sebum excretion and acne—a twin study. Br J Dermatol. 1988; 118:393-6.

Wang D, Höing S, Patterson HC, et al. Inflammation in mice ectopically expressing human pyogenic arthritis, pyoderma gangrenosum, and acne (PAPA) syndrome-associated PSTPIP1 A230T mutant proteins. J Biol Chem. 2013; 288:4594-601.

Wang H, Guo M, Shen S, et al. Variants in SELL, MRPS36P2, TP63, DDB2, CACNA1H, ADAM19, GNAI1, CDH13 and GABRG2 interact to confer risk of acne in Chinese population. J Dermatol. 2015; 42:378-81.

Wilkie AOM, Slaney SF, Oldridge M, et al. Apert syndrome results from localized mutations of FGFR2 and is allelic with Crouzon syndrome. Nat Genet. 1995; 199:165-72.

Williams C, Layton AM. Persistent acne in women: implications for the patient and for therapy. Am J Clin Dermatol. 2006; 7: 281-90.

Wise CA, Gillum JD, Seidman CE, et al. Mutations in CD2BP1 disrupt binding to PTP PEST and are responsible for PAPA syndrome, an autoinflammatory disorder. Hum Mol Genet. 2002; 11: 961-9.

Xu SX, Wang HL, Fan X, et al. The familial risk of acne vulgaris in Chinese Hans—a case-control study. J Eur Acad Dermatol Venereol. 2007; 21:602-5.

Yang Z, Yu H, Cheng B, et al. Relationship between the CAG repeat polymorphism in the androgen receptor gene and acne in the Han ethnic group. Dermatology. 2009; 218:302-6.

Yang XY, Wu WJ, Yang C, et al. Association of HSD17B3 and HSD3B1 polymorphisms with acne vulgaris in Southwestern Han Chinese. Dermatology. 2013; 227:202-8.

Yang JK, Wu WJ, Qi J, et al. TNF-308 G/A polymorphism and risk of acne vulgaris: a meta-analysis. PLoS One. 2014a; 9:e87806.

Yang JK, Wu WJ, He L, Zhang YP. Genotype-phenotype correlations in severe acne in a Han Chinese population. Dermatology. 2014b; 229:210-4.

Yaykasli KO, Turan H, Kaya E, Hatipoglu OF. Polymorphisms in the promoters of MMP-2 and TIMP-2 genes in patients with acne vulgaris. Int J Clin Exp Med. 2013; 6:967-72.

Yentzer BA, Hick J, Reese EL, et al. Acne vulgaris in the United States: a descriptive epidemiology. Cutis. 2010; 86:94-9.

Yeon HB, Lindor NM, Seidman JG, Seidman CE. Pyogenic arthritis, pyoderma gangrenosum, and acne syndrome maps to chromosome 15q. Am J Hum Genet. 2000; 66:1443-8.

Yiu ZZ, Madan V, Griffiths CE. Acne conglobata and adalimumab: use of tumour necrosis factor-α antagonists in treatment-resistant acne conglobata, and review of the literature. Clin Exp Dermatol. 2015; 40:383-6.

Younis S, Javed Q. The interleukin-6 and interleukin-1A gene promoter polymorphism is associated with the pathogenesis of acne vulgaris. Arch Dermatol Res. 2015; 307:365-70.

Younis S, Blumenberg M, Javed Q. Resistin gene polymorphisms are associated with acne and serum lipid levels, providing a potential nexus between lipid metabolism and inflammation. Arch Dermatol Res. 2016; 308:229-37.

Yu JW, Fernandes-Alnemri T, Datta P, et al. Pyrin activates the ASC pyroptosome in response to engagement by autoinflammatory PSTPIP1 mutants. Mol Cell. 2007; 28:214-27.

Zhang M, Qureshi AA, Hunter DJ, Han J. A genome-wide association study of severe teenage acne in European Americans. Hum Genet. 2014; 133:259-64.

3 痤疮的发病机制

范宇焜　唐教清 译，郝　飞 审校

内容提要

- Albert Kligman 将皮脂分泌增加视为"痤疮之焰"（the flame of acne）。皮脂分泌过量以及皮脂中的各种单不饱和脂肪酸会促发粉刺形成和皮脂腺毛囊的炎症反应。
- 皮脂腺脂质合成以及皮脂腺细胞去饱和酶的表达依赖于脂肪生成转录因子 SREBP1c 的活性，其活性可以被胰岛素样生长因子 -1（IGF-1）、雷帕霉素靶蛋白复合物 1（mTORC1）以及雄激素上调。
- 西式饮食的营养学效应叠加了青春期的内分泌变化，从而增加了 IGF-1/mTORC1 和雄激素信号传导并降低了 p53 活性。
- 与通常的认识相反，痤疮患者中定植的痤疮丙酸杆菌（P. acnes）（最近被重新命名为 Cutibacterium acnes, C. acnes）数量较健康个体更少。
- 微生物组在种属和 P. acnes 菌株水平上不同的变化解释了寻常痤疮中 P. acnes 毒力因子表达的上调。
- 宏基因组学因素决定了痤疮中毛囊微生物菌群的整体毒力特性——促进 P. acnes 生物膜形成以及对抗生素的耐药性。
- 在痤疮皮损的皮脂中，作为毒力因子的 P. acnes 脂肪酶催化产生的游离脂肪酸可促进 P. acnes 生物膜形成、粉刺形成以及毛囊屏障障碍，使具有促炎作用的皮脂渗入真皮中。
- 游离脂肪酸是激活单核 - 巨噬细胞 NLRP3 炎性小体并促进白介素 1β（IL-1β）生成的危险信号。
- IGF-1 刺激皮脂腺细胞合成促炎性 IL-1β，进一步促进 Th17/IL-17 信号传导，趋化中性粒细胞进入炎症性皮损。

痤疮的发病机制涉及以下四个主要因素：①皮脂生成增加及皮脂成分改变；② P. acnes 微生物组的宏基因组学特性改变促进 P. acnes 生物膜形成；③毛囊漏斗部上段异常角化导致粉刺形成；以及④炎性小体激活，伴真皮中毛囊周围炎症细胞浸润。上述四个因素是相互依存的。我们认为，皮脂的定量和定性变化是痤疮发病中所有疾病特征的初始改变。

3.1 痤疮皮脂

每个人的皮脂大不相同。至关重要的是，我们要认识到未患痤疮个体的正常皮脂与痤疮患者的皮脂在数量和质量上都存在差异。皮脂的分泌已被普遍认为是寻常痤疮发病的重要因素。青春期皮脂分泌增加是痤疮发病的先决条件。几乎所有痤疮患者都存在皮脂溢出的状况。当皮脂分泌较少时，痤疮不会发生。系统性应用异维 A 酸和抗雄激素治疗对皮脂分泌的抑制作用也证实了皮脂在痤疮发病机制中的重要性。多项研究的汇总数据表明，若需实现痤疮皮损减少 50%，皮脂分泌量预计需减少 30% ~ 50%。

不仅皮脂的总量很重要，皮脂的组成也很重要。单不饱和脂肪酸合成量的增加可引发皮脂腺毛囊的促炎性反应并诱导粉刺形成，在痤疮发病中发挥至关重要的作用。大部分皮脂都与甘油三酯结合。Albert Kligman 已经认识到，甘油三酯是无害的成分，不会诱发痤疮。然而在 P. acnes 分泌的甘油三酯脂肪酶的催化下，产生的特定游离脂肪酸具有强烈诱导粉刺生成的作用，并且可以促进 P. acnes 生物膜的形成和炎症反应。痤疮患者中游离脂肪酸的总释放量比未患痤疮的年龄匹配对照组高出 50% 以上。当皮脂到达皮肤表面时，皮肤表面约 1/3 的脂质已被水解为游离脂肪酸。而在粉刺中，超过 90% 的甘油三酯被水解，这也解释了痤疮皮损中存在大量游离脂肪酸的现象。

3.2 痤疮脂质组学

要了解由正常的非炎症性、非致粉刺性皮脂到痤疮的促炎性、致粉刺性皮脂的变化，我们必须了解皮脂腺脂质合成的途径，这些途径涉及包括饱和及单不饱和脂肪酸在内的总皮脂腺脂质的生成。调控脂质合成的关键转录因子——固醇调节元件结合蛋白1c（sterol regulatory element-binding protein-1c，SREBP1c），控制着皮脂腺甘油三酯、角鲨烯的合成以及脂肪酸的去饱和化反应。这就解释了总皮脂腺甘油三酯合成与脂肪酸去饱和化分别生成顺-6-十六碳烯酸（C16:1Δ6）和油酸（C18:1Δ9）的速率之间的密切关系。IGF-1和雄激素对SREBP1c的内分泌性调节以及西式饮食对胰岛素/IGF-1信号介导的营养性上调对于痤疮皮脂的产生至关重要。

青春期的关键激素IGF-1的血浆水平与皮脂分泌量、痤疮的临床病程相关，其作用远胜于雄激素。尽管青春期结束后痤疮逐渐消退，但IGF-1的血浆浓度仍然保持在较高水平。IGF-1不仅能够促进肾上腺和性腺的雄激素合成，而且还通过诱导5α-还原酶（5α-R）促进睾酮转化为其10倍活性的二氢睾酮（DHT），从而增加雄激素/雄激素受体的信号传导。IGF-1和雄激素均可促进SREBP1c的表达，而后者是调控皮脂生成的关键转录因子。

在未患痤疮者中，由于转录因子FoxO1的抑制作用和mTORC1的低活性状态，SREBP1c的表达水平较低。在饥饿状态下，细胞核FoxO1上调，这一过程与皮脂生成较少有关。而在青春期和营养过剩时期，胰岛素和IGF-1激活AKT激酶，该激酶通过FoxO1磷酸化而减少FoxO1的核定位，从而增强SREBP1c的活性。雄激素也可以通过活化AKT刺激SREBP1c的活性。FoxO1抑制雄激素受体的转录活性。胰岛素、IGF-1和雄激素等激素与mTORC1协同作用，上调SREBP1c的转录活性。

AKT激酶控制着被称为"基因组守护者"的转录因子p53的活性。AKT介导鼠双微体2（MDM2）的磷酸化从而促进p53降解，减弱p53信号传导。p53抑制IGF-1受体、雄激素受体以及SREBP1c的基因表达。此外，p53还可降低mTORC1的活性，但促进FoxO1的表达。在多个关键节点上，p53是AKT-mTORC1信号通路的负调节剂（图3.1）。IGF-1和雄激素介导AKT活化而减弱p53活性，这是促进参与合成代谢和脂质合成的多个基因表达的重要步骤。

mTORC1具有协调生长因子信号、转运氨基酸的作用，并在生长发育最有利的条件下增强SREBP1c在脂质生物合成途径中的表达。这解释了为什么皮脂腺mTORC1高度活化能够对青春期的内分泌信号及西式饮食所致的胰岛素/IGF-1信号放大做出反应。与未患痤疮的对照组相比，痤疮患者的皮肤和皮脂腺中的mTORC1表达明显上调。痤疮是mTORC1引发的"文明病"（还包括肥胖、胰岛素抵抗、2型糖尿病和某些癌症）之一。在痤疮患者接受血清胰岛素水平较低和无IGF-1的低碳水化合物饮食后，皮肤中SREBP1的表达显著降低。相反，高血糖负荷饮食会增加痤疮患者的血清IGF-1水平。过氧化物酶体增殖物激活受体（peroxisome proliferator-activated receptors, PPAR）是一组促进皮脂生成的下游脂质合成转录因子。与雄激素-雄激素受体结合的作用模式相似，PPAR结合于特异性脂质配体，从而激活其转录活性。PPAR的配体（例如噻唑烷二酮或贝特类）会增加人体的皮脂生成。和雄激素受体一样，FoxO1也可以抑制PPARγ的转录活性。胰岛素和IGF-1介导FoxO1抑制从而调控PPARγ活性。与SREBP1c类似，PPARα和PPARγ蛋白的表达也依赖于mTORC1活性。痤疮患者皮脂腺中FoxO1的核水平降低，而皮肤和皮脂腺中mTORC1活性增加，导致SREBP1c（脂质生成转录因子）、雄激素受体和PPARγ的表达上调。

3.3 SREBP1c：痤疮皮脂生成的关键促进剂

SREBP1c可促进皮脂腺细胞中饱和脂肪酸从头合成的限速酶——乙酰辅酶A羧化酶的表达。SREBP1c严格控制着棕榈酸（C16:0）和硬脂酸（C18:0）的生成，并储存于皮脂腺细胞的甘油三酯库中。乙酰辅酶A羧化酶抑制剂olumacostat glasaretil可抑制仓鼠耳模型中的皮脂腺脂质合成。SREBP1c不仅参与皮脂腺脂质（如甘油三酯、角鲨烯和蜡酯）生成，而且还决定性地控制着皮脂中脂肪酸的去饱和化反应。SREBP1c能够上调Δ6-去饱和酶和硬脂酰-CoA去饱和酶等皮脂腺去饱和酶的表达。Δ6-去饱和酶已被确定为皮脂腺细胞分化的功能性标志物，在具有完备的脂质合成能力的皮脂腺细胞中可被检测到。SREBP1c的高水平表达导致了皮脂腺脂质的过量合成和脂肪酸去饱和度升高，这可以解释皮肤表面甘油三酯中的饱和脂肪酸/单不饱和脂肪酸的比例降低与皮脂分泌量和痤疮皮损数量之间的相关性。毛囊皮脂分泌较多也与皮脂中单不饱和脂肪酸（如顺 -6-十六碳烯酸和油酸）的比例增加有关。有研究也证明了皮脂总甘油三酯合成量与顺 -6- 十六碳烯酸的含量之间存在关联。相反，TGFβ 是皮脂腺细胞分化的负调节因子，并可抑制 Δ6- 去饱和酶的表达。这点很重要，因为一项全基因组关联研究发现重度寻常痤疮患者中 TGFβ 信号通路中相关组成元件的表达降低。痤疮中胰岛素 /IGF-1 和雄激素的信号传导增加，上调 SREBP1c，并进一步促进皮脂溢出和脂肪酸单不饱和化，这种脂质组学的变化可促进 P. acnes 生物膜合成。IGF-1 还可直接刺激人皮脂腺细胞中促炎细胞因子（如 IL-1β、IL-6、IL-8 和 TNFα）的表达（图 3.1）。

3.4　痤疮丙酸杆菌（*P. acnes*）

1896 年，Paul Gerson Unna 在研究粉刺的组织学切片时描述了痤疮杆菌（*Bacillus acnes*）的存在。这种革兰氏阳性类白喉杆菌最初于 1922 年被归类为棒状杆菌（*Corynebacterium*）属，并在 1933 年被重新归类到丙酸杆菌（*Propionibacterium*）属中。痤疮丙酸杆菌（*P. acnes*）与 *P. humerusii*、*P. granulosum* 和 *P. avidum* 同属于放线菌门。

痤疮不是传染性细菌性皮肤病（如脓皮病）。2004 年，学者们描述了编码 2333 个推定基因的 *P. acnes* 完整基因组序列的特征，使我们得以深入了解其在痤疮发病机制中的作用。由于遗传变异，*P. acnes* 的分类有所变化。根据 *tly* 和 *recA* 基因序列的比较，*P. acnes* 已被分为三种主要的遗传种系亚型 Ⅰ A、Ⅰ B 和Ⅲ型。基于多基因位点序列分型法，*P. acnes* 又被细分为相互紧密关联的 Ⅰ A1、Ⅰ A2、Ⅰ C、Ⅱ 和Ⅲ亚群或 I-1a、Ⅰ -1b、Ⅱ 及Ⅲ进化分枝。*P. acnes* 的不同菌株是由 16S rRNA 基因的遗传差异所定义的，该基因普遍存在于所有原核生物中，并包含高度保守区域以及能够将种系发育按照核糖体型（RTs）分类的高度可变区。

在 *P. acnes* 的 10 个最主要的核糖体型中，RT1、RT2 和 RT3 是最普遍的类型，并且在健康人和痤疮患者中没有显著差异。不过，RT4、RT5 和 RT8 在痤疮患者较为常见，而 RT6 型主要见于健康人。2016 年，多个基因组和宏基因组学研究将 *P. acnes* 重新分类命名为 *Cutibacterium acnes*（*C. acnes*）。我们仍习惯称之为 *P. acnes*。

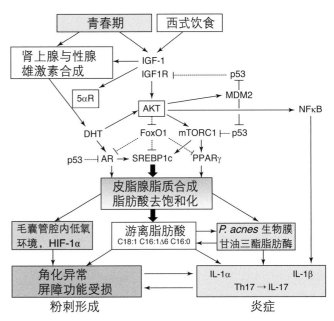

图 3.1　西式饮食中胰岛素 / IGF-1 信号叠加增强了青春期 IGF-1 和雄激素信号传导。活化的 AKT/mTORC1 信号可上调转录因子 SREBP1c，增加总皮脂腺脂质合成和脂肪酸去饱和。痤疮皮脂的特征为包括油酸（C18:1）和顺 -6- 十六碳烯酸（C16:1Δ6）在内的单不饱和脂肪酸的含量增加。大量的皮脂及单不饱和脂肪酸可导致毛囊管腔内缺氧和 *P. acnes* 生物膜形成，并破坏皮肤正常的屏障功能和角化过程。通过激活鼠双微体 2（MDM2）可增强 AKT 的活化，从而抑制 p53 的活性，而 p53 是雄激素受体和 IGF-1-AKT-mTORC1 信号级联反应的关键负调节剂。IGF-1 可直接刺激包括 IL-1β 在内的促炎细胞因子的表达，从而诱导 Th17 细胞分化。粗箭头表示活性增高，而虚线表示活性降低。AKT：AKT 激酶（蛋白激酶 B）；AR：雄激素受体；DHT：二氢睾酮；FoxO1：叉头框蛋白 O1；HIF-1α：低氧诱导因子 1α；IGF-1：胰岛素样生长因子 -1；IL：白介素；mTORC1：雷帕霉素靶蛋白复合物 1；NFκB：核因子 κ B；5αR：2 型 5α- 还原酶；p53：p53 转录因子；PPAR γ：过氧化物酶体增殖物激活受体 -γ；SREBP1c：固醇调节元件结合蛋白 1c；Th17：Th17 细胞。Published with kind permission of © Bodo Melnik 2019. All Rights Reserved

3.5　痤疮微生物组

P. acnes 是人类皮肤皮脂腺和无皮脂腺部位的主要优势菌种。在皮脂腺丰富的皮肤部位（如眉间），丙酸杆菌属和葡萄球菌属是主要优势菌种。面部、头皮、胸部和背部的皮脂腺分泌的大量皮脂为这种亲脂性厌氧菌提供了理想的生长微环境。在皮脂腺刚刚全浆分泌时，皮脂中主要含甘油三酯，但它们并不能作为 *P. acnes* 的营养底物。细菌脂肪酶介导甘油三酯水

解后，游离脂肪酸可作为 *P. acnes* 的能量来源。

　　长期以来，人们一直认为 *P. acnes* 在寻常痤疮的发病特别是在炎性痤疮皮损和最终的粉刺形成中发挥一定作用。而证实 *P. acnes* 致病作用的证据只是间接性的。许多体外研究将 *P. acnes* 分离后加入永生化皮脂腺细胞或血液单个核细胞培养物中，并不能反映复杂的皮脂腺毛囊的真实情况，也不能代表在毛囊中定植、与痤疮发病相关的所有已知菌种、菌株和宏基因组学元素之间多种代谢性和基因调控的相互作用。

　　长期以来，尚无直接证据表明 *P. acnes* 数量与痤疮发病之间存在因果关系。最近，皮脂过量分泌导致 *P. acnes* 数量增加的认识在发生转变。与此前观点相反，*P. acnes* 增殖并非痤疮的诱因，因为痤疮患者毛囊中 *P. acnes* 定植的数量并不比正常人多。鸟枪法宏基因组测序分析研究显示，与健康人的微生物组相比，痤疮患者皮肤微生物组在宏基因组学元素层面上存在表达差异。已鉴定出特定宏基因组元素，它们决定了 *P. acnes* 的毒力、抗生素耐药性的传播和生物膜的产生。

3.6　痤疮丙酸杆菌生物膜

　　基因组学、转录组学和系统发育研究使我们能够更好地理解 *P. acnes* 产生生物膜的能力。生物膜是大多数细菌的常见现象，在此过程中，细菌不可逆地附着于生物膜表面生长，不断产生细胞外多聚物，促进菌体黏附和生物膜基质的形成。对皮肤活检组织在垂直和水平方向切片的直观可视化研究确定了 *P. acnes* 生物膜的四种模式：① *P. acnes* 附着于毛囊壁；②附着于毛干；③遍布于整个毛囊腔；④位于毛囊中央的被基质包裹的生物膜（图 3.2）。生物膜可延续逾 1000 μm，且无法通过常用的采样技术（包括拭子、胶带剥离和氰基丙烯酸酯凝胶）获取。从技术层面上检测毛囊中 *P. acnes* 生物膜并不容易，它的存在被忽视了几十年。痤疮患者中 *P. acnes* 生物膜的发生率在增加。在寻常痤疮患者的样本中，47% 培养出定植于毛囊的 *P. acnes*，而对照组仅有 21%。在寻常痤疮患者皮脂腺毛囊的样本中，37% 有数量众多的大菌落 / 生物膜，而对照组仅有 13%。与对照组相比，痤疮患者皮肤中 *P. acnes* 的毛囊定植率更高，在大菌落 / 生物膜中的细菌数量更多。

　　P. acnes 基因组包含了参与生物膜生物合成的基因。与单个浮游细菌相比，生物膜是由固着细菌群落组成，其中的 *P. acnes* 有基因表达的变化。生物膜

中的细菌表达特定的耐药性基因和增加细菌毒力的基因，如细菌脂肪酶。生物膜由一种称为群体感应（quorum sensing, QS）的细菌通讯系统调节。QS 是一种普遍的细菌信号系统，细菌通过它产生并检测相关分子，从而以细胞密度依赖性方式协调菌群行为和基因表达。QS 和生物膜可使细菌对环境因素变化（例如营养过剩或氧张力改变）做出快速的基因调控反应。包括 *P. acnes* 在内的革兰氏阳性菌通过一种称为自体诱导因子 -2（autoinducer-2, AI-2）的信号分子调节生物膜。*P. acnes* 的全基因组序列揭示了 3 个独立的基因簇，它们编码参与合成生物膜所需细胞外多聚物的酶类。QS 可使细菌对环境变化做出即时反应。AI-2 信号传导增加了细菌毒力。编码甘油三酯脂肪酶的基因 *GehA* 被认为是 *P. acnes* 的重要毒力因子。

　　生物膜的产生分几个步骤。最初，通过吸收有机或无机营养物质形成适应性膜，从而增强细菌的初始附着。油酸这种单不饱和脂肪酸可增强 *P. acnes* 的黏附性及细胞间聚集。皮脂总产量和皮脂脂肪酸去饱和化增强了皮脂中游离油酸的利用率，这是导致 *P. acnes* 生物膜形成的关键因素。油酸还促进其他细菌（如金黄色葡萄球菌）的生物膜形成。在最初皮脂诱导的附着后，细菌改变其胞外多糖基质并使附着更牢固。生物膜多糖表达的增加强化了 *P. acnes* 的免疫原性。

　　在极低的氧张力下，*P. acnes* 在连续培养中生长良好。有研究提出皮脂过多会导致毛囊管腔缺氧，进而促进生物膜形成，而后者与抗生素耐药相关，这是痤疮治疗面临的日益严重的问题。氧化剂过氧化苯甲酰是几十年来唯一一种未出现耐药的痤疮外用药。

3.7　毒力因子

　　固着状态的 *P. acnes* 产生更多脂肪酶和 QS 分子 AI-2。作为一种毒力因子，*P. acnes* 脂肪酶提供更多游离油酸，从而促进 *P. acnes* 黏附并形成生物膜。编码 *P. acnes* 甘油三酯脂肪酶的基因 *GehA* 在生物膜依赖性基因的表达中发挥关键作用。体外研究表明，QS 能促进 *P. acnes* 脂肪酶水解皮脂中的甘油三酯，并释放更多游离棕榈酸、油酸和甘油二酯（diacylglycerols, DAGs）。DAGs 激活蛋白激酶 C，后者介导对 TNFα 或 IL-1 等促炎细胞因子的各种细胞应答。游离棕榈酸和油酸可作为危险信号促使树突状细胞敏化，并放大促炎症因子刺激下的 Th1/Th17 细胞介导的细胞因子分泌。研究发现痤疮皮损中 Th17/IL-17 的信号传导

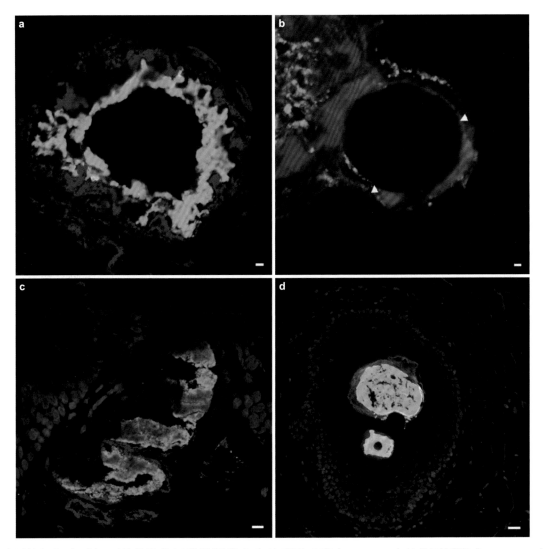

图 3.2　皮肤活检组织水平切面的共聚焦显微镜图像突出显示了毛囊中 *P. acnes* 定植的不同模式。*P. acnes* 被标记为绿色，角蛋白为红色，宿主细胞为蓝色。**a**：*P. acnes* 黏附于毛囊内壁上，比例尺为 2 μm。**b**：*P. acnes* 黏附于发干上；箭头指向发干区域，比例尺为 2 μm。**c**：*P. acnes* 生物膜几乎布满了毛囊的整个管腔，沿长轴方向的直径可达 200 μm，比例尺为 10 μm。**d**：基质包裹的 *P. acnes* 生物膜没有明显地黏附于毛囊内壁，比例尺为 20 μm。经 O. A. Alexeyev 的许可后转载自文献：Jahns AC, Alexeyev OA. Three dimensional distribution of *Propionibacterium acnes* biofilms in human skin. Exp Dermatol. 2014; 23:682-9. Published with kind permission of © Jahns AC and Alexeyev OA 2019. All Rights Reserved

增强。人单核细胞对 *P. acnes* 产生应答反应，部分通过 NLRP3 介导的信号途径分泌成熟的 IL-1β。游离棕榈酸、油酸和 DAGs 可作为激活 Toll 样受体 2（TLR2）的危险相关分子模式。在体实验显示 TLR2 和 TLR4 在痤疮皮损的表皮中表达增加。脂磷壁酸是 *P. acne* 膜来源的 TLR2 的天然配体之一。含 DAG 的糖脂类物质与革兰氏阳性菌的脂磷壁酸功能相似。与 DAG 结合的油酸通过钙离子内流激活 T 淋巴细胞功能。基于糖基化 DAG 脂质锚定的革兰氏阳性菌脂多糖是 TLR2 识别的微生物相关分子模式。随后，由 TLR2 介导的炎性小体活化，释放 IL-1β，激活辅助性 T 细胞介导的免疫反应，并表达 Th1/Th17 相关的炎性细胞因子（图 3.1）。

蛋白质组学研究表明 *P. acnes* 可表达几种外源性蛋白酶。*P. acnes* 培养物上清液可诱导角质形成细胞产生钙离子信号，而这一现象是通过蛋白酶激活受体 2（proteinase-activated receptor 2，PAR-2）介导的。这一过程会刺激角质形成细胞，引发 IL-1α、IL-8、TNF-α 和各种基质金属蛋白酶（MMP-1、MMP-2、MMP-3、MMP-9 和 MMP-13）的 mRNA 表达。在对人皮肤成纤维细胞的研究中发现，*P. acnes* 可上调基质金属蛋白酶前体（proMMP）-2 在 mRNA 和蛋白质水平上的表达。在痤疮皮损中也观察到 PAR-2 的过表达与蛋白酶整体活性的增加。

3.8 痤疮丙酸杆菌生物膜与毛囊角化异常

粉刺中可以分离出 *P. acnes*。有人提出 *P. acnes* 生物膜可能形成一种黏附胶，导致漏斗部角化细胞聚合和潴留，从而形成微粉刺，但尚未得到证实。由于 *P. acnes* 生物膜脂肪酶高表达，油酸和棕榈油酸等游离脂肪酸产量增加，并与漏斗部角质形成细胞接触更为密切。在兔耳模型中，这些单不饱和脂肪酸具有高度致粉刺性。油酸可致异常角化，这与角质形成细胞产生 IL-1α 增加有关。在寻常痤疮的大多数开放性粉刺中均能检测到这种细胞因子。*P. acnes* 诱导的细胞内钙离子波动与毛囊角化异常及粉刺形成有关。生物膜来源的 QS 分子也影响真核宿主细胞表达 IL-1α、IL-6 和环氧合酶 2 等促炎细胞因子。*P. acnes* 生物膜黏附于毛囊漏斗部角质形成细胞，导致异常角化和炎症（图 3.1）。

3.9 粉刺形成

痤疮发病机制的一个关键因素是毛囊的角化异常，毛囊漏斗部上段角质形成细胞增殖加快促进粉刺形成。Albert Kligman 指出，人皮脂中的甘油三酯和蜡酯仅有微弱的致粉刺作用。相反，通过 *P. acnes* 脂肪酶催化皮脂中甘油三酯产生的游离脂肪酸才是致粉刺因素。早期研究发现，在大多数开放性粉刺中发现的 IL-1α 在粉刺形成中发挥作用。游离油酸增强表皮角质形成细胞钙离子内流，促进角质形成细胞增殖，导致角化和屏障功能出现异常，且与 IL-1α 释放增加相关。游离棕榈酸是粉刺中含量最丰富的游离脂肪酸，是 TLR2 的刺激性配体，可活化 NLRP3 炎性小体。游离的棕榈酸、油酸和 DAGs 是激活固有免疫应答的危险信号。

另一个支持痤疮皮脂在粉刺形成中发挥作用的事实是：观察到与皮肤表面的酰基神经酰胺成分相比，粉刺中酰基神经酰胺所含的棕榈酸和顺 -6- 十六碳烯酸含量更高，而亚油酸酯的含量则少得多。顺 -6- 十六碳烯酸是一种只来源于皮脂腺的脂肪酸。它必须与漏斗部角质形成细胞结合以产生角质形成细胞来源的十六碳烯酸 - 神经酰胺。漏斗部角质形成细胞的酰基神经酰胺中亚油酸酯被取代会扰乱漏斗部屏障功能，增加经表皮水分丢失。据报道，在青春期痤疮患者中，神经酰胺链的长度缩短及不饱和游离脂肪酸增加会导致脂质成分改变和皮肤屏障功能降低。这些观

察结果强调了痤疮发病过程中皮脂代谢异常与粉刺形成和上皮屏障功能受损之间的密切联系。

过量的 SREBP1c 介导产生大量的皮脂角鲨烯和单不饱和脂肪酸，增加了具有双键的脂质总量，从而增加了脂质过氧化的机会。与未患痤疮的对照组相比，在痤疮患者中检测到更高含量的角鲨烯过氧化物。紫外线照射可增强人皮脂在兔外耳道中的致粉刺能力。角鲨烯过氧化物和油酸过氧化物均具有高致粉刺性。痤疮患者中单不饱和皮脂的生成及随后的脂质过氧化作用增加了粉刺的形成。皮肤表面脂质在紫外线照射后产生的角鲨烯光氧化产物可诱发角质形成细胞的代谢及炎症反应。

3.10 皮脂腺毛囊炎症

寻常痤疮是一种炎症性皮肤病。据报道，在炎症性痤疮皮损发现了 NLRP3 炎性小体的活化。在促炎性刺激因素作用下，游离棕榈酸和油酸作为危险信号可导致树突状细胞敏化，并增加 Th1/Th17 细胞相关细胞因子的分泌。在痤疮皮损中观察到了 Th17/IL-17 信号传导增强。人单核细胞在 *P. acnes* 刺激下，部分通过 NLRP3 介导的通路分泌成熟的 IL-1β。游离棕榈酸、油酸和 DAGs 为激活 TLR2 的危险相关分子模式。在体实验显示 TLR2 和 TLR4 在痤疮皮损的表皮中表达增加。脂磷壁酸（lipoteichoic acid, LTA）是 *P. acne* 膜来源的 TLR2 的天然配体之一。含 DAG 的糖脂类物质与革兰氏阳性菌的脂磷壁酸功能相似。与 DAG 结合的油酸通过钙离子内流激活 T 淋巴细胞功能。有研究发现 *P. acnes* 可激活人外周中性粒细胞的炎性小体。游离棕榈酸、油酸和 DAGs 激活 NLRP3 炎性小体。IL-1β 连续释放使 Th17 淋巴细胞反应增强，IL-17 分泌增加。在原代人皮脂腺细胞中加入 IGF-1 孵育可显著增强 IL-1β 的合成，而 IL-1β 是 Th17 细胞分化的主要诱导因子，与 IL-17 合成增加有关。痤疮皮损中 Th17 细胞和 CD83 树突状细胞数量明显增加。P 物质是痤疮皮损中的主要神经内分泌因子，也可增强 Th17 细胞的极化。活化的 Th17 细胞通过分泌 IL-17 进而趋化中性粒细胞，促进丘疹和脓疱的形成（图 3.1）。

3.11 毛囊及粉刺中的微生物菌群

深在的厌氧或半厌氧性毛囊隐窝结构由皮脂源源不断地提供丰富的养分，是细菌生长的安乐窝（图 3.3～3.6）。

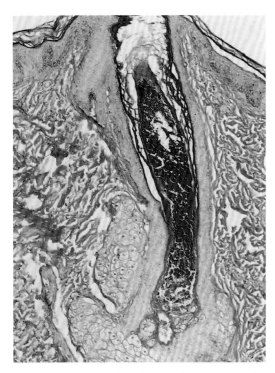

图 3.3　无痤疮者的正常毛囊。毛囊微丝中充满了细菌菌落，其中大多数为 *P. acnes* 和表皮葡萄球菌。皮脂腺提供营养。革兰氏染色

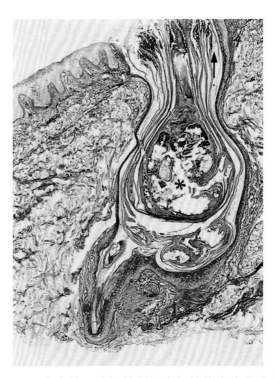

图 3.4　一个成熟开放性粉刺的内部结构有多个宽敞的空腔（ * ），为 *P. acnes* 的繁殖提供了必要的空间和充足的生长条件。在顶层的角化细胞之间，有许多糠秕孢子菌（→）不受干扰地生长，然而它们与痤疮发病过程无关。毛发部分位于左下方。PAS 染色

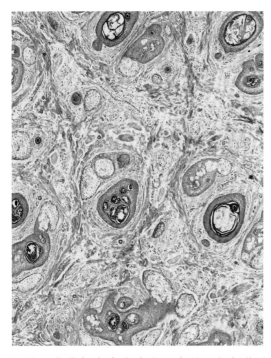

图 3.5　从一位背部有中度痤疮患者的面颊部位取活检后所得组织的水平切面。可见多个大的毛囊及其相邻的皮脂腺小叶。蓝染部分提示细菌的定植。每一个毛囊都有细菌定植。革兰氏染色

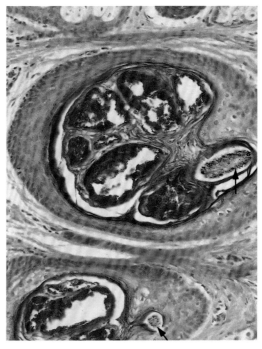

图 3.6　皮脂腺毛囊的两个毛囊导管的高倍镜下表现。毛囊微丝是角化细胞管型，在其中央的多条隧道中充满了细菌。每条隧道是其下方皮脂腺导管的引流系统。*P. acnes* 适合在这种营养环境中繁殖。毛发（→）在此处进入毛囊导管。革兰氏染色

3.12 成熟开放性粉刺的内部结构

使用粉刺挤出器取出的粉刺的水平切面。尽管外观紧凑，但大的开放性粉刺通常充满了像瑞士奶酪一样的孔洞（图 3.7 ）。

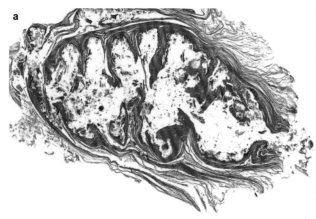
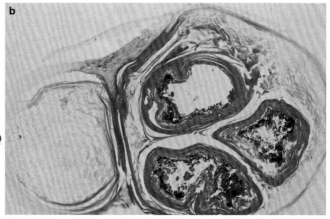

图 3.7　**a**：在大的成熟粉刺中存在成排的腔隙，全都连接到一个巨大的空腔。角化细胞形成的指状突起将腔隙分开。其中充满了 *P. acnes*，大部分在制备组织切片时脱落。**b**：单个腔隙被紧密黏附的角化细胞同心层所包裹。大量 *P. acnes* 困于其中，漂浮在皮脂的海洋中。不同腔隙在粉刺的各个方向上相互连通，并蜿蜒汇聚到粉刺核心

3.13 毛囊荧光

P. acnes 产生卟啉，在伍德灯下发出荧光。在这些微生物密集定植的毛囊中可以看到特征性橙红色荧光。皮脂自身发出浅黄色荧光（图 3.8 ）。

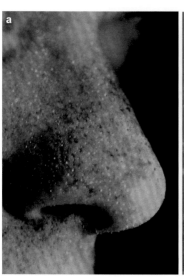
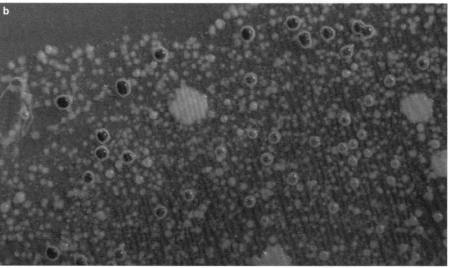

图 3.8　**a**：鼻子上发出荧光的毛囊清晰可见。在鼻翼部位，奶酪样的"蠕虫样物质"很容易被挤出，其中含有数百万丙酸杆菌。发出明亮荧光的毛囊的百分比因人而异。荧光是 *P. acnes* 数量粗略但有用的提示。在前额和面颊稳定发出明亮荧光者提示有大量微需氧微生物存在。通常，与无痤疮者相比，痤疮患者显示出强烈而广泛的荧光。经抗生素或抗菌治疗后，由于 *P. acnes* 受抑制，荧光强度大大减弱。这可用于评估抗生素对痤疮的疗效。**b**：*P. acnes* 在琼脂上的荧光菌落。只有表面菌落发出明亮的荧光

3.14 粉刺的生长演化过程

如图 3.9 所示。所有图像放大倍数一致。

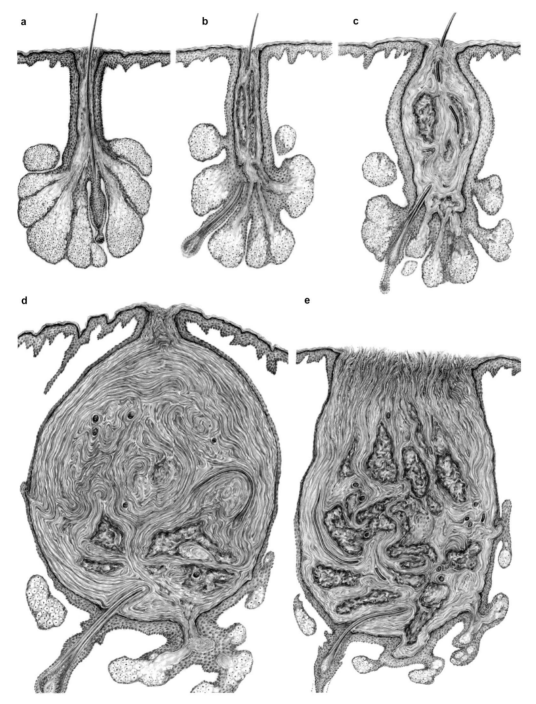

图 3.9 a：正常的皮脂腺毛囊：腺体粗大、毛发纤细（休止期）和大而空的导管。**b**：早期微粉刺。此管道开始扩张，形成连贯的多层角化细胞层。其中形成充满细菌的隧道（蓝染），深入皮脂腺导管。毛发处于生长期。**c**：晚期微粉刺。上皮增生，角质嵌塞使毛囊扩张。但此时仍然较小，肉眼不可见。皮脂腺导管也角化过度。皮脂腺腺泡开始退化。革兰氏阳性棒状菌（*P. acnes*）密集定植于中央的隧道。**d**：成熟的闭合性粉刺。毛孔很小。角质性鳞屑密集排列成同心层状，不过漩涡样结构打乱了这种模式。有比微粉刺更大、更不规则的隧道。隧道中充满了 *P. acnes* 实性团块。腺体小。毛发完整，有数根毛发陷于角质团中。**e**：开放性粉刺。有许多细菌填充的空隙，掩盖了粉刺的坚实外观。皮脂腺小，但仍存在。毛发结构正常，但仍困于粉刺当中。到处可见毳毛的横切面。酵母菌（卵圆形糠秕孢子菌）聚集于顶端。粉刺由角化细胞、细菌、酵母菌、毛发和皮脂构成

参考文献

Agak GW, Qin M, Nobe J, et al. Propionibacterium acnes induces an IL-17 response in acne vulgaris that is regulated by vitamin A and vitamin D. J Invest Dermatol. 2014; 134:366-73.

Agamia NF, Abdallah DM, S Sorour O, et al. Skin expression of mammalian target of rapamycin (mTOR), forkhead box transcription factorO1 (FoxO1) and serum insulin-like growth factor-1 (IGF-1) in patients with acne vulgaris and their relationship with diet. Br J Dermatol. 2016; 174:1299-307.

Alexeyev OA, Jahns AC. Sampling and detection of skin Propionibacterium acnes: current status. Anaerobe. 2012; 18:479-83.

Alimirah F, Panchanathan R, Chen J, et al. Expression of androgen receptor is negatively regulated by p53. Neoplasia. 2007; 9:1152-9.

Bakan I, Laplante M. Connecting mTORC1 signaling to SREBP-1 activation. Curr Opin Lipidol. 2012; 23:226-34.

Barnard E, Shi B, Kang D, et al. The balance of metagenomic elements shapes the skin microbiome in acne and health. Sci Rep. 2016; 6:39491.

Bek-Thomsen M, Lomholt HB, Scavenius C, et al. Proteome analysis of human sebaceous follicle infundibula extracted from healthy and acne-affected skin. PLoS One. 2014; 9:e107908.

Beylot C, Auffret N, Poli F, et al. Propionibacterium acnes: an update on its role in the pathogenesis of acne. J Eur Acad Dermatol Venereol. 2014; 28:271-8.

Brüggemann H, Henne A, Hoster F, et al. The complete genome sequence of Propionibacterium acnes, a commensal of human skin. Science. 2004; 305:671-3.

Burkhart CG, Burkhart CN. Expanding the microcomedone theory and acne therapeutics: Propionibacterium acnes biofilm produces biological glue that holds corneocytes together to form plug. J Am Acad Dermatol. 2007; 57:722-4.

Byrd AL, Belkaid Y, Segre JA. The human skin microbiome. Nat Rev Microbiol. 2018; 16:143-55.

Camera E, Ludovici M, Tortorella S, et al. Use of lipidomics to investigate sebum dysfunction in juvenile acne. J Lipid Res. 2016; 57:1051-8.

Capitanio B, Lora V, Ludovici M, et al. Modulation of sebum oxidation and interleukin-1α levels associates with clinical improvement of mild comedonal acne. J Eur Acad Dermatol Venereol. 2014; 28:1792-7.

Coenye T, Peeters E, Nelis HJ. Biofilm formation by Propionibacterium acnes is associated with increased resistance to antimicrobial agents and increased production of putative virulence factors. Res Microbiol. 2007; 158:386-92.

Contassot E, French LE. New insights into acne pathogenesis: Propionibacterium acnes activates the inflammasome. J Invest Dermatol. 2014; 134:310-3.

Deplewski D, Rosenfield RL. Growth hormone and insulin-like growth factors have different effects on sebaceous cell growth and differentiation. Endocrinology. 1999; 140:4089-94.

Dozsa A, Dezso B, Toth BI, et al. PPARγ-mediated and arachidonic acid-dependent signaling is involved in differentiation and lipid production of human sebocytes. J Invest Dermatol. 2014; 134:910-20.

Dréno B, Pécastaings S, Corvec S, et al. Cutibacterium acnes (Propionibacterium acnes) and acne vulgaris: a brief look at the latest updates. J Eur Acad Dermatol Venereol. 2018; 32(Suppl 2):5-14.

Eady EA, Goodwin CE, Cove JH, et al. Inflammatory levels of interleukin 1 alpha are present in the majority of open comedones in acne vulgaris. Arch Dermatol. 1991; 127:1238-9.

Feng Z. p53 regulation of the IGF-1/AKT/mTOR pathways and the endosomal compartment. Cold Spring Harb Perspect Biol. 2010; 2:a001057.

Fischer H, Fumicz J, Rossiter H, et al. Holocrine secretion of sebum is a unique DNase2-dependent mode of programmed cell death. J Invest Dermatol. 2017; 137:587-94.

Fitz-Gibbon S, Tomida S, Chiu BH, et al. Propionibacterium acnes strain populations in the human skin microbiome associated with acne. J Invest Dermatol. 2013; 133:2152-60.

Franz S, Simon JC, Saalbach A. Free fatty acids sensitize dendritic cells to amplify TH1/TH17-immune responses. Eur J Immunol. 2016; 46:2043-53.

Gan Y, Zhou M, He C, et al. Lipidomics reveals skin surface lipid abnormity in male youth acne. Br J Dermatol. 2018; 179:732-40.

Ganceviciene R, Böhm M, Fimmel S, Zouboulis CC. The role of neuropeptides in the multifactorial pathogenesis of acne vulgaris. Dermatoendocrinology. 2009; 1:170-6.

Ge L, Gordon JS, Hsuan C, et al. Identification of the delta-6 desaturase of human sebaceous glands: expression and enzyme activity. J Invest Dermatol. 2003; 120:707-14.

Guo JW, Lin TK, Wu CH, et al. Human sebum extract induces barrier disruption and cytokine expression in murine epidermis. J Dermatol Sci. 2015; 78:34-43.

Hall JB, Cong Z, Imamura-Kawasawa Y, et al. Isolation and identification of the follicular microbiome: implications for acne research. J Invest Dermatol. 2018; 138:2033-40.

Holland C, Mak TN, Zimny-Arndt U, et al. Proteomic identification of secreted proteins of Propionibacterium acnes. BMC Microbiol. 2010; 10:230.

Isard O, Knol AC, Ariès MF, et al. Propionibacterium acnes activates the IGF-1/IGF-1R system in the epidermis and induces keratinocyte proliferation. J Invest Dermatol. 2011; 131:59-66.

Jahns AC, Alexeyev OA. Three dimensional distribution of Propionibacterium acnes biofilms in human skin. Exp Dermatol. 2014; 23:687-9.

Jahns AC, Lundskog B, Ganceviciene R, et al. An increased incidence of Propionibacterium acnes biofilms in acne vulgaris: a case-control study. Br J Dermatol. 2012; 167:50-8.

Jahns AC, Eilers H, Ganceviciene R, Alexeyev OA. Propionibacterium species and follicular keratinocyte activation in acneic and normal skin. Br J Dermatol. 2015; 172:981-7.

Jahns AC, Eilers H, Alexeyev OA. Transcriptomic analysis of Propionibacterium acnes biofilms in vitro. Anaerobe. 2016; 42:111-8.

Janiczek-Dolphin N, Cook J, Thiboutot D, et al. Can sebum reduction predict acne outcome? Br J Dermatol. 2010; 163:683-8.

Jasson F, Nagy I, Knol AC, et al. Different strains of Propionibacterium acnes modulate differently the cutaneous innate immunity. Exp Dermatol. 2013; 22:587-92.

Ju Q, Tao T, Hu T, et al. Sex hormones and acne. Clin Dermatol. 2017; 35:130-7.

Jugeau S, Tenaud I, Knol AC, et al. Induction of toll-like receptors by Propionibacterium acnes. Br J Dermatol. 2005; 153:1105-13.

Kasimatis G, Fitz-Gibbon S, Tomida S, et al. Analysis of complete genomes of Propionibacterium acnes reveals a novel plasmid and increased pseudogenes in an acne associated strain. Biomed Res Int. 2013; 2013:918320.

Katsuta Y, Iida T, Inomata S, Denda M. Unsaturated fatty acids induce calcium influx into keratinocytes and cause abnormal differentiation of epidermis. J Invest Dermatol. 2005; 124:1008-13.

Kelhälä HL, Palatsi R, Fyhrquist N, et al. IL-17/Th17 pathway is activated in acne lesions. PLoS One. 2014; 9:e105238.

Kim H, Moon SY, Sohn MY, Lee WJ. Insulin-like growth factor- 1 increases the expression of inflammatory biomarkers and sebum production in cultured sebocytes. Ann Dermatol. 2017; 29:20-5.

Kistowska M, Gehrke S, Jankovic D, et al. IL-1β drives inflammatory responses to propionibacterium acnes in vitro and in vivo. J Invest Dermatol. 2014; 134:677-85.

Kligman AM, Wheatley VR, Mills OH. Comedogenicity of human sebum. Arch Dermatol. 1970; 102:267-75.

Kwon HH, Yoon JY, Park SY, Suh DH. Analysis of distribution patterns of Propionibacterium acnes phylotypes and Peptostreptococcus species from acne lesions. Br J Dermatol. 2013; 169:1152-5.

Li ZJ, Choi DK, Sohn KC, et al. Propionibacterium acnes activates the NLRP3 inflammasome in human sebocytes. J Invest Dermatol. 2014; 134:2747-56.

Lomholt HB, Kilian M. Population genetic analysis of Propionibacterium acnes identifies a subpopulation and epidemic clones associated with acne. PLoS One. 2010; 5:e12277.

Lomholt HB, Scholz CFP, Brüggemann H, et al. A comparative study of Cutibacterium (Propionibacterium) acnes clones from acne patients and healthy controls. Anaerobe. 2017; 47:57-63.

Lwin SM, Kimber I, McFadden JP. Acne, quorum sensing and danger. Clin Exp Dermatol. 2014; 39:162-7.

Mattii M, Lovászi M, Garzorz N, et al. Sebocytes contribute to skin inflammation by promoting the differentiation of T helper 17 cells. Br J Dermatol. 2018; 178:722-30.

McDowell A. Over a decade of recA and tly gene sequence typing of the skin bacterium Propionibacterium acnes: What have we learnt? Microorganisms. 2017; 6:E1.

McNairn AJ, Doucet Y, Demaude J, et al. TGFβ signaling regulates lipogenesis in human sebaceous glands cells. BMC Dermatol. 2013; 13:2.

Melnik BC. Acne vulgaris: an inflammasomopathy of the sebaceous follicle induced by deviated FoxO1/mTORC1 signalling. Br J Dermatol. 2016; 174:1186-8.

Melnik BC. p53: key conductor of all anti-acne therapies. J Transl Med. 2017; 15:195.

Melnik BC. Acne vulgaris: the metabolic syndrome of the pilosebaceous follicle. Clin Dermatol. 2018; 36:29-40.

Melnik BC, Schmitz G. Role of insulin, insulin-like growth factor-1, hyperglycaemic food and milk consumption in the pathogenesis of acne vulgaris. Exp Dermatol. 2009; 18:833-41.

Mills OH, Porte M, Kligman AM. Enhancement of comedogenic substances by ultraviolet radiation. Br J Dermatol. 1978; 98:145-50.

Mirdamadi Y, Thielitz A, Wiede A, et al. Insulin and insulin-like growth factor-1 can modulate the phosphoinositide-3-kinase/Akt/ FoxO1 pathway in SZ95 sebocytes in vitro. Mol Cell Endocrinol. 2015; 415:32-44.

Monfrecola G, Lembo S, Caiazzo G, et al. Mechanistic target of rapamycin (mTOR) expression is increased in acne patients' skin. Exp Dermatol. 2016; 25:153-5.

Navarini AA, Simpson MA, Weale M, et al. Genome-wide association study identifies three novel susceptibility loci for severe acne vulgaris. Nat Commun. 2014; 5:4020.

Ottaviani M, Camera E, Picardo M. Lipid mediators in acne. Mediators Inflamm. 2010; 2010:858176.

Pappas A, Anthonavage M, Gordon JS. Metabolic fate and selective utilization of major fatty acids in human sebaceous gland. J Invest Dermatol. 2002; 118:164-71.

Perisho K, Wertz PW, Madison KC, et al. Fatty acids of acylceramides from comedones and from the skin surface of acne patients and control subjects. J Invest Dermatol. 1988; 90:350-3.

Plewig G, Fulton JE, Kligman AM. Cellular dynamics of comedo formation in acne vulgaris. Arch Dermatol Forsch. 1971; 242:12-29.

Powell EW, Beveridge GW. Sebum excretion and sebum composition in adolescent men with and without acne vulgaris. Br J Dermatol. 1970; 82:243-9.

Qin M, Pirouz A, Kim MH, Krutzik SR, et al. Propionibacterium acnes induces IL-1β secretion via the NLRP3 inflammasome in human monocytes. J Invest Dermatol. 2014; 134:381-8.

Schneider MR, Paus R. Sebocytes, multifaceted epithelial cells: lipid production and holocrine secretion. Int J Biochem Cell Biol. 2010; 42:181-5.

Scholz CF, Kilian M. The natural history of cutaneous propionibacteria, and reclassification of selected species within the genus Propionibacterium to the proposed novel genera Acidipropionibacterium gen. nov., Cutibacterium gen. nov. and Pseudopropionibacterium gen. nov. Int J Syst Evol Microbiol. 2016; 66:4422-32.

Seleit I, Bakry OA, Abdou AG, Hashim A. Body mass index, selected dietary factors, and acne severity: are they related to in situ expression of insulin-like growth factor-1? Anal Quant Cytopathol Histpathol. 2014; 36:267-78.

Selway JL, Kurczab T, Kealey T, Langlands K. Toll-like receptor 2 activation and comedogenesis: implications for the pathogenesis of acne. BMC Dermatol. 2013; 13:10.

Smith TM, Gilliland K, Clawson GA, Thiboutot D. IGF-1 induces SREBP-1 expression and lipogenesis in SEB-1 sebocytes via activation of the phosphoinositide 3-kinase/Akt pathway. J Invest Dermatol. 2008; 128:1286-93.

Stelzner K, Herbert D, Popkova Y, et al. Inflammasome activation by Propionibacterium acnes: the story of IL-1 in acne continues to unfold. J Invest Dermatol. 2014; 134:595-7.

Stewart ME, Grahek MO, Cambier LS, et al. Dilutional effect of increased sebaceous gland activity on the proportion of linoleic acid in sebaceous wax esters and in epidermal acylceramides. J Invest Dermatol. 1986; 87:733-6.

Tomida S, Nguyen L, Chiu BH, et al. Pan-genome and comparative genome analyses of propionibacterium acnes reveal its genomic diversity in the healthy and diseased human skin microbiome. MBio. 2013; 4:e00003-13.

Wang Y, Kuo S, Shu M, et al. Staphylococcus epidermidis in the human skin microbiome mediates fermentation to inhibit the growth of Propionibacterium acnes: implications of probiotics in acne vulgaris. Appl Microbiol Biotechnol. 2014; 98:411-24.

Zhou BR, Zhang JA, Zhang Q, et al. Palmitic acid induces production of proinflammatory cytokines interleukin-6, interleukin-1β, and tumor necrosis factor-α via a NF-κBdependent mechanism in HaCaT keratinocytes. Mediators Inflamm. 2013; 2013:530429.

Zouboulis CC, Jourdan E, Picardo M. Acne is an inflammatory disease and alterations of sebum composition initiate acne lesions. J Eur Acad Dermatol Venereol. 2014; 28:527-32.

4 痤疮的临床表现：形态发生

范宇焜 刘 毅 郭 波 译，杨蓉娅 审校

内容提要

- 痤疮皮损包括原发性和继发性粉刺、丘疹、脓疱、结节、脓肿、窦道和瘢痕，在漫长的动态演变过程中，可见不同皮损相互重叠。

- 粉刺是痤疮的初始原发性皮损，粉刺形成是一个活跃的过程。原发性粉刺的形成从不可见的微粉刺开始，后者因皮脂腺毛囊漏斗部下段或皮脂腺导管潴留性角化过度而形成。闭合性粉刺需要数月才能成熟，随后它们发生破裂并诱发炎症，或者逐渐扩大形成开放性粉刺。开放性粉刺（黑头）结构稳定，包含脱落的毛发，可以存在数年。其颜色源于黑色素。

- 继发性粉刺表现出早期炎症和不对称的组织学特征。它们的大小和形状差异很大，这是由于单次或多次局灶性破裂、炎性浸润和再包裹导致的，最终演变为特征性的、松散的同心圆形瘢痕。继发性粉刺不断进展，根据进展的不同阶段，主要分为三种不同的形式：痤疮囊肿、窦道以及瘘管状多孔粉刺。

- 痤疮囊肿是聚合性痤疮的典型表现，主要发生于背部，面部和颈部较少出现。痤疮囊肿没有上皮内衬，这不同于外毛根鞘囊肿或表皮囊肿。它们不会自发性消退，可存在数年，且随时可能发生破裂。

- 窦道是一种大的、长而深在的瘘管状窦道，发生于聚合性痤疮、暴发性痤疮、反常性痤疮/穿掘性终毛毛囊炎、聚合性玫瑰痤疮及暴发性玫瑰痤疮患者的面部。它无规律暴发，并逐渐形成瘢痕。

- 瘘管状（多孔）粉刺是聚合性痤疮的典型皮损，主要累及背部，表现为数以百计相互贯通的粉刺。它因多年的局灶性反复破裂、炎性浸润和再包裹而形成，憩室可延伸到邻近的皮脂腺。

- 小型闭合性粉刺破裂形成深在的、持久的丘疹，初期为中性粒细胞聚集，继而形成肉芽组织和瘢痕。脓疱提示粉刺部分破裂。小脓疱可能会再吸收并愈合，而有些破裂的脓疱可能演变为继发性粉刺，在反复破裂和再包裹后最终形成大的痤疮囊肿。

- 结节因两个或多个相邻粉刺的完全破裂、相互融合而成，伴有巨大脓肿和出血，广泛破坏周围组织。

- 聚合性痤疮是一种罕见的进展性、重度炎症性疾病，主要见于成年男性，表现为背部的结节，通常始于青春期，反复发作数年至数十年。瘢痕形成不可避免，可出现各种类型的痤疮瘢痕。发病机制仍不清楚。首选治疗是口服异维A酸，可预先或联合系统使用糖皮质激素。

- 持久性实质性面部水肿主要见于男性，可有或无轻度丘疹脓疱性痤疮的病史，发病始于青春期或成年早期，特征性表现为面部中1/3部位的持续性、坚实非凹陷性水肿，且病情随时间推移逐渐加重。其发病机制未明，治疗富有挑战性。我们推荐每日服用小剂量异维A酸并联用酮替芬，疗程6～12个月。

- 瘢痕是继发于粉刺的痤疮的特征。瘢痕可表现为面部的萎缩性小坑/火山口状/冰锥状瘢痕、背部大的扁平萎缩性瘢痕、增生性瘢痕、瘢痕疙瘩、毛囊周围丘疹性瘢痕、钙化瘢痕、瘘管状多孔粉刺及面部窦道导致的线状瘢痕。为了评价痤疮瘢痕的严重程度和比较疗效，已经提出了瘢痕的几种分级系统。

4.1 粉刺的动态变化

4.1.1 粉刺的演变

粉刺是痤疮初始的原发性皮损。它是皮脂腺毛囊中角化细胞的嵌塞。粉刺的形成包括以下几个阶段。

4.1.1.1 原发性粉刺

微粉刺（microcomedo）是由角化细胞聚集导致的早期毛囊扩张。只能在组织切片中证实其存在。

闭合性粉刺（closed comedo）或白头（whitehead）是最早可见的皮损，为坚实白色小结节，类似于粟丘疹，直径通常为 1~2 mm。毛孔非常小，肉眼一般不可见。

开放性粉刺（open comedo）或黑头（blackhead）的形成标志是毛囊口扩张，深色的角质团块向外突出。其颜色源于黑色素。开放性粉刺直径可达 5 mm，有时更大。

4.1.1.2 继发性粉刺

原发性粉刺发生破裂、再包裹之后形成了继发性粉刺。同一个粉刺可能会经历多次的局部破裂。继发性粉刺具有不规则的形状，体积通常比原发性粉刺大，并且可以观察到早期炎症反应的组织学表现，因而容易辨识。继发性粉刺根据其充分的特征可分为三种类型并冠以特定的名称。

痤疮囊肿（acne cyst）是一种大的、皮色、有弹性的结节，与毛根鞘囊肿（又称为粉瘤或皮脂腺囊肿）相似，直径 5~20 mm，主要发生在聚合性痤疮患者的背部，有时候发生在面颊。挤压或穿刺后会排出乳酪样易碎物，包含角化细胞、毛发、细菌及皮脂。

窦道（draining sinus）是后期继发损害，通常从原发性粉刺开始，吞噬合并其他毛囊、粉刺、丘疹及脓肿而形成。瘘管状（多孔）粉刺形似两个或多个成簇的黑头，主要发生于聚合性痤疮患者的背部。成簇的粉刺之间相互连通且有共同的开口。瘘管状粉刺也可视为特殊类型的瘢痕。

后两种继发性粉刺将在瘢痕相关章节中讨论。

4.1.2 原发性粉刺的动态变化

组织活检和易患痤疮皮肤未受累部位的连续切片

对观察痤疮皮损演变的解剖学变化具有不可估量的价值。没有这些方法，就无法观察最早的变化，而没有连续切片则只能观察到某一瞬间的改变。同一标本的某个切面可能看起来近乎正常，而其他切面可能已有惊人的变化。异质性是痤疮的显著特征。

毛囊漏斗部下段（皮脂腺导管与毛囊相连处）角化模式的特征性改变标志着粉刺形成的开始，表现为出现颗粒层，产生更坚固的角化细胞，最重要的是这些细胞相互黏附，形成由结构分明的角质性板层构成的凝聚性内核。

微粉刺起源于富含脂质微丝的毛囊，被认为是粉刺的前体。重要的是，脂质微丝并非不可避免地演变为粉刺。事实上大部分不会如此，因为它们常见于不再患有痤疮的成人油性皮肤。此外，脂质微丝在鼻部很常见，但该部位粉刺很少见。它们只是毛囊皮脂腺演变为粉刺的一个阶段。脂质微丝被一个致密的角化细胞外壳包裹，其实质是厚的角质层，包裹着柔软的皮脂混合物、已破坏的皮脂腺细胞、源于皮脂腺腺泡的未分化细胞以及皮脂腺导管或毛囊漏斗部下段的脆弱角化细胞。一个重要的发现是微丝核心内包裹着大量的痤疮丙酸杆菌，它们在粉刺形成中发挥着积极重要的作用。管腔内的填充物延伸到毛囊口，但永远不会堵塞（时常被错误地认为会出现堵塞）。皮脂可通过毛囊口排出。

脂质微丝转变为微粉刺是一个连续性过程。关键变化是角化细胞脱落减少或者黏附力增加。它们像砖块一样紧紧黏合在一起，形成一个坚实性团块并不断增大。细胞间的黏合物必然发生了某种变化，才能成为不可降解的"胶水"。细胞间脂质尤其是神经酰胺，可能有质和量的变化。推测溶解酶不再分泌到细胞间隙来减少黏合物。此假设需要更多的证据来证明。

在任何情况下，这些细胞都会永久黏合在一起。推测主要与角蛋白小体或各种膜被颗粒有关。它们是溶酶体样结构，可将其富含脂质的内容物排出到细胞间隙。这些脂质对于角质层屏障功能必不可少，还可以某种未知方式调节角化细胞的脱落。正常的毛囊漏斗部下段有大量膜被颗粒，但报道显示，粉刺形成时其数量会减少。这表明在膜被颗粒相对缺乏的情况下，限制了角化细胞的脱落。此论点仍存在争议。

桥粒是细胞与细胞黏附的另一个重要成分，不仅存在于活的表皮，也存在于角质层（或粉刺）。角化桥粒（corneodesmosome）是角质层中修饰后的桥粒。角化桥粒断裂与角化细胞脱落密切相关。激肽释放酶特别是 KLK5 和 KLK7，是具有胰蛋白酶或糜蛋白酶样活性的丝氨酸蛋白酶，参与完全角化后的表皮脱落。激肽释放酶从颗粒层顶端的板层小体中释放后，经角化细胞间隙的蛋白水解而被激活，并通过切割角化桥粒蛋白（corneodesmosin）、桥粒芯胶蛋白（desmocollin）和桥粒芯糖蛋白（desmoglein）等结构蛋白来靶向作用于角化桥粒。我们对粉刺中的这些变化细节仍知之甚少。

角化细胞不能正常脱落会导致潴留型的角化过度。角化细胞生成也有所增加。毛囊上部上皮过度增生。角化细胞潴留及生成增多这两个过程共同导致了因角质嵌塞而使毛囊漏斗部膨胀。

角化过度不仅仅是刺激所致。与致粉刺性物质引起角质聚集相反，一些有毒物质通常会产生疏松的、易脱落的角质层。例如，丙酸刺激性强，不致粉刺；而油酸致粉刺却仅有轻度刺激。易患痤疮者毛囊上皮中油酸含量是否更高有待明确。

更明智的是，对于粉刺形成的原因，我们应当尽量避免进行机械式的解释。我们不知道成百上千的皮脂腺毛囊如何以及为何只有少数演变为粉刺。关于粉刺成因的一些习惯性看法仅仅是一种空想的误解。人们总说粉刺形成始于毛孔堵塞，之后皮脂混合物在内部潴留。这可被称为痤疮发病的"栓塞"或"堵塞"假说。事实上恰好相反，毛囊漏斗部上段或毛孔部位完全不参与其中。如果毛囊漏斗部上段过度角化，毛囊口从一开始就会扩张，首先可见的皮损应当是开放性粉刺，非闭合性粉刺，而寻常痤疮从不会发生这种现象。当使用一些强效致粉刺性物质（如煤焦油）时，可以人工诱发开放性粉刺。在这种情形下，毛囊漏斗部上段会立即出现潴留性角化过度，角质团块膨胀并向毛孔外突出。这种情况最先可见的是开放性粉刺，而不是在寻常痤疮中首先见到的闭合性粉刺。

寻常痤疮中只有毛囊漏斗部下段参与粉刺形成。因此，毛囊在下方膨胀，毛囊口不扩张。此外，整个毛囊管腔都填充了致密的角化细胞，而不是仅在出口部位堵塞。如果"堵塞"的概念正确，痤疮将是一种更容易治疗的疾病。推销磨削和剥脱产品的广告通常基于打开表面栓塞的盖子的假说。粉刺形成是一个主动的过程，而非被动阻塞的结果。

闭合性粉刺通常不超过 2 mm。它们需要 2 ~ 5 个月发育成熟。较大的粉刺有时包含两根毛发，偶尔包含更多毛发，这是早期粉刺的标志。闭合性粉刺（从微粉刺开始）有两种结局：要么破裂并引起炎症，要么逐渐扩大成为开放性粉刺。放射自显影研究表明，

随着粉刺增大，角化细胞生成速率不会减慢。因此，如果粉刺不发生破裂，角化细胞的持续性积聚将迫使毛囊口扩张。之后，角质团块顶端会露出表皮，形成开放性粉刺。初期，有颜色的顶端直径不会超过 1 mm。随着毛囊口的扩张，突出的角质性核心变厚，直径最终可达 5 mm 或更大。

开放性粉刺是一种相当稳定的结构，可持续很长时间。与闭合性粉刺不同，角质物像冰川一样不断地穿过毛囊口并被冲蚀掉。皮脂等半流体物质仍可排泄至表面。皮脂和痤疮丙酸杆菌块的分泌产物几乎完全阻塞闭合性粉刺，因此容易破裂。闭合性粉刺也因而被称为痤疮的"定时炸弹"。

随着开放性粉刺的增大，毛发不断周期性生成和脱落，但由于角质物的存在，这些毛发被堵住，并发生卷曲和缠结。中等大小的黑头通常含有 6 ~ 7 根毛发。成熟粉刺可能包含多达 15 根毛发。按 80 天为一个完整的毛发生长 - 退行周期，这种粉刺的寿命将超过 3 年。需要注意的是，80 ~ 100 天是终毛毛囊的周期，而毳毛毛囊和皮脂腺毛囊的生长周期尚不明确。当然，在此期间，角质团块可能会被多次更新或替换。在粉刺整个生命周期中，萎缩的皮脂腺小叶继续分泌皮脂，皮脂通过弯曲、充满细菌的中央管道流向皮肤表面。在成熟黑头中，多个隧道趋于融合并形成大的腔隙，其中包含密集的痤疮丙酸杆菌块。可能来源于细菌的酶类（主要是蛋白酶）导致了隧道的增宽及融合。这些细菌产物可溶解角质物，这一点可以用一种非常简单的方式说明：在接种角质鳞屑的琼脂板上生长的痤疮丙酸杆菌菌落周围围绕着一圈透明圈。具体是何种蛋白酶或肽酶尚不清楚。也不清楚脂肪酶是否发挥溶解黏附角化细胞的细胞间脂质的作用。

4.1.3 继发性粉刺的动态变化

破裂、脓肿和再包裹是形成继发性粉刺的关键过程。只有在部分破裂时才会出现这种情况，通常不是结节继发的。大量的粉刺上皮必须在炎症风暴中存活下来。由于局灶性破裂和再包裹可以反复发生，继发性粉刺因而不能像原发性粉刺那样明确分类。它们的大小和形状差异很大，其中一些甚至可能看起来像闭合性或者开放性粉刺。继发性粉刺只有通过组织学检查和不对称性特征才能确定。

诊断需要寻找早期发生炎症反应的证据。如果是近期发生的，将会有上皮增生和慢性炎症反应。之后

可能只有散在的淋巴细胞。结缔组织是最终的线索：由纤细、平行排列的胶原束组成的瘢痕。纤维通常以同心圆的形式排列成为松散的层状结构。在瘢痕组织内，所有弹力纤维均被破坏。因此，弹力纤维染色有助于显示瘢痕形成的程度。综上所述，继发性粉刺具有进行性、分阶段的特征。

在经历反复的破裂和再包裹后，粉刺内部结构发生了变化。角质物排列不甚紧密，板层较松散，未形成整齐的同心圆结构。细菌稀疏，似乎此环境不太适合痤疮丙酸杆菌定居。三种类型的继发性粉刺在临床上各不相同。

4.1.4 痤疮囊肿

真正的囊肿有上皮内衬。尽管在大多数情况下开口不是很明显，但有些却清晰可见。聚合性痤疮几乎总是可以见到囊肿。它们主要位于背部，从肩部延伸到臀部，较少情况下可出现在面部、颈部、项部及耳垂。

痤疮囊肿光滑，圆顶形，隆起，可自由移动，皮色，呈圆形或椭圆形结构。直径通常 7 ~ 15 mm，但也可达到 2 ~ 5 cm。大型的囊肿可存在 5 ~ 10 年。

命名上有些混乱。聚合性痤疮的标志性皮损——结节及脓肿通常都被称为"囊肿"。它们不是真正的囊肿，因为缺乏上皮内衬。严格来说，痤疮囊肿不同于皮脂腺囊肿、毛根鞘囊肿及表皮囊肿。

挤压或划开痤疮囊肿后，会排出乳酪样或蜡样物质（含有细菌、角化细胞、炎症后遗留的碎片）。用手术刀深刺会产生更多此类内容物。内容物也可自发排出，常会散发出腐烂的恶臭。毛发通常很少，在大的陈旧性囊肿甚至缺如。因为在这种情况下，毛发单位及皮脂腺早已被持续性炎症反应破坏。

痤疮囊肿就像定时炸弹，永远无法预测它们什么时候破裂。破裂可能只局限于一小段上皮并迅速重新包裹，也可能完全破裂。大的、剧痛的脓肿可在数天内形成。例如，当患者靠在椅子上或仰卧时可感受到疼痛，囊肿上方及邻近皮肤和皮下组织水肿、发红、有明显触痛。常常被误诊为疖肿。细菌培养通常阴性，没有金黄色葡萄球菌感染的证据。

组织病理学上可见有上皮内衬的囊腔，顶端开口，大多数较小，有时需连续切片才能见到。上皮角化形成角化细胞，并形成成熟的颗粒层。皮脂腺腺泡缺如。偶可见未分化的皮脂腺小芽与囊肿上皮连接。毛发结构几乎总被破坏，因此囊腔内几乎无毛发。囊

肿周围总会出现纤维化。

囊肿永远不会自发消退。它们只有两种结局：形成脓肿并破裂，留下严重瘢痕，或手术切除囊肿壁。当然，外科手术更可取，疗效满意，但在痤疮治疗中未得到充分应用。

4.1.5 窦道

一系列类似的事件导致窦道。这是一种巨大的、长且特别深的瘘管状窦道，会向表面排空内容物。它最常见于严重类型的痤疮患者，如聚合性痤疮、暴发性痤疮和反常性痤疮 / 穿掘性终毛毛囊炎。严重玫瑰痤疮患者也可出现，例如聚合性玫瑰痤疮和暴发性玫瑰痤疮。与痤疮囊肿和瘘管状粉刺相反，它主要发生于面部，如面颊、鼻梁、颏部及下颌下区。可能有一或两个窦道，很少出现更多的窦道。其炎症反应比瘘管状粉刺广泛。像火山一样，窦道间歇性迸发分泌物，无法预测。当然，与瘘管状粉刺类似，也会逐渐形成瘢痕。

4.1.6 瘘管状多孔粉刺

像囊肿一样，多孔粉刺也是聚合性痤疮的典型特征，并且也主要累及背部。通常为多发性皮损，背部布满了数百个这种相互连通的粉刺的患者并不少见。瘘管状粉刺开口总是相当大，有色素的顶端从毛孔伸出。经过反复破裂和再包裹，它们的形成需历经数年。

组织病理学上，发生局灶性破裂并再包裹后，可形成衬有角化上皮的侧向憩室。通过随后的破裂，憩室长度逐渐延伸，最终穿通至附近毛囊，便形成（或可能形成）双头粉刺。两个或以上的毛囊以这种方式连接。术语"双头粉刺"（double comedo）指具有两个开口的粉刺。以此类推，也可以命名"三头粉刺"等。

瘘管状粉刺由普通粉刺经过炎症反应阶段演变而来，应归类为继发性粉刺。它们也可以被归类为瘢痕。其瘢痕性瘘管及隧道中充满了粉刺样的角化细胞团。在关于瘢痕的章节中，我们将再次讨论瘘管状粉刺。

4.1.7 粉刺形成的细胞生物学

启动粉刺形成的主要生物学过程仍不清楚。Saurat 等用富亮氨酸的重复序列和免疫球蛋白样结构

域蛋白1（LRIG1）染色鉴定出小鼠皮脂腺祖细胞或皮脂腺干细胞是粉刺形成的根源。寻常痤疮是人类皮脂腺毛囊的一种独特疾病，需要更多证据来证明源自小鼠终毛毛囊的数据是否适用于人类。甚至还不清楚为什么痤疮发生时只累及一小部分皮脂腺毛囊，哪些皮脂腺毛囊将首先进入所谓的痤疮周期。已经探讨了引发粉刺形成的各种因素。痤疮丙酸杆菌在粉刺形成中的致病作用一直备受争议，而现有证据既不能证明，也不能否定。经典观点认为，痤疮丙酸杆菌的脂肪酶可以催化产生具有刺激性的游离脂肪酸，而这一问题可以通过研究痤疮丙酸杆菌的不同毒性菌株及生物膜的形成来重新审视。研究发现由臭氧、UVA长期照射或香烟烟雾引起的脂质过氧化，尤其是角鲨烯的过氧化物，与粉刺形成有关。也已证明在粉刺形成中有诸如IL-1α、TNF-α、IFN-γ和表皮生长因子/TGF-α等各种细胞因子的表达以及Toll样受体（TLR）2的激活。可以在痤疮患者未受累部位的皮肤中观察到炎性细胞（尤其是CD3＋、CD4＋T细胞和巨噬细胞）在毛囊周围浸润，但没有毛囊管过度增生或微粉刺形成的迹象，这使人怀疑炎症先于粉刺发生而非伴发。在皮脂腺毛囊管型的蛋白质组学分析中，正常样本显示了抗氧化蛋白的优势存在，如抑制素和过氧化物还原蛋白，而痤疮受累皮肤检测出与炎症、创伤愈合和组织重塑相关的蛋白，如髓过氧化物酶、乳酸转铁蛋白、中性粒细胞弹性蛋白酶抑制剂、波形蛋白及痤疮丙酸杆菌表面蛋白相关的特异性因子。维A酸类药物治疗痤疮的独特作用表明，维A酸代谢异常、局部维生素A缺乏导致漏斗部角质形成细胞增生而非分化。外源性化学物激活AhR通路（正如发生于氯痤疮那样）是否也与普通痤疮的粉刺形成有关尚有待证实。

4.2 炎症反应的动态变化

普遍认为，皮脂腺毛囊内皮脂中的甘油三酯水解形成的游离脂肪酸可以刺激毛囊上皮，导致上皮层裂开。据推测，皮脂随后流出并引发炎症反应。但这一过于简单的观点不再被广泛认可。理论上，脓疱可从正常的皮脂腺毛囊中长出来。除极少数情况外，脓疱均来自已存在的粉刺，无论粉刺是否肉眼可见。毫无疑问，皮脂是一种有毒物质。将皮脂的稀释悬液进行局部皮内注射，可在24 h内引发疼痛性红色丘疹且可持续多日。没有证据表明，皮脂的毒性会导致正常的毛囊上皮渗漏。许多其他因素可破坏毛囊的上皮层。

临床上看到脓疱或丘疹时，粉刺并不明显，这是因为粉刺通常会在大到可见之前破裂。此外，炎症反应本身往往掩盖了潜在的粉刺。将脓疱内容物挤出后通常可见粉刺的角质核心。最确凿的证据是组织病理学检查。我们已进行了数百次活检。粉刺是始终存在的，通常很小，偶尔可见大得多的粉刺。小的闭合性粉刺容易破裂，因而戏称为痤疮的"定时炸弹"。此绰号恰如其分。粉刺就如同有毒物质的混合物，包括皮脂、毛发、细菌和角化细胞。这些有毒物质不会从微小的毛囊口中轻易释放出来。相比之下，开放性粉刺不易引起毒性反应。当它们偶尔发生破裂时，由于个头较大、有颜色，很容易在炎症浸润部位被发现。开放性粉刺引起的炎性皮损往往相当局限。炎症反应通常不够强烈，不足以使粉刺内容物排出。

粉刺越成熟，破裂的可能性越小。陈旧性成熟粉刺的皮脂腺很小，分泌的成分不足以使粉刺破裂。这就是为什么有时会看到一些患者的皮损主要是粉刺，但脓疱却较少。开放性粉刺是一种稳定的晚期形态。在有大量炎性皮损的患者中，粉刺通常不明显。通常，粉刺是否可见与炎性皮损的程度成反比。例如在聚合性痤疮中就很难找到开放性粉刺。这些患者的微粉刺非常脆弱，一旦角质物扩张，早期崩裂几乎不可避免。在有许多丘脓疱疹的患者中，破裂通常发生于微粉刺阶段。当然，有些患者同时有粉刺和丘脓疱疹，在这种情况下，一些毛囊会度过脆弱期。无法判断谁易患非炎症性粉刺性痤疮，谁易患炎症性痤疮。易患重度炎症性痤疮的患者会长期保持这种状态。

毛囊具有异质性。为什么有些毛囊比其他毛囊更易感仍是个谜。微粉刺肉眼不可见，因此无法人为清除微粉刺以达到预防目的。去除可见的闭合性粉刺有助于减少痤疮的丘脓疱疹。然而，人工清除粉刺本身常会引发炎症反应。清除开放性粉刺可能会达到满意的美容效果，但不会改变病程。当然，也有例外情况。

应用氰基丙烯酸酯或可去除早期毛囊内角质嵌塞，但这不是常规疗法。寻常痤疮特征性炎症性皮损表现为丘疹、脓疱、丘脓疱疹及结节，最后都会遗留可见或不可见的瘢痕。引发粉刺破裂的因素仍不清楚。压力不是引起粉刺破裂的一种重要因素。其他多种囊性病变（如多发性脂囊瘤、发疹性毳毛囊肿和毛根鞘囊肿）体积大得多，甚至更容易破裂。后者常有非常薄的囊壁，但却始终保持完整。

炎性皮损形成过程的早期事件只能被偶然发现。这需要对已经出现了许多炎性皮损患者的未受累皮肤进行随机活检。这是一种随机性研究技术，有时组织病理学表现正常。

不过偶尔会捕捉到最早期的变化。这包括少量的中性粒细胞聚集，紧贴着毛囊上皮周围。尽管此时可能已经开始分泌白三烯和其他促炎物质，但上皮内衬似乎保持完好。随后，中性粒细胞侵入上皮形成海绵状浸润灶，上皮细胞肿胀并相互分离。中性粒细胞很快开始大量聚集在粉刺的上皮内侧，造成该部位的上皮退化。这就是术语"破裂（rupture）"特指的事件。随后，毛囊内容物随裂口排出，大量中性粒细胞四处分布于裂口外的组织，从而形成了毛囊和毛囊周围脓肿。粉刺内外大量中性粒细胞浸润是寻常痤疮的典型表现。坏死后上皮组织节段的长度不一。可能很小，临床不可见。在临床上无任何炎症反应迹象，这在粉刺活检中相当普遍。这些微小的上皮断裂迅速愈合，除非通过组织病理学观察，这些变化完全不会被发现。临床可见的粉刺在组织病理学检查中常可发现早期炎症反应的踪迹，并有不同程度的纤维化。某些粉刺可能会在若干个裂开 - 愈合循环后才会最终破裂。这些微小的瘢痕将造成后期皮肤质地不均匀。

断裂后上皮的修复能力惊人。我们曾将无菌针头完全刺入闭合性和开放性粉刺中，以期诱发脓疱。在两次或三次此类穿刺后，粉刺依然没有变化。在组织病理学上观察，这些人为破孔在数天内就得以愈合。一小群中性粒细胞在穿孔外部聚集成巢，上皮边缘迅速连接起来。

我们设想一些有毒物质会在粉刺中积聚，尤其是由痤疮丙酸杆菌产生的物质。它们会攻击上皮层的薄弱点，使内容物扩散至真皮。中性粒细胞迅速趋化至病灶并彻底破坏上皮，形成毛囊内脓肿。此时，粉刺的固体和可溶性成分均被倾入周围组织引发毛囊周围脓肿。

粉刺演变的分子机制尚未完全阐明。在形成炎性丘疹过程中，发现了 IL-17A 阳性 T 细胞募集，激活了 Th17 相关细胞因子，如 IL-1β、IL-6、TGF-β 和 IL-23。在皮脂中，促炎细胞因子与趋化因子、Th1 与 Treg 细胞的标志物、IL-17 相关抗菌肽及 TLR 均发生显著变化，尤其是对高毒力痤疮丙酸杆菌菌株出现上述显著反应。活化的 IL-17 通路与 IL-10/Treg 之间的相互作用和平衡可能决定了炎症的进展或程度，以及皮损的最终消退。

4.2.1 炎症性皮损及其后遗症

4.2.1.1 丘疹

粉刺破裂引起深在的、持久的丘疹。丘疹可视作小结节。大多数情况下，上皮内衬完全被破坏。粉刺的角质核心通常不能被排至皮肤表面，而是作为异物留在组织内。角质核心像是漂浮在广阔的炎症细胞海洋中。在随后的炎症反应过程中，角化细胞碎片及其他残余物被隔离在真皮，毛发也被丢弃在外。皮肤组织缺乏有效方法来迅速去除脂质、角质碎屑和毛发碎片。因此，丘疹具有破坏作用。组织酶类不适于清除此类物质。

异物肉芽肿需要 1 周左右时间形成，但需数周甚至数月才能消退。剧烈的炎症反应可向各个方向扩散。大量浸润的中性粒细胞会侵犯邻近的皮脂腺毛囊，并向下进入皮下脂肪。它们可能侵入邻近毛囊并引起粉刺。此外，大量的中性粒细胞可沿着外泌汗腺分泌部周围的血管扩散。组织中四处散落着增厚的、不规则的毛囊上皮残余物，并与其他上皮岛相连。这些都是坏死部位，有大量中性粒细胞浸润。角质物团块有时分散在远离受损毛囊的部位。毳毛碎片散落于各处，有时被异物巨细胞吞噬。毛发肉芽肿（trichogranulomas）是一种持久而难治的后遗症。之后，浸润细胞由中性粒细胞、淋巴细胞、组织细胞和朗格汉斯异物巨细胞混合而成，最终肉芽组织形成并有许多新生血管和成纤维细胞形成。炎症活动的组织病理学表现在临床皮损消退后仍长期存在，通常持续数月。无论从宏观（肉眼）还是微观（组织病理）上看，瘢痕形成都不可避免。

4.2.1.2 脓疱

脓疱通常始于实体皮损（即丘疹），并很快液化。这种混杂状态使用术语"丘脓疱疹（papulopustule）"更为准确，尽管不受欢迎。

脓疱代表粉刺的部分破裂。上皮内衬某些片段存活下来并将自我重建。近表皮部位破裂不如深层的真皮严重，形成更小、隆起更高的皮损。通常脓疱顶部会破裂，使脓液得以排出，随后粉刺破碎的残留物被排出。

脓疱愈合方式与普通伤口的修复过程没有区别。完全浸没在脓性分泌物中的末端残留毛囊上皮开始增厚，很快生发出不规则增生的未分化上皮细胞。新生上皮在脓肿周围的组织裂隙中不断移行，寻找可供定植的活性真皮。上皮末端相互连接，重新形成连续性内衬。脓肿被再次包裹。增生逐渐减少，且组织再分化为角化上皮。

粉刺的核心将有何遭遇？幸运的是，它通常不会被排挤至真皮。足够的上皮使其保留在原位。中性粒细胞部分液化并分散角质基质。中性粒细胞的水解酶类尤其是蛋白酶可分解角化细胞。在关于"粉刺内隧道"的章节中会有更详细的描述。

小脓疱可被再吸收而不遗留角质性碎片。再包裹后，多形性中性粒细胞逐渐消失。大约在破裂后第10天，淋巴细胞和组织细胞明显增多。重建后的上皮周围出现松散、富含细胞成分的结缔组织。同心圆排列的细胶原纤维和许多成纤维细胞通常提示有早期破裂。炎性细胞在临床愈合后会在病灶停留相当长时间。最终，仅遗留组织学上的瘢痕。

通过在脓疱附近标记，然后在脓疱临床消失后的不同时间点进行活检，可以了解它们的变化。这一领域仍需更多研究。除严重瘢痕外，还观察到两种结果：

一是上皮可以继续产生相互粘连的角化细胞，然后粉刺在短暂的炎症期后继续生长为继发性粉刺。粉刺再包裹后不可避免地导致皮损扩大。根据破裂部位和程度，继发性粉刺的轮廓差异较大且不规则。外观可以表现为单纯性向外突起，形成管状憩室、气球样或其他奇异形状。同一粉刺可能反复破裂，会形成大的囊性皮损。

二是皮脂腺毛囊可以重建，但重建的结构常有一定的变形。皮脂腺可以重建，但形态有变化。上皮重新开始产生松散的角质物，粉刺的生命历程到此结束。这可能是更常见的结局。一般来说，脓疱愈合时无可见瘢痕，尽管常常可以用放大镜看到它。

4.2.1.3 结节

结节代表粉刺完全解体后的远期结果。相邻的两个或多个粉刺常在破裂后融合，形成巨大的皮损（巨大丘疹）。丘疹是相对局限的破裂，而结节如同"火山喷发"，破坏了周围的大片组织。巨大的脓肿吞噬邻近的毛囊或粉刺，并将其破坏。相邻的毛囊皮脂腺单位解体，使炎症反应扩散。这一剧烈反应总是伴随有局部出血和浆液渗出。脓肿可侵入皮下组织，形成明显的脂膜炎。在半径 10～30 mm 范围内的活组织均可被破坏，包括汗腺、毳毛毛囊、皮脂腺毛囊、神经和血管。毛发碎片和粉刺内核漂浮在坏死组织中，可出现众多异物巨细胞。急性炎症逐渐慢性化，出现单个核细胞和组织细胞浸润。组织病理学上可见炎性活动

持续数月。最终形成肉芽组织，并形成巨大的瘢痕。

4.2.1.4 痤疮窦道

窦道是真正的破坏性混合性皮损，以同时有结节和瘢痕为特征。其常位于面部（尤其是鼻唇沟）和颈部。这是一种巨大的触痛性皮损，会周期性排泄和结痂。在这种情况下，毛囊上皮残余组织却得以存活下来。这些上皮在组织裂隙中生长爬行，形成增生性上皮的隧道结构。它们形成错综复杂的迷宫样结构，在不同部位与表面相连。由于它不断被破坏，窦道并无完整上皮内衬。皮损会自行扩展，通常呈线性延伸，形成长达数厘米的巨大炎性隆起。隧道走行于慢性肉芽组织间质，后者由数量不等的中性粒细胞、淋巴细胞、组织细胞和异物巨细胞组成。隧道内的上皮性内衬非常不稳定，会伸出小芽、带状物和舌状物，形成异乎寻常的结构，这常提示错构瘤样生长模式。破裂发生于各处，上皮可立即包裹新发的坏死区域。皮脂腺小叶和毛发单位可存留一段时间，但随时间推移会被破坏。破裂和修复不断交替发生。窦道可能会持续生长多年，间断性停止生长而只向外排泄。几乎从未发生过自发性愈合。

值得注意的是，痤疮窦道与化脓性汗腺炎 / 反常性痤疮中出现的窦道虽在晚期外观上非常相似，但并不完全类似，前者源于皮脂腺毛囊，而后者的形成始于终毛毛囊。

治疗十分困难，富有挑战性。保守治疗包括抽吸出血性内容物并注射皮质类固醇晶体悬液，然后用绷带适当加压包扎数天。我们通常选择口服皮质类固醇，可尝试连续口服数周。口服抗生素通常是无效的。异维 A 酸只能提供暂时缓解，且疗效不一。在大多数情况下，只有手术将病灶完全切除才能彻底治愈。

4.2.2 聚合性痤疮

聚合性痤疮是一种较为罕见的进行性、重度炎症性疾病，其特征性皮损包括粉刺、囊肿、脓肿、窦道和不规则瘢痕。其主要见于明显油性皮肤的成年男性，常于青春期开始发病。也有女性病例，但很罕见。与亚洲人或有色人种相比，聚集性痤疮更常见于高加索人。

4.2.2.1 临床表现

聚合性痤疮的显著特征是病程慢性和进展性。皮损始于青春期，随时间推移不断加重，在青春期后期

达到顶峰。与普通痤疮不同，聚合性痤疮在青春期后并不消退，具有迁延性，有时病情在数十年间一直保持活跃状态，甚至终生不愈。病情周期性发作，消退缓慢。有时瘢痕可覆盖体表面积的1/3，且不时散在发生新的皮损。

结节是聚合性痤疮的典型皮损，这是一种大的、质地柔软的、有触痛的、隆起的圆顶形红色肿块，初期坚硬，之后变软甚至有波动感。结节常融合形成形状怪异的聚合体，有时长达数厘米。这类皮损需数月才能消退并总伴有瘢痕形成。它们可演变为窦道，在单个或多个开口周期性地排出浆液或脓液。窦道通常活跃数年，偶尔破裂。

炎性皮损是聚合性痤疮的主要表现。结节显而易见，且可能有许多长期存在的丘疹。脓疱数量不一，通常不是很多。奇怪的是，开放性和闭合性粉刺并不常见。此外，有两种继发性粉刺是长期稳定的聚合性痤疮的特征性皮损：白色、坚实、囊肿样继发性粉刺以及形似簇集性巨大黑头的多孔粉刺，但后者实质是瘢痕。

聚合性痤疮好发于躯干，尤其是背部，而面部皮损通常轻微，多数患者仅背部受累。仅累及面部的聚合性痤疮十分少见，如果有则几乎仅见于女性。皮损通常播散到寻常痤疮累及范围以外的部位。臀部甚至大腿常可受累。皮损可侵犯颈部、耳垂、外耳道、颈后和头皮。有时这个可怕的疾病会泛发全身，皮损可累及任何具有皮脂腺毛囊的部位。

瘢痕形成不可避免，且不会是浅表性瘢痕。任一聚合性痤疮患者都可出现所有类型的瘢痕。薄如烟纸的萎缩性瘢痕宽度常超过3~5 cm，内有扩张性血管，可覆盖大片区域。增生性瘢痕可混杂于其中，这是大小不一的凸起、坚实的纤维性结节，有时形成瘢痕疙瘩。在背部，瘢痕可表现为散在的白色坚实性小丘疹，常局限于毛囊，临床上常与闭合性粉刺相混淆。当用利器切开后，内部无任何物质流出。面部可出现火山口样、冰锥状瘢痕，沟槽、隧道，以及其他异形缺陷，可导致毁容。有时，炎性皮损会在陈旧性瘢痕（例如脓疱、丘疹或结节）中暴发，无论是萎缩性瘢痕还是增生性瘢痕。

一些聚合性痤疮患者可能有关节炎，主要累及手臂、腿部及中轴骨等大关节。已有伴发强直性脊柱炎和侵蚀性关节炎的报道。在SAPHO综合征的章节中将进一步阐述。

4.2.2.2 发病机制

聚合性痤疮的病因尚不明确。尽管一些人认为本病是寻常痤疮的重症化脓性变异型，但由于本病几乎仅见于成年男性，且呈慢性、间歇性病程，因而通常被认为是一种独立的疾病。聚合性痤疮患者常有家族史，但缺少证明重要性遗传因素的确凿证据。据报道，XYY基因型个体可伴有聚合性痤疮，但我们对此现象的真实性存疑。也有伴发Klinefelter综合征的聚合性痤疮的病例报道。

4.2.2.3 组织病理学

组织病理学改变与寻常痤疮类似，表现为大量粉刺及毛囊角栓，伴毛囊周围致密的淋巴细胞、浆细胞和多形核白细胞等炎症细胞浸润，常可见毛囊内和毛囊周围脓肿。表皮向下增生，形成相通性窦道。瘢痕处皮肤常有明显炎症，表现为血管扩张、单个核细胞浸润和异物肉芽肿形成。

4.2.2.4 治疗

我们的方案是外用及口服药物综合治疗。我们经常展示治疗成功案例的前后对比照片。仅仅这样做就可以极大地振奋人心并确保患者合作。

4.2.2.5 系统治疗

在几乎所有情况下，系统性异维A酸治疗都可获得任何其他治疗方式无法比拟的疗效。它显然是治疗聚合性痤疮的首选药物。每日剂量不应少于0.5 mg/kg，疗程不少于3~5个月。在大多数情况下，聚合性痤疮的炎症反应可以显著地减轻甚至消退，但复发往往比寻常痤疮更常见。系统性异维A酸治疗对窦道几乎无作用。

系统性应用糖皮质激素（如0.5~1.0 mg/kg泼尼松龙）对聚合性痤疮的初始治疗有益，尤其是在异维A酸治疗期间已形成或正在形成溃疡的情况下。在加用异维A酸前，我们通常给患者连续服用2周糖皮质激素。在治疗开始或2~4周后，异维A酸联合糖皮质激素似乎是治疗聚集性痤疮的最佳方法，尽管缺乏临床对照研究。

在异维A酸未上市之前，常用砜类药物（如氨苯砜）治疗聚合性痤疮。这些化合物可尝试用于对治疗抵抗的病例。剂量为50~150 mg/d，治疗数周或数月。治疗需在密切监测下进行。

若有继发性感染则需使用强效抗生素系统治疗。

可能需要非甾体类抗炎药用于控制聚合性痤疮伴发的肌肉 - 骨骼相关症状。

4.2.2.6 局部治疗

外用数周强效糖皮质激素可用于缓解炎症。外用维 A 酸类药物与口服异维 A 酸联用也很有效。

4.2.2.7 其他治疗选择

较大的出血性结节其内容物可用粗针穿刺和注射器抽吸。也可用柳叶刀或手术刀片局部切开引流，但不是我们的首选。还可以使用糖皮质激素（如醋酸曲安奈德）的晶体悬液进行皮损内注射，可使皮损在数天内明显变平。冷冻疗法是硬化性出血性结节和瘘管脓肿的另一种选择。对长期存在的皮损，手术切除和皮肤移植也不失为积极的根治性治疗。临床上对 TNF-α 拮抗剂等生物制剂愈发重视。仅有少量使用生物制剂的个案报道，主要见于综合征相关的聚合性痤疮。治疗有效率和长期疗效尚不清楚。矛盾的是，有阿达木单抗诱发聚合性痤疮的报道。

4.2.3 痤疮的持久性实质性面部水肿

水肿并非痤疮的典型表现。1966 年 2 月 9 日，Carney 在洛杉矶皮肤病学会上报道了可能是首例痤疮相关性面部水肿病例，该患者患有淋巴瘤。该病例描述了肥大细胞的出现，同时讨论了采用 X 线放射治疗。直到 1985 年梅奥诊所的一个病例报道才将其命名为实质性面部水肿（solid facial edema），此时才引起了临床医生的警觉。

4.2.3.1 临床表现

持久性实质性面部水肿主要发生于男性。许多（但非所有）患者在面部水肿前有 2 ~ 5 年痤疮病史。其主要发病于青春期或成年早期，通常发生于轻度的丘疹脓疱性痤疮患者，而非重度炎症性痤疮的丘脓疱疹或聚合性痤疮。

其临床表现具有特征性。面中部 1/3 处出现较为坚实的、非凹陷性肿胀，无鳞屑，或呈橘皮样变（peau d'orange）。用手指用力按压时，皮肤不凹陷。日常几乎没有变化。肿胀主要发生于前额、上睑、鼻梁、鼻唇沟和面颊。可持续存在，常随时间推移而加重。这种表现不会自发消退。

除了面部轮廓变形外，患者主观症状轻微。外观看起来很怪异，对自尊心构成了严重威胁。

4.2.3.2 发病机制

发病机制尚不清楚。据推测，任何原因的慢性炎症（包括细菌感染）导致了淋巴回流障碍，但我们并不认同此理论。抗生素治疗无效，这与细菌性病原学理论相矛盾。浸润中发现大量肥大细胞，可能与纤维化有关，正如神经纤维瘤病等疾病所见。此外，没有过敏或外伤引起的证据。

4.2.3.3 组织病理学

本病由临床医生而非病理科医生下诊断。组织病理学无特征性。真皮中部、深部轻度水肿，伴淋巴管扩张，偶见稀疏或密集的血管周围淋巴组织细胞浸润。值得注意的是可见众多肥大细胞。主要特征是纤维化，结缔组织增厚至正常的 2 ~ 4 倍，纤维束延伸至皮下脂肪。

4.2.3.4 鉴别诊断

粗看此病可能与链球菌性丹毒相似。但无全身症状，无局部皮温升高甚至疼痛，且口服抗生素无效。该病常与肉芽肿性唇炎（Melkersson-Rosenthal 综合征）混淆，但是如果无皱襞舌、唇水肿或周围性面神经受累，则不符合该诊断。常误诊为过敏反应或接触性皮炎，需注意排除。持续性面部和眼眶水肿很少为获得性血管性水肿、系统性红斑狼疮或潜在恶性肿瘤（如淋巴瘤或皮肤血管肉瘤）的首发表现。

类似的实质性水肿也可发生于玫瑰痤疮，甚至发生于既无痤疮也无玫瑰痤疮的患者中。发病机制可能相同，与淋巴回流障碍或肥大细胞诱导的纤维化有关。玫瑰痤疮发病年龄往往较大，并有面部潮红或毛细血管扩张等其他症状。我们认为，Degos 于 1957年首次报道的一种独立性疾病——Morbihan 病与慢性淋巴水肿及痤疮或玫瑰痤疮的实质性面部水肿很可能描述的是同样的慢性难治性疾病。Morbihan 这个名字来自于法国不列塔尼海岸线的沿岸地区，Degos 观察到了这个地区的渔民出现这种表现。

4.2.3.5 治疗

持久性实质性面部水肿的治疗通常不令人满意。应治疗潜在的痤疮或玫瑰痤疮。临床医生几乎尝试了当时能想到的一切疗法，包括 X 线和大剂量抗生素。医用弹力套不灵便且通常不起作用。每日按摩淋巴值得进一步研究，可能有价值，但缺乏证据。据报道系统性应用糖皮质激素可减轻面部肿胀，但在我们的经验中并无疗效。我们的初步建议是口服低剂量异维 A 酸 [0.1 ~ 0.2 mg（kg·d）] 联合 2 mg/d 酮替芬，持续 6 ~ 12 个月。酮替芬对肥大细胞有作用，因此使用该药物。初步疗效令人鼓舞，但文献也报道了治疗失败的案例并提倡加大剂量。也可考虑尝试氯法齐明，剂量为每次 100 mg，每周 4 次。据报道，氯法齐明和异维 A 酸联用也有帮助。在日本患者中，长疗程（大于 3 个月）、小剂量多西环素或米诺环素已被证实有效。

4.3 瘢痕的动态变化

除粉刺外，瘢痕也是痤疮的标志。永久性瘢痕是这种疾病最可怕的结果。瘢痕可以是炎性皮损的自然转归，也可能是自己搔抓的后果，而后者常被忽视。两种瘢痕可能同时存在。本章仅讨论自发性瘢痕。自己造成的瘢痕会在另一章节中阐述。可出现各种各样的瘢痕，包括从不显眼的到严重致残的。

4.3.1 凹陷性、火山口样及冰锥状瘢痕

这些是各种痤疮瘢痕的典型形态。它们仅限于面部，包括形状各异的火山口状凹陷（也称为箱车型瘢痕）、点状和冰锥样瘢痕（让人联想到冰锥在冰川上形成的陡峭的凹坑）。凹陷性瘢痕融合后可形成宽的、呈网状的难看瘢痕，也称为滚动型瘢痕。一些专家建议按大小而非形状分类，以便在治疗过程中进行更客观的评估。

瘢痕边缘可以很陡峭，也可以很平缓。这会对患者产生完全不同的影响。陡峭性边缘会投下阴影，使瘢痕更显眼。而平缓的边缘使光线可以照射至底部，这类瘢痕不太明显。

4.3.1.1 组织病理学

组织病理学表现多变，但总是可见充满角质的毛囊管，其表面衬以不规则增厚的上皮组织，后者可出芽形成条带状结构。存在异物肉芽肿的表现，有混合性炎性细胞。炎症性改变多样，必然会伴有外周纤维化。简而言之，瘢痕的表现具有多形性，这取决于它们的阶段和此前炎性病变的严重程度。组织学上它们不是萎缩性瘢痕，临床上最好描述为痤疮凹陷性瘢痕。

4.3.2 萎缩性瘢痕

面部可能出现扁平的萎缩性小瘢痕。肩胛区或上

背部的任何部位都可能形成数厘米大小的瘢痕。萎缩性瘢痕是聚合性痤疮的标志性皮损。新鲜的瘢痕呈粉红或红色，陈旧性的为石膏白色至淡黄色。其中一些瘢痕如卷烟纸样菲薄，表面起皱且透明。由于胶原性支撑薄弱且萎缩，因而可以通过上方覆盖的薄层组织看到血管。纤维化过程可彻底摧毁所有皮肤附属器。在放大镜下看，瘢痕表面看不到毛囊残余物或单个汗腺开口。

4.3.2.1 组织病理学

特异的组织学表现包括表皮层极其菲薄、扁平，表皮突消失。真皮内可见众多扩张的淋巴管和静脉血管，呈水平排列的细胶原束，大量成纤维细胞及不规则浸润的淋巴组织细胞。不同程度地存在残留的立毛肌、神经、组织碎片、巨细胞、钙化灶甚至骨形成。看不到附属器结构。

4.3.3 增生性瘢痕

增生性瘢痕也称为纤维化结节。它们通常源于聚合性痤疮的深层炎性结节，最常见于背部、肩部或胸骨上方。瘢痕较大，通常 1 ~ 2 cm 宽，呈圆顶形，高出皮面 5 ~ 10 mm。初期常呈火红色，后期变成瓷黄白色，为质地非常坚硬的肿块。表面有光泽，无毛囊开口。随着时间推移，这些瘢痕可能需要数年才会逐渐变平。患者常自觉瘙痒。

4.3.3.1 组织病理学

低倍镜视野下即可诊断。瘢痕只由不同大小、完全杂乱的致密性胶原纤维束组成。大部分胶原束呈现水平分层。皮肤附属器被破坏，弹力纤维缺失或稀疏。血管罕见。这是极度纤维化的表现。

4.3.4 瘢痕疙瘩

瘢痕疙瘩是一种可怕的瘢痕，有色人种比高加索人种更易发生。好发部位为胸骨区、乳房、上臂外侧、肩部、项部及背部 V 形区。瘢痕疙瘩不是自发产生的，往往始于较为轻微的创伤。在痤疮中，它们会继发于炎性皮损，可能仅为丘脓疱疹，但更多的是继发于聚合性痤疮的炎性结节。瘢痕疙瘩常被误认为增生性瘢痕。众所周知，两种概念不可互换。真正的瘢痕疙瘩生长范围远远超出了原有的炎性区域。它们表现为肥厚、隆起、分叶状纤维性斑块，切除后有很强

的复发倾向。有些瘢痕疙瘩外观类似长有成对爪子的龙虾。它们很难随时间而变平。而在白人中出现的隆起、质硬的瘢痕通常是增生性瘢痕。颜色呈深红至褐色，表面有光泽。数年后它们逐渐变为皮色，尤其是增生性瘢痕。表面无可见的细纹理、皱纹或毛孔。瘙痒（有时伴疼痛）非常常见。与增生性瘢痕一样，即使经过数十年，瘢痕疙瘩也不会自发性消退，而增生性瘢痕可能会随时间推移而逐渐变平。

4.3.4.1 组织病理学

除了密集、螺旋状、水平排列为主的胶原束，组织病理学上看不到任何特异性改变。胶原束之间是扩张的血管和稀疏淋巴组织细胞浸润。和所有瘢痕一样，弹力纤维完全消失。不可能找到附属器结构。组织病理学检查可能无法区分瘢痕疙瘩与增生性瘢痕。前者的纤维组织呈结节状排列，周围胶原蛋白带将每个结节分隔开来。而这种结构在增生性瘢痕中不存在，后者胶原蛋白排列混乱。

4.3.5 毛囊周围丘疹性瘢痕

毛囊周围丘疹性瘢痕突起而坚硬，好发于背部，胸部很少出现，面部更为罕见。瘢痕为圆形至椭圆形、轻微突起的白色皮损。有多个术语描述它们：丘疹性痤疮瘢痕、毛囊周围弹力纤维松解及痤疮后皮肤松弛样瘢痕。它们的外观类似闭合性粉刺，因此也被称为闭合性粉刺样瘢痕。我们更倾向于称之为"毛囊周围丘疹性瘢痕"。当用手指捏住其周围的皮肤时看得最清楚。它们常被误认为闭合性粉刺。当用尖的手术刀刺穿顶端，没有内容物流出，据此可与粉刺鉴别。鉴别诊断包括丘疹性弹力纤维离解、播散性豆状皮肤纤维瘤病、发疹性胶原瘤、无弹性纤维痣、真皮中层弹力纤维溶解症、炎症后弹力纤维松解、皮肤松弛症及弹力纤维性假黄瘤伴皮肤松弛。

4.3.5.1 组织病理学

弹力纤维染色能最好地显示瘢痕的范围。毛囊周围丘疹性瘢痕范围大于临床表现。内部的弹力纤维被完全破坏，周围的弹力纤维则标记了瘢痕组织的边界。附属器通常已被破坏，有时可见一个存活的有细小毛发的毛发单位，因此被称为毛囊周围丘疹性瘢痕。纤维化表现为密集的胶原纤维束和杂乱蔓延的血管。

4.3.6 钙化性瘢痕

钙化是重度炎性痤疮的晚期后遗症之一。甚至可能发生骨形成（骨瘤）。这些瘢痕的成分在临床上无法诊断。面部为好发部位，尤其是面颊和颏部，其次为上背部。X线示多发不透明影，通常为偶然发现。有时在严重瘢痕的面部触诊到石头样硬物时，应怀疑有钙化结节。现代成像技术同样证实了这些骨沉积。

4.3.6.1 组织病理学

或小或大的钙化结节散布在整个真皮。多核巨细胞常包含有钙化性沉积物。皮肤骨瘤将在其他章节阐述。

4.3.7 瘘管状粉刺（多孔粉刺）

瘘管状粉刺在其他章节也有描述。它们是聚合性痤疮的后遗症，好发于背部，在多年的炎症活动后才最终形成。

通常，数十甚至数百簇粉刺样皮损散布于躯干上部。每簇皮损都相互连接，内部是充满角质物的瘘管系统。这些复杂的结构在皮肤表面可形成2~20个不等的开口。将钝头探针插入一个开口中，可能会从附近其他开口钻出，提示内部存在有上皮内衬的迷宫样隧道。从中可挤出粉刺样内核，其表面通常呈深黑色。颜色源于黑色素。

皮损处有隐匿性轻度炎症反应，导致触痛性脓肿不断形成。细菌学特征与正常皮肤菌群无异。将角化细胞、被困的毛发和上皮残余物等异物排入真皮，造成脓肿和异物肉芽肿。聚合性痤疮的萎缩性瘢痕和增生性瘢痕有类似的红斑。瘘管状粉刺不会自发性愈合，会伴随患者终身。

用精细手术剪切开每个瘘管的顶部后，其中的角质性嵌塞物脱落出来，且不会再次形成。切开后的皮损可以实现二期愈合。尽管是有益的，但清理数以百计的瘘管状粉刺的工作很艰巨。消除异味本身会让患者非常满意。

4.3.7.1 组织病理学

隧道状通道相互连接，有数量不等的沟壑状开口，并衬有角化上皮。皮脂腺小叶常被破坏，偶见异形腺泡与迷宫样的瘘管相连。隧道被角化细胞密集填塞。还有大小不等的炎症灶。黑色素在毛囊口周围产生，使角质物变黑。

4.3.8 继发于窦道的线状瘢痕

窦道是所有痤疮皮损中形状最怪异、最困扰患者的皮损。通常这些炎性隧道位于面部，尤其是鼻唇沟、面颊、鼻梁、颏部及颈部两侧。或多或少的脓性分泌物会不断被引流至表面。这些香肠状增厚的物质呈线状，通常有数厘米长。这类皮损触痛、难闻且周期性地排出污物。

4.3.8.1 组织病理学

皮肤表面的多个开口连接了一组穿过中层和深层真皮的窦道。隧道表面有活跃上皮，不断出芽、带状增生，形成奇特的模式。每个切面的外观均不同。隧道里有松散的角化细胞、角化不全碎片及各种炎性细胞，有时还有卷曲的毛发。皮损周围的胶原出现纤维化。可见不同数量的淋巴组织细胞和粒细胞组成局限性炎症灶，有时钙化。

可通过皮损内局部注射糖皮质激素（通常为曲安奈德晶体悬液）治疗活动性窦道。不幸的是，皮疹暴发很常见。根治只能依靠手术，这需要将窦道整体切除，必然会遗留线状瘢痕。整形外科医生有时能在切除和修复窦道方面做到最好。

4.3.9 痤疮瘢痕的评估及分级系统

目前已提出若干种分级系统来评估痤疮瘢痕的严重程度并比较治疗效果。评估主要基于瘢痕形态、大小和数量。还应回顾色素沉着、动态变化和病程等。由于瘢痕亚型繁多，常共存于同一患者，好发部位不同及重症患者皮损数目多，亟待建立一种通用、精确、有效和实用的分级系统。近期已在预测形成痤疮瘢痕的易感性和风险方面做出努力。

4.4 分类问题：轻度痤疮还是重度痤疮？

这名男孩有许多闭合性粉刺和少量开放性粉刺。因为只有少量导致瘢痕形成的炎性皮损，很多人将其称为轻度（Ⅰ级）痤疮。但是，痤疮的分级需要对皮损数量和质量进行评估。本例中出现数百个闭合性粉刺，应归为重度痤疮（Ⅳ级），并加强治疗。闭合性粉刺通常更容易被感觉到而非看到。患者很清楚这一点，因为他们会仔细检查面部的每个角落。这名男孩的皮肤比不经意的观察者看到的要更差（图4.1）。

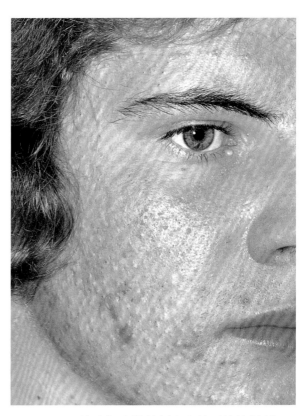

图4.1 许多闭合性粉刺和少量开放性粉刺

4.5 闭合性粉刺

如图 4.2 所示。

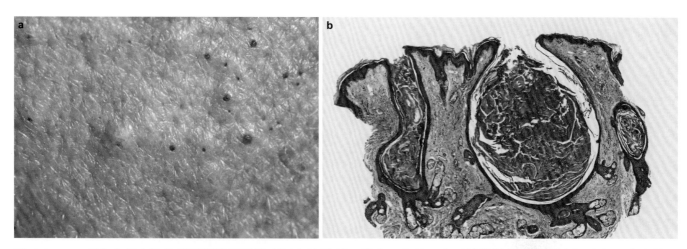

图 4.2   a：痤疮患者皮肤的微距照片可见许多闭合性粉刺，其中一些处于向开放性粉刺演变的中间阶段。中央的毛孔像袋口一样紧缩着。**b**：与 a 图对应的组织病理学表现可见左侧有一个微粉刺，中间为一个发育完全的闭合性粉刺，最右侧为一个斜切的微粉刺。未见炎症

4.6 开放性粉刺大体及镜下表现

在某些患者中，开放性粉刺在皮肤呈静止状态，不会发炎，转变为陈旧性粉刺，通常持续数年。粉刺开口不同程度地显现，露出的顶端部分有色素沉着，这使得皮损很难看（图 4.3 和图 4.4）。

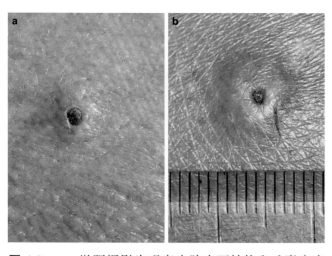

图 4.3   a：微距摄影为观察皮肤表面结构和毛囊疾病开辟了新维度。粉刺开口很宽，仅有一层纱样的薄层表皮将其紧紧固定于毛囊腔。**b**：一个陈旧性开放性粉刺，可以推测该粉刺成熟了 1～2 年。粉刺开口可见致密的有色素的内核，囊腔更宽，接近 5 mm。粉刺使皮肤表面隆起，此为陈旧性粉刺的典型特征

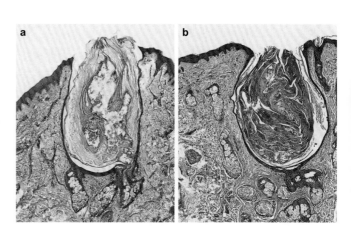

图 4.4   a：无炎症征象的开放性粉刺的组织病理学表现。毛囊壁被内容物撑大，但无泄漏或发炎的迹象。皮脂腺小叶仍然很大，提示皮损不算很陈旧。皮脂从皮脂腺导管排出，此切片可见其中一部分。皮脂随后通过粉刺腔隙流出。这是细菌定植的最佳部位。**b**：一个陈旧、紧实的开放性粉刺，同样没有发炎。可见皮脂腺去分化

4.7 角化细胞：构成粉刺的"砖块"

角化细胞是粉刺角质结构的"砖块"。源于毛囊间表皮的角化细胞构成了皮肤角质层，而源于皮脂腺毛囊漏斗部的角化细胞则形成粉刺。角化细胞间的物质相当于灰浆，将这些砖块恰当地黏合在一起。这一砖墙模型被用于解释表皮屏障功能。细胞黏附也有桥粒参与，在角质层中被称为角化桥粒。

角化细胞的形态十分特殊。图 4.5 和图 4.6 比较了表皮和粉刺的角化细胞。细胞悬液最好由 triton-X-100 制备，离心后使用结晶紫和罗丹明 B 染色。

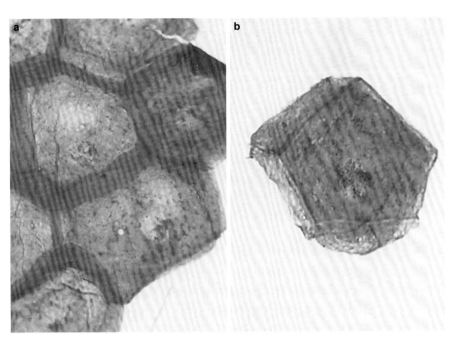

图 4.5 表皮角化细胞大多数形态规则，甚至形状对称。多数呈六边形或五边形。无细胞核，细胞边缘互相重叠。角化细胞的大小因部位和年龄不同而不同。成人胸部表皮角化细胞表面积约为 1000 μm²。细胞大小随年龄逐渐增加，例如新生儿细胞表面积约为 900 μm²，80 多岁时增加至 1150 μm² 左右。**a**：肩部单层角化细胞；**b**：一位深肤色患者的单个角化细胞，中央可见成簇的黑素颗粒

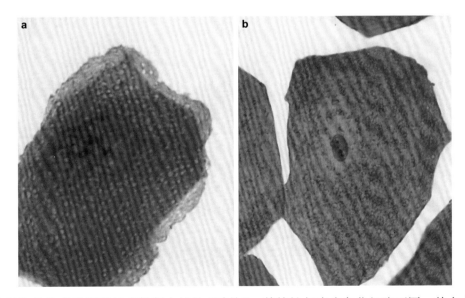

图 4.6 粉刺角化细胞是构成毛囊微丝或粉刺内核的"砖块"，其特性与表皮角化细胞不同。其大小和形状多变，边界凹凸不平，主要为薄且半透明的易碎细胞。通常有核或核残留物。最重要的是，它们比表皮角化细胞大得多，直径可达 50～70 μm。**a**：粉刺的单个角化细胞，含有大量脂滴；**b**：闭合性粉刺的单个角化细胞。典型特征为形状不规则，个头大，有胞核和核仁残留

4.8 脂质微丝及微粉刺的角化模式：水平视图

从宽大的皮脂腺可挤出蜡状蠕虫样物质，它们要么是大毛囊的正常嵌塞，要么是微粉刺的中间状态。

图 4.7 和图 4.8 比较了油痤疮患者的微粉刺与寻常痤疮患者正常皮肤部位的脂质微丝结构。

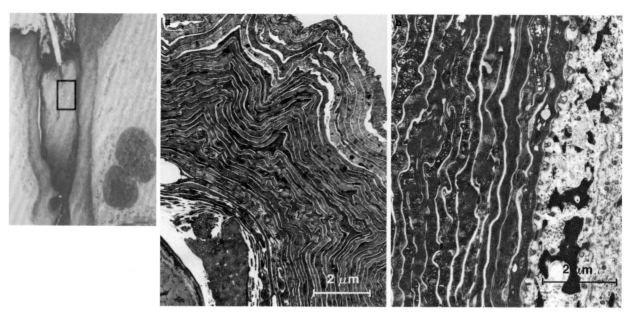

图 4.7 油痤疮。它是不当接触各种工业油脂（包括切削液）的致粉刺化合物所致。**a**：微粉刺。在水平切割的毛发周围，约 30 个密集堆积的角化细胞形成一个圆柱体，毛发和同心圆形角化细胞层之间有少量皮脂腺物质和碎片。未见细菌，这是油痤疮的一个特征。电子显微镜，×10500。小图为亚甲蓝染色半薄切片。**b**：右侧为紧邻表皮的毛囊上皮（毛囊漏斗部上段），可见透明角质颗粒。它产生致密、相互粘连的角化细胞，与毛囊间表皮难以区分。引发油痤疮的有毒物质可抑制细菌生长。电子显微镜，×15 000

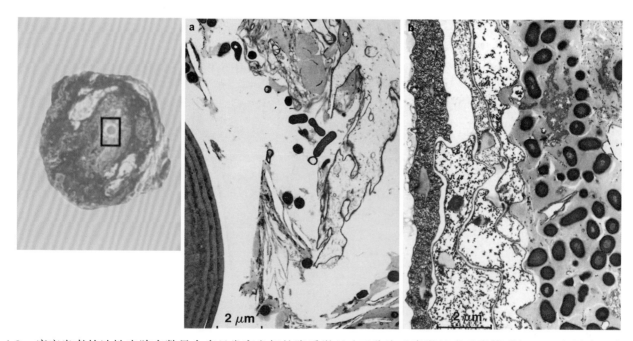

图 4.8 痤疮患者的油性皮肤有数量众多且发育良好的脂质微丝（又称为毛囊微丝或毛囊管型）。**a**：左侧为毛发。松散的细胞碎片、肿胀的角化细胞、脂滴及细菌共同组成柔软的糊状物。电子显微镜，×8900。小图为亚甲蓝染色半薄层切片。**b**：微丝周围约由 15 层角化细胞组成，其中 5 层如图所示。角化细胞肿胀，有少量脂质内容物。大量细菌嵌入皮脂和生物膜组成的混合物中。电子显微镜，×11 600

4.9 粉刺形成

本部分将展示原发性粉刺形成的所有阶段（图 4.9）。

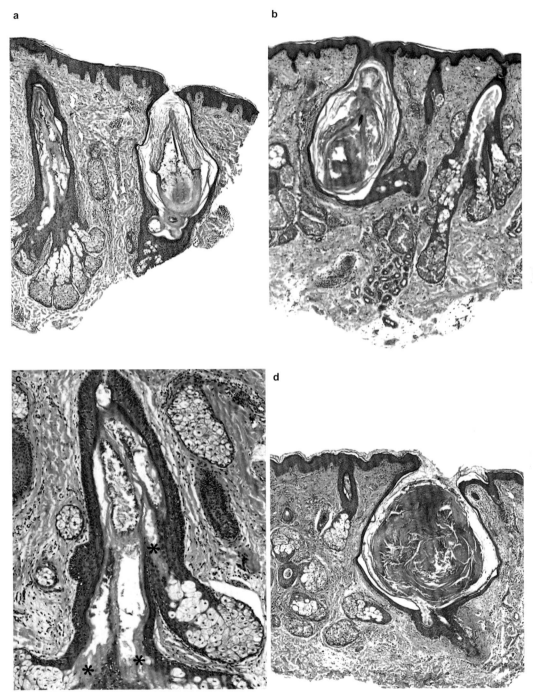

图 4.9   a：左侧可见含毛发的巨大皮脂腺毛囊，以及腔内充满细菌的毛囊微丝。右侧可见微粉刺，快速生长期粉刺的典型表现为皮脂腺导管角化。**b**：左侧可见一个闭合性粉刺及开口很小的去分化的皮脂腺小叶。右侧可见含有碎屑的巨大皮脂腺毛囊及三个未见明显角化的皮脂腺导管。**c**：每个皮脂腺毛囊都有其排出管道系统。该图中的巨大皮脂腺毛囊有三个排出管腔，分别直接与皮脂腺导管相连（＊）。**d**：一个开放性粉刺内充满密集的角化细胞。皮脂腺小叶虽然只是一个小芽，毛发单位仍有功能

4.10 皮脂腺导管角化并成为粉刺的一部分

随着开放性和闭合性粉刺的缓慢增大，皮脂腺逐渐消失。之前较大的皮脂腺小叶逐渐萎缩成仅含少量皮脂腺细胞的芽蕾样结构。皮脂腺导管成为粉刺上皮的一部分（图 4.10）。

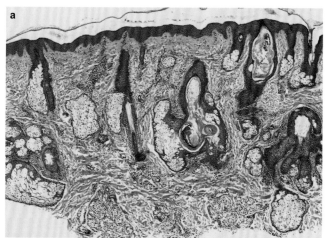

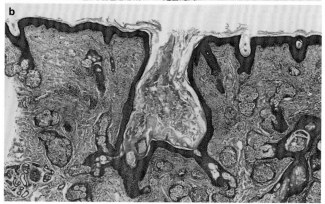

图 4.10　a：皮脂腺导管是毛囊和粉刺最脆弱的部分，通常可见小的炎症灶。皮脂腺导管扩张，管中充满角化不全和正角化过度性物质（＊）。**b**：图中心部位的开放性粉刺在其左侧基底部只有较小的皮脂腺，而皮脂腺毛囊包含体积较大的皮脂腺小叶（右侧）。皮脂腺导管与粉刺上皮一样发生角化。粉刺越是因其不断生长的内核而膨胀，皮脂腺导管就越与粉刺壁整合在一起

4.11 开放性粉刺镜下超微结构

角化细胞构成了粉刺的坚硬骨架。电子显微镜减少了光学显微镜检查所看到的人工间隙。可见角化细胞紧密连接。细胞间狭窄间隙内含有脂质和糖（所谓的水泥物质），参与细胞间的连接。各种脂质形成板层膜。细胞间粘连成分的生化性质与结构组成已完全知晓。神经酰胺和鞘磷脂是构成板层膜各层的主要成分。角质层中的桥粒（也称为角化桥粒）参与了细胞间黏附。右下方的上皮细胞含有深色的透明角质颗粒（图 4.11a）。

图 4.11b 部分角化细胞所见的虫蛀样内部结构是人工现象。获得不受人为因素影响的真实的角质层图像极其困难。电子显微镜，×22 000。小图为亚甲蓝染色半薄切片。

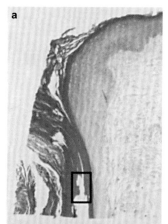

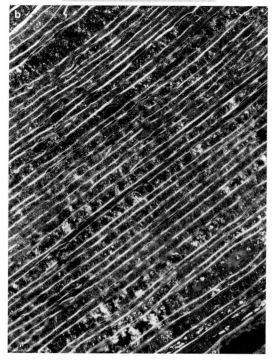

图 4.11　开放性粉刺镜下超微结构

4.12 正常表皮和粉刺角化细胞的差异

直到近期，角质层的复杂结构才完全研究清楚。特殊染色方法及电子显微镜可观察到常规光学显微镜无法观察到的细节（图4.12）。但仍存在较多人为因素影响。

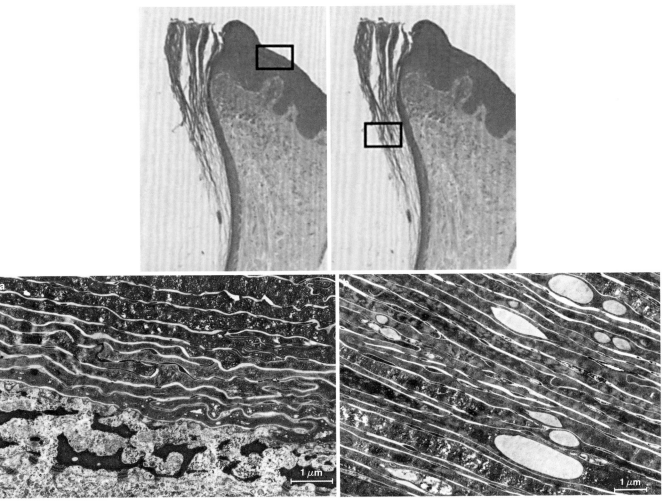

图4.12　a：该图显示正常表皮的角质层。其底部的颗粒层包含较多透明角质颗粒。角化细胞间密布纤维蛋白，使其紧密连接成约15个细胞层厚度的角质层。角化细胞间隙富含脂质和糖，既参与细胞间连接，又阻止外部物质向内扩散以及水的向外扩散。图中还可见电子致密层（桥粒），有时也被称为cementosomes或角质层的角化桥粒（corneodesmosomes），提供牢固的细胞间黏附。这张电子显微镜图片展示了角质层典型的砖墙结构。电子显微镜，×22 000。**b**：粉刺角化细胞。它们紧密连接，细胞间充满大小不等的脂滴，表明分泌速度较快，细胞间隙包含各种脂质组成的双层膜结构。电子显微镜，×18 000。小图为亚甲蓝染色半薄切片

4.13 粉刺内部结构

　　粉刺核心结构由角化细胞紧密堆积而成。表皮角质层有序分层排列；而粉刺结构中，角质层呈混乱无序堆叠（图 4.13）。

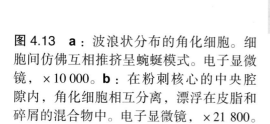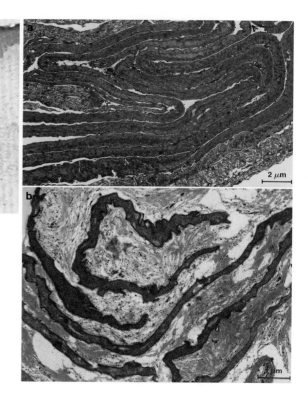

图 4.13　a：波浪状分布的角化细胞。细胞间仿佛互相推挤呈蜿蜒模式。电子显微镜，×10 000。**b**：在粉刺核心的中央腔隙内，角化细胞相互分离，漂浮在皮脂和碎屑的混合物中。电子显微镜，×21 800。小图为亚甲蓝染色半薄切片

4.14 粉刺内毛发

　　如图 4.14 ~ 4.16 所示。

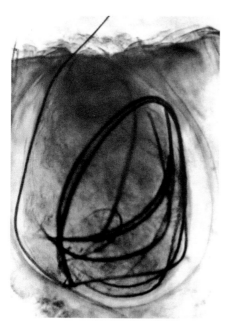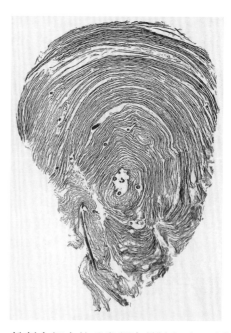

图 4.14　该图可见用水杨酸甲酯清洗后的完整开放性粉刺标本，展现其三维立体结构及其内容物。不同直径和长度的卷曲毛发被致密的角质包围。可见一根毛发伸出毛孔。粉刺破裂后，毛发、角质和脂质会进入到真皮，引起持久的质硬丘疹和结节。大的开放性粉刺是皮损的终末期，很少发生破裂

图 4.15　粉刺内细小的毛发很容易被忽略。当粉刺上皮破裂时，这些毛发会进入结缔组织内。图中为一个粉刺的横截面。角化细胞呈同心圆层层分布。可见一些毛发的横截面

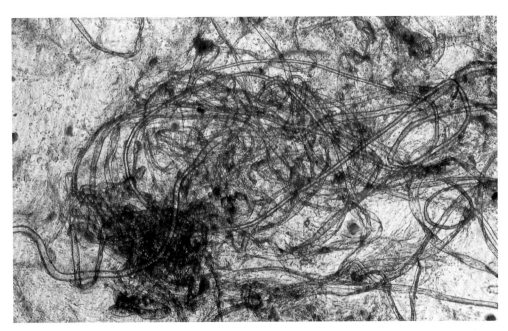

图 4.16 开放性粉刺被挤出后置于油镜所见。角化细胞基质变得透明并可见一根根可以数得过来的毛发。毛发缠绕在一起

4.15 粉刺内色素

粉刺内的色素是黑色素而不是污垢，肉眼可看到开放性粉刺中的色素，但闭合性粉刺中的色素只能在显微镜下看到（图 4.17 ~ 4.19 ）。

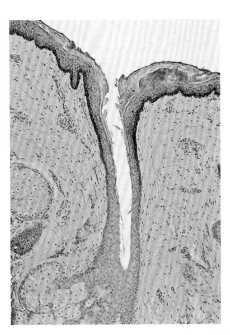

图 4.17 在有色素沉着的患者中，除黑素细胞外，毛囊漏斗部上段及毛发间表皮的基底层角质形成细胞内充满黑色素。漏斗部下段不包含黑素生成细胞。银染图

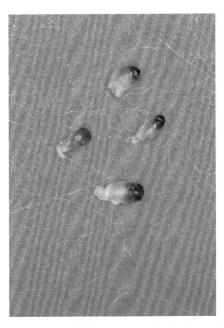

图 4.18 用粉刺挤出器取出 4 个完整粉刺，上部为黑色素沉积的帽盖，下部为无色素沉积的白色尾部。未染色图

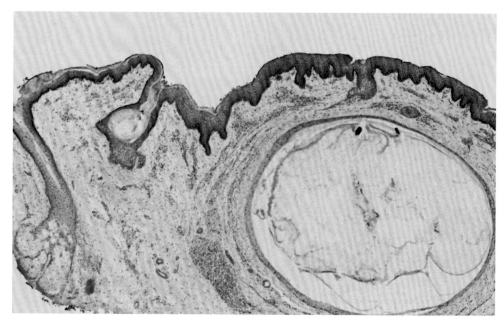

图 4.19　黑素生成细胞局限于毛囊漏斗部上段和毛发间的表皮。闭合性粉刺的右侧未见色素。粉刺内的黑色毛发被切向切割两次。银染图

4.16　粉刺内的色素为黑色素

开放性粉刺上不同程度地覆有黑色帽盖，既不是污垢，也不是氧化的脂质，而是黑色素；闭合性粉刺上无此现象。黑色素产生于粉刺上皮细胞的顶端，然后转移到角化细胞内。大堆的黑色素团块形成巨大黑素小体，随着角化细胞不断向上移动。数百个密集分布的角化细胞提供足够的色素，形成深棕黑色（图 4.20）。

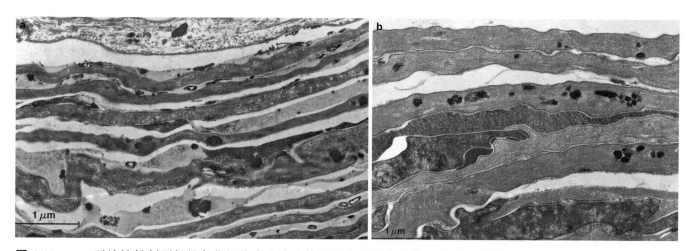

图 4.20　**a**：开放性粉刺顶部的角化细胞内含许多体积巨大的黑素小体。电子显微镜，×35 000。**b**：与 a 图对比，35 000 倍电镜下所见良性色素性皮损（老年性黑子）的角化细胞。32 000 倍电镜下见巨大黑素小体随角化细胞不断向上移动（图片由德国慕尼黑 Wilhelm Stolz 教授惠赠）

4.17 形态各异的粉刺

粉刺的形态各种各样，没有一模一样的粉刺。但总存在一些特异性的关键组织病理学特征（图 4.21）。

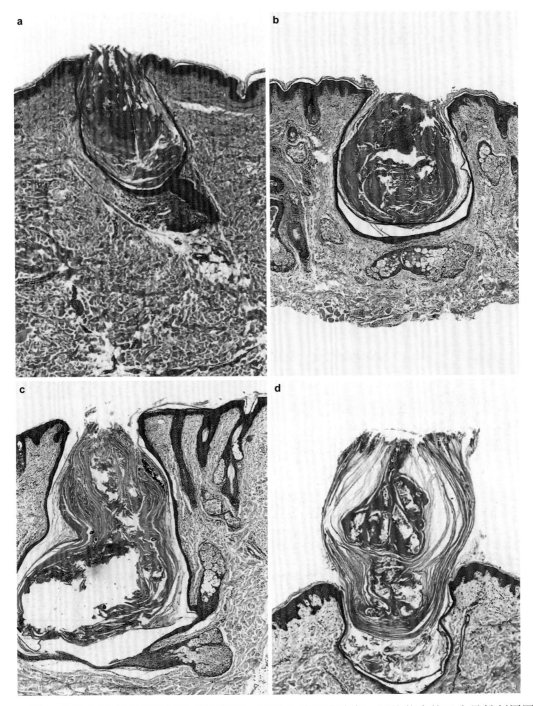

图 4.21　a：可见一个从未受到炎症破坏的成熟粉刺，可以由其对称分布、涡纹状内核且未见粉刺周围纤维化来进行判断。皮脂腺全部萎缩了。毛发单位完好无损，一根头发陷入粉刺中。少量淋巴细胞分布在曾有皮脂腺小叶的部位。**b**：这个粉刺的开口呈匙形。核心由密集堆积的角化细胞组成，其间只有少数细菌存在。从连续切片判断，下方大的皮脂腺小叶仍与粉刺相连。**c**：图中的粉刺轻微不对称，粉刺周围纤维化，残留的角化不全细胞混合有粒细胞和淋巴细胞碎片（右上部），以及多个毛发的横截面都表明粉刺较为陈旧，经历了几次炎症反应并从中恢复。但奇怪的是，两个皮脂腺小叶仍然向粉刺中释放皮脂。**d**：可见一个完全成熟的开放性粉刺。腔内无内容物，像棵中空的老树。多囊性腔隙构成内核绝大部分；腔隙内充满了细菌，其中大多数是痤疮丙酸杆菌。粉刺似乎再次形成。此为在麻醉注射压力下人为挤出的完整粉刺

4.18 粉刺的演变

如图 4.22 所示。

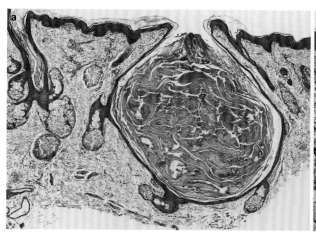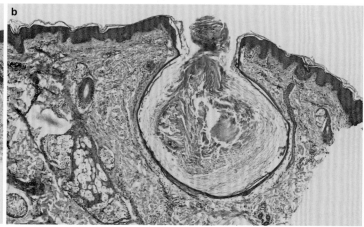

图 4.22 a：右侧可见一个典型的闭合性粉刺。它的毛孔收缩，上皮伸出并变薄，皮脂腺萎缩，粉刺内核紧密堆积。该粉刺从未发生过炎症。左侧可见一个正常皮脂腺毛囊，以供对比。**b**：可见一个闭合性粉刺，但更具体地应该称之为巨大粉刺或上皮囊肿。尽管毛孔因为组织技术原因而人为扩大，但仍较紧缩。上皮非常薄。逐层切片也未见皮脂腺。发毛部分已被破坏。皮损周围纤维化表明处于炎症较早阶段。如果任其发展，这些皮损可能会持续数年甚至数十年

4.19 炎症过程

粉刺破裂会引起多种炎性皮损。所有图片均来自不同的组织切片（图 4.23）。

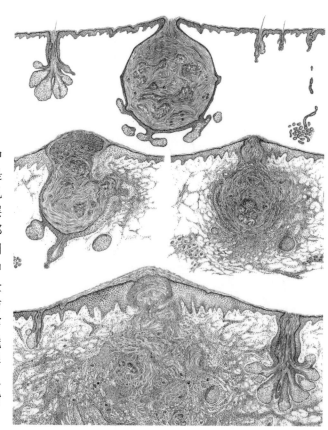

图 4.23 上图：痤疮初起的可见皮损为闭合性粉刺。其中央腔隙中含有大量痤疮丙酸杆菌，痤疮丙酸杆菌的产物总是导致粉刺破裂。左侧可见一个正常的皮脂腺毛囊。右侧可见两根毳毛及一个外分泌汗腺。**中间左图**：可见脓疱。上皮层裂解后形成毛囊内脓肿及毛囊周围炎症反应。粉刺的基底部是完整的。可在修复期重新包裹内容物。形成的瘢痕随时间延长逐渐变得不明显，常常只留下一些轻微变形的毛孔。**中间右图**：可见丘疹。该粉刺结构已完全崩解，上皮层被完全破坏。中性粒细胞已经扩散至周围组织甚至扩散至皮下脂肪层。这种皮损持续数周并缓慢愈合，遗留凹陷性瘢痕。**下图**：可见结节。该粉刺结构已被完全破坏。角质和毛发的残留物被挤进周围组织中。急性中性粒细胞期逐渐转为慢性异物肉芽肿期，可持续数周甚至数月。肯定会遗留难看的永久性瘢痕。左侧可见一根毳毛，右侧可见处在炎症初期的皮脂腺毛囊。如果结节与皮脂腺毛囊相连，则会形成瘘管状粉刺

4.20 讨厌的痤疮

图 4.24 的这个女孩今年 15 岁，却已经患有重度痤疮。皮损密集，几乎所有毛囊都受累。可出现各种各样的皮损，如闭合性粉刺、小丘疹和脓疱。胸背部也可受累。皮脂大量溢出导致出现大量皮损。应积极治疗以阻止病情进展。痤疮对这个女孩情绪的影响是负面的。

4.21 痤疮的各种皮损

面部富含皮脂腺毛囊，是痤疮的发病部位。从图 4.25 可看出痤疮的动态变化，显示处于不同阶段的皮损。图中主要皮损是位于鼻唇沟和鬓角的小的、难以察觉的闭合性粉刺（不要与左下睑的几个粟丘疹混淆）。它们最终会转变为炎症性（继发性）皮损，丘疹和脓疱主要出现在面颊和前额。下颌下方有一些质地较硬的结节。

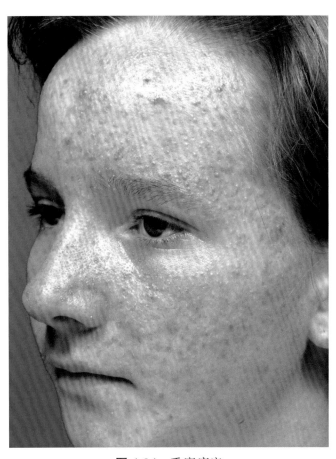

图 4.24　重度痤疮

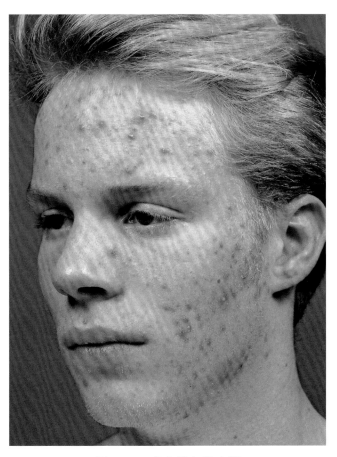

图 4.25　痤疮的各种皮损

4.22 痤疮的病谱

如图 4.26 所示。

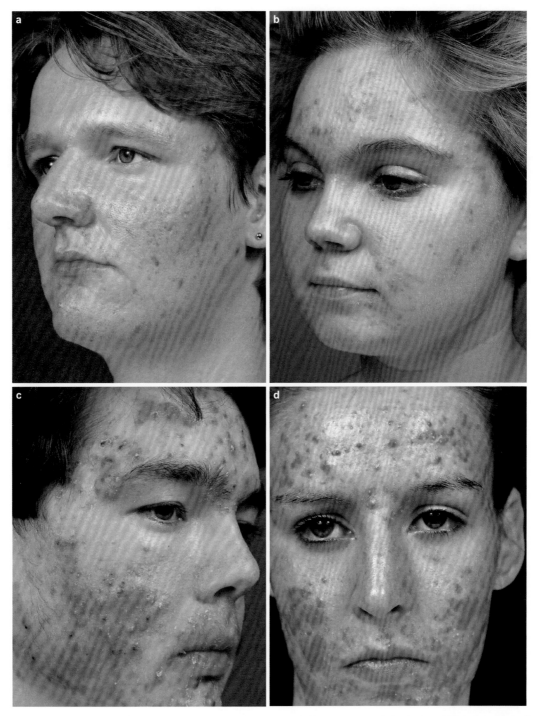

图 4.26　a：这位女性的肤色不佳。她的面部明显呈油性，丘疹突然冒出，遗留瘢痕。搔抓引起的表皮剥脱是痤疮的另一种表现。可给予激素（尤其是抗雄激素）联合异维 A 酸治疗。**b**：虽然不如 a 图所示那样严重，但仍然比较麻烦。炎性丘疹和深在的、持久性结节与初起的粉刺混合存在。**c**：一名 16 岁青少年的聚合性痤疮。这是重度痤疮，如未经适当治疗，该病可能会持续数年甚至数十年。在面颊中央，融合性脓肿破坏皮肤。可形成窦道。可给予系统性糖皮质激素和异维 A 酸治疗。**d**：图中患者看起来很沮丧。这位年轻女子患有聚合性痤疮。必须立即治疗以预防身体上的瘢痕和精神上的创伤。在排除所有禁忌证并严格遵循指南的前提下，可使用异维 A 酸治疗

4.23 女性成人痤疮或持久性面部痤疮

这有时被称为迟发型痤疮，多在成年期发病。女性若患有这种严重的、对治疗抵抗的炎症性痤疮，需进行内分泌检查。高雄激素性疾病，包括多囊卵巢疾病或肾上腺皮质增生，可能是潜在病因。还应询问其是否摄入过合成代谢类固醇。在无禁忌的情况下，治疗应包括抗雄激素类口服避孕药和异维 A 酸（图 4.27）。

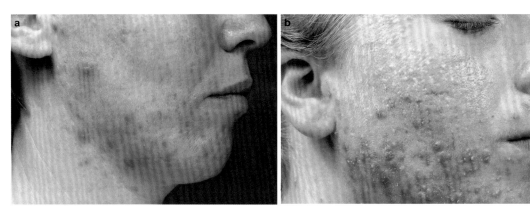

图 4.27　a：下颌是典型的好发部位，以持续性炎症性皮损为主。这位女性对常规疗法无反应。她接受了低剂量异维 A 酸（0.2 mg/kg）联合抗雄激素药（口服避孕药醋酸环丙孕酮），得以治疗成功，其面部皮损在 7 个月内完全清除，此后未再复发。**b**：这名女性只有 19 岁，却因闭合性粉刺、瘢痕、融合性聚合性丘疹和结节而痛苦。口服异维 A 酸联合应用含有 2 mg 醋酸环丙孕酮和 35 μg 乙炔雌二醇的避孕药完全治愈了该患者

4.24 男性炎症性痤疮

如图 4.28 所示。

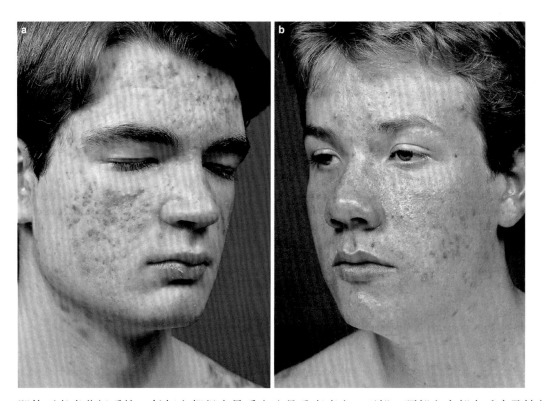

图 4.28　a：即使不考虑分级系统，任何人都很容易看出这是重度痤疮。面部、颈部和肩部有丘疹及结节，甚至是出血性的。上颌处有许多闭合性粉刺，完整呈现了痤疮的各种皮损。**b**：较轻的痤疮，却很烦人。这位患者已患痤疮多年。现在主要是炎症。面部毛孔粗大，皮肤油腻，已经有小瘢痕出现。暗红色的鼻子可能是玫瑰痤疮倾向的极早期征象，该疾病可伴随痤疮出现

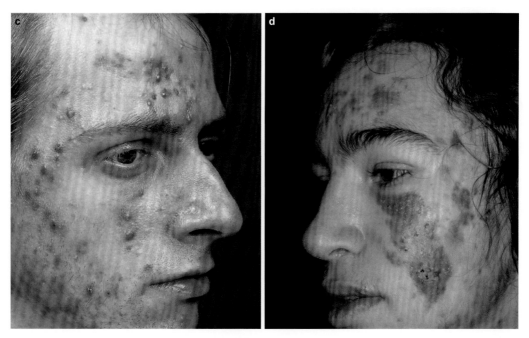

图 4.28（续）　c：这些浅表和深在的丘疹结节具有侵袭性及破坏性。有些持续数周。典型特征是皮脂溢出。这不是革兰氏阴性毛囊炎，尽管进行了数次尝试，但未能培养出革兰氏阴性菌。**d**：重度痤疮，伴有融合性、聚合性皮损。这位年轻人肯定很痛苦

4.25　终毛毛囊炎与脆弱的皮脂腺毛囊

　　毛囊炎通常为脓疱疮型（Bockhar 毛囊性脓疱疮），是一种可能被误诊为痤疮脓疱的脓皮病（图 4.29 和图 4.30 ）。

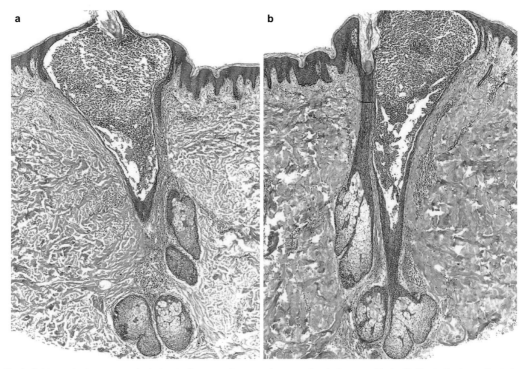

图 4.29　葡萄球菌性毛囊炎。**a**：该皮损为典型的终毛毛囊的细菌感染。金黄色葡萄球菌在此类皮损中大量聚集。整个毛囊导管充满了粒细胞。未见粉刺内核。**b**：细菌性毛囊炎，角化细胞少量聚集，像嗜酸性漂浮物一样在脓液中游动。与 a 图皮损一样，终毛毛囊的皮脂腺完整

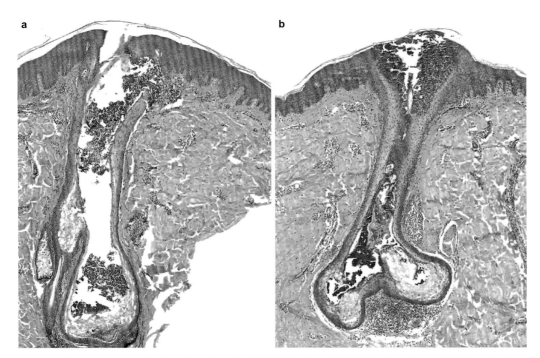

图 4.30　脆弱的皮脂腺毛囊。一些痤疮患者，特别是聚合性痤疮和暴发性痤疮患者，毛囊非常脆弱。它们在早期阶段破裂，然后形成大量的粉刺。这些皮损中聚集着痤疮丙酸杆菌和表皮葡萄球菌，但没有化脓性微生物。**a**：脆弱的毛囊，来自一位聚合性痤疮患者。毛囊右上方破裂。在切片过程中，粉刺内核部分丢失，但仍然可见松散的角化细胞碎屑。毛发结构位于左侧。**b**：脆弱的毛囊，来自一位暴发性痤疮患者。管中充满了粒细胞和角质碎屑，皮脂腺导管附近有一个微粉刺

4.26　讨厌的脓疱

脓疱是非常显而易见的皮损，因而被痤疮患者所憎恶（图 4.31）。

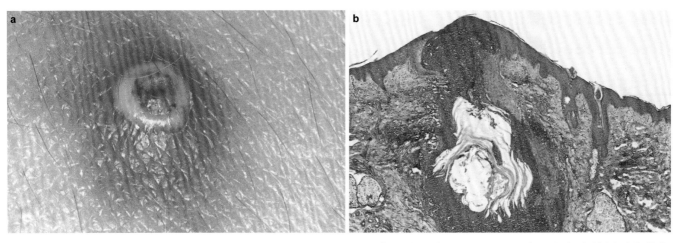

图 4.31　**a**：一个大的富含脓液的脓疱。痤疮脓疱来源于粉刺，但后者通常并不可见。褐色的粉刺内核漂浮在黄色的脓湖中，周围被红斑包绕。**b**：对应的组织病理学表现是一个有角质核的脓肿。右侧仅有一小段粉刺上皮仍然完整，因其太小而无法重新包裹整个炎性皮损

4.27 脓疱、丘脓疱疹和囊肿的组织病理学变化

开放性粉刺可引发炎症，但闭合性粉刺引发的局灶性炎症更为常见。根据部位和程度的不同，会出现不同的脓疱成分（图 4.32）。

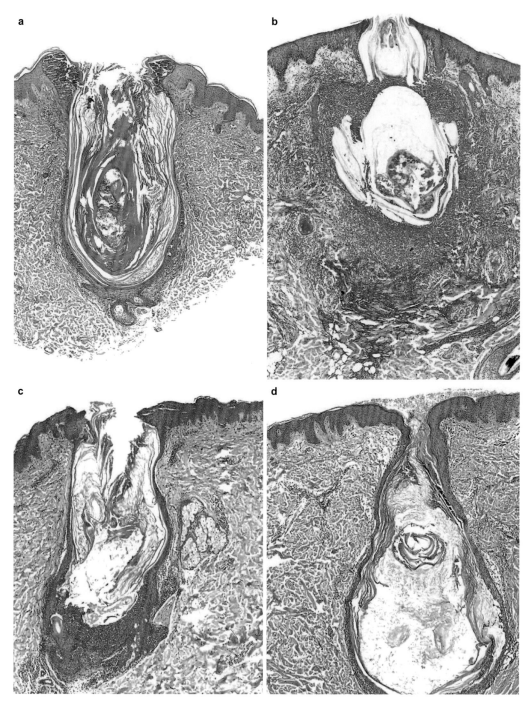

图 4.32　a：一个陈旧的成熟开放性粉刺开始出现炎症，它具有致密的中央核、多个细菌性腔隙、薄的粉刺上皮和几乎完全退化的皮脂腺小叶。粒细胞聚集破坏整个粉刺上皮，并在角质层下形成大量脓液。这个粉刺可能演变为一个继发性粉刺。**b**：深在的丘脓疱疹。粉刺内核位于中央。整个粉刺上皮已被破坏。炎性浸润远远超出了原来皮损的范围。皮损将缓慢愈合，遗留严重的瘢痕，而无毛囊重建。**c**：这个陈旧性开放性粉刺从底部破裂。粉刺上皮已经重建。粉刺周围的炎症攻击皮脂腺小叶和毛发单位。估计它们会继续存活。**d**：一个陈旧性闭合性粉刺沿着上皮层的不同方向破裂，现在变成了丘脓疱疹。毛发单位和皮脂腺小叶被破坏，形成了囊肿

4.28 陈旧性开放性粉刺

图 4.33 为大的、长期存在的开放性粉刺的组织病理学表现。陈旧的黑头粉刺通常沿其边缘存在小部分炎症。有时上皮层很薄或缺失。粉刺周围的纤维化表明存在多次破裂和修复。炎症反应局限，因为粉刺中真正有毒的可溶性内容物贮藏在中央囊腔里。这个粉刺的外周有致密的角化细胞囊形成，是有效的屏障。

大的、多房性中央囊腔内的蓝染无定型物质是密集的痤疮丙酸杆菌菌群。幸运的是，成熟的开放性粉刺很少破裂，因此毒性内容物不会破入真皮，否则一定会造成严重破坏。角质囊几乎封闭了其内容物，但封闭并不完全，粉刺周围仍可见中性粒细胞浸润。

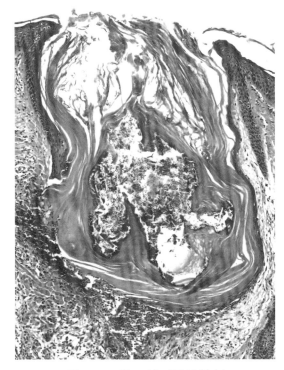

图 4.33 陈旧性开放性粉刺

4.29 粉刺的晚期破裂

如图 4.34 和图 4.35 所示。

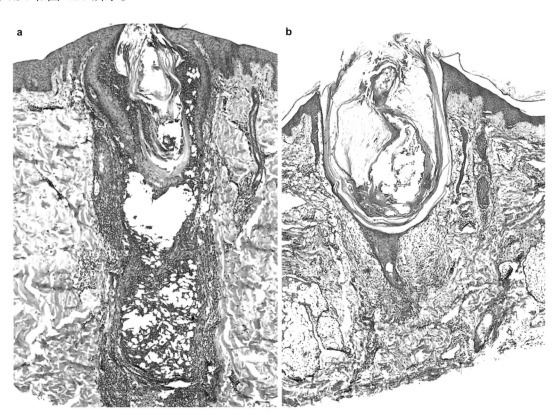

图 4.34　a：一个微粉刺在形成闭合性粉刺的过程中破裂了。活检取自一名聚合性痤疮患者。粉刺内核仍较小，位于炎症细胞和断裂的棘状粉刺上皮之间。这是一个不好的征象，表明脓肿已经深入真皮深层。炎症比临床所见更加明显。**b**：与 a 图相反，这是一个陈旧性开放性粉刺，毛孔粗大。该粉刺的一部分是充满细菌的腔隙。粉刺上皮非常薄，右侧几乎完全缺失。除皮脂腺小叶外，毛发结构是完整的。粉刺周围水肿和纤维化提示在早期粉刺尚存活时有重度炎症

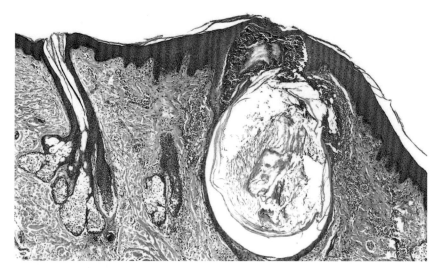

图 4.35　一个相当对称的闭合性粉刺第一次破裂，在其右上方。炎症主要位于顶端，临床上将其归类为脓疱。愈合很快，几乎不留瘢痕。作为对比，左侧可见正常皮脂腺毛囊，具有皮脂腺小叶、毛发单位，毛囊管中有一根毛发

4.30　深在性丘疹

　　丘疹在组织学上是混合物，实际上是丘脓疱疹。位置表浅的皮损通常会通向皮肤表面，与深在性皮损相比，带来的麻烦较少（图 4.36 ）。

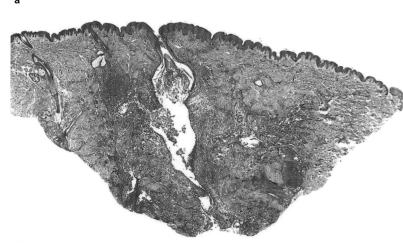

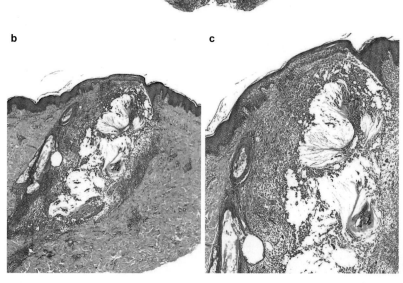

图 4.36　**a**：一个粉刺从底部破裂，其底部的 1/3 已被破坏。粉刺内容物扩散到周围皮肤深处。这个皮损将持续数周或数月，直到所有炎症性损害被清除。瘢痕难以避免。**b**：整个粉刺上皮已经溶解。粉刺内容物暴露于血管系统和结缔组织，引发炎症反应。左侧邻近的一个皮脂腺毛囊已遭到破坏。**c**：高倍镜下可见带有细菌性腔隙的粉刺内核。粉刺内核被固定后，丘疹脓疱的细菌学研究才得以进行。这个痤疮皮损需要数月的时间才能消退，瘢痕难以避免，而且会是严重的

4.31 出血性结节

某些患有聚合性痤疮和暴发性痤疮的患者在病情最严重的时候，皮肤会出现明显的出血。完整的出血性结节和圆顶状隆起样结节，或早期形成皮肤溃疡，会遗留大的、开放性出血性凹坑。很少对这些饱受折磨的患者进行活检。图4.37中皮损来自上背部。

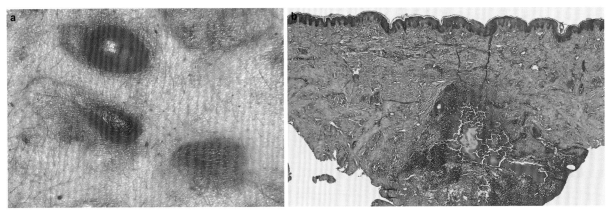

图4.37 **a**：两个圆顶状出血性结节位于萎缩性瘢痕上方。在该暴发性痤疮患者可见多处瘢痕。**b**：类似皮损的活检。出血性脓肿位于真皮中下部。凝胶状物质位于中央，向各个方向扩散。真皮完全坏死。碎屑周围有密集的炎性细胞浸润。这种出血性皮肤坏死的内容物是无菌的

4.32 结节

重度痤疮患者可在罕见部位出现非常大的结节（图4.38和图4.39）。

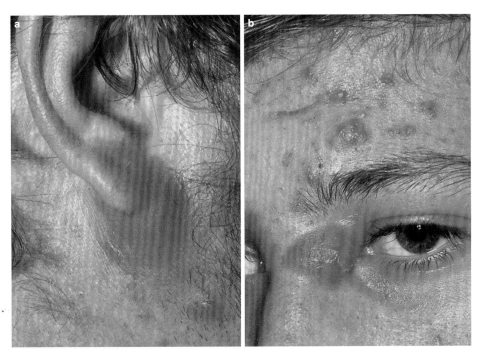

图4.38 **a**：耳垂是好发部位。结节持续时间长，可间歇性暴发。它们会引起不适和疼痛。该处可抽出略带红色或褐色的黏性液体。不幸的是，数天内黏液就会重新填满。有时皮损内注射曲安奈德混悬液会有所帮助。最好的治疗方法是口服糖皮质激素。此外，一旦结节的炎症暂时缓解，就应该切除它。**b**：鼻梁是出血性结节的另一个常见部位。有时结节会形成窦道

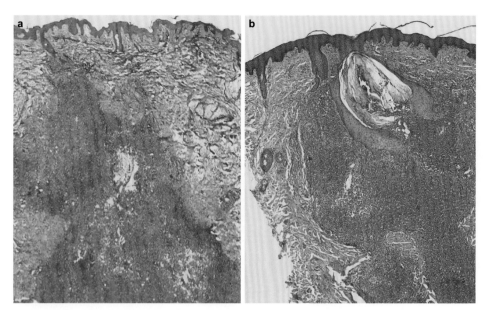

图 4.39 **a**：低倍镜下可见广泛的组织破坏。脓肿延伸到这张图片的外侧和下缘以下。中央有粉刺内核的残余物。未见粉刺上皮。**b**：破裂的粉刺和其部分上皮仍然存活。脓肿向各个方向扩散

4.33 炎症的晚期表现

急性炎症期后数周或数月，对痤疮患者进行皮肤活检可能会发现特殊的残留物（图 4.40）。

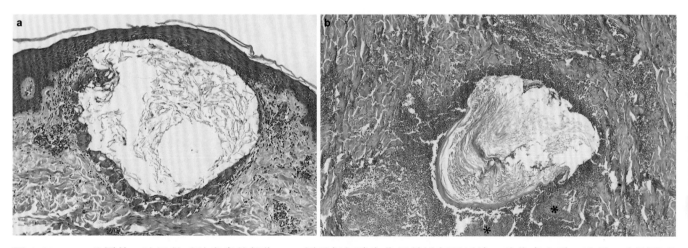

图 4.40 **a**：几周前，这里是丘脓疱疹的部位。10 周后仔细确定位置并进行了活检。从临床上看，这是一个刚形成的、轻微发红的瘢痕。组织病理学表现比预期更加严重。该粉刺的残留物作为异物存在。一整串多核巨细胞缓慢地吞噬碎屑和角化细胞。血管周围淋巴细胞弥漫性浸润以及静脉扩张是持续性炎症的标志。曾经长粉刺的毛囊已经被破坏。**b**：12 周之前，一个深在的丘疹形成，质地柔软，并持续存在，进行活检时仍显示皮肤炎症。真皮深层有非常多的炎症物质。虽然粉刺上皮缺失，但粉刺的大部分却四处漂流。两块上皮（＊）漂浮在脓液中。淋巴细胞浸润远远超出了切片的边界

4.34 窦道：一种污秽的皮损

如图 4.41 所示。

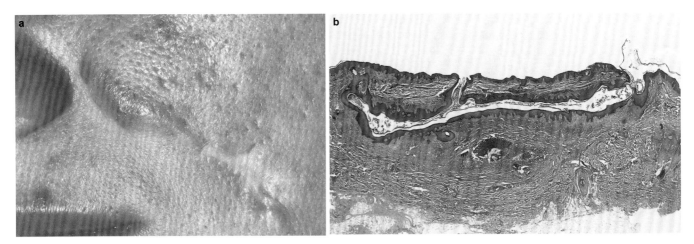

图 4.41　a：本图显示一个从鼻子到口角超过 5 cm 长的窦道。它仍然存在炎症，质地柔软，延伸到萎缩性瘢痕处。
b：类似皮损的组织病理学表现解释了为什么窦道不能自愈。窦道完全上皮化，在多个部位通向表皮，炎症已经慢性化了

4.35 不应切开窦道

窦道往往被误诊，进而导致不适当的手术干预。窦道和结节愈合后难免会留下瘢痕，而手术切除会产生更为严重的瘢痕。皮损内注射曲安奈德是首选的局部治疗方法，有时可系统性联合应用糖皮质激素和异维 A 酸（图 4.42 和图 4.43）。

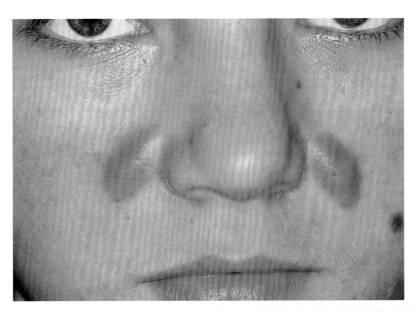

图 4.42　一位 14 岁女孩的面部出现双侧窦道，这是罕见的表现。她前额的痤疮皮损提供了诊断线索。在接下来的 4 年中，她的面部和背部出现了严重的炎性痤疮

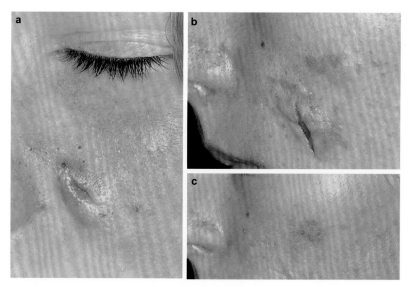

图 4.43　切开引流产生不良影响的示例。**a**：一位年轻女孩的窦道切开了 2 cm 长的切口。后来皮损不仅复发，还留下难看的瘢痕。她也有开放性和闭合性粉刺，在她的鼻唇沟和上颌区。**b, c**：一位 16 岁女孩面颊上有一个针对大的窦道而做的深切口（图 b）。不幸的是遗留了难看的瘢痕（图 c）

4.36　窦道带来的痛苦

如图 4.44 所示。

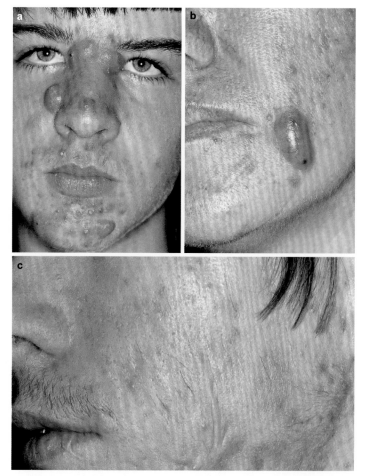

图 4.44　**a**：这名男孩不仅因为聚合性痤疮，还因为在他的鼻梁上、右侧鼻唇沟和下巴上有窦道而痛苦。**b**：一个隆起的脓肿，呈条索状，也是窦道。**c**：该聚合性痤疮患者面颊遗留各种瘢痕。线状瘢痕是窦道遗留的，因从多个开口排出脓液而导致，偶尔像火山喷发那样反复发作

4.37 瘘管瘢痕的连续切片视图

瘢痕的连续切片揭示了临床无法预料的惊人的疾病发展模式（图 4.45）。例如本例的颏部瘢痕可能会有惊人的扩大。衬有上皮的窦道横穿皮肤。上皮形态怪异，向多个方向伸展。瘘管瘢痕连接多个毛囊。这种瘢痕源于窦道。大部分炎症已经消退，在真皮深处由于胶原束水平排列形成致密性瘢痕和慢性血管周围炎。坚硬的胡须穿过瘢痕，这使得剃须成为难题。痤疮目前仍表现为粉刺，正如最下方的切片所示。

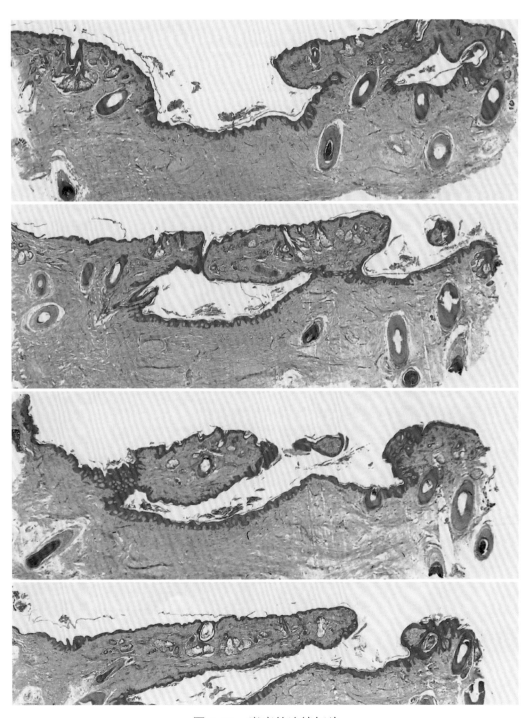

图 4.45　瘢痕的连续切片

4.38 战胜一种可怕的疾病——聚合性痤疮：治疗前

图 4.46 的这位 15 岁男孩患有可怕的聚合性痤疮。在他的面部，大量炎性皮损和瘢痕并存。在鼻旁、眉间和鼻唇沟处有线状窦道。除了导致毁容，这些皮损是柔软的而且疼痛。就像圣经中描述的约伯的悲惨形象，真是太可怜了。

4.39 4 个月后的疗效：好极了！

甚至在 1979 年（异维 A 酸首次问世时）之前，聚合性痤疮就可以被成功治愈，正如图 4.47 这位患者。只会残存一些脓疱。我们为这个可怕的病例制订了全面的治疗计划：①每日两次使用维 A 酸；②结节内注射曲安奈德，需要注射 2~3 次；③氨苯砜（DDS），每日 100 mg，使用 3 个月；④联合口服 1000 mg 四环素，每日 2 次，服用数月。这位患者仅局部外用维 A 酸就取得了令人满意的效果。如今，治疗类似患者会首先给予口服和外用糖皮质激素，然后给予异维 A 酸。

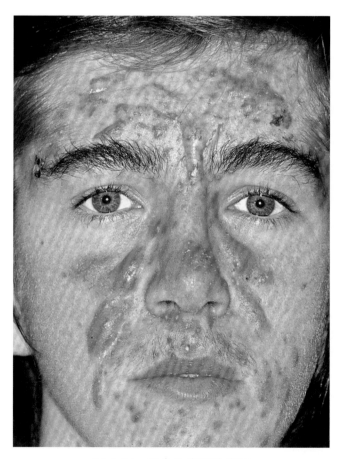

图 4.46 聚合性痤疮治疗前

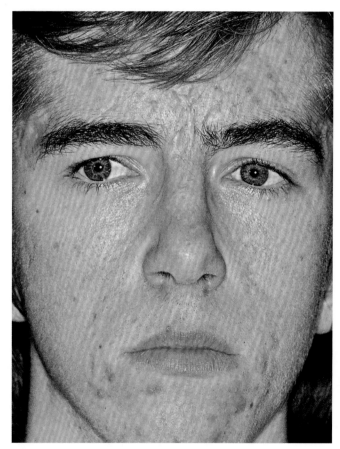

图 4.47 聚合性痤疮治疗后

4.40 成人聚合性痤疮

与一般的认知不同，痤疮并不总是在成年早期自动消退。尤其是聚合性痤疮，可以终生存在，甚至在老年人也会发病。图 4.48 展示的是一位 52 岁的老年男性患者，他的背部一团糟，到处都是萎缩性瘢痕，还有黑色的、多孔粉刺，以及丘疹、结节、脓肿和瘢痕。当他躺下时，颈部的巨大脓肿特别痛。颈部活动受限。内衣和衬衫经常会被弄脏。这位患者因此脱离了社会。现在，这种情况可以通过系统使用糖皮质激素和异维 A 酸来避免了。

4.41 罕见部位的痤疮

事实上，当痤疮非常严重时，除了掌跖，身体任何部位都可能受累（图 4.49）。

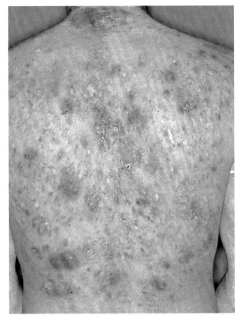

图 4.48　老年患者背部聚合性痤疮

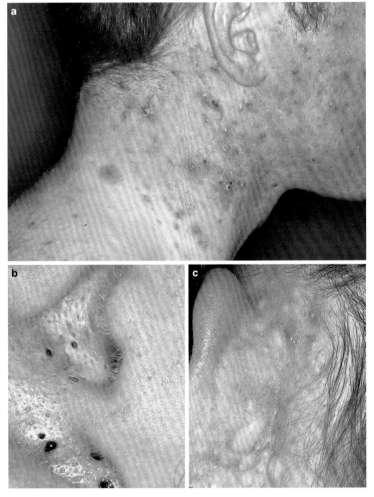

图 4.49　**a**：虽然面部和肩部是典型的痤疮好发部位，但颈部和满布头发的头皮也可能受到严重影响。颈部的皮损通常很痛。领口机械性摩擦可能会加重皮损。此处的皮损主要是深在性丘脓疱疹和结节，每一种皮损都可能持续数月。**b**：耳背侧虽然看不到，但受累时往往很严重。耳腹侧可能会有大的开放性粉刺，正如本图所展示的。**c**：耳后和耳部的粉刺。在耳朵后面和乳突上方有许多大的继发性闭合性粉刺。这些皮损可以持续数年，偶尔会破裂，形成疼痛性脓肿

4.42 痤疮瘢痕

　　痤疮患者最常问的问题是：我的瘢痕能被去除或改善吗？有各种各样的技术，包括皮肤磨削术、化学剥脱术、环钻提升术、环钻移植术、胶原蛋白注射和激光治疗，这里仅举了几个例子（图 4.50）。

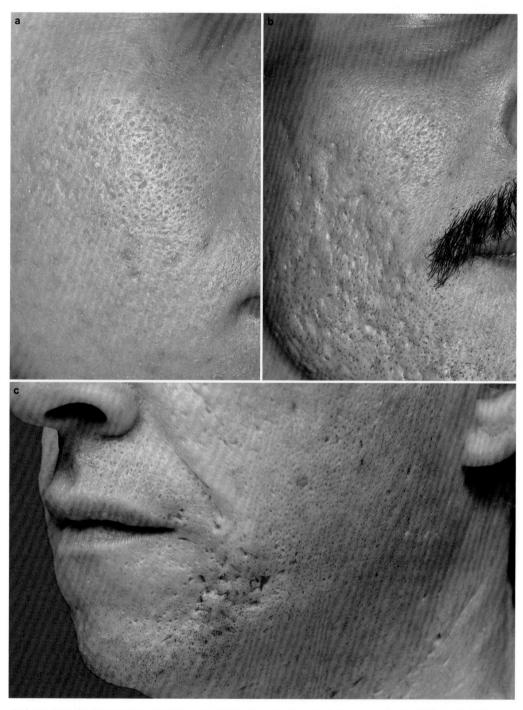

图 4.50　a：浅表凹陷性瘢痕是最常见的瘢痕。这类瘢痕非常适合手术操作。应先治疗进行性炎性皮损。**b：**更深的瘢痕需要专家评估。用胶原蛋白填充软组织是一种选择。另一种方法是耳后皮肤环钻移植术。**c：**炎症性痤疮后遗留各种各样的瘢痕。除了粉刺，瘢痕也是炎症性痤疮的特征。多处纵横交错、坑坑洼洼的瘢痕使这位不幸的男性面部变形。他的颈部也有类似瘢痕。该痤疮患者的另一个晚期后遗症是颈部左侧巨大的角质囊肿

4.43 各种瘢痕

图 4.51 的这名成年男性在 30 多年前患了严重的痤疮。很容易看出发病部位。这张照片记录的信息是再多的语言也无法描述的。他的整个面部和脖子都有瘢痕，甚至鼻部也有。面部毛孔粗大；虽然在疾病的活跃期，许多皮脂腺遭到破坏，可皮肤仍然油腻。向内生长的胡须是另外一个问题。与虫蚀状皮肤萎缩惊人地相似。

4.44 脓疱和瘢痕

痤疮患者的大多数脓疱和丘脓疱疹都会遗留瘢痕，在组织病理和临床上都可见到（图 4.52）。

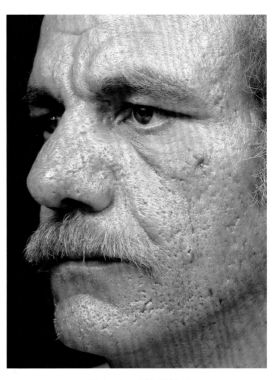

图 4.51　痤疮瘢痕

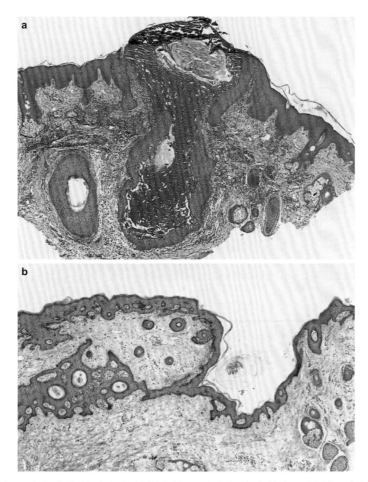

图 4.52　**a**：局限性的丘疹、脓疱夹杂着残留的粉刺内核。脓液很快会排出。粉刺上皮的下部将保持完整，并可能留下瘢痕，如图 b 所示。**b**：皮肤上的凹坑边缘陡峭，角化细胞排列松散。这是无法掩饰的。组织病理学表现揭示了这种瘢痕的范围和危害。瘢痕的基底部与穿过皮肤的上皮相连。真皮可见水平排列的细纤维、较多的淋巴细胞和组织细胞

4.45 来自于面部皮肤瘢痕的活检

如图 4.53 所示。

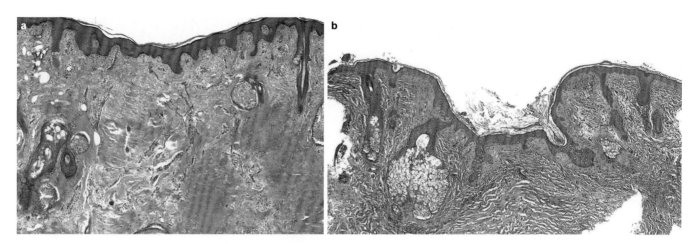

图 4.53 **a**：浅瘢痕。临床上，这只是一个轻微的凹陷性瘢痕，由于坡度平缓，不会产生阴影。在表皮下，发现了明显的瘢痕，它超出了此图的右边距和下边距。胶原致密，富含血管，周围有淋巴细胞，附属器被瘢痕破坏了。**b**：槽状瘢痕。临床上，这是一个复杂的瘢痕。它的侧面是陡峭的，会出现光影现象。组织病理学上可见到类似凿出来的局限性缺损。可见一个皮脂腺毛囊和它的基底部相连，类似上皮的芽，这可能是残留的皮脂腺小叶。下方的胶原水平排列，几乎没有炎症

4.46 浅瘢痕的组织病理学表现

如图 4.54 所示。

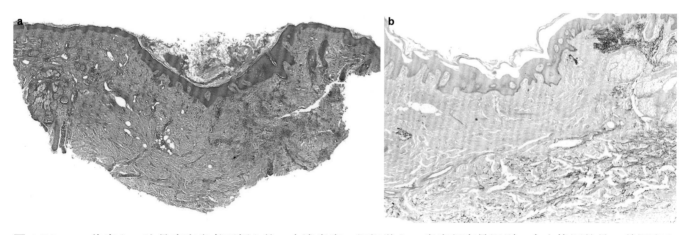

图 4.54 **a**：临床上，这是痤疮患者面颊上的一个浅瘢痕。组织学上，瘢痕很容易识别。令人惊讶的是，其深度和密集的慢性炎症反应超出了切片边缘。**b**：弹性纤维特殊染色显示瘢痕中无弹性纤维，所有附属器都被破坏了。Von kossa 染色

4.47 萎缩性瘢痕

如图 4.55 所示。

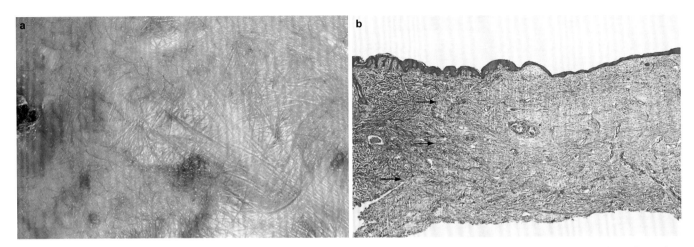

图 4.55　a：巨大的不规则瘢痕有力地证明了聚合性痤疮吞没大面积皮肤的趋势。由于皮损融合，正常皮肤只剩下皮岛。这个 16 岁男孩背部大多数瘢痕是扁平的、卷烟纸样的萎缩性瘢痕。破坏尚未停止，仍有覆盖坏死组织的出血性痂皮（最左边）。**b**：正常组织在箭头的左边。瘢痕的表皮萎缩，皮突消失。皮肤附属器被破坏。此瘢痕的特征为大量扩张的血管、慢性淋巴组织细胞浸润、少量多核巨细胞、纤维组织增生和间质水肿

4.48 增生性纤维结节

如图 4.56 所示。

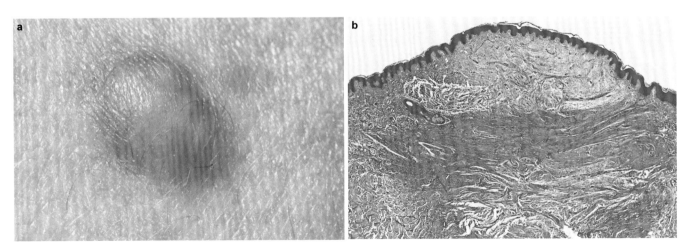

图 4.56　a：这种不规则的、巨大的、坚硬的块状增生是聚合性痤疮炎性结节的后遗症。纤维结节最常见于背部、肩部或上臂。随着时间的推移，它们会慢慢变平。皮损内注射糖皮质激素可以加速这个过程。**b**：纤维结节的低倍视野。胶原束排列紊乱，但多数为水平排列，大小不一。扩张的薄壁血管数量众多且有特征性。皮肤附属器全部被破坏。此瘢痕比这张病理图显示得还要深

4.49　诊断陷阱

　　图 4.57 中这名男子的胸部和上背部有长期存在的重度痤疮，皮肤覆盖着数百个白色圆顶状小丘疹，与炎症性痤疮皮损有关。它们都是瘢痕，通常被误认为是闭合性粉刺。人们也可以把它们称为闭合性粉刺

样瘢痕。它们几乎从不出现在面部。这些瘢痕可能会在多年后略微变平，目前没有有效的治疗方法。瘢痕是先前炎性病变的后遗症。这名男性还有更大的增生性瘢痕，散在分布于活跃的炎性皮损中。

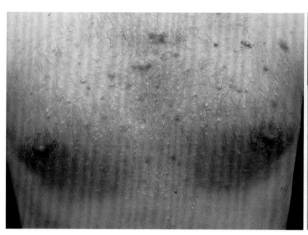
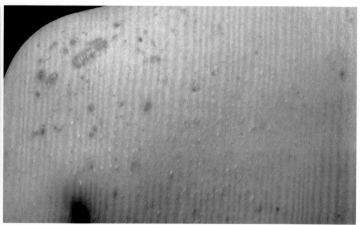

图 4.57　闭合性粉刺样瘢痕

4.50　毛囊周围丘疹性瘢痕（闭合性粉刺样瘢痕）

　　这些小的、高出皮面的、坚硬的瘢痕好发于背部和胸部皮肤（图 4.58）。相比之下，面部更容易出现

萎缩性、凹陷的瘢痕。为了更好地看清皮损，应该用两根手指挤压皮肤。

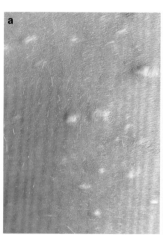
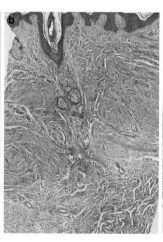
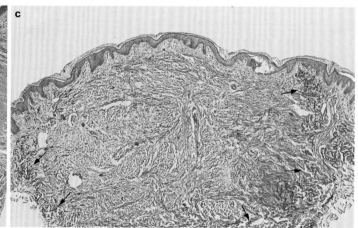

图 4.58　a：这些圆形、白色、高出皮面的皮损常被误认为闭合性粉刺。在大多数情况下，中央或离心的细毛提示其来源于毛囊。**b：**照片中央有一个毛发单位，显然之前遭受过炎症，因此命名为毛囊周围丘疹性瘢痕。瘢痕超过图片的左、右和下方边缘，可见旋涡状胶原束、扩张的血管和慢性淋巴组织细胞浸润。**c：**粉刺样瘢痕在镜下比临床上看到的要大。其真实大小可通过弹力纤维染色来确定。弹力纤维通常被破坏，不能再生。正常的弹力纤维仅在瘢痕的边界之外可见（箭头）。胶原束相当粗大、密集，呈嗜酸性。典型的瘢痕有许多不同大小的、扩张的血管，排列紊乱。附属器已经被破坏

4.51 瘢痕疙瘩

　　痤疮瘢痕包括不常见的类型。真正的瘢痕疙瘩在有色人种中比在高加索人中更常见；它们并不常见，很少出现在面部。炎性皮损后可形成厚的、高出皮面的、分叶状、纤维化斑块，类似真正的瘢痕疙瘩。它

们是增生性瘢痕，切除后不太可能复发。好发部位是胸部和背部的 V 形区域，尤其是胸骨上方、乳房、上臂外侧和肩部（图 4.59 ）。

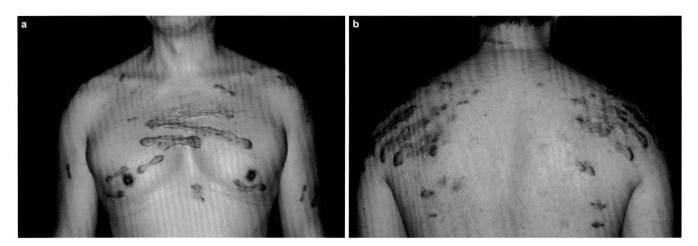

图 4.59　**a**：在这名 18 岁的男性，瘢痕疙瘩仅限于之前长过痤疮的部位：胸部、手臂和肩膀。**b**：背部融合性、巨大的纤维斑块，可确诊为瘢痕疙瘩。与增生性瘢痕不同，瘢痕疙瘩极难治疗，而且不会随时间而变平。痤疮仍在冒着炎性丘疹和脓疱。早期综合治疗可以预防巨大的瘢痕

4.52 泛发性瘢痕

　　如图 4.60 所示。

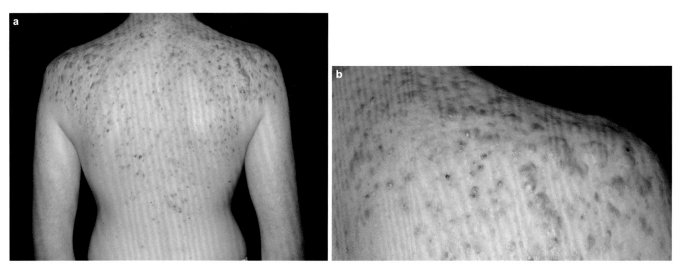

图 4.60　**a**：这名年轻人患有聚合性痤疮。厚的、隆起的、红色的、发痒的、疼痛的皮损散布在其背部、肩膀和胸部（此图没有显示）。**b**：上背部特写，显示持续的炎性皮损，需要继续治疗

4.53 泛发性瘢痕

如图 4.61 所示。

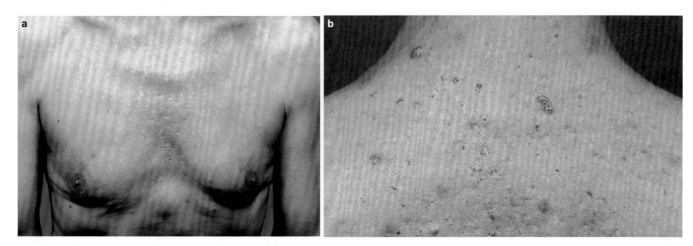

图 4.61　a：胸部、颈部和上背部的皮肤一团糟。胸部的 V 形区域有大量浅槽状瘢痕、闭合性粉刺样瘢痕和少量丘疹。**b**：近距离观察，背部也有大量瘢痕。开放性粉刺、嵌塞有明显色素沉着的角化细胞的瘘管状粉刺和散在的丘疹也很烦人

4.54 瘘管状（多孔）粉刺

瘘管状粉刺可被分类为继发性粉刺，或是最终形成的瘢痕。它们有着复杂的病史，需要很长的时间才能形成。面部罕见，但背部常见。它们是聚合性痤疮晚期和永久性的后遗症（图 4.62）。

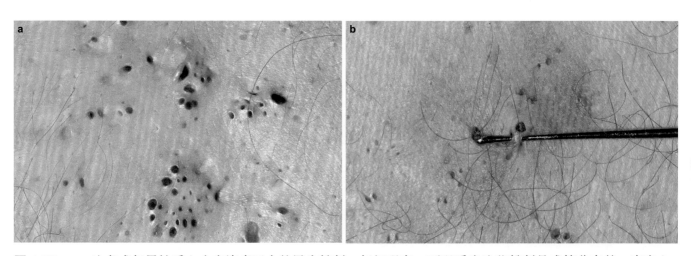

图 4.62　a：这名成年男性看上去有许多巨大的黑头粉刺。仔细观察，可以看出这些粉刺是成簇分布的。事实上，每一个粉刺都是由相互贯通的充满角质的通道组成的复杂系统。还可见聚合性痤疮的其他后遗皮损：萎缩性和增生性瘢痕，总会有一些几十年后仍无法消退的顽固瘢痕。**b**：探针插入多孔粉刺的任何开口都可以从其他任何开口穿出。一部分角栓已经被拔出。这些粉刺实际上是充满角化细胞的特殊瘢痕。颜色源于黑色素，裂开和不规则的轮廓是瘢痕形成的征象

4.55 瘘管状粉刺

瘘管状粉刺也称为多孔粉刺，有两个或两个以上的开口。有时有 20 个开口。整个结构可以比作兔子窝。瘘管状粉刺实际上是瘢痕（图 4.63）。

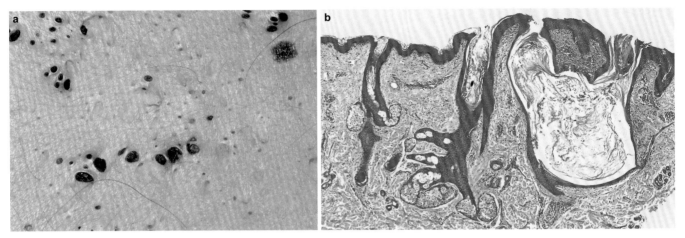

图 4.63 **a**：这位成年男子背部的大部分皮肤曾因过去无数次的炎症发作而被破坏。炎症已经结束，剩下的是数百个厚的、黑的、充满致密角质的粉刺结构。黑色粉刺样嵌塞物是干的、角化细胞的固体团块。这些是相互连接的复合体，有两个到十几个开口。色素是黑色素。唯一有效的治疗方法是剥离覆盖的上皮桥，排出角化碎片。**b**：这里说明多孔粉刺的形成方式。两个皮脂腺毛囊因为炎症而融合，其下留下一个充满角质的空腔，上面有两个管道。弥漫性的炎症仍在继续，伴有粉刺周围的纤维化。在底部可以看到，皮脂腺已被破坏或缩小为小的未分化上皮芽。左边有两个完整的皮脂腺毛囊，可供对比

4.56 囊肿

"囊肿性痤疮"这个术语有些用词不当。囊肿是有上皮内衬的囊腔。痤疮中的囊肿是反复破裂和再包裹的结果，最好定义为大的继发性粉刺（图 4.64）。

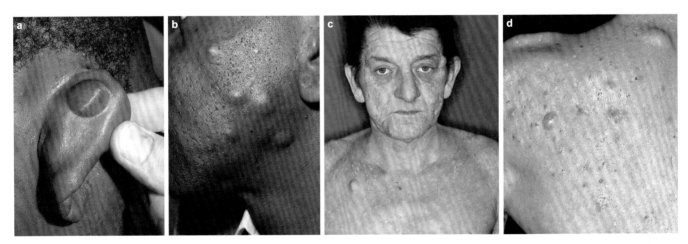

图 4.64 **a**：在发生痤疮的部位，囊肿随处可见，大多在躯干。但面部也不能幸免。这位黑人耳后（左）有一个囊肿，面颊（右）有多个囊肿。穿刺发现干酪样角质物。上皮囊可以用小刮匙去除，使囊肿永久消失。**b**：囊肿柔软而波动。它们广泛分布在这名男性的面部、胸部、肩膀和背部。随着时间的推移，它们慢慢增大，有些长得很大。此时，上皮壁变得很薄，很容易因外伤而破裂。破裂的囊肿会形成脓肿。最好建议患者去除囊肿壁以防止破裂和随后形成炎性结节。**c**：颞部、脸颊、额部和胸部可见多个囊肿。**d**：这位 50 多岁的白人男性长了一辈子痤疮，这对聚合性痤疮来说并不罕见。他有很多瘢痕、继发性开放性粉刺和囊肿

4.57 痤疮囊肿

痤疮的临床表现很多，有些具有少见的特征，其中就有囊肿（图 4.65 ）。

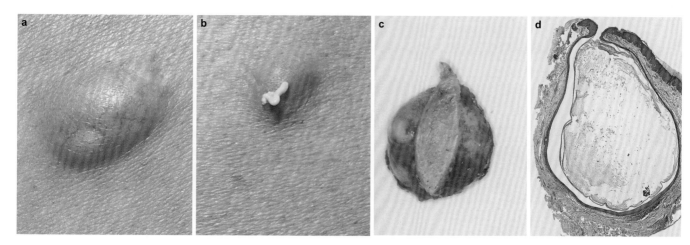

图 4.65　a：囊肿是聚合性痤疮的晚期皮损，但不是炎症消退后的皮损。它是柔软的、死气沉沉的、肉色的圆形肿块，仔细观察，有时可见一个中央凹陷或孔。事实上，它是一个巨大的继发性粉刺，由反复的破裂和再包裹形成。**b**：穿刺或仅用压力，一串白色、凝乳状角质物质可以被挤出。为了防止复发，上皮囊也必须完全剥离或切除。**c**：一个被钝性剥离的囊肿。**d**：组织病理学显示一个具有上皮内衬的巨大囊状物，内含疏松的角质。没有毛发，毛发单位早就被破坏了。虽然临床上看不到毛孔，实际上有一个微小的孔。皮损底部仍有局部炎症反应，像一团篝火

4.58 闭合性粉刺破裂

这个闭合性粉刺完全破裂了，一些内容物分散到了真皮中。临床上相当于深在的持续性丘疹或结节（图 4.66 ）。

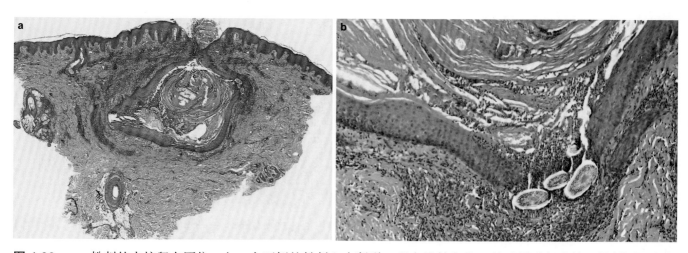

图 4.66　a：粉刺的内核留在原位。左、右两侧的粉刺上皮断裂，现在呈棘突状，并试图重新连接。粉刺周围有广泛的炎症。**b**：a 图所示的粉刺断裂处的特写。异物反应会持续数周或数月，直到异物被完全吸收，可见三根毛发的切向切面

4.59 继发性粉刺

继发性粉刺通常是开放性或闭合性粉刺的炎症后阶段。它们的结局不定。有的仍属于开放性或闭合性粉刺，有的则发展成囊肿，有的甚至发展成瘘管状粉刺。最糟糕的结果是形成窦道。这里展示两种可能形成的继发性皮损（图 4.67）。

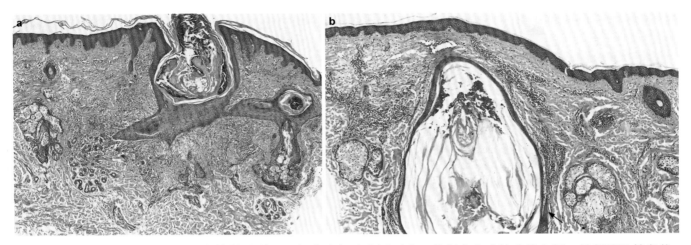

图 4.67　**a**：瘘管状粉刺。一个大粉刺破裂了，但奇迹般地存活下来。粉刺夹在炎性碎片之间。粉刺壁呈棘突状，上皮向外伸出。大量多核巨细胞广泛而严重的慢性浸润表明清理工作尚有待完成。右侧邻近的一个正常皮脂腺毛囊参与了脓肿的形成，现在已经和入侵者（瘘管状粉刺）永久地连接在一起。这样，一个瘘管复合体形成了。如果两个以上的毛囊或粉刺连在一起，总是有形成窦道的风险。**b**：囊肿。这个粉刺没有在之前的炎症中被彻底破坏。粉刺壁再次封闭，封住了粉刺的内核和碎片。然而，没有皮脂腺或毛发单位存活，只有一个微小的上皮芽（箭头）显示皮脂腺曾经存在的地方。囊肿周围仍有炎症

参考文献

粉刺的动态变化

Bek-Thomsen M, Lomholt HB, Scavenius C, et al. Proteome analysis of human sebaceous follicle infundibula extracted from healthy and acne-affected skin. PLoS One. 2014; 9:e107908.

Blair C, Lewis CA. Pigment in comedones. Br J Dermatol. 1970; 82:572-83.

Brzuszkiewicz E, Weiner J, Wollherr A, et al. Comparative genomics and transcriptomics of *Propionibacterium acnes*. PLoS One. 2011; 6:e21581.

Capitanio B, Lora V, Ludovici M, et al. Modulation of sebum oxidation and interleukin-1α levels associates with clinical improvement of mild comedonal acne. J Eur Acad Dermatol Venereol. 2014; 28:1792-7.

Chapman SJ, Walsh A. Desmosomes, corneosomes and desquamation. An ultrastructure study of adult pig epidermis. Arch Dermatol Res. 1990; 282:304-10.

Downie MM, Sanders DA, Kealey T. Modelling the remission of individual acne lesions in vitro. Br J Dermatol. 2002; 147:869-78.

Eckhart L, Lippens S, Tschachler E, Declercq W. Cell death by cornification. Biochim Biophys Acta. 2013; 1833:3471-80.

Germann H, Barran W, Plewig G. Morphology of corneocytes from human nail plates. J Invest Dermatol. 1980; 74:115-8.

Hölzle E, Plewig G, Ledolter A. Corneocyte exfoliative cytology: a model to study normal and diseased stratum corneum. In: Marks R, Plewig G, editors. Skin models. Berlin: Springer; 1986. p. 183-93.

Hou SYE, Mitra AK, White SH, et al. Membrane structures in normal and essential fatty acid-deficient stratum corneum: characterization by ruthenium tetroxide staining and x-ray diffraction. J Invest Dermatol. 1991; 96:215-23.

Jeremy AH, Holland DB, Roberts SG, et al. Inflammatory events are involved in acne lesion initiation. J Invest Dermatol. 2003; 121:20-7.

Knutson DD. Ultrastructural observations in acne vulgaris: the normal sebaceous follicle and acne lesions. J Invest Dermatol. 1974; 62:288-307.

Lavker RM, Leyden JJ, McGinley KJ. The relationship between bacteria and the abnormal follicular keratinization in acne vulgaris. J Invest Dermatol. 1981; 77:325-30.

Leyden JJ, Kligman AM. Hairs in acne comedones. Arch Dermatol. 1972a; 106:851-3.

Leyden JJ, Kligman AM. Hairs in acne comedones. Arch Dermatol. 1972b; 106:851-3.

McGinley KJ, Marples RR, Plewig G. A method for visualizing and quantitating the desquamating portion of the human stratum corneum. J Invest Dermatol. 1969; 53:107-11.

Ottaviani M, Alestas T, Flori E, et al. Peroxidated squalene induces the production of inflammatory mediators in HaCaT keratinocytes: a possible role in acne vulgaris. J Invest Dermatol. 2006; 126:2430-7.

Plewig G. Regional differences of cell sizes in the human stratum corneum. II. Effects of sex and age. J Invest Dermatol. 1970; 54:19-23.

Plewig G, Marples RR. Regional differences of cell sizes in the human stratum corneum. I. J Invest Dermatol. 1970; 54:13-8.

Plewig G, Fulton JE, Kligman AM. Cellular dynamics of comedo formation in acne vulgaris. Arch Dermatol Forsch. 1971; 242:12-29.

Plewig G, Nikolowski J, Wolff HH. Follicular keratinization. In: Marks R, Plewig G, editors. Stratum corneum. Berlin: Springer; 1983. p. 227-36.

Saurat JH. Strategic targets in acne: the comedone switch in question. Dermatology. 2015; 231:105-11.

Selway JL, Kurczab T, Kealey T, Langlands K. Toll-like receptor 2 activation and comedogenesis: implications for the pathogenesis of acne. BMC Dermatol. 2013; 13:10.

Shaheen B, Gonzalez M. Acne sans *Propionibacterium acnes*. J Eur Acad Dermatol Venereol. 2013; 27:1-10.

炎症的动态变化

Akamatsu H, Horio T. The possible role of reactive oxygen species generated by neutrophils in mediating acne inflammation. Dermatology. 1998; 196:82-5.

Ingham E, Gowland G, Ward RM, et al. Antibodies to *P. acnes and P. acnes exocellular* enzymes in the normal population at various ages and in patients with acne vulgaris. Br J Dermatol. 1987; 116:805-12.

Ingham E, Eady A, Goodwin CE, et al. Pro-inflammatory levels of interleukin-1-like bioactivity are present in the majority of open comedones in acne vulgaris. J Invest Dermatol. 1992; 98:895-901.

Kelhälä HL, Palatsi R, Fyhrquist N, et al. IL-17/Th17 pathway is activated in acne lesions. PLoS One. 2014; 9:e105238.

Lee WL, Shalita AR, Suntharalingam K, Fikrig SM. Neutrophil chemotaxis by *Propionibacterium acnes* lipase and its inhibition. Infect Immun. 1982; 35:71-8.

Leeming JP, Ingham E, Cunliffe WJ. The microbial content and complement C3 cleaving capacity of comedones in acne vulgaris. Acta Derm Venereol. 1988; 68:468-73.

Lheure C, Grange PA, Ollagnier G, et al. TLR-2 recognizes *Propionibacterium acnes* CAMP factor 1 from highly inflammatory strains. PLoS One. 2016; 11:e0167237.

Norris JFB, Cunliffe WJ. A histological and immunocytochemical study of early acne lesions. Br J Dermatol. 1988; 118:651-9.

Puhvel SM, Sakamoto M. A re-evaluation of fatty acids as inflammatory agents in acne. J Invest Dermatol. 1977a; 68:93-9.

Puhvel SM, Sakamoto M. An in vivo evaluation of the inflammatory effect of purified comedonal components in human skin. J Invest Dermatol. 1977b; 69:401-6.

Puhvel SM, Sakamoto M. The chemoattractant properties of comedonal components. J Invest Dermatol. 1978; 71:324-9.

Puhvel SM, Sakamoto M. Cytotaxin production by comedonal bacteria (*Propionibacterium acnes, Propionibacterium granulosum and Staphylococcus epidermidis*). J Invest Dermatol. 1980; 74:36-9.

Quanico J, Gimeno JP, Nadal-Wollbold F, et al. Proteomic and transcriptomic investigation of acne vulgaris microcystic and papular lesions: insights in the understanding of its pathophysiology. Biochim Biophys Acta. 2017; 1861:652-63.

Sardana K, Verma G. *Propionibacterium acnes* and the Th1/Th17 axis, implications in acne pathogenesis and treatment. Indian J Dermatol. 2017; 62:392-4.

Scott DG, Cunliffe WJ, Gowland G. Activation of complement—a mechanism for the inflammation in acne. Br J Dermatol. 1979; 101:315-20.

Vowels B, Yang S, Leyden JJ. Induction of proinflammatory cytokines by a soluble factor of *Propionibacterium acnes*: implications for chronic inflammatory acne. Infect Immun. 1995; 63:3158-65.

Webster GF. Inflammation in acne vulgaris. J Am Acad Dermatol. 1995; 33:247-53.

Webster GF. Inflammatory acne represents hypersensitivity to *Propionibacterium acnes*. Dermatology. 1998; 196:80-1.

Webster GF, Indrisano JP, Leyden JJ. Antibody titers to *Propionibacterium acnes* cell wall carbohydrate in nodulocystic acne patients. J Invest Dermatol. 1985; 84:496-500.

聚合性痤疮

Balakirski G, Neis MM, Megahed M. Acne conglobata induced by adalimumab. Eur J Dermatol. 2017; 27:320-1.

Grech I, Giatrakos S, Damoraki G, Kaldrimidis P, et al. Impact of TNF haplotypes in the physical course of acne vulgaris. Dermatology. 2014; 228:152-7.

Hennes R, Mack A, Schell H, Vogt HJ. 13-*cis*-retinoic acid in conglobate acne: a follow-up study of 14 trial centers. Arch Dermatol Res. 1984; 276:209-15.

Marcusson JA, Tyden G. Acne conglobata in transplant patients treated with isotretinoin. Br J Dermatol. 1988; 118:310-2.

Rebora A, Dallegri F, Patrone F. Neutrophil functions in acne conglobata. Dermatologica. 1979; 159:217-20.

Rosner IA, Richter DE, Huettner TL, Kuffner GH, et al. Spondyloarthropathy associated with hidradenitis suppurativa and acne conglobata. Ann Intern Med. 1982; 97:520-5.

Sosis AC, Panet-Raymond G, Goldenberg DM. XYY chromosome complement in a patient with nodulocystic acne. Dermatologica. 1973; 146:222-8.

Wilkins JW Jr, Voorhees JJ. Prevalence of nodulocystic acne in white and negro males. Arch Dermatol. 1970; 102:631-4.

Wollenberg A, Wolff H, Jansen T, Schmid MH, et al. Acne conglobata and Klinefelter's syndrome. Br J Dermatol. 1997; 136:421-3.

痤疮实质性持久性面部水肿

Camacho-Martinez F, Winkelmann RK. Solid facial edema as a manifestation of acne. J Am Acad Dermatol. 1990; 22:129-30.

Carney JW. Solid edema of face (??). Arch Dermatol. 1966; 94:664-6.

Choi WT, Stetsenko GY, Zhang J, et al. Cutaneous angiosarcoma clinically presenting as progressive solid facial edema in a 43-year-old male. Dermatol Online J. 2013; 19:20409.

Connelly MG, Winkelmann RK. Solid facial edema as a complication of acne vulgaris. Arch Dermatol. 1985; 121:87-90.

Dragan LR, Baron JM, Stern S, Shaw JC. Solid facial edema preceding a diagnosis of retro-orbital B-cell lymphoma. J Am Acad Dermatol. 2000; 42(5 Pt 2):872-4.

Friedman SJ, Fox BJ, Albert HL. Solid facial edema as a complication of acne vulgaris: treatment with isotretinoin. J Am Acad Dermatol. 1986; 15:286-9.

Helander I, Aho HJ. Solid facial edema as s complication of acne vulgaris: treatment with isotretinoin and clofazimine. Acta Derm Venereol (Stockh). 1987; 67:535-7.

Jungfer B, Jansen T, Przybilla B, Plewig G. Solid persistent facial edema of acne: successful treatment with isotretinoin and ketotifen. Dermatology. 1993; 187:34-7.

Okubo A, Takahashi K, Akasaka T, Amano H. Four cases of Morbihan disease successfully treated with doxycycline. J Dermatol. 2017; 44:713-6.

Tosti A, Guerra L, Bettoli V, Bonelli U. Solid facial edema as a complication of acne vulgaris in twins. J Am Acad Dermatol. 1987; 17:843-4.

Yell JA, Mbuagbaw J, Burge SM. Cutaneous manifestations of systemic lupus erythematosus. Br J Dermatol. 1996; 135:355-62.

瘢痕的动态变化

Ali FR, Kirk M, Madan V. Papular acne scars of the nose and chin:an under-recognised variant of acne scarring. J Cutan Aesthet Surg. 2016; 9:241-3.

Clark AK, Saric S, Sivamani RK. Acne scars: how do we grade them? Am J Clin Dermatol. 2018; 19:139-44.

Kang S, Lozada VT, Bettoli V, Tan J. New atrophic acne scar classification:reliability of assessments based on size, shape, and number. J Drugs Dermatol. 2016; 15:693-702.

O'Brien L, Pandit A. Silicon gel sheeting for preventing and treating hypertrophic and keloid scars. Cochrane Database Syst Rev. 2006; 1:CD003826.

Tan J, Thiboutot D, Gollnick H, Kang S. Development of an atrophic acne scar risk assessment tool. J Eur Acad Dermatol Venereol. 2017; 31:1547-54.

Thomé EP, Steglich RB, Meotti CD, et al. Case for diagnosis. Papular elastorrhexis. An Bras Dermatol. 2012; 87:651-3.

Varadi DP, Saqueton AC. Perifollicular elastolysis. Br J Dermatol. 1970; 83:143-50.

Watson JB. Monoporous and polyporous acne. Arch Dermatol. 1959; 80:167-70.

Wilson BB, Dent CH, Cooper PH. Papular acne scars. A common cutaneous finding. Arch Dermatol. 1990; 126:797-800.

Wortsman X, Claveria P, Valenzuela F, et al. Sonography of acne vulgaris. J Ultrasound Med. 2014; 33:93-102.

5 特殊类型痤疮

郭　波译，丛　林审校

内容提要

- 特殊类型痤疮是指女性在青春期前或绝经后的特定时期的痤疮，是由过量的内源性或外源性雄激素引起的。
- 新生儿痤疮并不少见，但通常较轻。病因尚不清楚，可能与新生儿内源性激素分泌异常有关。鉴别诊断包括由软膏和油类引起的痤疮、妊娠期间母亲服用药物引起的痤疮或痤疮样发疹、粟丘疹、新生儿头部脓疱病或马拉色菌毛囊炎。
- 婴儿期痤疮通常发生在出生后的第3~6个月，往往会逐渐加重，持续数月，甚至数年。皮损可从少量粉刺到严重的聚合性痤疮。严重病例应排除潜在的激素紊乱。与新生儿痤疮不同，本病需要治疗，甚至在严密监测下系统使用异维A酸和泼尼松。
- 青春期前痤疮需要特别注意性早熟的其他变化。儿童局部或系统使用糖皮质激素可出现类固醇痤疮。儿童易患氯痤疮，并可出现长期并发症。
- 成人痤疮在女性中的发病率越来越高，典型发病部位多见于下面部。最重要的是与口周皮炎和玫瑰痤疮的鉴别诊断，但可能同时存在。小剂量口服异维A酸是最有效的治疗方法，但临床应用不那么容易（译者注：指口服异维A酸有致畸性等副作用，患者有时难以接受）。
- 痤疮在经前期周期性出现或加重并不少见。发病机制尚不清楚。使用口服复方避孕药会有帮助。
- 妊娠期痤疮的患病率和病程的相关研究较少。严重痤疮罕见，应排除妊娠高雄激素血症，如雄激素黄体瘤。应注意与暴发性玫瑰痤疮鉴别。选择治疗药物时应考虑胚胎毒性。
- 关于绝经期前后痤疮的数据非常有限，但这种情况并不少见，通常不严重，70多岁会自行消退。可与面部多毛症伴发。如果多毛症明显的话，提示雄激素过多。在接受特定激素替代治疗的女性可见痤疮加重和脱发。
- 健美运动中由于乳蛋白浓缩物摄入量增加和滥用同化性雄性类固醇导致的痤疮，与mTORC1活性增加、p53信号传导减弱、合成代谢和胰岛素抵抗有关。诱发的痤疮主要累及躯干，从寻常痤疮到聚合性痤疮，甚至在罕见的情况下出现暴发性痤疮。

5.1 婴幼儿痤疮

我们通常认为痤疮是一种始于青春期的疾病，它在新生儿期或婴儿期的出现令人不安，但一般不严重。下面关于痤疮的概述显示了痤疮疾病谱的多样性和变异性。

5.1.1 新生儿痤疮

新生儿痤疮无疑比迄今为止大约200篇相关报道更为常见。儿科医生对它非常熟悉，其持续时间很短，因而不被重视。如果包括少量粉刺在内，发病率可能会超过20%。

新生儿痤疮在出生时或出生后的第1周发生。虽然没有详细研究，但在临床上，这种痤疮在男孩比女孩更常见。以闭合性粉刺为主，有时伴有少量开放性粉刺，丘疹或脓疱散在分布于面颊，偶尔累及颏部和前额。与青少年痤疮不同，胸背部一般不受影响。发疹一般较轻，通常在几个月内可自行消退。

新生儿痤疮的病理生理可能与婴儿体内激素环境

有关，而不是受母体激素的影响。在出生时和出生后的头 6～12 个月，男婴的黄体生成素（luteinizing hormone, LH）和睾酮水平处于青春期早期水平。在男孩和女孩中，新生儿肾上腺都是极度活跃的。尽管源于肾上腺的雄激素导致了男孩和女孩的雄激素水平升高，但男孩还有来源于睾丸合成的雄激素（睾酮），因此更容易患新生儿和婴儿痤疮。胎儿卵巢的类固醇合成相对有限。继发于雄激素性肿瘤的子宫内男性化或由于某些医学治疗，在罕见的情况下可成为触发因素。低出生体重或奶瓶喂养的新生儿是否更容易患新生儿痤疮，还有待确定。

鉴别诊断包括由软膏和油类导致的中毒性痤疮、婴儿痤疮、孕妇妊娠期用药（苯妥英钠、锂）引起的痤疮或痤疮样疹、粟丘疹和新生儿头部脓疱病或马拉色菌（Malassezia furfur）毛囊炎。

新生儿痤疮的轻度病例一般无须治疗，但需要安抚。如需要治疗，外用维 A 酸或其他角质溶解剂就足够了。新生儿对粉刺溶解剂耐受性良好。低浓度过氧化苯甲酰（2.5%）治疗炎症性皮损效果最好。由于理论上存在潜在吸收导致伪膜性结肠炎的风险，不应使用克林霉素。外源性油（如婴儿润肤油或乳液）可能会加重病情，应避免。

5.1.1.1 胎儿乙内酰脲综合征

在怀孕早期服用二苯海因／苯妥英钠的女性可能会生下患有胎儿乙内酰脲综合征的早产儿。其特征是生长迟缓、特殊的相貌、四肢畸形、头发干枯。新生儿痤疮也可能是该综合征的一种表现。这种痤疮样疹是药物经母亲胎盘转移到胎儿引起的，它会在出生后的最初几个月内自发消退。卡马西平和丙戊酸是另外两种值得特别注意的药物，因为它们可在接受治疗的女性中诱发高雄激素血症。

5.1.2　婴儿痤疮

术语"婴儿痤疮"（acne infantum）指通常要到出生后第 3～6 个月才会出现的一种痤疮，而且往往更严重且病程更长，持续数月甚至数年。男孩发病比女孩多。

皮损仅限于面部。皮损可能相当多，往往以粉刺为主，主要发生在面颊。丘疹和脓疱等炎性皮损也常见。结节罕见，偶尔可见消退后遗留瘢痕。我们认为严重的婴儿痤疮预示青春期会出现重度痤疮；此外，严重痤疮家族史是婴儿痤疮的一个风险因素。

婴儿痤疮的病程变化很大。皮损可能只有少量粉刺，几周后就会消失。大多数病例皮损在出生后 2~3 年内消失，据报道一些人会持续到青春期。

在一些儿童中，重度或持续性痤疮提示潜在的激素异常，包括肾上腺功能早现、先天性肾上腺增生症、性腺或肾上腺肿瘤、库欣综合征和真性性早熟。最好的筛查方法是评估骨龄，即膝关节或腕关节的 X 线片，这是一种很好的雄性化生理测量方法。如果可以进行的话，生长图是另一个有价值的工具，因为高雄激素的儿童在标准化的生长百分位上会加速生长。实验室检查包括血清总睾酮和游离睾酮、脱氢表雄酮（dehydroepiandrosterone, DHEA）及其硫酸酯（DHEA-S）、LH、促卵泡激素（follicle-stimulating hormone, FSH）、17-α 羟孕酮和催乳素。如果发现激素失衡或性早熟的迹象，应该带孩子找儿童内分泌医生进行更专业的激素评估。

鉴别诊断包括新生儿痤疮（仅限于新生儿）和中毒性痤疮（由父母使用可致粉刺的油类、面霜或乳液导致）。有头皮受累或对治疗抵抗的亚裔婴儿，应考虑婴儿型嗜酸性脓疱性毛囊炎或婴儿嗜酸性脓疱病。血液中或组织病理学检查发现组织中嗜酸性粒细胞增多以及对外用激素的良好反应进一步支持了诊断。

婴儿痤疮需要果断治疗，这是真正的挑战。像维 A 酸、异维 A 酸或阿达帕林这样的粉刺溶解剂通常是有效的。局部抗菌剂如过氧化苯甲酰或红霉素可作为粉刺溶解剂的辅助用药。必要时可以口服抗生素，特别是红霉素，但应避免使用所有四环素类药物，因该类药物会导致 8 岁以下儿童的牙齿永久变色。皮损内注射糖皮质激素可治疗深部炎性皮损。需告知父母治疗周期可能会延长。

5.1.2.1　婴儿聚合性痤疮

在罕见的情况下，聚合性痤疮可发生于婴儿。皮损局限于面部，因丘疹、脓疱、结节和窦道而毁容。凹陷性瘢痕是可怕的结果，也是积极治疗的指征。这种疾病可能会持续到青春期。需要鉴别的疾病仅包括各种原因的脓皮病和脂膜炎。此外，皮损照片令人印象深刻，无须考虑其他类型的痤疮。

治疗方法与重度婴儿痤疮相同。局部和全身治疗可以同时进行。我们建议口服糖皮质激素，从 1.0 mg/kg 开始，然后慢慢减量。一旦炎症消退，可考虑口服异维 A 酸数月，每日剂量为 0.2～0.5 mg/kg。也可以考虑同时系统性应用糖皮质激素和异维 A 酸，必须告知家属异维 A 酸对生长和身高的影响。文献数据显示，每天给予 0.5 ~ 1.0 mg/kg 异维 A 酸，持续 6 个月，对骨密度没有负面影响，但我们对患儿不使用该剂量。在上述治疗之后，局部外用维 A 酸类或其他角质溶解剂，以防止复发。对常规治疗抵抗的结节可皮损内注射 1 ~ 2 mg/ml 曲安奈德治疗。

5.1.2.2 婴儿中毒性痤疮

这是接触性痤疮，是局部皮肤接触致粉刺性物质的结果。这些致粉刺性物质通常是由于父母和祖父母使用了油腻的药膏、乳液、润发油和润肤油。种族和文化特点决定了不同人群中婴儿痤疮的患病率。这种情况在地中海国家和非洲裔美国人中更为普遍。临床上，在出生后的 3 ~ 4 个月内，面颊、鼻子、前额和颧部会出现密集的闭合性和开放性粉刺，但很少出现在躯干或四肢。鉴别诊断包括婴儿痤疮、其他原因的中毒性痤疮或局部使用皮质类固醇引起的类固醇痤疮。去除接触物可使之消退，但消退所需的时间会很长。在某些病例中，局部使用维 A 酸类或其他角质溶解剂被证明是有效的，治疗应尽可能简单。

5.1.3 学龄前和学龄期痤疮

痤疮根据发病年龄，在婴儿期后和青春期前可大体分为学龄前和学龄期两类。由于学龄前儿童通常不会产生大量的肾上腺或性腺雄激素，所以痤疮在这个年龄组是罕见的，值得特别关注。性早熟包括一类疾病谱，如乳房过早发育、阴毛生长、肾上腺功能发育

和初潮。随着越来越多的儿童表现出性早熟，可观察到青春期提前的趋势，可能的原因包括全球社会经济在不同人群中的改善，生活方式和营养方式的改变，以及会干扰内分泌的化学物的作用。而中枢神经系统异常引起的中枢性性早熟、先天性肾上腺增生症、肾上腺皮质和性腺性激素分泌肿瘤、外源性雄激素也需要排除。因此，与儿童内分泌医生的合作和全面系统检查是必不可少的。相比之下，在学龄期，尤其是 9 ~ 12 岁的青春期前，痤疮的出现越来越普遍。肾上腺功能早现是指在女孩 8 岁之前或男孩 9 岁之前出现雄激素过多症的临床表现，最明显的表现是阴毛 / 腋毛，也包括痤疮、皮脂溢出、腋臭和生长过快，与青春期前异常的高浓度肾上腺雄激素前体相关。女孩的患病率高于男孩，受影响的儿童通常比同龄人超重、个头更高。在过去的几十年中，痤疮与后期出现的代谢综合征或多囊卵巢综合征的关联一直是一个研究热点。仔细检查也是必要的。

局部、口服或吸入皮质类固醇可诱发类固醇痤疮。儿童对这些药物异常敏感，如患有肾病综合征、风湿性疾病、严重耐药型哮喘或特应性皮炎以及移植术后的儿童。群集的炎性丘脓疱疹应引起警觉。治疗需要停用有害的激素。皮疹对维 A 酸类和（或）过氧化苯甲酰有良好的治疗反应。

氯痤疮一直被认为是接触二噁英的一个流行病学标志，儿童在玩耍时吞咽灰尘，会有摄入污染土壤中毒素的风险。具体请参阅氯痤疮章节（表 5.1）。

表 5.1 婴儿期痤疮

疾病	年龄	性别	病因
胎儿乙内酰脲综合征和新生儿痤疮	新生儿	m+f	妊娠期母亲给予乙内酰脲治疗
妊娠雄性黄体瘤综合征和女性胎儿的男性化	新生儿	f	妊娠黄体瘤（雄激素瘤）
新生儿痤疮	新生儿	m+f	母亲和婴儿出生第1周的雄激素？
婴儿痤疮	>3个月	m+f	儿童雄激素？
婴儿聚合性痤疮	>3个月	m+f	儿童雄激素？
中毒性痤疮	>3个月	m+f	接触致粉刺性物质
中毒性痤疮的变异型			
类固醇痤疮	>1岁	m+f	局部或全身糖皮质激素
润发油痤疮	新生儿	m+f	婴儿接触致粉刺护理产品

m：男，f：女

5.2 成人痤疮、青春期后痤疮、迟发型痤疮

根据皮肤病学教材，大多数患者的寻常痤疮在成年早期即可消退。但无论是女性或男性，情况并非如此。轻度痤疮在青春期后可能会持续几十年（持续型），而中度痤疮越来越普遍。痤疮可能会在青春期后女性突然出现（迟发或再发），这类痤疮有上升的趋势。这两种类型都可以在成年女性中观察到，而迟发型在成年男性中很少见。

5.2.1 流行病学

成人痤疮是指 25 岁以后出现的痤疮。由于基于一般人群的流行病学研究很少，而且问卷调查大多不可靠，常得到不同的患病率。据估计，1/4 ~ 1/3 的成年女性仍然患有痤疮。男性和女性同样受到持续型成人痤疮的影响，而女性则以迟发型为主。在我们的印象中，越来越多的女性在寻求问诊，她们的年龄不断增长，痤疮病程也越来越长。不管主诉是什么，常常在面部发现的痤疮皮疹提示这是相当普遍的情况。

识别这类痤疮的重要性在于它可能被误认为化妆品痤疮。最初，人们认为成人痤疮是由于化妆品和护肤品（特别是保湿剂和防晒霜）中的致痤疮物质引起的。在兔耳试验中，高达 50% 的化妆品被发现具有致粉刺性，这清楚地解释了为什么这种疾病多见于女性。实际上，化妆品痤疮被过度诊断了。在女性成人痤疮的病例中，化妆品导致的痤疮并不占大多数。经验告诉我们，停用疑似化妆品基本没用。长期以来，化妆品生产商对安全问题非常重视，经常测试其产品导致痤疮的可能性。致粉刺的化妆品几乎都被淘汰了，但这对痤疮的患病率没有明显的影响，实际情况却恰恰相反。

5.2.2 临床表现

真正的化妆品痤疮的显著特征是在使用部位有相当密集的闭合性和开放性粉刺。丘脓疱疹也相当多，有时不会先出现微粉刺（化学性毛囊炎）。当然，对于很少或从不使用化妆品或只选择可靠化妆品品牌的女性，不应诊断化妆品痤疮。病史会说明问题。

相比之下，成人痤疮的皮损往往较少，可见小的闭合性粉刺和散在丘脓疱疹，通常表现为已经存在

的角质团向外排出。典型分布部位是下面部，尤其是下颌和颏下区。经前发疹和经前紧张综合征常见。我们认为这是真正的内源性痤疮。玫瑰痤疮和口周皮炎是最常见的鉴别诊断，在这个年龄段伴发的可能性较高。

5.2.3 发病机制

病因尚不清楚。雄激素的作用未定。与高雄激素血症的关系一直存在争议，其中种族差异值得关注。一些循环中的雄激素代谢产物，如雄甾酮葡萄糖醛酸，在中度痤疮的成年女性中增多，但在其他研究中没有得到证实。应考虑到多囊卵巢综合征，特别是当患者同时出现多毛和（或）雄激素性脱发时。一小部分患有持续型成人痤疮的患者被诊断为非经典型先天性肾上腺皮质增生症，但确切的患病率尚不清楚。压力在成人痤疮尤其是迟发型痤疮中具有更加重要的意义，但很难做到定量分析。家族史似乎更容易影响成人持续型痤疮的易感性。许多女性报告在停止避孕或从口服复方避孕药改为避孕环后痤疮复发或加重。吸烟参与了发病，特别是在表现为多发性群集粉刺时，但是关于吸烟的数量和持续时间对痤疮的影响还没有定论。肥胖或营养状况对成人痤疮的影响是否大于青少年痤疮尚不清楚。

5.2.4 治疗

缺乏循证数据。成人痤疮通常比青少年痤疮更难治疗，可能是由于多种持续存在的触发因素。对于轻度病例，可使用含有不同活性成分的外用药物。对于中度痤疮，口服抗生素通常帮助不大，复发率较高，相关的阴道念珠菌病比青少年更常见。我们推荐极低剂量的异维 A 酸，如 10 mg/d，或 10 mg 每周 3 天，至少 6 个月。考虑到成人痤疮的慢性复发过程，理想的治疗周期仍有待确定。每次就诊时都必须告知和提醒避免怀孕的预防措施，因为许多这个年龄段的女性对口服避孕药犹豫不决，其中一些女性可能希望在不久的将来生育。

5.3 痤疮与月经周期

许多女性在月经前出现了各种烦人的症状。紧张和易怒（经前期紧张）通常归因于心理影响。客观的变化也会发生，如体重增加和乳房增大。这些不像情

绪原因那样容易被忽略。同样，经前痤疮加重是一种常见的现象，至少有 1/3 的人经历过。可能有两类患者：没有痤疮的女性出现经前期痤疮和易患痤疮的女性经前期加重。通常，这些女性在月经前 1 周左右会发现丘疹 / 脓疱增多。像所有其他炎性皮损一样，这些皮损迅速出现，主要是由于看不见的闭合性粉刺（微粉刺）破裂引起的。这种现象在相对较轻的丘疹脓疱性痤疮中最为明显，而当出现大量深部丘疹时，情况更糟。每个月定期会出现 5 ~ 10 个脓疱，或多或少，一定会被注意到，尽管整体并不会影响外观。一些医生甚至怀疑经前期痤疮的存在。虽然皮损数目很少会大幅度增加，但这一过程的固定节律却不容忽视。由于高度紧张而去挤压皮损并不是原因，尽管它可能会加剧反应。对于这种特殊的周期性没有很好的解释。有未经证实的假说，我们认为，皮脂分泌随着月经周期而变化，这种变化恰好发生在这段时间可以解释这种暴发。另一些人则相信，此时皮肤表面脂质中的游离脂肪酸会增加，而皮脂的数量或成分不可能受月经周期的影响。即便如此，这种变化也不能解释突然出现的炎症性皮损。

在我们看来，另一个有趣的发现是，在月经周期的第 15 ~ 20 天，毛囊口变小了。这可能会阻止皮脂流出，为 3 ~ 4 天后的加重奠定基础。有些人认为只有在月经来潮前体重增加的患者才会出现这种情况。这同样受到质疑，经前期加重通常发生在体重稳定、乳房不增大的女性身上。已经发现利尿剂的预防作用并不比安慰剂强，无论是否有明显的体重增加。

激素变化对炎症和痤疮丙酸杆菌毒力的影响是一个有趣的假说。有证据表明孕酮以某种未知的方式介导经前期痤疮。在避孕方案中不使用孕激素，可避免定期的发疹。此外，有证据表明孕酮可以增加皮脂的合成和促进炎症，而孕酮受体特别是 B 型，已在皮脂腺中被发现。

我们对经前期痤疮没有特殊治疗方法，不推荐使用利尿剂。我们注意到这种现象，并根据其严重程度治疗痤疮。当避孕药改善了痤疮，月经前的发疹一般会减少或消失。

5.4　妊娠期痤疮

有关妊娠期痤疮患病率和病程的资料非常有限。对 378 名法国孕妇进行问卷调查，平均患病率为 42.3%，其中 86.6% 有痤疮病史，已治愈痤疮的复发率为 35.1%，51.5% 的痤疮患者持续到青春期后。在这些女性中，59.7% 的人在怀孕期间痤疮加重，9.1% 好转，31.2% 无变化。在 137 例经产妇中，65.9% 的患者在怀孕期间出现痤疮，35.2% 的女性只有面部皮损，而有躯干皮损的女性比例为 87.2%。以炎性皮损为主。

在一项针对 35 名台湾孕妇面部痤疮的前瞻性观察研究中，在妊娠中期出现痤疮的人数最多。初产妇、女性、新生儿的低出生体重与妊娠中晚期较高的痤疮发生率有关。

妊娠期严重痤疮很少见，应与暴发性玫瑰痤疮相鉴别。治疗应基于特定药物的益处和风险，参照最新的 FDA 妊娠和哺乳期用药规则。

5.4.1　妊娠雄性黄体瘤综合征（妊娠黄体瘤）与妊娠高雄激素血症

睾酮分泌过多的持久黄体会因雄激素过多而导致严重的异常。女性变得男性化，表现为皮脂溢出、多毛、声音变得深沉、丘疹脓疱性痤疮，甚至聚合性痤疮。女性胎儿处于危险之中，出生后就可能有男性化的迹象，包括痤疮。这种肿瘤很少见，目前文献中只有少数病例报道。诊断的依据是超声检查卵巢肿瘤和检测外周血雄激素水平。妊娠期手术切除产生雄激素的黄体可治愈本病。

高反应性黄素化是妊娠晚期与高雄激素血症相关的另一种疾病，它可能是由于经产妇高水平的人绒毛膜促性腺激素 β（β-hCG）或妊娠滋养层疾病引起的卵巢过度刺激所致。由此引起的内膜细胞肥大和黄素化导致高雄激素血症，并伴有母体男性化，这可能发生在 20% ~ 30% 的病例中。

库欣综合征是孕妇中极为罕见的一种疾病，它的诊断和治疗都具有挑战性。肾上腺原发性肾上腺腺瘤是最常见的病因，而垂体分泌 ACTH 的促肾上腺皮质激素腺瘤占常见病例的 70%。

芳香化酶将雄激素转化为雌激素，胎盘芳香化酶缺乏可导致女性胎儿外生殖器畸形和妊娠期母体男性化（包括痤疮和多毛症）。胎儿先天性肾上腺增生症是妊娠期高雄激素血症和痤疮的另一个原因。

5.4.2　妊娠期痤疮的治疗

痤疮在怀孕期间应当治疗，以防止加重及瘢痕形成，或对母亲心理产生不良影响。禁止系统性使用四环素、多西环素、米诺环素和异维 A 酸。局部外用过氧化苯甲酰和壬二酸是安全的选择。对于严重的病例，可从妊娠中期开始与妇科医生合作考虑系统服用大环内酯类药物，如红霉素或阿奇霉素。机械剥脱或用甘醇酸等 α- 羟酸进行化学剥脱有助于治疗轻度痤疮，但应避免使用水杨酸、三氯乙酸和苯酚。维 A 酸类外用药物是研究得最深入的维甲酸，不建议在妊娠期间使用。在人类中，没有发现外用维 A 酸的长期治疗会影响维甲酸或其代谢物的内源性水平。一项 meta 分析排除了在妊娠早期暴露于维 A 酸类外用药物与严重先天性畸形、自然流产、低出生体重和早产发生率显著增加的相关性。妊娠期痤疮的治疗由于缺乏临床研究和这一患者群体的药代动力学数据而变得复杂。

5.5 围绝经期痤疮和绝经后痤疮

文献中很少提到围绝经期痤疮和绝经后痤疮。绝经后痤疮是在老年女性寻求各种面部问题的医疗问诊中偶然发现的，包括色素沉着、脂溢性角化病、毛孔粗大、小棘毛壅病、皱纹和其他光损伤表现。由于缺乏流行病学调查，绝经后痤疮的患病率尚不清楚。我们认为绝经后痤疮是相当常见的，这很容易通过询问患者是否发疹来确定。其最常见于皮肤较厚、较黑、较油的女性。

绝经后痤疮主要发生在卵巢功能衰竭后的头两年。事实上，它预示着最后一次月经，通常与其他围绝经期症状如潮热有关。也许围绝经期痤疮是一个更好的命名。我们做出以下解释：当卵巢不再产生足够的雌激素，而继续合成雄激素，肾上腺也继续合成雄激素，此时一种没有对抗的高雄激素状态开始发挥作用。激素失衡会导致围绝经期痤疮，从而使其成为不断扩大的高雄激素综合征的一员。

绝经后痤疮是一种轻度痤疮，有散在的小闭合性粉刺，当拉紧松弛的皮肤时会变得明显。开放性粉刺很少见，也可见到小而稀疏的丘脓疱疹。这种病存在了许多年，是一个烦人的问题，有损于患者的容貌。当女性 70 多岁时，轻度痤疮最终会消失。这些女性中的大多数并没有因为青春期的痤疮而留下瘢痕，也没有因之而烦恼。她们面部毛孔确实很大，尤其是在鼻子和颧骨部位。有相当一部分人抱怨皮肤油腻，但也有人坚持认为自己皮肤干燥。这似乎与绝经后颈部和上唇的多毛症有关。一些女性用蜡来去除难看的毛发或使用漂白剂。面颊胡须部位的毳毛往往很长，形成讨厌的绒毛。并非所有多毛的女性都有绝经后痤

疮。血液循环中的雄激素水平通常在正常范围内。当绝经后痤疮和多毛症与其他男性化表现同时出现时，应及时排除与雄激素分泌性肿瘤或肾上腺或卵巢功能亢进状态相关的高雄激素血症。多囊卵巢综合征女性可能在围绝经期后持续存在高雄激素血症，卵巢间质增生和医源性高雄激素血症是需要考虑的特殊原因。服用 DHEA 或睾酮改善绝经后女性的性功能或更年期症状，可能会引起包括痤疮暴发在内的雄激素副作用。我们见到了一些病例，但基于皮肤病学观察的相关研究有限。

在这个年龄段，很少频繁使用化妆品。围绝经期痤疮不太可能与化妆品痤疮混淆，后者表现为更密集的粉刺和更大的炎性皮损。面部多发性粟粒性皮肤骨瘤，尤其是在前额，可发生在有或无明显痤疮病史的绝经后女性。有必要与闭合性粉刺仔细鉴别。这些女性年纪较大，由于长期过度暴露在阳光下而出现皮肤光老化，痤疮可能是巧合的发现。许多人表现出常见的光损伤的印痕，通常称为光老化，包括皱纹、斑点、增生物或皮革样的黄色皮肤。

5.5.1 治疗

由于皮疹主要为粉刺，维 A 酸或其他维 A 酸类药物是首选药物。建议从 0.025% 维 A 酸乳膏开始。0.1% ~ 0.3% 阿达帕林刺激性较小。痤疮可在 4 ~ 5 个月内清除。通常在 1 个月左右，可能出现耐药，建议更换为 0.05% 维 A 酸制剂。或者可以使用其他维 A 酸类药物或粉刺溶解剂。不建议使用抗菌剂，包括过氧化苯甲酰和外用抗生素。

5.6 健美和兴奋剂痤疮

在普通人群中合成代谢雄激素的滥用率已达到令人震惊的程度。雄激素的使用已不再局限于竞技运动，而是扩展到休闲和健身运动、健美以及以增加肌肉质量和身体吸引力为目的而使用。尤其是青少年有患兴奋剂痤疮的风险。雄激素与重组生长激素、胰岛素和促胰岛素乳蛋白强化饮料，增加了雄激素滥用的风险。对德国法兰克福 / 美因河畔地区 11 家健身房的 484 名休闲运动员的调查显示，12.9% 的男性和 3.6% 的女性服用合成代谢药物。他们服用合成代谢类固醇（anabolic androgenic steroids，AAS，35% 口服；71% 肠外给药）、兴奋剂（14%）和生长激素（growth hormone，GH，5%）。令人失望的是，28%

的提供者是医生。滥用兴奋剂者的主要目的是增加肌肉体积（86%）和力量（61%）。最近一份报告显示，在 2011—2016 年间，180 名患者在荷兰的一家专门的 AAS 门诊就诊，结果显示 AAS 的滥用开始于 23 岁左右的年龄，95% 的人周期性使用 AAS（平均 4 个周期），并在 10 周后完成。最常被周期性使用的包括三种不同的 AAS：睾酮、诺龙和特伦勃龙。34% 的人除了 AAS，还使用 GH。在周期性使用 ASS 中，96% 的患者出现副作用，主要包括痤疮（38%）、男性乳房发育（34%）、焦虑不安（27%）、性欲下降（34%）和勃起功能障碍（20%）。

痤疮加重是 AAS 和乳清蛋白滥用的典型临床表现，尤其是在健身场所。兴奋剂痤疮的临床表现从最初的寻常痤疮或先前的痤疮恶化到聚合性痤疮或突然出现暴发性痤疮。据报道，乳清蛋白引起的痤疮主要累及躯干。

5.6.1 合成代谢类固醇

雄激素滥用最早的明显临床副作用之一是健美痤疮，这是 AAS 滥用最常见的可见不良反应。众所周知，雄激素导致皮脂腺肥大，皮脂分泌增加，皮肤表面脂质生成增加，痤疮丙酸杆菌菌群增加，最终发展为痤疮。雄激素增强 SREBP1c（皮脂腺脂肪生成的关键转录因子）的表达。此外，雄激素还促进 miRNA-125b 的表达，miRNA-125b 是 *TP53* mRNA 的关键负调控因子。因此，雄激素激活 SREBP1c 并抑制 p53 的表达，在痤疮发病中发挥重要作用。

5.6.2 生长激素、生长激素促分泌素、胰岛素样生长因子–1和胰岛素

重组生长激素（GH）、生长激素促分泌素、胰岛素样生长因子 -1（IGF-1）和胰岛素可从网上和黑市买到，它们都能刺激生长激素轴，增加合成代谢和肌肉质量。GH 和 IGF-1 都被列入世界反兴奋剂机构（World Anti-Doping Agency，WADA）的违禁药物清单上。生长激素促分泌素刺激下丘脑分泌生长激素，生长激素刺激肝分泌 IGF-1，这是促进 AKT 和 mTORC1 活化的关键信号。IGF-1 直接通过激活激酶 AKT 促进成脂转录因子 SREBP1c 的表达。

IGF-1 还可通过激活鼠双微体 2（mouse double minute 2，MDM2）下调 p53 的细胞水平，p53 是抑制细胞增殖和 SREBP1c 介导的脂质生成的关键转录信号。生长激素促进皮脂腺的增殖和分化。此外，IGF-1 刺激皮脂生成、性腺和肾上腺雄激素合成，以及 5α- 还原酶的活性，5α- 还原酶将睾酮转化为其 10 倍活性的二氢睾酮。胰岛素和 IGF-1 通过 AKT 介导的转录因子磷酸化以及核雄激素受体抑制因子 FoxO1 增强雄激素信号传导。

5.6.3 乳蛋白浓缩物

乳蛋白浓缩物（无论是乳清蛋白还是酪蛋白粉）都被健美和健身馆用来增加肌肉质量。据文献报道，大量摄入乳清蛋白可诱发或加重痤疮。市场上有 5 kg 甚至更大桶的可增加肌肉的蛋白粉。易从互联网获得的食谱建议每天在 1 L 牛奶中添加 80 克乳清蛋白粉，即所谓的乳清冰沙。酪蛋白和乳清蛋白富含支链氨基酸（branched-chain amino acids, BCAAs），如亮氨酸，分别占乳清的 14% 和酪蛋白总蛋白的 10%。BCAAs 和谷氨酰胺是 mTORC1 的关键激活剂。研究表明，mTORC1 活性的增加和谷氨酰胺分解途径在皮脂生成中发挥关键作用。在胰腺 β 细胞中，这些通过 mTORC1 激活的促胰岛素的氨基酸能增强胰岛素分泌。高溶解性和快速水解的乳清蛋白可在 20 min 后增加血浆 BCAA 和峰值胰岛素水平。酪蛋白作用较慢，需要数小时，并优先刺激肝合成 IGF-1。牛奶的摄入增加了血浆中 GH、IGF-1 和胰岛素的水平，这些都会激活激酶 AKT，从而增加 SREBP1c 的活化，下调 p53 的表达。

在体外培养的外周血单个核细胞中，BCAAs 的加入增加了活性氧的产生，激活了 AKT-mTORC1 信号，表明高浓度的 BCAA 可促进炎症和氧化状态。此外，BCAA 介导的 mTORC1 活化增强了 Th17 细胞的数量和促炎性白介素 17 的分泌，这是一种在痤疮患者皮肤中高表达的标志性细胞因子（表 5.2；图 5.1）。

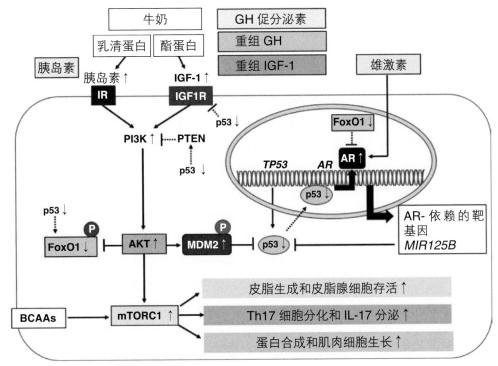

图 5.1 雄激素和兴奋剂增强胰岛素 /IGF-1 信号传导的协同作用，包括牛奶、乳蛋白浓缩物、生长激素（GH）、生长激素促分泌素、重组 IGF-1 和胰岛素。这些化合物增强了 AKT 激酶的活性，该激酶激活了鼠双微体 2（MDM2），这是 p53 的关键负调控因子。p53 活性降低可增强雄激素受体（AR）的表达，进而促进 AR 依赖性靶基因（包括 *MIR125A*）的表达，而 MIR125A 是 TP53 表达的关键负调控因子。胰岛素 /IGF1 信号和雄激素刺激同时抑制 p53，从而允许合成代谢和生长，导致肌肉增长和皮脂腺肥大。乳蛋白的主要成分支链氨基酸（BCAA）可增强 mTORC1 的活性，从而促进肌肉蛋白合成、皮脂生成和 Th17 细胞增殖，并增加白介素 17（IL-17）的分泌。FoxO1：叉头框蛋白 O1，IGF-1：胰岛素样生长因子 -1，IGF1R：胰岛素样生长因子 -1 受体，IR：胰岛素受体，PI3K：磷酸肌醇 -3 激酶，TP53：p53 基因。Published with kind permission of © Bodo Melnik 2019. All Rights Reserved

表 5.2 根据 Boos 等的研究，健身房常用的合成代谢雄激素（1998）

合成代谢雄激素	日平均剂量（mg）
美替诺龙	75.6
睾酮	58.5
司坦唑醇	37.4
美雄酮	36.6
奥沙那胺	25.0
去甲睾酮	4.0

5.7 新生儿痤疮或婴儿痤疮

如图 5.2 所示。

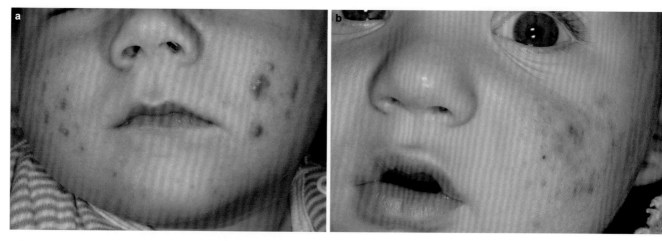

图 5.2　a：这名婴儿出生后不久就出现炎性丘疹和丘脓疱疹。新生儿的雄激素分泌过多是这一时期的典型现象，是导致发疹的原因。大多数婴儿痤疮会在几个月内自然消退。典型的症状为毛囊性丘疹或脓疱，但没有粉刺。需要鉴别诊断的疾病主要是马拉色菌毛囊炎。**b**：与 a 图非常相似的图片。诊断是新生儿痤疮，主要是面颊和颏部有轻微隆起的小丘疹，可自发消退

5.8 新生儿和婴儿痤疮

新生儿面部出现痤疮并不罕见。而在幼儿时期，痤疮可出现各种皮损（图 5.3）。

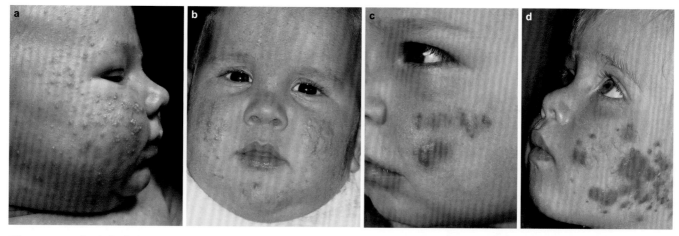

图 5.3　a：新生儿痤疮。这个男孩脸上长满了丘脓疱疹和小粉刺。皮肤油腻，提示雄激素刺激皮脂腺活动。**b**：这看起来像是新生儿痤疮或婴儿痤疮，但实际上是一个 5 个月大婴儿的中毒性痤疮。一些母亲有一种不可抗拒的冲动，用各种奇异的药膏来润滑皮肤。在这个病例中，每天多次涂抹一种不知名的药膏。粉刺的聚集提示外源性的病因。一般来说，毛囊未成熟的婴幼儿相对不容易患痤疮。**c**：婴儿痤疮。硬化的深在丘疹和结节可持续数月，新的皮损周期性出现。**d**：聚合性痤疮。这是最严重的婴儿痤疮。可以理解的是，这名女孩的父母担心这种严重炎性痤疮的后果。瘢痕是不可避免的。实验室检查是排除内分泌疾病的必要手段

5.9　婴儿痤疮与儿童痤疮

如图 5.4 所示。

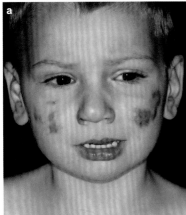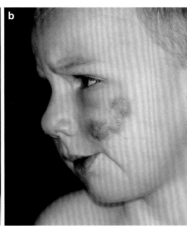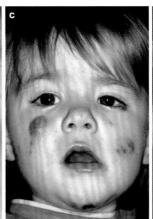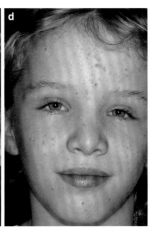

图 5.4　a：这个小男孩两颊都有疼痛的群集性炎性结节。左侧脸颊的皮疹相互连接，形成窦道。未见粉刺。结节不是由细菌感染引起的。可短期系统使用糖皮质激素并口服大环内酯类抗生素治疗。瘢痕是一种可怕的并发症。**b**：双颊上群集的炎性结节，如 a 图所示。它们很可能连接在一起形成窦道。未见其他痤疮皮损。应该定期观察这些儿童，以防长出痤疮，大多数会在青春期早期发病。**c**：婴儿痤疮双颊疼痛的结节性皮损。治疗方法如上所述。特别是左下睑的炎性肉芽肿。文献报道称，在儿童期出现此类皮损预示着成年后可能会发生玫瑰痤疮，但尚无定论。颏部的血肿和血痂是在玩耍中受伤所致。**d**：这个男孩快到青春期了。青春期开始的最早临床症状是腋臭。他在前额、面颊和颏部出现了多个闭合性小粉刺和一些开放性粉刺。建议外用药治疗。在未发现粉刺的情况下，图 a～c 中的三名男孩被法国医生诊断为特发性面部无菌性肉芽肿

5.10　注射睾酮和其他合成类固醇导致痤疮暴发

与以前的观点相反，年轻成年男性的皮脂腺并没有受到内源性雄激素的最大刺激（图 5.5）。过量的雄激素不仅增加皮脂的产生，还会导致严重的炎症性痤疮和痤疮瘢痕。

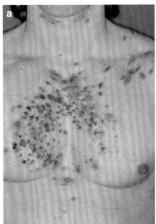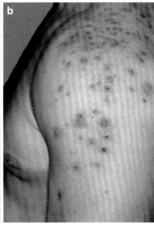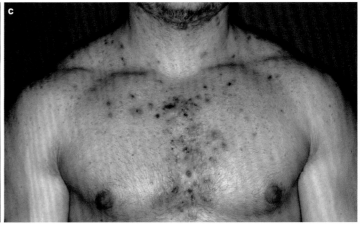

图 5.5　a, b：健美痤疮。a 图中这名 21 岁男性从 14 岁起只有面部轻度痤疮。在拍摄这些照片的前两个月，他开始了一项健身计划，同时非法服用合成类固醇和维生素 B 混合物。他的面部、胸部、背部、肩部和上臂都出现了深在性炎性丘疹、聚合性结节和脓疱。1 年后出现增生性瘢痕和瘢痕疙瘩。可见，兴奋剂可导致聚合性痤疮。b 图为左肩和上臂的特写，显示痤疮的聚合性。**c**：合成类固醇引起的暴发性痤疮。这位年轻人想增加肌肉质量。副作用之一是在胸部（和背部，此处未显示）出现痤疮的暴发，最终留下瘢痕

5.11 健身的代价

健身房和男性健康机构会宣传健身项目。不幸的是，有型的外表伴随着有害的副作用（图 5.6 ）。

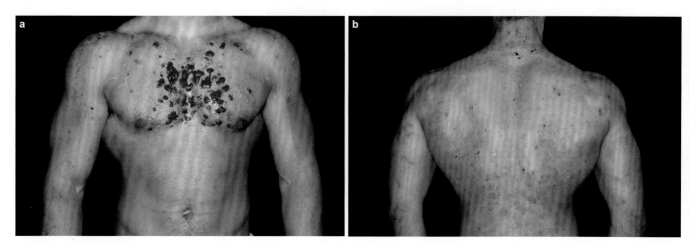

图 5.6　a：暴发性痤疮，主要在胸部，在患者向皮肤科医生寻求帮助之前持续了几个星期至数月。他使用了各种未公开的药物和营养素。厚的、疼痛的、渗出的斑块支持了初步诊断。萎缩性瘢痕是此类皮损的晚期后遗症，提示皮损持续了很久。**b**：背部布满炎性丘疹、结痂和瘢痕

5.12 由合成类固醇引发的暴发性痤疮的血腥灾难：皮肤破坏、出血和疼痛

如图 5.7 所示。

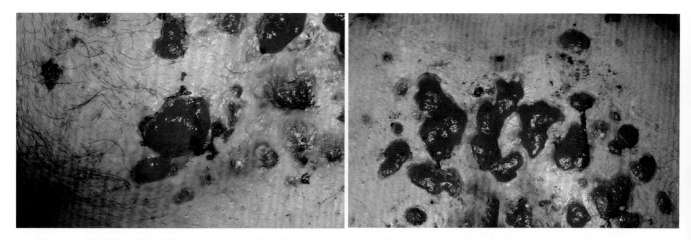

图 5.7　增殖性、软而稠的和出血的血管肉芽组织。新的皮损大量出现，旧的皮损结痂，最后遗留扁平的瘢痕

5.13 妊娠雄黄体瘤

　　生成雄激素的肿瘤可在几周内将原本健康的人变成重病患者。图 5.8 中这位女性在第一次怀孕前一直做模特。她在孕早期就被异常的皮肤变化吓到了：皮脂溢出；面部、胸部和腹部多毛；丘疹、脓疱和脓肿暴发，遗留难看的瘢痕。她声音低沉，提示她患有男性化综合征。她的妇科医生怀疑她患有妊娠雄黄体瘤。去除肿瘤后，所有皮损缓慢消退，遗留轻度瘢痕。几个月后，她分娩了一个健康的男孩。女婴的雄激素化是雄激素过多的令人担忧的并发症。

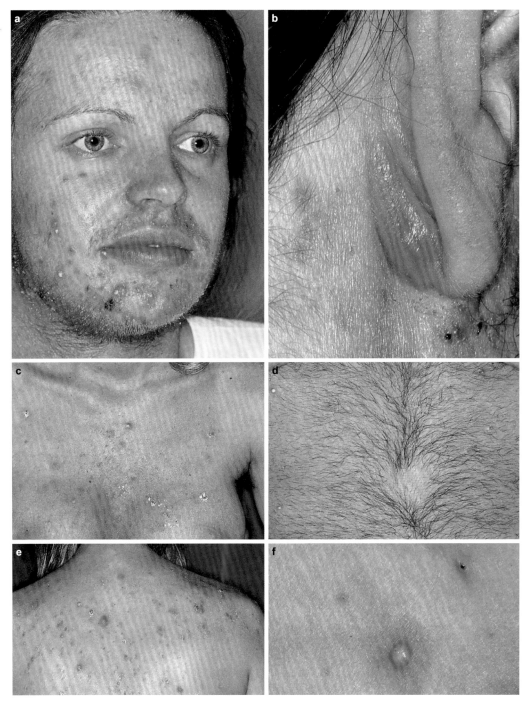

图 5.8　**a**：严重的炎症、皮脂溢出和多毛症影响这位女性的容貌。**b**：耳垂后面的聚合性痤疮样出血性窦道。**c**：胸部易患痤疮的部位也被累及。**d**：腹部毛发生长增多、散在丘疹和脓疱是此综合征的一部分。**e**：背部炎性丘疹和脓疱。**f**：背部重度发炎的丘脓疱疹特写

参考文献

新生儿、婴儿和儿童痤疮

Ayres S. Infantile acne vulgaris. Arch Dermatol Syph. 1926; 14:12-3.

Bekaert C, Song M, Delvigne A. Acne neonatorum and familial hyperandrogenism. Dermatology. 1998; 196:453-4.

Bustamante C, Hoyos-Martínez A, Pirela D, Díaz A. In utero virilization secondary to a maternal Krukenberg tumor: case report and review of literature. J Pediatr Endocrinol Metab. 2017; 30:785-90.

Caputo R, Monti M, Ermacora E, Carminati G, et al. Cutaneous manifestations of tetrachlorodibenzo-p-dioxin in children and adolescents:follow-up 10 years after the Seveso, Italy, accident. J Am Acad Dermatol. 1988; 19:812-9.

Chew EW, Bingham A, Burrows D. Incidence of acne vulgaris in patients with infantile acne. Clin Exp Dermatol. 1990; 15:376-7.

Eichenfield LF, Krakowski AC, Piggott C, Del Rosso J, et al. American Acne and Rosacea Society. Evidence-based recommendations for the diagnosis and treatment of pediatric acne. Pediatrics. 2013; 131(Suppl 3):S163-86.

Hernández-Martín Á, Nuño-González A, Colmenero I, Torrelo A. Eosinophilic pustular folliculitis of infancy: a series of 15 cases and review of the literature. J Am Acad Dermatol. 2013; 68:150-5.

Hızlı D, Köşüş A, Köşüş N, Kamalak Z, et al. The impact of birth weight and maternal history on acne, hirsutism, and menstrual disorder symptoms in Turkish adolescent girls. Endocrine. 2012; 41:473-8.

Jansen T, Burgdorf WHC, Plewig G. Pathogenesis and treatment of acne in childhood. Pediatr Dermatol. 1997; 14:17-21.

Lucky AW, Biro FM, Huster GA, Leach AD, et al. Acne vulgaris in premenarchal girls: an early sign of puberty associated with rising levels of dehydroepiandrosterone. Arch Dermatol. 1994; 130:308-14.

Lucky AW, Biro FM, Huster GA, Morrison JA, et al. Acne vulgaris in early adolescent boys. Arch Dermatol. 1991; 127:210-6.

Lucky AW, Biro FM, Simbartl LA, Morrison JA, et al. Predictors of severity of acne vulgaris in young adolescent girls—results of a five-year longitudinal study. J Pediatr. 1997; 130:30-9.

Nanda A, Kaur S, Bhakoo ON, Kapoor MM, et al. Fetal hydantoin syndrome: a case report. Pediatr Dermatol. 1989; 6:130-3.

Neely EK, Crossen SS. Precocious puberty. Curr Opin Obstet Gynecol. 2014; 26:332-8.

Rapelanoro R, Mortureux P, Couprie B, Maleville J, et al. Neonatal Malassezia furfur pustulosis. Arch Dermatol. 1996; 132:190-3.

Stewart ME, Downing DT, Cook JS, Hansen JR, et al. Sebaceous gland activity and serum dehydroepiandrosterone sulfate levels in boys and girls. Arch Dermatol. 1992; 128:1345-8.

Verrotti A, D'Egidio C, Coppola G, Parisi P, et al. Epilepsy, sex hormones and antiepileptic drugs in female patients. Expert Rev Neurother. 2009; 9:1803-14.

Voutilainen R, Jääskeläinen J. Premature adrenarche: etiology, clinical findings, and consequences. J Steroid Biochem Mol Biol. 2015; 145:226-36.

Zander J, Mickan H, Holzmann K, Lohe KJ. Androluteoma syndrome of pregnancy. Am J Obstet Gynecol. 1978; 130:170-7.

成人痤疮

Carmina E, Godwin AJ, Stanczyk FZ, et al. The association of serum androsterone glucuronide with inflammatory lesions in women with adult acne. J Endocrinol Invest. 2002; 25:765-8.

Di Landro A, Cazzaniga S, Cusano F, et al. Adult female acne and associated risk factors: results of a multicenter case-control study in Italy. J Am Acad Dermatol. 2016; 75:1134-1141.e1.

Goulden V, McGeown CH, Cunliffe WJ. The familial risk of adult acne: a comparison between first-degree relatives of affected and unaffected individuals. Br J Dermatol. 1999; 141:297-300.

Han XD, Oon HH, Goh CL. Epidemiology of post-adolescence acne and adolescence acne in Singapore: a 10-year retrospective and comparative study. J Eur Acad Dermatol Venereol. 2016; 30:1790-3.

Rademaker M, Wishart JM, Birchall NM. Isotretinoin 5 mg daily for low-grade adult acne vulgaris—a placebo-controlled, randomized double-blind study. J Eur Acad Dermatol Venereol. 2014; 28:747-54.

Shen Y, Wang T, Zhou C, et al. Prevalence of acne vulgaris in Chinese adolescents and adults: a community-based study of 17,345 subjects in six cities. Acta Derm Venereol. 2012; 92:40-4.

Svensson A, Ofenloch RF, Bruze M, et al. Prevalence of skin disease in a population-based sample of adults from five European countries. Br J Dermatol. 2018; 178:1111-8.

Trakakis E, Papadavid E, Dalamaga M, et al. Prevalence of non-classical congenital adrenal hyperplasia due to 21-hydroxylase deficiency in Greek women with acne: a hospital-based cross-sectional study. J Eur Acad Dermatol Venereol. 2013; 27:1448-51.

痤疮与月经周期

Boyanova L. Stress hormone epinephrine (adrenaline) and norepinephrine (noradrenaline) effects on the anaerobic bacteria. Anaerobe. 2017; 44:13-9.

Cabeza M, Miranda R. Stimulatory effect of progesterone and 5 betaprogesterone on lipid synthesis in hamster flank organs. Steroids. 1997; 62:782-8.

Evans J, Salamonsen LA. Inflammation, leukocytes and menstruation. Rev Endocr Metab Disord. 2012; 13:277-88.

Kariya Y, Moriya T, Suzuki T, et al. Sex steroid hormone receptors in human skin appendage and its neoplasms. Endocr J. 2005; 52:317-25.

Pochi PE. Acne in premature ovarian failure. Reestablishment of cyclic flare-ups with medroxyprogesterone acetate therapy. Arch Dermatol. 1974; 109:556-7.

妊娠期痤疮

Bechstein SK, Ochsendorf F. Akne und Rosazea in der Schwangerschaft. Hautarzt. 2017; 68:111-9.

Brown SM, Aljefri KA, Waas R, Hampton PJ. Systemic medications used in treatment of common dermatological conditions: safety profile with respect to pregnancy, breast feeding and content in seminal fluid. J Dermatolog Treat. 2017; 16:1-53.

Caimari F, Corcoy R, Webb SM. Cushing's disease: major difficulties in diagnosis and management during pregnancy. Minerva Endocrinol. 2018; 43:435-45.

Dréno B, Blouin E, Moyse D, et al. Acne in pregnant women: a French survey. Acta Derm Venereol. 2014; 94:82-3.

Hakim C, Padmanabhan V, Vyas AK. Gestational hyperandrogenism in developmental programming. Endocrinology. 2017; 158:199-212.

Kaňová N, Bičíková M. Hyperandrogenic states in pregnancy. Physiol Res. 2011; 60:243-52.

Meredith FM, Ormerod AD. The management of acne vulgaris in pregnancy. Am J Clin Dermatol. 2013; 14:351-8.

Wadzinski TL, Altowaireb Y, Gupta R, et al. Luteoma of pregnancy associated with nearly complete virilization of genetically female twins. Endocr Pract. 2014; 20:e18-23.

Yang CC, Huang YT, Yu CH, et al. Inflammatory facial acne during uncomplicated pregnancy and post-partum in adult women: a preliminary hospital-based prospective observational study of 35 cases from Taiwan. J Eur Acad Dermatol Venereol. 2016; 30:1787-9.

围绝经期痤疮和绝经后痤疮

Achilli C, Pundir J, Ramanathan P, et al. Efficacy and safety of transdermal testosterone in postmenopausal women with hypoactive sexual desire disorder: a systematic review and meta-analysis. Fertil Steril. 2017; 107:475-82.e15.

Elraiyah T, Sonbol MB, Wang Z, et al. Clinical review: the benefits and harms of systemic testosterone therapy in postmenopausal women with normal adrenal function: a systematic review and meta-analysis. J Clin Endocrinol Metab. 2014; 99:3543-50.

Kligman AM. Postmenopausal acne. Cutis. 1991; 47:425-6.

Rothman MS, Wierman ME. How should postmenopausal androgen excess be evaluated? Clin Endocrinol (Oxf). 2011; 75:160-4.

Scheffers CS, Armstrong S, Cantineau AE, et al. Dehydroepiandrosterone for women in the peri- or postmenopausal phase. Cochrane Database Syst Rev. 2015; 1:CD011066.

健美和兴奋剂痤疮

Anderson LJ, Tamayose JM, Garcia JM. Use of growth hormone, IGF-I, and insulin for anabolic purpose: pharmacological basis, methods of detection, and adverse effects. Mol Cell Endocrinol. 2018; 464:65-74.

Boos C, Wulff P, Kujath P, Bruch HP. Medikamentenmißbrauch beim Feizeitsportler im Fitneßbereich. Dtsch Ärztebl. 1998; 95:A953-7.

Cengiz FP, Cevirgen Cemil B, Emiroglu N. Acne located on the trunk, whey protein supplementation: is there any association? Health Promot Perspect. 2017; 7:106-8.

Collins P, Cotterill JA. Gymnasium acne. Clin Exp Dermatol. 1995; 20:509.

Dorrell HF, Gee TI. The acute effects different quantities of branchedchain amino acids have on recovery of muscle function. Sports Nutr Ther. 2016; 1:115.

Downie MM, Kealey T. Human sebaceous glands engage in aerobic glycolysis and glutaminolysis. Br J Dermatol. 2004; 151:320-7.

Goldman A, Basaria S. Adverse health effects of androgen use. Mol Cell Endocrinol. 2018; 464:46-55.

Guha N, Dashwood A, Thomas NJ, et al. IGF-I abuse in sport. Curr Drug Abuse Rev. 2009; 2:263-72.

Guha N, Cowan DA, Sönksen PH, Holt RI. Insulin-like growth factor-I (IGF-I) misuse in athletes and potential methods for detection. Anal Bioanal Chem. 2013; 405:9669-83.

Hartgens F, Kuipers H. Effects of androgenic-anabolic steroids in athletes. Sports Med. 2004; 34:513-54.

Heydenreich G. Testosterone and anabolic steroids and acne fulminans. Arch Dermatol. 1989; 125:571-2.

Holt RI, Sönksen PH. Growth hormone, IGF-I and insulin and their abuse in sport. Br J Pharmacol. 2008; 154:542-56.

Huang G, Basaria S. Do anabolic-androgenic steroids have performance-enhancing effects in female athletes? Mol Cell Endocrinol. 2018; 464:56-64.

Kraus SL, Emmert S, Schön MP, Haenssle HA. The dark side of beauty: acne fulminans induced by anabolic steroids in a male bodybuilder. Arch Dermatol. 2012; 148:1210-2.

Melnik BC. Androgen abuse in the community. Curr Opin Endocrinol Diabetes Obes. 2009; 16:218-23.

Melnik BC. Evidence for acne-promoting effects of milk and other insulinotropic dairy products. Nestle Nutr Workshop Ser Pediatr Program. 2011; 67:131-45.

Melnik BC. Acne vulgaris: the metabolic syndrome of the pilosebaceous follicle. Clin Dermatol. 2018; 36:29-40.

Melnik B, Jansen T, Grabbe S. Anabolikamissbrauch und Bodybuiding-Akne: eine unterschätzte gesundheitliche Gefährdung. J Dtsch Dermatol Ges. 2007; 5:110-7.

Nicholls AR, Holt RI. Growth hormone and insulin-like growth factor- 1. Front Horm Res. 2016; 47:101-14.

Nieschlag E, Vorona E. Mechanisms in endocrinology: medical consequences of doping with anabolic androgenic steroids: effects on reproductive functions. Eur J Endocrinol. 2015; 173:R47-58.

Perez M, Navajas-Galimany L, Antunez-Lay A, Hasson A. When strength turns into disease: acne fulminans in a bodybuilder. An Bras Dermatol. 2016; 91:706.

Pontes Tde C, Fernandes Filho GM, Trindade Ade S, Sobral Filho JF. Incidence of acne vulgaris in young adult users of protein-calorie supplements in the city of João Pessoa—PB. An Bras Dermatol. 2013; 88:907-12.

Pope HG Jr, Wood RI, Rogol A, et al. Adverse health consequences of performance-enhancing drugs: an Endocrine Society scientific statement. Endocr Rev. 2014; 35:341-75.

Raschka C, Chmiel C, Preiss R, Boos C. Doping bei Freizeitsportlern. Eine Untersuchung in 11 Fitnessstudios in Frankfurt am Main. MMW Fortschr. 2013; 155(Suppl 2):41-3.

Razavi Z, Moeini B, Shafiei Y, Bazmamoun H. Prevalence of anabolic steroid use and associated factors among body-builders in Hamadan, West province of Iran. J Res Health Sci. 2014; 14:163-6.

Simonart T. Acne and whey protein supplementation among bodybuilders. Dermatology. 2012; 225:256-8.

Silverberg NB. Whey protein precipitating moderate to severe acne flares in 5 teenaged athletes. Cutis. 2012; 90:70-2.

Smit DL, de Ronde W. Outpatient clinic for users of anabolic androgenic steroids: an overview. Neth J Med. 2018; 76:167.

Traupe H, von Mühlendahl KE, Braamswig J, Happle R. Acne of the fulminans type following testosterone therapy in three excessive tall boys. Arch Dermatol. 1988; 124:414-7.

6 痤疮分类和疾病负担

郭 波 丛 林 译，鞠 强 审校

内容提要

- 痤疮分类和严重程度分级尚没有统一的国际标准。这使得流行病学数据和疗效的比较变得不可行。没有一个简单的综合分级系统或皮损计数可以包含痤疮的多种表现。
- 我们的经验是首先将面部痤疮分为三个主要亚型：粉刺性痤疮、丘疹脓疱性痤疮和聚合性痤疮。每种亚型将按照严重程度从低到高分为 I 级到 IV 级。
- 痤疮是全球疾病负担评估研究中影响最大的单一皮肤病，该研究采用"伤残调整生命年"对306 种疾病和外伤进行了衡量。
- 人们提出了不同的评分系统来评估痤疮对生活质量的影响，包括工作中的心理障碍、社会和性关系、抑郁和焦虑。客观的检查员进行的评估与主观的以患者为中心的感知之间存在差异。
- 痤疮患者的表皮剥脱与非痤疮患者不同。前者是对痤疮皮损的人为挤抠，在女孩中更常见，包括挤、挑、揉搓和压，这会导致多种皮损，包括色素沉着或减退以及瘢痕，散布于整个面部。
- 后者主要发生在三四十岁没有明显痤疮的女性，尽管她们过去可能患过痤疮。其特征是自己造成的瘢痕，不局限于面部，并伴有心理、精神或人格障碍，可被视为病理性皮肤搔抓的一个亚型。对治疗抵抗，需要与专家合作。

6.1 痤疮分类和分级

在痤疮研究者的研究方向中，疾病分类学的排名并不高。然而，缺乏通用的国际标准来对痤疮进行分类和严重程度分级，这给痤疮研究带来长期的混乱和争议。结果是，由于标准不同，无法比较不同来源的流行病学数据和分类。这会对每个研究领域产生不利影响，例如对不同国家痤疮患病率的调查。目前，我们还没有确切的证据表明，痤疮在肉食者中是否比素食者更普遍，在寒冷的气候下是否比温暖的气候下更普遍，不同的种族之间哪些种族发生痤疮更普遍，等等。日本皮肤科医生归类为重度的痤疮可能在美国皮肤科医生看来是轻度的。

关于抗痤疮药物的疗效存在明显争议和意见分歧。比观察者之间的差异更糟糕的是同一位观察者的结果前后不一致。在缺乏客观标准的情况下，同一位医生在不同的时间接诊同一位患者，很容易得出有偏差的结果。在许多研究中，安慰剂疗法（基质）的有效性无疑源于对痤疮严重程度的主观判断。

广泛使用的评分系统并不令人满意，只是因为简单才被长期使用。例如，患者通常被分类为轻度、中度或重度痤疮。这通常是基于主要皮损。即使脸上密密麻麻地长着粉刺性痤疮，一般也被分级为轻度。丘疹脓疱性痤疮被认为是中度，而结节意味着重度。但有人可能会问，谁的情况更糟？是有数百个闭合性粉刺的患者，还是有 3 个结节的患者？我们不仅要考虑皮损的性质，还要考虑其数量。

没有简单的整体评分（轻度到重度）或数值系统（I ~ IV级）可以涵盖各种各样的临床表现。我们的经验方法总结如下：

对于面部痤疮，第一步是将疾病分为三种主要的亚型：①粉刺性痤疮；②丘疹脓疱性痤疮；③聚合性痤疮。

与某些作者的偏爱不同，我们不使用"结节囊肿性痤疮"这一术语，因为结节性皮损很少单独发生，通常很快会融合，而波动性皮损在组织学上没有上皮层，因而不是真正的囊肿。

目前尚无标准的方法来评估整个面部的痤疮皮损。由于皮损分布并不总是对称的，仅对一半脸的皮损进行计数有时会导致判断错误。我们发现将整个面部大致分为三部分是可行的：上 1/3（发际线、前额、颞部、眼周），中 1/3（鼻子、面颊、耳前）及下 1/3（口周、颏部、下颌 / 上颚、下颚）。每个部分可以根据下面提出的评分系统进行进一步的评估，并将结果汇总。某些痤疮变异型有其好发部位。成人痤疮好发于面部下 1/3，痤疮窦道常常沿鼻唇沟分布于面部中 1/3，而痤疮相关的持续性面部肿胀则出现在面部上 1/3。

粉刺性痤疮的主要皮损包括开放性粉刺和闭合性粉刺。也可能存在少量炎性皮损。我们将皮损分为四个等级，按严重程度依次为：①Ⅰ级，少于 10 个粉刺；②Ⅱ级，10 ~ 25 个粉刺；③Ⅲ级，26 ~ 50 个粉刺；④Ⅳ级，超过 50 个粉刺。

大多数病例属于Ⅰ级和Ⅱ级。当痤疮在青春期首次出现时，主要表现为粉刺。粉刺性痤疮通常发展为炎症性疾病。年龄较大的青少年主要患有Ⅲ级或Ⅳ级粉刺性痤疮。这种痤疮通常首先出现在鼻子上，然后出现在前额，在数月或数年内发展到以颏部为主。

丘疹脓疱性痤疮是迄今为止在青春期中期或之后最常见的类型。它是粉刺和炎症性皮损的混合表现，可进一步分为丘疹和脓疱。从组织病理学上看，丘疹实际上是脓疱。我们通常将其合并称为丘脓疱疹。这一分类的依据仅仅是炎症性皮损，而与粉刺的数量无关。丘疹脓疱性痤疮的严重程度分类如下：①Ⅰ级，少于 10 个丘疹脓疱；②Ⅱ级，10 ~ 25 个丘疹脓疱；③Ⅲ级，26 ~ 50 个丘疹脓疱；④Ⅳ级，超过 50 个丘疹脓疱。

我们必须承认，上面提到的数字只是估计值，根据不同的研究设计，可能会在不同的评分中出现偏差。通常，分级越高，粉刺越少。此外，还会有大量较大、较硬、较深和持久的丘疹。在严重的炎症性痤疮中，微粉刺通常在成熟为临床可见的粉刺之前就会出现暴发，形成丘脓疱疹，因此分级越高，粉刺越少。

聚合性痤疮是一种严重的疾病，很容易诊断。不存在轻度的聚合性痤疮。该疾病位于痤疮病谱的最末端，其疾病分类的位置是明确的。聚合性痤疮的严重程度可以根据其累及的面积和进展情况进一步分类：①Ⅰ级：仅限于以下身体部位之一——面部和颈部、胸部、背部或臀部；②Ⅱ级：累及两个以上的身体部位；③Ⅲ级：存在窦道；④Ⅳ级：瘢痕（增生性或萎缩性）。

Cunliffe 和同事提出的另一种分类是将面部痤疮分为 10 级，后来在一个改进的分级系统中，面部痤疮被分为 12 级，背部和胸部被分为 8 级。我们认为太复杂了，这需要接受专门培训。另外，如有高分辨率

彩色照片可供参考时，该分类有其优势。无论身处何处，你都必须有一整套完全相同的照片。

出于实用目的，最好使用模式诊断系统完成痤疮分级，该系统包括对皮损密度的整体、半定量评估。在严重的炎症性痤疮中，会使用额外的描述，如疼痛、引流、出血和溃疡。

最具破坏性的类型是聚合性痤疮和暴发性痤疮，这两种类型很容易识别，属于非常严重的痤疮。从炎症反应的生物学观点来看，即使粉刺数量众多或分布广泛，也很少被认为是严重的痤疮。

这种方法是基于一种合理的假设，即有经验的人评分是相当可靠的，而且可以通过消除计数法（eliminating counting）来促进评估，此计数方法比通常认为的要精确得多。皮损计数的可重复性很差。可以理解的是，出于统计目的，无论多么不可靠，监管机构都赞成计数。FDA 在 2005 年发布了行业指南，并建议纳入"研究者总体评分"以研究对不同严重程度痤疮的治疗作用。我们认为，主要任务仍然是如何在设计评估系统时在便利性和精确度之间做出折中。由于痤疮的皮损表现和病程多变，严格量化定义其严重程度是不现实的。量化的 3D 皮肤成像分析方法是一种有价值的工具。重度痤疮的临床诊断应基于以下任一特征：广泛的丘脓疱疹、持续性或复发性结节、持久性瘢痕形成、皮损的持续性脓性和（或）浆液性引流，或窦道的存在。

近年来，人们对痤疮瘢痕的严重程度进行了评估，主要用于治疗决策和治疗效果的随访。人们也越来越关注面部以外部位的痤疮，并将其纳入痤疮严重程度的评估。女性明显的躯干部痤疮可能意味着更严重的问题，需要检查是否存在激素紊乱。男性的兴奋剂痤疮通常表现为胸背部广泛受累。在社交场合，领口的痤疮会让女性感到烦恼。

6.2 痤疮的疾病负担和生活质量

在 2013 年进行的全球疾病负担研究中，对 306 种疾病和外伤采用伤残调整生命年（disability-adjusted life years）进行了测量，皮肤疾病占全球疾病负担的 1.79%，其中痤疮是影响最大的单一疾病，占 0.29%，其次是皮炎（特应性、接触性和脂溢性皮炎），占 0.38%。

严重性的另一个方面，即疾病的心理社会后果，值得更多的关注。心理障碍涉及工作、社会和性关系、抑郁和焦虑。用于评估痤疮对生活质量影响的评

分系统应包括如 RAND 36 项健康调查、皮肤病生活质量指数（Dermatology Life Quality Index, DLQI）和 Skindex-29 量表等一般评估。更多疾病特异性评估的例子有 Cardiff 痤疮伤残指数（Cardiff Acne Disability Index, CADI）和痤疮特异性生活质量调查问卷（Acne-Specific Quality of Life Questionnaire, Acne-Qol）。客观的检查员指导的严重程度分级与主观的患者对疾病影响的认知之间存在差异，最好的例证就是表皮剥脱性痤疮（acne excoriée）。综合考虑医生的意见和患者的感受有助于做出更适当的治疗决策。

6.3 表皮剥脱性痤疮

皮肤科医生似乎喜欢学究式的命名法。教科书中提到这种疾病的法语名称是少女人工痤疮（*acné excoriée des jeunes filles*）。然而，这一术语是混乱的。事实上并不是所有这类患者都患有痤疮，因为痤疮常常只是患者搔抓面部的一个借口。如果痤疮出现罕见的对治疗抵抗或出现不典型的皮疹，应该怀疑患者有潜在的心理问题。

6.3.1 表皮剥脱性痤疮

这种疾病通常开始于青少年时期，此时患者开始看到粉刺或轻微的炎性皮损。女孩比男孩更容易受到影响，因为痤疮对女孩产生的心理社会后果更为严重。焦虑症患者常常不能忍受皮损的存在，并以不同的方式"攻击"它们。这更像是一种冲动控制障碍，对痤疮的人为搔抓通常是自发而快速地发生，无法控制自己，患者在这样做之后通常会在一段时间内感到轻松。

患者采用各种方式对痤疮皮损进行搔抓。挤（squeezing）是最常见的。患者对从炎性皮损中挤出粉刺和脓性物感到痛快，尽管可能会疼痛。挑（picking）是较少见的强迫行为，造成的伤害也较小。其他人则会摩擦（rub），但真正危险的手法是用手指挤压（crushing），这样会将皮损内容物挤压到真皮中。挑大多是在不知不觉中进行的，要么是在白天学习、阅读或工作时，要么是在早晨或晚上在洗手间对着镜子的时候。放大镜甚至可以将最轻微的痤疮皮损变成一个深坑。

皮损散布在整个面部，严重者可导致毁容。可出现多种类型的皮损包括表皮剥脱伴渗出、出血性结痂、色素沉着或色素减退以及瘢痕。

6.3.2 不伴有痤疮的表皮剥脱

上述变异型的不同之处在于，患者没有任何明显的痤疮皮损，尽管他们过去可能患有痤疮。这种情况通常好发于三四十岁的女性。她们通常坚持认为之前的皮损已经被手指抹去了，对于观察者来说已经无法辨认。即使仔细检查也不会发现粉刺、丘疹或丘脓疱疹等痤疮皮损。她们每天都用指甲抠皮肤，留下各种各样的皮损，包括糜烂、溃疡、出血性结痂、带干痂的星状瘢痕，以及形状奇怪的色素沉着或色素减退性瘢痕。这些线状的自己抠出来的瘢痕与痤疮本身引起的瘢痕不难区分。这是一种强迫性皮肤搔抓障碍（compulsive skin-picking disorders）和相关的皮肤损伤综合征，可以被认为是病理性皮肤搔抓的一个亚型（dermatillomania）。可能会出现聚焦于躯体导致的焦虑，甚至出现躯体变形障碍（body dysmorphic disorder），并使患者在镜子前站立数小时而不觉得在浪费时间。据报道，一家四代人中有多名家庭成员有拔毛癖、皮肤搔抓障碍和咬甲癖，但没有其他明显的精神障碍，推测遗传因素在他们聚焦于躯体的重复性行为障碍中起作用。

表皮剥脱并不局限于面部，在胸部、背部和上臂外侧，只要手指可触及的部位都会发生。这种伤害太大了，不能被认为是一种无意识的抽搐样行为。一些患者在性心理调适过程中受到干扰，存在许多尚未解决的问题，从而产生了多种神经质的行为方式。他们可能缺乏自信和自尊，情绪不稳定，自怜。这种表皮剥脱的习惯可能持续数十年。然后，皮肤变成皮革样，皮肤表面形成鹅卵石状瘢痕和点状色素沉着。

这些患者可能患有焦虑症及强迫症，有时会出现人格障碍，即边缘型或自恋型人格障碍，以自残为主要表现的抑郁症，妄想性疾病包括寄生虫妄想症，这些疾病在年长的患者中并不少见。躯体变形障碍是一种疾病，在这种情况下，受影响的患者注意力集中于真实的或想象的缺陷。这些患者通常表现为轻微的疾病，但有很高的精神病发病率，但很少企图自杀。

6.3.3 治疗

在每天繁忙的皮肤科工作中，治疗具有挑战性。通常，局部治疗是无效的，特别是对于没有痤疮的患者。最重要的是向患者解释这种恶性循环。一旦停止挤抠，出血性结痂、星状瘢痕和令人不快的色素沉着和色素减退将消失。患者经常咨询许多皮肤科医生，这些医生要么没有诊断出来，要么对心理对抗感到厌恶。这些患者尝试了多种药物。他们不需要处方，而是坦率的咨询。

我们有两种简单的方法。首先，我们仔细数一下新旧的人为剥脱的数量，并在患者面前记下这些数字。当患者复诊时，我们再次对皮损进行计数。通常情况下，随着皮损数量的逐渐减少，患者会感到轻松。其次，我们拍摄正面和侧面的全脸照片，并在下次复诊时向他们展示。

第一次就诊时不给予外用药物。如果患者有痤疮，可以使用适当的外用药物。除非有证据表明患者已恢复自我控制的能力，否则不应考虑用皮肤磨削术、皮损内注射胶原蛋白或激光治疗瘢痕。

当出现重度焦虑或明显抑郁时，最好与精神科医生合作尝试使用镇静剂和精神药物。如果以上方法都失败了，则需要转诊给心理治疗师或精神科医生。行为疗法有时有助于停止患者的人为剥脱。这种疾病会损伤皮肤和心理。

6.4 不伴有痤疮的表皮剥脱

患者有时会有一种不可抗拒的冲动，去抓挠他们误认为是早期痤疮皮损的部位。这些患者大多是没有明显痤疮的年轻女性。这种行为显示出一种对面部的神经质的关注（图 6.1）。

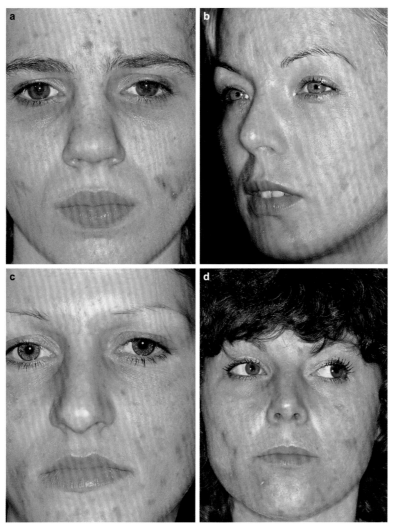

图 6.1　**a**：不对称是表皮剥脱的典型特征。这些人为的皮损在大小和形状上是可变的，不符合任何疾病的自然分布，包括痤疮。色素沉着易发生于深肤色的人群。**b**：看起来像痤疮，但没有发现粉刺。所有的皮损都是她自己弄出来的。在压力大的时候，可能会发生疯狂的挤抠。**c**：除了挑和挤压，这名患者还用指甲抓皮肤。线状的浅表皮损是人为剥脱的诊断线索。**d**：这名患者在青春期患有严重的痤疮，那时她就出现了挑和挤压的强迫行为。痤疮改善后，这种人为挤抠的习惯却越来越严重，留下损容性瘢痕。对于这么严重的自我破坏性挤抠，建议进行心身评估。患者常常有抑郁症

参考文献

痤疮分类和分级

Allen BS, Smith JG Jr. Various parameters for grading acne vulgaris. Arch Dermatol. 1982; 118:23-5.

Burke BM, Cunliffe WJ. The assessment of acne vulgaris - the Leeds technique. Br J Dermatol. 1984; 111:83-92.

Cook CH, Centner RL, Michaels SE. An acne grading method using photographic standards. Arch Dermatol. 1979; 115:571-5.

Doshi A, Zaheer A, Stiller MJ. A comparison of acne grading systems and proposal of a novel system. Int J Dermatol. 1997; 36:416-8.

Dréno B. Assessing quality of life in patients with acne vulgaris: implications for treatment. Am J Clin Dermatol. 2006a; 7:99-106.

Kang S, Lozada VT, Bettoli V, et al. New atrophic acne scar classification: reliability of assessments based on size, shape, and number. J Drugs Dermatol. 2016; 15:693-702.

Lucky AW, Barber BL, Girman CJ, et al. A multirated validation study to assess the reliability of acne lesion counting. J Am Acad Dermatol. 1996; 35:559-65.

Motley RJ, Finlay AY. How much disability is caused by acne? Clin Exp Dermatol. 1989; 14:194-8.

O'Brien SC, Lewis JB, Cunliffe WJ. The Leeds revised acne grading system. J Dermatol Treat. 1998; 9:215-20.

Parish LC, Witkowski JA. The acne scoreboard. Int J Dermatol. 1978; 17:490-1.

Petit L, Zugaj D, Bettoli V, et al. Validation of 3D skin imaging for objective repeatable quantification of severity of atrophic acne scarring. Skin Res Technol. 2018; 24:542-50.

Petukhova TA, Foolad N, Prakash N, et al. Objective volumetric grading of postacne scarring. J Am Acad Dermatol. 2016; 75:229-31.

Report of the Consensus Conference on Acne Classification. Washington, DC, March 24 and 25, 1990. J Am Acad Dermatol. 1991; 24:495-500.

Samuelson JS. An accurate photographic method for grading acne: initial use in a double-blind clinical comparison of minocycline and tetracycline. J Am Acad Dermatol. 1985; 12:461-7.

Shalita AR, Leyden JJ, Kligman AM. Reliability of acne lesion counting. J Am Acad Dermatol. 1997; 37:672.

Tan JK, Jones E, Allen E, et al. Evaluation of essential clinical components and features of current acne global grading scales. J Am Acad Dermatol. 2013; 69:754-61.

Tan J, Frey MP, Knezevic S, et al. The relationship between dermatologist-and patient-reported acne severity measures and treatment recommendations. J Cutan Med Surg. 2015; 19:464-9.

Witkowski JA, Parish LC, Guin JD. Acne grading methods. Int J Dermatol. 1980; 116:517-118.

痤疮的疾病负担和生活质量

Barnes LE, Levender MM, Fleischer AB Jr, Feldman SR. Quality of life measures for acne patients. Dermatol Clin. 2012; 30:293-300.

Dréno B. Assessing quality of life in patients with acne vulgaris: implications for treatment. Am J Clin Dermatol. 2006b; 7:99-106.

GBD 2013 DALYs and HALE Collaborators, Murray CJ, Barber RM, et al. Global, regional, and national disability-adjusted life years (DALYs) for 306 diseases and injuries and healthy life expectancy (HALE) for 188 countries, 1990-2013: quantifying the epidemiological transition. Lancet. 2015; 386:2145-91.

Hayashi N, Miyachi Y, Kawashima M. Prevalence of scars and "miniscars", and their impact on quality of life in Japanese patients with acne. J Dermatol. 2015; 42:690-6.

Karimkhani C, Dellavalle RP, Coffeng LE, et al. Global skin disease morbidity and mortality: an update from the global burden of disease study 2013. JAMA Dermatol. 2017; 153:406-12.

Md ZAL. Psychosocial issues in acne management: disease burden, treatment adherence, and patient support. Semin Cutan Med Surg. 2015; 34(5 Suppl):S92-4.

表皮剥脱性痤疮

Bach M, Bach D. Psychiatric and psychometric issues in acne excoriée. Psychother Psychosom. 1993; 60:207-10.

Fruensgaard K. Psychotherapeutic strategy and neurotic excoriations. Int J Dermatol. 1991; 30:198-203.

Gieler U, Consoli SG, Tomás-Aragones L, et al. Self-inflicted lesions in dermatology: terminology and classification-a position paper from the European Society for Dermatology and Psychiatry (ESDaP). Acta Derm Venereol. 2013; 93:4-12.

Gupta MA, Gupta AK, Schork NJ. Psychosomatic study of self-excoriative behavior among male acne patients: preliminary observations. Int J Dermatol. 1994; 33:846-8.

Gupta MA, Gupta AK, Schork NJ. Psychosomatic correlates of selfexcoriative behavior among women with mild to moderate facial acne vulgaris. Psychosomatics. 1996; 37:127-30.

Gupta MA, Vujcic B, Gupta AK. Dissociation and conversion symptoms in dermatology. Clin Dermatol. 2017; 35:267-72.

Kenyon FE. Psychosomatic aspects of acne. Br J Dermatol. 1966; 78:344-51.

Khumalo NP, Shaboodien G, Hemmings SM, et al. Pathologic grooming (acne excoriee, trichotillomania, and nail biting) in 4 generations of a single family. JAAD Case Rep. 2016; 2:51-3.

7 痤疮的治疗

田艳丽 译，刘 玮 审校

内容提要

- 局部治疗是轻度至中度痤疮的重要疗法。
- 外用维 A 酸类，特别是全反式维 A 酸和阿达帕林，是治疗粉刺的重要基础用药。
- 外用过氧化苯甲酰能有效抑制痤疮丙酸杆菌（ *P. acnes* ），并且不会出现细菌耐药性，非常适合联合治疗。
- 外用克林霉素有明显的抗炎活性，外用红霉素对 *P. acnes* 的耐药性增加。
- 抗生素耐药的证据越来越多，不再推荐单独应用抗生素治疗，而联合疗法通常具有协同作用。
- 口服抗生素，尤其是多西环素，适用于治疗炎症性痤疮，但疗程不应超过 3~4 个月。
- 重度且难治的丘疹脓疱性痤疮和结节囊肿性痤疮对口服异维 A 酸治疗反应良好。
- 异维 A 酸理想的皮脂抑制作用是通过皮脂腺细胞凋亡。包括致畸性在内的大多数药物不良反应也与细胞凋亡有关。
- 超说明书使用二甲双胍可改善与胰岛素抵抗相关的多囊卵巢综合征中的痤疮。
- 抗雄激素具有中等程度的皮脂抑制作用，可用于适合抗雄激素治疗的女性痤疮患者。
- 转化医学证据表明，临床应用的抗痤疮药物的治疗作用可能与转录因子 p53 的上调有关。

本章提供了基于转录组调控的痤疮治疗的统一模型。来自文献的证据显示，治疗诱导的转录因子 p53（被称为基因组的守护者）过表达是抗痤疮疗法的关键效应因子，它控制着胰岛素样生长因子 -1（IGF-1）和雄激素信号传导、皮脂腺细胞稳态和皮脂生成。

痤疮是皮肤科医生和其他医疗机构从业者治疗的最常见的全球性疾病之一。几十年来，临床痤疮疗法是根据经验发展起来的，并且被认为作用于所有主要

发病机制，例如皮脂分泌过多、毛囊漏斗部上段增殖和角化紊乱，*P. acnes* 的宏基因组学改变（包括生物膜合成），以及毛囊和毛囊周围的炎症反应。痤疮的关键合成代谢和促生长途径是通过上调磷酸肌醇 3 激酶（phosphoinositide-3 kinase, PI3K）/AKT 信号传导，该信号通路降低 FoxO 转录因子和 p53 的核活性，从而增强雷帕霉素靶蛋白复合物 1（mTORC1）的作用靶点活性（请参阅第 3 章）。这提示我们，抗痤疮药物可通过上调 FoxO 转录因子（FoxO1 和 FoxO3）或减弱 mTORC1 信号来发挥治疗作用。转录因子 p53 被认为是基因组的守护者，它与 FoxO1、FoxO3 和 mTORC1 信号相互作用，对于诱导细胞周期停滞和凋亡具有重要意义。p53 诱导 FoxO1、FoxO3 和肿瘤坏死因子相关凋亡诱导配体（tumor necrosis factor-related apoptosis-inducing ligand, TRAIL）的表达，这在异维 A 酸介导的皮脂腺细胞凋亡中起关键作用。FoxO3 增加 sestrin 1 和 2 的表达，从而激活 AMP 蛋白激酶（AMP protein kinase, AMPK）。活化的 AMPK 是众所周知的二甲双胍的靶标，可抑制 mTORC1。小鼠中 p53 的长期激活导致 mTORC1 抑制和皮脂腺功能丧失。要了解痤疮的转录组学及其治疗方法，有必要了解 p53、IGF-1 和雄激素信号之间复杂的相互作用。p53 可减弱 IGF-1 受体的表达，从而降低 mTORC1 活性以及抗凋亡蛋白 survivin 的表达，survivin 是 caspase 3 的负调节剂。与之相比，雄激素信号通过上调 microRNA-125b 抑制 p53 和 B 淋巴细胞诱导成熟蛋白 1（B lymphocyte-induced maturation protein 1, BLIMP1）。后者是 c-MYC 介导的皮脂腺细胞分化的负调节剂。p53 活性低会促进皮脂腺细胞存活和分化，并减弱 TRAIL 介导的皮脂腺细胞凋亡。

FoxOs 和 p53 在氧化应激反应中明显上调。雄激素受体（androgen receptor, AR）的表达增加是皮脂腺细胞分化的标志。FoxO1 是 AR 核抑制因子，FoxO1 和 p53 均可减弱 AR 信号。p53 可直接抑制 AR 基因表达和 AR 转录活性。

7.1 痤疮的局部治疗

7.1.1 外用维A酸类药物

维 A 酸类药物是痤疮局部治疗的核心药物，它们能溶解粉刺，消除早期微粉刺皮损，并且具有抗炎作用。全反式维 A 酸（All-trans retinoic acid, ATRA）是由 Kligman 等于 1969 年发明的最早的外用维 A 酸类药物，该药被广泛研究，已知其可抑制角质形成细胞分化并可抑制角质化包膜的形成。在粉刺形成的动物模型犀牛鼠中外用 ATRA，可将角质化的毛囊转变为正常毛囊。ATRA 可以下调表皮特异性 Caspase-14，Caspase-14 被认为在角质形成细胞终末分化和表皮屏障稳态中发挥重要作用。在人角质形成细胞中，ATRA 增加 p53 和促凋亡半胱天冬酶（Caspase）的表达，并使角质形成细胞对凋亡敏感。与皮脂腺细胞相比，角质形成细胞对 ATRA 诱导的凋亡的敏感性要低得多。ATRA 诱导的 p53 上调降低了与毛囊漏斗部上段角化增加有关的 AR 信号的强度。

已批准用于痤疮治疗的局部维 A 酸类药物包括维 A 酸（全反式维 A 酸，ATRA）、由 Plewig 等于 1981 年首先报道的异维 A 酸（13- 顺式维 A 酸）以及合成的第三代多芳族维 A 酸阿达帕林和他扎罗汀，他扎罗汀仅在美国被批准用于治疗痤疮。市场上可获得四种维 A 酸的活性物：维 A 酸（0.025％ ~0.1％乳膏、凝胶或微球凝胶基质，异维 A 酸（0.05％凝胶、0.05％或 0.1％乳膏），阿达帕林（0.1％或 0.3％乳膏、0.1％乳液）和他扎罗汀（0.05％、0.1％乳膏，凝胶或泡沫）。每种维 A 酸都与一组不同的维 A 酸受体（retinoic acid receptors, RARs）结合：维 A 酸与 RARα、RARβ 和 RARγ 结合，而他扎罗汀和阿达帕林选择性地与 RARβ 和 RARγ 结合，从而在活性、耐受性和功效上略有不同。维 A 酸类是治疗粉刺性痤疮的理想选择，当与其他药物联合使用时，适合所有痤疮类型。某些维 A 酸的配方光稳定性差，应在晚上使用。常见的副作用包括干燥、脱皮、红斑、刺激和光敏性风险增加，在夜间使用耐受性较好。可以通过减少使用频率来减轻副作用。

根据我们的经验，阿达帕林比维 A 酸具有更好的耐受性。维 A 酸和阿达帕林是 C 级妊娠用药，他扎罗汀属于 X 级。因此，当女性准备外用维 A 酸类药物时，应告知她们这些妊娠风险。

外用维 A 酸类药物可以与其他抗痤疮药物配伍使用：如 0.1％和 0.3％阿达帕林联合 2.5％过氧化苯甲酰（benzoyl peroxide, BPO），0.025％维 A 酸联合 1.0％克林霉素。在炎症性痤疮皮损中，阿达帕林与 BPO 联合治疗比单一药物治疗能更有效地降低增殖标志物 Ki67 及促炎细胞因子的表达，这表明阿达帕林和 BPO 具有协同的药理作用。

7.1.2 过氧化苯甲酰

过氧化苯甲酰（BPO）是一种通过释放游离氧自由基杀死 P. acnes 的抗菌剂，并且具有轻度的粉刺溶解作用。BPO 可作为局部洗涤剂、泡沫剂、乳膏剂或凝胶剂使用，还可用作免洗剂或冲洗剂。治疗痤疮的 BPO 浓度范围为 2.5％ ～ 10％。除了抗菌活性外，其在皮脂腺毛囊中作用方式的确切分子机制尚未完全阐明。BPO 是一种强效的氧化应激诱导剂，可增加角质形成细胞中氧化型与还原型谷胱甘肽（GSSG/GSH）的细胞内比率。BPO 与线粒体相互作用，抑制线粒体呼吸，并诱导线粒体肿胀。p53 在氧化应激时被激活，进而通过诱导特异性靶基因如 sestrin 1 和 2（这些基因可抑制 mTORC1）来抑制细胞增殖和生长。此外，氧化应激诱导的激酶的活化会增加细胞核 FoxO 水平，从而促进 sestrin 3 介导的 AMPK 活化，进而抑制 mTORC1。维 A 酸和 BPO 介导的 p53 上调在痤疮治疗中具有协同作用，阿达帕林和 BPO 的联合应用证明了这一点。

BPO 的副作用是浓度依赖性皮肤刺激、织物染色和漂白以及罕见的接触性过敏。尚无对该药耐药性的报道，BPO 联合外用或系统口服抗生素治疗可减少 P. acnes 的耐药性。毛囊厌氧微环境可促进 P. acnes 的毒力。未来的研究应揭示 BPO 对 P. acnes 生物膜的影响。在初步试验中，局部使用过氧化氢能减少炎性和非炎性痤疮皮损的数量。

7.1.3 壬二酸

20％壬二酸（azelaic acid, AZA）是一种温和有效的粉刺溶解剂、抗菌和抗炎剂。AZA 干扰线粒体功能，增加氧化应激，导致 p53 上调。AZA 可减轻色素沉着，可用于敏感性皮肤或 Fitzpatrick Ⅳ型皮肤或肤色更深的皮肤类型者。AZA 属于妊娠药物分级 B 级药物。

7.1.4 外用抗生素

治疗痤疮的外用抗生素在皮脂腺毛囊中积聚，通过抗炎机制和抗菌作用起效。由于 *P. acnes* 的耐药性增加，霜剂、凝胶剂或乳液形式的 2% 和 4% 外用红霉素的使用率不断减少。1% 克林霉素溶液或凝胶目前是治疗痤疮的首选外用抗生素。不推荐单用外用抗生素治疗痤疮，因为会产生耐药性。这些抗生素与 BPO 联用可显著减少耐药菌株的产生。市场可供的复方制剂包括 3% 红霉素 /5% BPO、1% 克林霉素 /5% BPO 和 1% 克林霉素 /3.75% BPO。

红霉素、克林霉素等大环内酯类药物可抑制催化 ATRA 胞内降解的 p450 酶 CYP3A。由此引起的细胞 ATRA 水平升高解释了 ATRA 介导的 p53 表达上调。

7.1.5 外用氨苯砜

氨苯砜（Dapsone）是属于合成砜类的苯胺衍生物。氨苯砜在痤疮中的作用机制尚不清楚，我们不使用、也不建议外用氨苯砜治疗痤疮。

7.1.6 外用olumacostat glasaretil

olumacostat glasaretil（OG）是乙酰辅酶 A 羧化酶的抑制剂，该酶控制脂肪酸生物合成中第一个限速步骤。OG 可减少仓鼠皮脂腺细胞中跨脂质种类的饱和和单不饱和脂肪酰基链，包括甘油二酯和甘油三酯、磷脂、胆固醇酯和蜡酯。一项针对中度至重度面部寻常痤疮患者的研究表明，与不含 OG 的基质对照组相比，炎性或非炎性皮损明显减少。后来，该制剂治疗痤疮的 Ⅲ 期临床试验宣告失败。我们没有使用 OG 的经验。

7.2 系统治疗

7.2.1 系统口服抗生素

尽管数十年来抗生素一直是治疗痤疮的主要手段，但痤疮并不是传染性疾病。众所周知，四环素类和大环内酯类药物治疗痤疮有效，并且有悠久的安全用药历史。多西环素和米诺环素是治疗痤疮最常用的口服抗生素。抗生素可使 *P. acnes* 的菌群减少 90% 以上，同时使皮肤表面脂质中游离脂肪酸的比例减少约 50%。游离脂肪酸的减少与 *P. acnes* 菌群的减少或对

细菌脂肪酶的直接抑制有关。四环素类比大环内酯类能更有效地抑制细菌脂肪酶的活性。抗生素也可以抑制细菌脂肪酶的合成。几项研究指出，四环素类和大环内酯类药物可抑制 ATRA 分解 p450 酶，从而提高 p53 的重要诱导剂 ATRA 的细胞浓度。

系统性应用抗生素治疗痤疮的作用机制是：

- 直接抑制 *P. acnes* 的数量并抑制细菌脂肪酶。
- 减少粉刺形成和促炎性游离脂肪酸。
- 减轻炎症并抑制基质金属蛋白酶。
- 通过抑制 p450 激活 p53 来提高细胞内 ATRA 水平，p53 控制着炎症（NFκB）和基质金属蛋白酶（MMP-13）的表达。

在体外，*P. acnes* 对任何一种对革兰氏阳性菌有杀菌活性的抗生素都极为敏感。同时，在伍德灯下，由 *P. acnes* 生成的卟啉产生的毛囊荧光消失了。也许检测抗生素有效性最可靠的方法是皮肤表面脂质中游离脂肪酸的减少，尽管测定毛囊荧光是一种更简单的方法。

7.2.2 四环素类

四环素类被认为是中度至重度痤疮的一线用药。四环素通过结合细菌核糖体的 30S 亚基来抑制蛋白质的合成。亲脂性四环素类如米诺环素，可以更好地渗入皮脂腺毛囊和微粉刺的富含脂质的区域。在相同剂量下，米诺环素是否优于多西环素仍有争议。临床研究表明，米诺环素和多西环素同样有效。多西环素在 1.7 ~ 2.4 mg/kg 剂量范围内有效。多西环素或米诺环素通常每次服用 50 mg（共 100 mg），每天 2 次。亚抗生素剂量的多西环素（每天 20 mg，分 2 次服用，至每天 40 mg）在中度和重度痤疮的炎性皮损中显示出与 100 mg 多西环素相同的疗效。这支持了我们的观点，即四环素对 *P. acnes* 的生长抑制作用不如其抗炎作用重要。在瑞士和法国，赖甲环素是治疗痤疮最常用的抗生素。萨瑞环素（sarecycline）是一种窄谱四环素类抗生素，最近被 FDA 批准用于治疗中重度痤疮。它的长期疗效仍有待确认。

7.2.2.1 禁忌证和不良反应

孕期、8 岁以下儿童或已知对四环素不耐受的患者禁用四环素。对所有四环素类而言，光敏性是一个主要问题，多西环素比米诺环素具有更强的光敏性。多西环素更常出现胃肠道反应。米诺环素常见的不良反应是头晕、耳鸣以及皮肤、黏膜和牙齿的色素

沉积，尤其在大剂量较长时间服用的患者中常见。与其他四环素类相比，米诺环素可出现更严重的不良反应，例如伴嗜酸性粒细胞增多和系统症状的药物反应（drug reaction with eosinophilia and systemic symptoms, DRESS）、药物性狼疮和其他超敏反应。赖甲环素被认为与米诺环素或多西环素一样有效，但副作用少得多，可出现食管炎和光毒性。我们没有使用赖甲环素的经验。假性脑瘤是一种罕见的与四环素、维生素A过多症和系统性应用异维A酸有关的不良反应，提示一种常见的潜在致病机制。

7.2.3 大环内酯类

红霉素和阿奇霉素也已用于痤疮的治疗。它们的抗菌机制和它们与细菌核糖体的50S亚基结合以及随后对细菌蛋白质生物合成的抑制有关。红霉素建议每天服用3次，每次500 mg（1500 mg/d）。口服红霉素可用于妊娠期严重痤疮的治疗。红霉素最常出现抗生素耐药性，且与克林霉素有交叉耐药性。*P. acnes* 对四环素类药物尤其是米诺环素的耐药性罕见。红霉素和克林霉素外用制剂的广泛应用导致了交叉耐药性 *P. acnes* 菌株的广泛传播。阿奇霉素用于治疗痤疮已在各种冲击给药方案中进行了研究，从每周3次到每月4天不等，并显示出较好的疗效。一项随机对照试验比较了每月服用3天阿奇霉素和每日服用多西环素的疗效，结果显示多西环素疗效更好。

7.2.3.1 不良反应

与口服阿奇霉素相比，口服红霉素后出现腹泻、恶心和腹部不适的发生率更高。大环内酯类药物可引起心脏传导异常，很少引起肝毒性。大环内酯类可降低环孢素的代谢。有在应用阿奇霉素治疗期间出现皮肤过敏反应的报道。任何抗生素均可导致阴道念珠菌病和药疹。口服抗生素抑制革兰氏阳性球菌和棒状杆菌可能导致革兰氏阴性菌取而代之。这是革兰氏阴性毛囊炎的一种可能原因，药物抑制了占优势的革兰氏阳性菌，从而破坏了菌群的生态环境。

7.2.3.2 系统应用抗生素治疗的疗程

抗生素的使用不应超过3~4个月。根据国际痤疮治疗指南，口服抗生素应与BPO或外用维A酸联合使用。口服抗生素与BPO联用可降低抗生素耐药的风险。此外，联合治疗在增强p53信号方面有协同作用。建议限制系统使用抗生素，因为系统使用抗生

素可能会造成念珠菌性外阴阴道炎、咽炎、炎症性肠病和艰难梭菌（*Clostridium difficile*）感染。

7.2.3.3 抗生素耐药性

耐药性 *P. acnes* 在世界范围内的流行正在增加。在常驻皮肤菌群中，凝固酶阴性葡萄球菌的耐药菌株随着抗生素治疗时间的延长而增多。痤疮患者是这些重要医院病原菌的一个相当大的耐药菌株库，可以转移到密切接触者。考虑到 *P. acnes* 参与了痤疮的发病，其耐药性受到越来越多的关注。世界范围内已有对一种或多种抗生素耐药的分离株的报道。不同国家 *P. acnes* 耐药模式的差异可能与不同的抗生素处方习惯、不同的外用药物、不同的细菌采样方法，甚至与不同的 *P. acnes* 菌群有关。*P. acnes* 对抗生素耐药的临床意义受到挑战，因为亚抗菌剂量的多西环素与常规抗菌剂量的多西环素具有相同的疗效。*P. acnes* 的耐药并不一定与临床治疗失败相关（表7.1）。

痤疮患者毛囊中 *P. acnes* 生物膜发生率较高，值得特别关注。生物膜相关的毒力因子已被证实能提高 *P. acnes* 对抗生素的耐药性。攻击 *P. acnes* 生物膜是防止 *P. acnes* 发生耐药的重要措施。我们推测，BPO通过改变毛囊厌氧条件可减少生物膜，这是抗生素治疗痤疮联合BPO降低抗生素耐药风险的合理解释。

中重度痤疮患者对口服抗生素反应不佳，应考虑口服异维A酸治疗。异维A酸通过抑制富含脂质的厌氧毛囊微环境，间接显著抑制 *P. acnes* 的菌群密度。

表7.1 降低抗生素耐药性风险指南

如果非抗生素治疗足够有效，请不要开抗生素
用抗菌剂（例如过氧化苯甲酰）进行局部治疗的短期干预过程可能有助于消除已经确定的任何耐药痤疮丙酸杆菌
避免同时口服和局部使用化学性质不同的抗生素，以减少对两种药物产生耐药性的风险
强调良好依从性的重要性
对患者进行再教育，不要期望医生会无休止地提供替代药物

7.2.4 系统口服异维A酸

异维A酸（13-顺式维A酸）是皮肤科医生治疗重度痤疮的首选用药。该药是全反式维A酸（维A酸）的顺式构型。

7.2.4.1 历史追溯

1971 年，Bollag 在寻找比维 A 酸具有更小副作用的抗癌类维 A 酸药物时，发现了异维 A 酸（13- 顺式维 A 酸）。1976 年，异维 A 酸已被发现对角化性疾病很有效，包括 Darier 病、板层状鱼鳞病和毛发红糠疹。碰巧有一名患有严重痤疮的患者使用异维 A 酸后取得了明显疗效，从而偶然发现了这种治疗聚合性痤疮无比有效的药物。美国国立卫生研究院的 Peck 及其同事得出结论，认为异维 A 酸可以抑制甚至治愈严重的炎症性结节囊肿性痤疮。

7.2.4.2 适应证

美国食品药品监督管理局（FDA）规定，异维 A 酸可用于严重的、顽固结节性及炎症性痤疮，尤其是在其他疗法（包括口服抗生素）失败后。在德国，其应用范围更广，包括聚合性痤疮、对常规疗法无效的重度痤疮和暴发性痤疮。

尽管有监管机构的告诫，医生们心里清楚他们可以为哪些患者开具异维 A 酸。该药的销售额远远超过了说明书中的狭窄适应证。在学术会议上，国际专家分享了使用异维 A 酸的适应证，并讨论了受益于异维 A 酸的患者类型。在美国，FDA 仅批准异维 A 酸用于治疗严重顽固性结节囊肿性痤疮，或口服抗生素无效的重度炎症性痤疮（表 7.2 和表 7.3）。

7.2.4.3 药理学

口服后，该药迅速吸收，在单次给药 80 mg 后 1~6 h（平均 3.2 h）产生 180~460 ng/ml 的峰值水平。生物利用度相当低，约为 25%。摄入高脂肪食物可增加吸收。因此，建议在一天的主餐时或餐后服药。异维 A 酸与血浆白蛋白的结合率超过 99%。肝中的细胞色素 P450 家族 26（CYP26）酶将其代谢为主要代谢产物 4- 氧代异维 A 酸。异维 A 酸也有一些异构化成 ATRA。与体内其他细胞相比，皮脂腺细胞具有向 ATRA 异构化的能力，这对其治疗痤疮的药理作用至关重要。

大部分药物通过胆汁排出，部分通过肝肠循环排出。异维 A 酸及其代谢物的终末消除半衰期为 7~36 h。在粪便中出现等量的异维 A 酸未代谢药物，而在尿液中出现的是代谢产物。肾代谢可忽略不计。在脂肪组织中不存在与阿维 A 酯相同的深部储存空间。异维 A 酸可穿过胎盘。

表 7.2 异维 A 酸治疗实用指南

痤疮的正确诊断和严重程度评估
向患者解释药物作用方式和可能的副作用
分发制造商提供的小册子，其中列出了患者应了解的所有详细信息，包括适应证和禁忌证。在开具这种有效药物时，医师而非患者承担着重大责任。应花足够的时间解释用药的益处和风险
未成年人应由父母或监护人陪同。未经父母书面同意不得使用该药物
在治疗开始之前以及在第 6 和 12 周及之后（如果需要的话）随访时进行血液检查，包括：血红蛋白、红细胞、白细胞、SGOT、SGPT、GGTP、LDH、甘油三酯、胆固醇和胆红素
注意育龄妇女的妊娠计划（见下文）
确定患者的体重以调整剂量
讨论同时进行的局部和全身治疗。患者不宜服用维生素 A，以免出现维生素 A 过多症
应使用非药物的润肤剂（首选基质软膏）滋润干燥的皮肤、嘴唇和鼻子。虽然油腻，疏水保湿剂（凡士林）是最有效的。其次是油包水型乳液。当阳光暴晒时应使用防晒霜
只有在实验室检查结果正常的情况下，才可以给患者处方；只有在完成一系列针对性检查后，才可以给妇女处方
在治疗的最初 2~4 周中，偶尔会出现痤疮的急性加重。应向患者说明可能出现的痤疮暴发
佩戴隐形眼镜的患者会因为眼睛干涩而可能需要更换佩戴框架眼镜
建议患者在治疗期间或停止治疗后的 1 个月内不献血（理论上，可能将致畸性血液成分转移给育龄期女性）
开朗点。大多数患者和家长在阅读了包装说明书中关于潜在不良反应的长篇大论后会感到震惊
不要推销药物，等待患者的完全接受

表 7.3 异维 A 酸治疗非重度痤疮患者的处方标准

常规口服抗生素和局部联合治疗 6 个月后，痤疮改善不到 50%
容易形成痤疮瘢痕
伴有严重心理障碍的痤疮
在常规治疗期间或之后很快复发的痤疮

7.2.4.4 致突变作用

在各种试验中均未发现致突变作用，包括使用鼠伤寒沙门菌菌株的 Ames 试验、使用仓鼠细胞的基因突变试验和小鼠微核试验。异维 A 酸诱导人二倍体成纤维细胞姐妹染色单体交换的剂量依赖性增加，但这并不构成临床危险。

7.2.4.5 作用机制：细胞凋亡介导的皮脂抑制

令人惊讶的效果之一是患者皮脂生成的急剧减少。这种作用是任何其他药物如雌激素、雌孕激素复方制剂或抗雄激素都无法匹敌的。该药在头 2 周内迅速起效，呈剂量依赖性。定量研究显示，0.1 mg/（kg·d）、0.5 mg/（kg·d）和 1.0 mg/（kg·d）的剂量依赖性抑制率分别为 30%、40% 和 70%，在治疗 3 个月后，1.0 mg/（kg·d）的抑制率几乎达到 90%。组织病理学和电镜研究显示，皮脂腺细胞数量惊人地减少。大的菜花状皮脂腺小叶退化为几乎看不见的未分化的上皮细胞小芽。皮肤表面脂质的定性分析显示出明显的变化。随着皮脂的减少，表皮来源的胆固醇含量增加，蜡酯和角鲨烯减少。这反映了在 IGF-1 和雄激素刺激皮脂腺之前儿童时期的情况。留在皮肤表面的主要是表皮脂质。正常情况下，约 95% 的皮肤表面脂类来源于皮脂腺。停止治疗后，皮脂分泌在 2~3 周内开始增加，在 10~12 个月内缓慢恢复到接近正常水平。在某些患者中，皮脂分泌永远无法达到其原始水平。

皮脂抑制的临床益处尤其值得关注。甚至最严重的皮脂溢出病例也可以得到改善，皮肤看上去且感觉到干燥。同样，痤疮患者常见的头皮皮脂溢出完全消失。不必每天清洁油腻的头皮和头发，可减少到每 3~7 天清洁一次。异维 A 酸对人睑板腺上皮细胞的凋亡作用解释了异维 A 酸治疗后长期存在的干眼症状。

口服异维 A 酸可显著减少皮肤上 *P. acnes* 的数量，包括使用抗生素后可能出现的耐药性菌株。

为了评估异维 A 酸的皮脂抑制作用，有必要了解异维 A 酸的促凋亡作用，该作用导致皮脂腺细胞和睑板细胞凋亡。痤疮是一种皮脂腺毛囊相关的疾病，与 IGF-1-PI3K-AKT 信号传导增加有关。异维 A 酸治疗痤疮可降低患者血清 IGF-1 水平。据报道，异维 A 酸治疗期间，睑板细胞中 AKT 的活化（磷酸化）降低。AKT 介导的磷酸化激活泛素连接酶鼠双微体 2（MDM2）。MDM2 通过泛素化和蛋白酶体降解使关键转录因子 p53 失活，导致细胞周期停滞和凋亡。因此，异维 A 酸可拮抗 IGF-1 介导的 p53 抑制作用。

异维 A 酸在细胞内异构化为 ATRA 后，该活性化合物通过细胞视黄酸结合蛋白 2（cellular retinoic acid-binding protein-2，CRABP-2）在细胞内转运至细胞核。CRABP-2 是一种细胞内脂质结合的 ATRA 前蛋白，与经异维 A 酸治疗的患者的表皮相比，它在皮脂腺细胞中有较强的表达，促进了 ATRA 向皮脂腺细胞中维 A 酸受体（retinoic acid receptors，RARs）的优先转运。异维 A 酸没有自己的特异性受体，而是 ATRA 的前体，它结合并激活 RAR，从而引发 ATRA 调控的主要靶基因的转录激活。ATRA 的重要靶基因是基因组守护者转录因子 p53。皮脂腺细胞凋亡是解释异维 A 酸抑制皮脂作用的主要机制。皮脂腺细胞死亡的诱导，在组织学上对应于异维 A 酸治疗期间皮脂腺的退化，解释了开创性的组织学和测量学研究，该研究发现在治疗 12 周后，皮脂腺明显缩小，达到治疗前观察值的 90%。在异维 A 酸治疗下，皮脂腺细胞的标记指数显著下降，表明皮脂腺细胞的细胞周期停滞。异维 A 酸诱导细胞周期抑制剂 p21（第一个被确定的 p53 靶基因）表达。皮脂腺细胞凋亡可以通过异维 A 酸介导的皮脂腺基底细胞和前体皮脂腺细胞凋亡来解释。另一个由 ATRA 诱导的靶基因是 p14（ARF），该基因与 MDM2 结合并使其失活，从而抑制 p53 蛋白酶体降解（图 7.1）。

凋亡通路受 p53 控制。它诱导促凋亡效应物 - 肿瘤坏死因子相关凋亡诱导配体（TRAIL）的表达。在异维 A 酸治疗的痤疮患者的皮脂腺基底层及其上层中观察到 TRAIL 表达上调。p53 刺激转录因子 FoxO1 和 FoxO3 表达，并促进 TRAIL 表达。p53 还抑制痤疮皮肤中增加的 mTORC1 活性和 SREBP1c。前体皮脂腺细胞是异维 A 酸介导的凋亡的主要靶标，表现出 TRAIL 表达上调。TRAIL 激活的 caspases 使 p53 失活，p53 是前体皮脂腺细胞所需的关键转录因子（图 7.1）。

7.2.4.6 粉刺溶解和抗粉刺形成作用

粉刺来源于毛囊漏斗部角质形成细胞的过度增殖和过度角化形成的毛囊微丝毛囊微丝会形成微粉刺，最后形成开放性和闭合性粉刺。与其他口服药物不同，异维 A 酸可以预防新粉刺的发展，从一开始就阻止了这种疾病。粉刺松脱，从毛囊中冒出来。毛囊微丝（毛囊管型，follicular casts）和微粉刺同样被消除了。在面部粗大的毛孔中可观察到指状突起的油脂栓，这并不少见。痤疮患者面部毛孔粗大，服药后直径缩小到原来的 1/3 或 1/5。

组织病理学上很容易看到在粉刺、毛囊微丝和正常的皮脂腺毛囊中积聚的过多的角化物质被清除。正常脂质微丝中的角质层数为 30~60 层，经异维 A 酸治疗后降至 5~10 层。在毛囊微丝中，皮脂减少到不

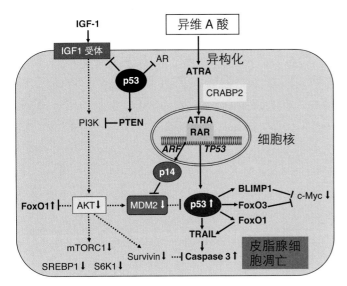

图 7.1 皮脂腺细胞凋亡解释了口服异维 A 酸的皮脂抑制作用。在皮脂腺细胞中，异维 A 酸被异构化为全反式维 A 酸（ATRA），然后通过细胞视黄酸结合蛋白 2（CRABP2）转运至细胞核。在细胞核中，ATRA 与维 A 酸受体（RAR）结合，后者激活 RAR 反应性靶基因 *TP53*，从而促进 p53 的表达，而 ARF 促进 p14 的表达。p14 是鼠双微体 2（MDM2）（p53 的关键抑制剂）的负调节剂。通过抑制 IGF-1 受体（IGF1R）以及上调磷酸酶与张力蛋白同源物（PTEN）抑制 AKT 激酶的活性，p53 减弱了增加的 IGF-1 信号传导。p53 诱导已知 c-Myc 抑制剂 BLIMP1、FoxO1 和 FoxO3 的表达。p53、FoxO1 和 FoxO3 激活肿瘤坏死因子相关凋亡诱导配体（TRAIL）的表达，后者激活 caspase 3 导致皮脂腺细胞凋亡。BLIMP1：B 淋巴细诱导成熟蛋白 1，FoxO：叉头框蛋白 O，mTORC1：雷帕霉素靶蛋白复合物 1，PI3K：磷酸肌醇 3 激酶，S6K1：核糖体蛋白 S6 激酶，SREBP1：固醇调节元件结合蛋白 1。Published with kind permission of © Bodo Melnik 2019. All Rights Reserved

足以使 *P. acnes* 定植，并且在毛囊微丝中也没有海绵状腔隙。细小的毳毛与毛囊上皮紧密接触。

几种生化改变可能导致角质形成细胞分裂增加。体外研究表明，异维 A 酸可改变角化模式。它抑制正常人表皮角质形成细胞中细胞角蛋白 1/10 和 14、丝聚蛋白和 MMP-3 的表达，但增强细胞角蛋白 7、13 和 19，层粘连蛋白 B1 以及 IL-1 的表达。异维 A 酸会破坏角化桥粒的形成，该结构将角化细胞结合在一起，类似于毛囊层的桥粒，张力微丝插入其中。ATRA 抑制人表皮中桥粒的表达。有证据表明，异维 A 酸可改变角化细胞内脂质的组成，这类脂质构成角

质层屏障功能的灰浆状结构。我们发现异维 A 酸治疗显著增加了粉刺中神经酰胺的总量。具有屏障活性的长链神经酰胺和水解酶主要在板层小体（Odland 小体）中运输，该板层小体被挤出到角化细胞间。在实验诱导的粉刺模型中，ATRA 增强了板层小体的形成，这有助于正常的皮肤脱屑。板层小体介导的角质形成细胞间蛋白质和脂质的酶促攻击对维持角质层凝聚力的角化桥粒和复合脂质的分解起关键作用。在重建的人表皮角质化培养模型中，ATRA 还上调了神经酰胺的水平。神经酰胺稳态在表皮角化和有序脱屑中起关键作用。异维 A 酸通过皮脂腺细胞凋亡来减少皮脂游离脂肪酸（油酸和亚麻酸），这些脂肪酸通过取代具有屏障活性的亚油酸来影响酰基神经酰胺的合成。

异维 A 酸不仅可以纠正角化细胞的潴留，还能调节角质形成细胞的增殖。最初通过同位素标记在组织学和电子显微镜上得到证实。增殖标志物 Ki-67 在痤疮皮肤中过度表达。异维 A 酸的效应物 ATRA 通过上调细胞周期蛋白依赖性激酶抑制剂 p21 来激活 RAR 依赖性的 G1/S 细胞周期停滞。p21 基因（*CDKN1A*）是 p53 的关键靶基因。在异维 A 酸治疗期间，在 SEB-1 皮脂腺细胞中也观察到 p21 的表达上调。异维 A 酸介导的 p53-p21 信号过度表达诱导角质形成细胞周期停滞，从而使毛囊漏斗部上段毛囊过度增殖正常化。随着钙诱导的分化，p21 mRNA 呈时间依赖性增加，提示激活的 p53 信号有助于角质形成细胞的分化。

7.2.4.7 抗炎作用

术语"抗炎"被广泛用于描述炎性皮损的快速消退，这些皮损包括：丘疹、脓疱、持续存在的结节，以及仍有炎症的早期瘢痕，均对异维 A 酸有良好的治疗反应。这一点最初是在接受口服异维 A 酸治疗的玫瑰痤疮患者中，通过组织学和电子显微镜的连续活检发现的。寻常痤疮的抗炎作用是由异维 A 酸诱导的皮脂腺细胞凋亡间接介导的，也可由异维 A 酸对痤疮患者皮损中的炎症介质如白介素 -1β（IL-1β）、IL-17 和 Toll 样受体 2（TLR2）的抑制直接介导。IGF-1 刺激培养的人皮脂腺细胞以 PI3K/AKT 依赖的方式增强 NF-κB 的基因表达，从而促进 IL-1β、IL-6、IL-8 和 TNF-α 的合成与分泌。PI3K/AKT-mTORC1 信号传导的增加也正调控 Th17 细胞的分化及其标志性细胞因子 IL-17 的表达。在痤疮皮损中，NF-κB 和激活蛋白 -1（AP-1）被激活，分别导致其靶基因产物、炎

性细胞因子和基质降解金属蛋白酶的表达升高。异维A酸诱导的MMP-9和MMP-13减少可能与其治疗痤疮的药效有关。异维A酸介导的皮脂腺细胞凋亡减少了以IGF-1依赖性方式产生促炎细胞因子的活的皮脂腺细胞总数。皮脂抑制还减少了能够刺激TLR2并诱导Th1/Th17混合反应的 *P. acnes* 的数量。

7.2.4.8　剂量

异维A酸于1982年在美国以商品名Accutane®注册上市，1985年在欧洲注册为Roaccutan®或Roaccutane®。该药有5 mg、10 mg、20 mg和40 mg的胶囊。德国和瑞士有5 mg的胶囊。治疗剂量范围为0.1~2.0 mg/（kg·d），持续16~20周，或使用较低剂量治疗16~24周。最初提倡2.0 mg/（kg·d）的高剂量，但在世界范围内几乎不再使用这么高的剂量了。我们不再推荐这样的高剂量。如果每日剂量大于40 mg，异维A酸应分两次服用。剂量取决于多种因素。一般情况下，中度痤疮对0.5 mg/（kg·d）的异维A酸反应良好。我们将持续性丘疹脓疱性痤疮也作为异维A酸的适应证。在许多病例中，低至0.1 mg/（kg·d）的剂量疗效惊人。对于中度痤疮的快速清除似乎对每日剂量的依赖性较小。女性对药物的反应通常比男性更快、更好，且需要的每日剂量更低。消退越慢，复发率越高。对于焦虑的患者，生活在寒冷、干燥、冬季气候中或凯尔特人Ⅰ型皮肤类型患者，建议使用低剂量。缺乏异维A酸使用经验的医生最好从0.2~0.3 mg/（kg·d）或更低剂量开始使用，并根据临床反应调整剂量。

7.2.4.9　疗程

药品制造商建议疗程为15~20周，这也是早期试验给出的疗程。经验表明，在严重的深在性结节病例中，可能需要更长的时间（24~32周）才能完全治愈。治疗方案应个体化。一些患者需要不到15周的时间，而其他患者则需要32周以上的疗程。停药后病情继续好转是常见的现象。另一种似乎对中重度炎症性痤疮有效的疗法是从0.1 mg/（kg·d）开始，并维持5~6个月。高剂量与快速起效、完全清除以及较低的复发率相关。无法视而不见的价格对本药的使用带来负面影响。

7.2.4.10　复发率及复治

复发虽然比初发的症状轻，但相当普遍，当给予高剂量时复发较少。复发率与治疗累积剂量成反比。

停药6个月后，接受1.0 mg/（kg·d）治疗的患者中只有5%复发，但接受0.2 mg/（kg·d）治疗的患者中有26%复发。剂量在0.1 mg/（kg·d）时复发率上升到50%左右，但在服药期间和服药后通过联合外用维A酸可将其保持在25%以下。通常，通过至少120 mg/kg的疗程可将复发降到最低。没有理由建议使用超过120 mg/kg的总累积剂量。通常，总剂量可以0.5~1.0 mg/（kg·d）在4~6个月内达到。由于目前倾向于使用较低的日剂量[0.3 mg/（kg·d）或更低]，预计治疗持续时间较长，这通常在治疗6个月后难以遵循。不同的给药方式，如"隔日"或"4周内用药1周"的疗效是否更好，仍有待确定。

异维A酸治疗后复发率的长期追踪结果有限且不一致。一项基于人群的队列研究显示，1984年至2003年间，首次使用异维A酸的17 351人的复发率为41%。使用至少150 mg/kg异维A酸后的复发率估计为23%，其中80%在治疗完成后的头2年内复发。对中重度痤疮患者给予异维A酸0.5~1.0 mg/（kg·d）治疗16周后随访10年，观察到复发率接近40%，其中96%在停止治疗后3年内复发。

某些患者组异维A酸治疗的复发率很高。青春期前和青少年的聚合性痤疮使用异维A酸有效，但他们在2年内复发的可能性很高，通常需要2~4个疗程的治疗才能达到长期缓解。造成这种疗效差异的原因尚不清楚。目前为止，治疗失败最常见的原因是对窦道疗效不佳。如果皮损内注射糖皮质激素、系统应用糖皮质激素和异维A酸治疗不成功，在开始异维A酸治疗前识别这些皮损有助于为可能需要手术切除的患者做好准备。

由于合并先天性肾上腺皮质增生症，少数患者会出现痤疮，这是雄激素过多的部分表现。这些患者可能使用一个疗程的异维A酸有效，但通常会在6个月内复发，或者疗效不满意。此时患者应进行内分泌检查以查找病因。异维A酸可与小剂量糖皮质激素（2~4 mg/d）联合使用。

我们建议口服低剂量的异维A酸，每日不超过0.3 mg/kg，并配合富含脂质的膳食以增加吸收。为了达到长期缓解，通常需要120~150 mg/kg的累积剂量，但这是因人而异的。只要遵守常规用药指南，可调整到更高的累积剂量，尤其是对于那些具有危险因素的疗效不佳的患者。

复治有时是必要的，而且完全可行。通常在第二次甚至第三次治疗之前要等几个月。我们倾向于无间歇的长期给药。严重的复发需要更高的剂量，在罕见的情况下，还需要辅助治疗，如用地塞米松抑制肾上腺。

7.2.4.11 药物不良反应

凋亡机制解释了异维 A 酸的疗效（皮脂腺细胞死亡）以及药物不良反应。一般来说，不良反应是可逆的且与剂量相关。大多数副作用是可预测的，不会干扰患者的治疗。不良反应通过调整剂量和（或）其他对症治疗多可以耐受。当剂量为 0.5 mg（kg·d）或更高时，经常出现以下副作用。此外，还讨论了一些罕见的甚至尚无定论的副作用，因为它们出现在药品说明书中，因而受到患者或其父母的注意，并引起医生的关注。异维 A 酸治疗最严重的不良反应是致畸性（表 7.4）。

表 7.4　异维 A 酸的副作用

皮肤
唇炎、鼻前庭炎
皮肤干燥
脱皮
瘙痒
痤疮皮损的初期加重（在初始治疗期间）
肉芽组织增生
更易晒伤（光敏性）
脱发（传闻，未得到我们的证实）
黏膜
眼睛刺激、干燥
结膜炎
鼻炎，口腔、咽部、泌尿生殖道黏膜干燥
鼻出血、结膜下出血
肌肉骨骼
骨骼、关节和肌肉疼痛或僵硬
神经学
头痛
良性颅内压增高（同时服用四环素类会加重）
胃肠道
恶心、呕吐
急性胰腺炎（传闻，或高甘油三酯血症诱发）
呼吸系统
运动诱发性支气管收缩
嗜酸性胸腔积液
精神系统
抑郁症罕见，仅见于某些有抑郁倾向的易感患者中
自尊低下、焦虑
致畸性
畸形通常累及颅面、心血管、胸腺和中枢神经系统
实验室检查
高甘油三酯血症、极低密度脂蛋白升高
高密度脂蛋白降低
胆固醇升高
肝功能检查异常
白细胞和红细胞数量减少

7.2.4.12 致畸性

在妊娠易感阶段服用异维 A 酸具有胚胎毒性和致畸性。尽管对妊娠期间使用维 A 酸类药物提出了警告，对生育期的妇女建议采取适当避孕措施，且有严格的服药指南，但宫内暴露于维 A 酸的情况仍然存在（虽然存在地区差异）。为了减少致畸的风险，药品制造商已经准备了详细的教育计划。每年的先天性畸形病例在稳步下降。然而，医生有责任向患者解释药物的潜在副作用，并确保患者理解致畸的全部含义。在服用该药物之前，患者应事先知道，如果没有按照要求服用药物或避孕失败，可能面临着堕胎。

所有治疗剂量的异维 A 酸致畸风险都很高，即使暴露时间很短。妊娠期异维 A 酸引起的畸形主要影响神经嵴细胞（neural crest cells, NCCs），这解释了为什么异维 A 酸主要导致胚胎颅面畸形。在妊娠期暴露于全反式维 A 酸的猪尾猴中，观察到异维 A 酸暴露导致母体动物生产出具有许多颅面畸形特征的后代。最常见的表现是腭裂、耳畸形、眼距过宽、突眼、面中部和下颌骨发育不全、下颌骨下缘弯曲、下颌后缩和颅骨变形（表 7.5）。

在胚胎发育过程中，NCC 的动态平衡受到严格控制，需要适度的凋亡才能使 NCC 来源的组织正常发育。大多数 CHARGE 综合征中观察到的畸形（包括内耳和外耳畸形、心脏流出道缺损和颅面畸形）类似于异维 A 酸造成的胚胎疾病。大多数 CHARGE 综合征患者表现出 CHD7 功能基因突变，CHD7 是一种负调控 p53 启动子的蛋白。小鼠 NCCs 或 CHARGE 综合征患者中的 CHD7 缺失导致 p53 激活。ATRA 诱

导的猪尾猴胚胎畸形中表现出的骨骼异常与人类的
Treacher Collins 综合征相似，都与第一和第二鳃弓的
NCC 迁移缺陷有关。p53 的非正常激活导致了组织内
稳态的紊乱，从而导致了 Treacher Collins 综合征的发
生。p53 信号传导增加与 NCC 凋亡增加有关，这与
胎儿酒精谱系障碍有关，胎儿酒精谱系障碍也表现为
颅面发育不良。p53 介导的 NCC 凋亡促进了包括维
A 酸胚胎疾病在内的颅面畸形综合征。

表7.5　维 A 酸胚胎疾病表现为多个神经嵴细胞发育异常

中枢神经系统异常
小脑畸形
大脑异常
颅神经缺损
脑积水
小头畸形
心血管系统异常
隔膜缺损
主动脉异常
四联症
颅骨异常
外耳异常
先天性无耳
耳道缺损
小耳
眼睛异常
小眼畸形
面部畸形
腭裂
胸腺异常
低智商（在婴儿期发现）

7.2.4.13 禁忌证和警告

　　异维 A 酸禁止用于孕妇、在治疗期间及之后 1 个
月内可能怀孕者，或在治疗前 1 个月、治疗期间和治
疗后 1 个月内不能可靠避孕者。在口服异维 A 酸治疗
结束后的两周内，即使是终末消除半衰期最长的代谢
物（4- 氧代 - 异维 A 酸），也可恢复到内源性浓度。因
此，治疗后 1 个月的避孕期为异维 A 酸提供了足够的
安全期。

　　在美国，畸胎现象多于欧洲。这种状况已发生了

改变。现在，药品制造商将提供详尽的信息。广告中
很好地概括了这一点："要么正确服药，要么就不要
服药。"我们注意到并担心这样一种趋势，即口服异
维 A 酸受到越来越多的仅仅患有轻度痤疮患者的青
睐，且容易获得处方，甚至没有足够的可靠的避孕措
施作为保证。iPLEDGE 项目是 FDA 强制实施的一系
列异维 A 酸风险管理项目中的最新项目，旨在防止
打算要孩子的患者怀孕（表 7.6）。

表7.6　育龄妇女的治疗原则

育龄妇女在服用异维A酸之前必须进行敏感的尿液或血清妊娠试验以排除妊娠。在获得最新的妊娠试验阴性报告之前，不得开具处方
在月经期的第三天才开始服用异维A酸
在使用异维A酸前1个月、之中和停药之后必须采取有效的避孕措施
一些国家（例如美国）提供了特殊表格，以登记确保随访调查
提供易于理解的书面知情同意书。由患者、父母或监护人签名，开处方的皮肤科医生也要签字。该记录由医师保存

7.2.4.14 皮肤黏膜副作用

　　异维 A 酸治疗可持续引发皮肤黏膜副作用，如
唇炎和鼻前庭炎。患者接受异维 A 酸 0.5 mg/（kg·d）
或更高剂量治疗时，发生唇炎或前庭炎的概率接近
90%。经常使用温和的润肤剂（如凡士林和润唇膏）
会有所帮助。偶尔会出现烦人的鼻出血。皮肤屏障受
损，出现面部、上臂外侧、手腕、小腿及其侧面的
皮肤干燥，尤其在湿度低的寒冷季节加剧。患者出现
瘙痒、皲裂性鳞屑性皮炎或钱币状 - 盘状皮炎。凡士
林、羊毛脂和油包水乳膏通常有益于改善上述症状。
约 5% 的患者出现掌跖脱皮，抱怨手掌和足底有特殊
的黏腻感。角质层变薄和屏障功能异常导致经表皮水
分流失增加及其他结构变化，可能是造成这种现象的
原因。

　　口服异维 A 酸可上调表皮水通道蛋白 3 表达，
该蛋白是经表皮水分流失的关键因子，也是 p53 的靶
基因。

7.2.4.15 金黄色葡萄球菌感染

　　异维 A 酸治疗可促进金黄色葡萄球菌在鼻腔中
的定植。因此，应检查是否存在脓疱病。感染可能会
在身体的任何部位以传染性脓疱病的形式出现，表现

为疖或痈，但大部分表现为面部的口角炎。其他感染包括脓疱性湿疹、手指或脚趾甲沟炎、尿道炎、外耳炎、头皮毛囊炎、须疮和其他部位的毛囊炎。短期服用抗生素可以很快治愈这些问题，虽然有可能复发。在前鼻孔中预防性应用莫匹罗星或夫西地酸软膏或任何软膏基质都是有帮助的。

皮脂腺细胞是产生 cathelicidin 抗菌肽蛋白及其活性裂解肽 LL-37 的重要来源。皮脂游离脂肪酸可通过上调 β-防御素 2（β-defensin-2, HBD2）的表达来增强人皮脂腺细胞的固有免疫防御能力。异维 A 酸 /p53 介导的皮脂腺细胞凋亡减少了能够产生抗菌肽的皮脂腺细胞数量，并进一步降低了皮脂游离脂肪酸上调 HBD2 表达的有效性。据报道，在异维 A 酸治疗的痤疮患者的皮肤中，cathelicidin 和 HBD2 的表达水平下降。LL-37 在清除胞外和胞内金黄色葡萄球菌方面非常有效且迅速，并且比常用的传统抗生素更有效。LL-37 裂解肽具有抗葡萄球菌生物膜作用。

7.2.4.16　抑郁和情绪障碍

少数接受异维 A 酸治疗的患者报告有抑郁症和精神病。虽然罕见，但也有自杀意念、自杀企图和自杀行为的报道。伴有抑郁的患者报告说，他们的抑郁状态随着治疗停止而消退，并随着治疗的恢复而复发，这表明确实存在这种药物相关副作用。抑郁与异维 A 酸的关系是有争议的，因为严重痤疮患者的情绪低落相当普遍。只有一小部分易感患者经历了异维 A 酸诱导的情绪障碍和抑郁。临床上很难区分痤疮相关的抑郁状态和异维 A 酸诱发的抑郁状态。应引起医生警惕的表现包括，以前的情绪改变史或服用抗抑郁药或精神药物史，或治疗期间出现抑郁或精神行为的任何迹象。如果发现这些警示迹象，应考虑可能出现异维 A 酸诱发的副作用，需要考虑加强监测或停止异维 A 酸治疗。

Bremner 和他的同事回顾了 1960 年至 2010 年 6 月的文献，发现在易感人群中，异维 A 酸与抑郁和自杀具有直接的、一致的相关性。海马体是大脑中不断产生新神经元的区域之一，这种现象被称为神经发生。抑郁的发病机制与海马体和前额叶皮质神经发生减少有关。尤其是在抑郁动物模型中，海马体（一个与情绪障碍有关的边缘区域）内新神经元的生成受到损害。相反，抗抑郁治疗如锂剂可增加神经发生，使抑郁得到临床改善。在抑郁期间，海马体体积缩小。异维 A 酸治疗的小鼠海马体神经发生和海马体体积减小，可能是由于 p53 介导潜在的海马体细胞凋亡作

用。相反，一种已知的痤疮样反应诱导物锂，可抑制 p53。异维 A 酸对小鼠下丘脑细胞的作用降低了细胞生长，减少了与抑郁相关行为有关的下丘脑细胞数量。

这个问题仍然没有定论，因为在研究设计、结果和暴露分类以及混杂因素的控制方面存在明显的异质性，特别是同时出现精神和身体疾病。病例报告、数据库研究和生物学证据显示，一小部分亚组患者可能存在关联，但大多数 meta 分析和前瞻性研究不支持抑郁风险的增加。在开始治疗前，应询问所有患者以前的精神病史，并在治疗期间定期评估这种可能的副作用。

7.2.4.17　假性脑瘤

口服异维 A 酸最常见的神经系统副作用是头痛，无论是作为独立症状还是作为假性脑瘤综合征的一部分。假性脑瘤综合征是一种良性颅内高压，但未发现有神经系统异常。它主要影响育龄期肥胖妇女，可能由多种药物引起，包括四环素类和维生素 A 衍生物。患者报告有头痛、恶心、视力受损或模糊、色觉改变、情绪不稳定、感觉异常和困倦等症状。当临床上诊断存疑时，很容易通过眼底镜检查发现视乳头水肿而确诊。停药后，症状在几天内消失。可以重新开始用药，但用药剂量要比之前低得多。四环素和异维 A 酸不能同时使用，因为两者联用出现假性脑瘤的概率非常大。肝肾功能正常的患者口服四环素类（多西环素和米诺环素）后及口服异维 A 酸前的洗脱期为 7 天，以充分避免假性脑瘤的发生。对于有假性脑瘤病史的患者，应考虑进行神经 / 眼科检查。脉络丛中 p53 调节的水通道蛋白表达异常可能参与了颅内高压的病理生理过程。

7.2.4.18　休止期脱发

长期使用高剂量异维 A 酸治疗角化性疾病会影响毛发生长，并与易感人群的脱发增加和休止期脱发有关。脱发不是异维 A 酸治疗痤疮的常见副作用。毛囊经历细胞增殖和程序性细胞死亡的重复阶段。生理性细胞凋亡的退化期与细胞形态的动态变化和基因表达的改变有关。全反式维 A 酸诱导毛囊过早退化，并诱导进入类似人类毛囊的退化期。ATRA 处理组的毛干伸长在 2 天后显著下降，大约 80% 的 ATRA 处理的毛囊在第 6 天提前进入退化期，而对照组只有 30%。这与 ATRA 处理的毛囊中凋亡细胞的上调相符合。在小鼠毛囊中已证实，p53 在退化期毛囊强烈表达，并

与凋亡标志物共定位。异维 A 酸介导的 p53 上调解释了异维 A 酸诱导脱发的凋亡基础。

脱发是维 A 酸类药物一个众所周知的副作用，早前有报道在摄入高剂量的维生素 A 会出现脱发。在服用阿维 A 酯和阿维 A 酸后尤为多见。一些临床医生认为口服异维 A 酸会发生这种情况，但临床证据不足。在药品说明书中提到了脱发。我们研究了一系列患者在异维 A 酸治疗前和治疗期间的毛发情况，但未能发现明确的休止期脱发（棒状脱发）。也有口服药物期间出现头发变色的报道，例如自然发色暂时变浅。

7.2.4.19 炎症性肠病

尽管绝大多数接受异维 A 酸治疗的患者没有出现炎症性肠病（inflammatory bowel disease, IBD）或其加重，但不能忽略在少部分患者中 IBD 风险的增加。病例对照、队列研究和 meta 分析的结果未能得出一致的因果关系。在系统性异维 A 酸治疗过程中，对已存在的 IBD 的潜在恶化进行密切随访是必要的。肠上皮细胞（intestinal epithelial cells, IEC）在回肠和结肠上皮的过度死亡被认为是 IBD 的一个主要致病特征。可以推测，在易发 IBD 的易感患者中，异维 A 酸可进一步促进 IEC 凋亡，诱导或加重 IBD。p53 基因（TP53）在 IBD 的发生发展中起主导作用。TP53 密码子 72 Arg/Arg 基因型与 IBD 风险增加相关。72Arg 等位基因使人群易患 IBD，并与结肠黏膜细胞凋亡增加有关。具有 TP53 多态性的患者可能更容易发生异维 A 酸相关的 IBD。

7.2.4.20 肝毒性

大约 15% 的患者检测到肝酶丙氨酸氨基转移酶（ALT）和天冬氨酸氨基转移酶（AST）的轻至中度升高。通常无症状，停药后可很快恢复正常。除了与 p53/TRAIL 诱导的肝细胞凋亡相关的肝脂肪变性外，异维 A 酸没有明显的肝毒性。患者在治疗过程中应避免过度饮酒。

7.2.4.21 高甘油三酯血症

一项基于人群的分析显示，在基线值正常的患者中，甘油三酯水平、总胆固醇和转氨酶出现异常的累积发生率分别为 44%、31% 和 11%，而血液学检查大多无异常。所有这些脂质异常都发生在治疗早期，通常在停药后数周内恢复正常。异维 A 酸治疗可诱发中重度高甘油三酯血症，特别是易感人群，通常呈剂

量依赖性。血清甘油三酯升高主要是血浆中极低密度脂蛋白（very low-density lipoprotein, VLDL）的升高，无论在禁食和进食状态都会出现。异维 A 酸诱发的高甘油三酯血症是由肝 VLDL 分泌增加引起的。决定肝 VLDL 生成速率的关键因素是载脂蛋白 B-100（ApoB100）的多少。已在编码 ApoB-100 的基因中发现了一个 p53 反应元件，该基因可促进 ApoB-100 和随后的 VLDL 合成。微粒体甘油三酯转移蛋白可促进甘油三酯负载至 ApoB-100，该蛋白由 p53 的另一个靶基因 FoxO1 激活，FoxO1 可被异维 A 酸激活，并可被增加的胰岛素 /IGF-1 信号抑制。p53 和肝 ApoB-100 的上调是异维 A 酸诱发的高甘油三酯血症最有可能的原因。当血清甘油三酯浓度超过 400 mg/dl 时，应降低异维 A 酸剂量。在罕见的情况下，遗传易感的患者可能出现严重的高甘油三酯血症，并导致急性胰腺炎。一项病例交叉研究未能证实口服异维 A 酸与急性心肌梗死、静脉炎 / 血栓性静脉炎、肺栓塞、血栓形成或卒中之间有任何统计学关联。

7.2.4.22 肌肉骨骼症状

大约 15% 的患者会发生轻至重度的关节痛，有时严重到需要停用异维 A 酸。这种情况主要发生在早上起床或剧烈运动后。偶尔有异维 A 酸相关关节炎的报道，特别是骶髂关节炎。据报道，有 16%～51% 使用异维 A 酸的患者出现肌痛或肌酸磷酸激酶（creatine phosphokinase, CPK）升高，特别是同工酶 MM 型（骨骼肌、肌病）。绝大多数为良性病程，即使 CPK 值高达 5000 IU/L，在治疗结束后 2 周内即可恢复正常。横纹肌溶解症致死病例很罕见。进行剧烈体育锻炼的患者应在开始治疗前了解这一潜在风险。肌肉骨骼系统的症状通常是剂量依赖性的，在低剂量治疗中很少出现。在一项前瞻性观察研究中，患者在 4～6 个月内每天服用 0.8～1 mg/kg 异维 A 酸，23.1% 的患者在总剂量达到 120～150 mg/kg 时出现了脊椎关节病。

在那些正在进行剧烈运动的患者中，CPK 有时甚至升高到正常值的 100 倍。在肌炎肌纤维中检测到 TRAIL 表达增加。TRAIL 在培养的肌肉细胞中诱导 NF-κB 活化和 IκB 降解，这些细胞对 TRAIL 诱导的细胞凋亡具有抵抗力，但会发生自噬细胞死亡。因此，异维 A 酸诱发的肌痛可能与 TRAIL 介导的肌细胞凋亡有关。

7.2.4.23 生育和性功能

异维 A 酸对男性生殖系统和生育能力没有危害。

致畸性不能通过射精或精子转移给女性。在 6 个月内口服异维 A 酸总剂量达 120 mg/kg，对女性痤疮患者的生育能力无不良影响。在人类中，系统性异维 A 酸治疗对女性生育能力的长期不良影响已被排除。异维 A 酸也不会影响男性的生育能力。有证据表明，口服异维 A 酸 0.5 ~ 0.75 mg/（kg·d）治疗重度痤疮可显著降低血清总睾酮水平，尤其是女性（表 7.7）。

7.2.4.24　光敏性增加

角质层变薄，角质形成细胞更新率加快而不会积聚过多的黑色素。这意味着对紫外线的防护能力减弱。异维 A 酸诱导的光敏性在低剂量[＜0.5mg/（kg·d）]时可忽略不计，但在高剂量时经常出现。除了穿合适的防护服外，建议患者在日照强烈的季节在室外使用防晒系数为 SPF 15 或以上的防晒霜，以同时防护 UVB 和 UVA。

7.2.4.25　异维 A 酸治疗的并发症

暴发性痤疮

虽然有不少口服异维 A 酸成功治疗暴发性痤疮的病例，但也有暴发性痤疮作为异维 A 酸治疗并发症的报道。这种并发症多见于高剂量使用异维 A 酸时。某些年轻男性痤疮患者在重新服用异维 A 酸时，出现了痤疮的暴发。大多数病例的症状轻微或缺乏系统症状，故也被一些学者称为假性暴发性痤疮（pseudo-acne fulminans）或无系统症状的暴发性痤疮（acne fulminans sine fulminans）。

化脓性肉芽肿样皮损

化脓性肉芽肿样皮损是一个棘手的临床表现，特别是当误诊时，临床上误诊很常见。在接受异维 A 酸治疗的聚合性痤疮和暴发性痤疮患者，可发现特征性的蘑菇样肉芽组织。在躯干特别是肩胛带和上背部或胸部突然出现单发或多发的、鲜红色、表面光滑、有渗出的结节，直径 1 ~ 2 cm，高 5 ~ 10 mm。它们容易出血而弄脏内衣和床单。它们很快就被厚厚的出血性黑色结痂所覆盖。愈合后常常遗留大面积的萎缩性或增生性瘢痕。叠加金黄色葡萄球菌或革兰氏阴性菌感染引起的脓疱病并不少见，但经常被忽视。应进行细菌培养。未经异维 A 酸治疗的聚合性痤疮和暴发性痤

表 7.7　参与异维 A 酸作用机制的 p53 调控的靶基因

p53靶基因	预期和药物不良反应
肿瘤坏死因子相关凋亡诱导配体TRAIL（*TNFSF10*）上调	皮脂腺细胞凋亡：皮脂抑制 睑板细胞凋亡：干眼症 神经嵴细胞凋亡：致畸性 下丘脑细胞凋亡：抑郁 肠道细胞凋亡：炎症性肠病
胰岛素样生长因子-1受体（*IGF1R*）抑制	IGF-1的促生存和有丝分裂信号减弱
雄激素受体（*AR*）抑制	AR表达降低及microRNA-125b介导的p53和BLIMP-1抑制
IGF结合蛋白-3（*IGFBP3*）上调	增强的促凋亡信号和抑制的PPAR γ 信号：脂肪生成降低
细胞周期蛋白依赖性激酶抑制剂1A，p21（*CDKN1A*）上调	G1/S细胞周期停滞：抑制粉刺形成
B淋巴细胞诱导成熟蛋白1（*BLIMP1*）（*PRDM1*）上调	BLIMP1介导的c-MYC抑制增加，减少皮脂腺细胞分化
Sestrin 1（*SESN1*）和Sestrin 2（*SESN2*）上调	AMPK活化导致mTORC1和ACC抑制：皮脂抑制
叉头框蛋白1（*FOXO1*）上调	AR、SREBP1c和PPAR γ 抑制：脂肪生成抑制
叉头框蛋白3A（*FOXO3A*）上调	TRAIL上调增强：细胞凋亡增强
AMP活化蛋白激酶（*PRKAA1*）	AMPK表达增加及AMPK介导的mTORC1抑制
水通道蛋白3（*AQP3*）上调	水通道蛋白3表达增加：经表皮水分丢失增加，皮肤干燥，干燥症
水通道蛋白4（*AQP4*）上调	水通道蛋白4表达增加脑脊液（假性脑瘤的风险）
载脂蛋白B100（*APOB*）和载脂蛋白mRNA编辑酶复合物1（*APOBEC1*）	ApoB100的肝合成增加：高甘油三酸酯血症并伴富含甘油三酯的VLDL肝分泌增加

疮患者，也可以自发形成同样的肉芽肿样皮损。最好的治疗方法是外用强效糖皮质激素，单独使用或与口服糖皮质激素和抗生素联合使用。建议每天数次使用丙酸氯倍他索，连用数天，或 0.5 ~ 1.0 mg/（kg·d）泼尼松龙（或等效的类似物）连用约 1 周。过度增生的血管和胶原形成将被抑制。皮损内注射曲安奈德也是有效的。烧灼术、刮除术、硝酸银棒和其他痛苦的侵入式治疗都已经过时了。

掌跖皮肤剥脱

不到 5% 的患者感到他们的手掌和足底有特殊的黏腻感。角质层变薄，屏障功能异常，导致经表皮水分丢失增加和其他结构变化，可能是造成这一现象的原因。桥粒、表皮脂类和水通道蛋白 3 的成分变化也可能是促发因素。

摩擦水疱

重体力活、运动（网球和壁球）和其他体力劳动可能会导致手掌、手指和足底的摩擦水疱。角质层变薄是主要原因，再加上角化细胞间黏附力减弱。

血管炎综合征

药品制造商接到过异维 A 酸导致血管炎的个案报道。韦格纳肉芽肿病和成人 Still 病也有报道。异维 A 酸导致这类疾病的潜在机制尚不清楚。与循环免疫复合物相关的结节性红斑是异维 A 酸的另一罕见并发症。它表现为胫前疼痛性结节性皮损，多见于男性。并且，暴发性痤疮患者特别容易出现此类并发症。我们只在暴发性痤疮患者，甚至那些没有接受过异维 A 酸治疗的患者中见过此类并发症。卧床休息，抬高双腿，使用强效糖皮质激素封包，必要时口服糖皮质激素，可以缓解血管炎。

骨质增生和弥漫性特发性骨骼增生

这很罕见，临床意义不大，通常在痤疮常规治疗剂量时出现（40 mg/d 或更少），也可出现在 4 ~ 6 个月的疗程中。很少出现或者仅有轻微的临床骨质的改变或症状。当长期使用高剂量时，它可能在角化性疾病患者中更为多见，在长期使用芳香维 A 酸乙酯治疗的患者中也有报道。弥漫性特发性骨骼增生（disseminated idiopathic skeletal hyperostosis, DISH）或 Forestier 病发生在长期使用维 A 酸类药物的年轻人中，主要影响颈椎和腰椎的前韧带、跟腱和胫骨结节。放射学检查显示椎骨、手足的小骨头或臀部有细

小的骨刺。肌腱和韧带钙化也有报道。这些骨质变化通常是没有临床症状的，主要通过现代影像分析技术来发现这些细微的变化。基本上，这并不严重，我们不会在治疗之前和治疗期间给患者做 X 线检查。年轻患者在异维 A 酸治疗期间出现胸背部僵硬和疼痛时应进行检查。DISH 在 50 岁以下的人群中并不常见。

在人类，骨质疏松症已被确定为阿维 A 酯长期治疗的一种毒副作用。关于异维 A 酸的数据则不一致。在一项前瞻性研究中，年轻男性结节囊肿性痤疮患者接受 1 mg/（kg·d）异维 A 酸治疗 6 个月后，患者和对照组的骨密度平均变化在 Ward 三角区有显著差异，但在脊柱或股骨颈没有差异。骨折风险与高剂量异维 A 酸或阿维 A 酸之间的关系在病例对照研究中没有被证实。总的来说，低剂量异维 A 酸对年轻患者骨质疏松的影响可以忽略不计。

伤口愈合和瘢痕疙瘩

通常会警告不要在停止口服异维 A 酸后 6 ~ 12 个月内进行有创性整形手术或局部治疗。根据最近的系统评价，对于最近完成或正在接受异维 A 酸治疗的患者，目前没有足够的证据表明不可以进行皮肤磨削术、浅层化学剥脱术、皮肤手术、激光脱毛、血管激光以及剥脱或非剥脱性点阵激光，尤其是在低剂量治疗时。在系统口服异维 A 酸时，不建议使用机械性皮肤磨削和剥脱性激光治疗。

7.2.4.26 眼科副作用

干眼综合征

当睑结膜炎非常严重时，需要减少药物剂量或停药。睑板腺和睫毛腺是特殊的皮脂腺，它们为三层泪膜提供润滑，使眼睑在球结膜上平滑运动。通常存在的三层水 - 黏液 - 脂膜结构中的脂质和黏液成分缺失。因而，眼睑的打开和闭合没有得到润滑。戴隐形眼镜的患者经常会有类似砂纸的异物感，应该换戴框架眼镜。使用人工泪液可以改善症状。异维 A 酸相关的睑板腺功能障碍或损伤有可能是不可逆的。目前还没有肯定的方法来恢复受损睑板腺的结构和功能。与人皮脂腺细胞相似，人睑板腺上皮细胞暴露于异维 A 酸可抑制细胞增殖，增加细胞凋亡，提示 p53 信号传导增强。

夜间视力受损

夜间视力下降（夜盲症）非常罕见。应提醒患者注意夜间开车时的安全。应对可能出现此症状的职业

飞行员定期筛查。症状恶化时，应停止治疗并进行眼科会诊。应特别关注的患者包括：先前存在的夜间视力障碍或有易感因素如维生素 A 缺乏症（特别是由于克罗恩病、乳糜泻或囊性纤维病）、缺锌、视网膜色素变性、白内障或糖尿病视网膜病变的患者。异维 A 酸诱发夜盲症的发病机制尚未阐明。

角膜混浊

这是一种罕见现象，主要见于接受高剂量治疗的患者。其他未知的副作用包括眼压升高、浆液性视网膜脱离、视网膜神经纤维层和黄斑的区域性变薄。

7.2.4.27 内分泌异常

异维 A 酸治疗 3 个月后，痤疮患者皮肤的雄激素受体（androgen receptor, AR）结合能力下降了 2.6 倍。p53 直接抑制 AR 基因表达，抑制雄激素诱导的 AR 转录激活。异维 A 酸系统治疗 3 个月后，多种垂体激素被明显抑制，包括促黄体生成素（LH）、催乳素、促肾上腺皮质激素（ACTH）、生长激素（GH）、胰岛素样生长因子 -1（IGF-1）和促甲状腺素（TSH）。阿片促黑素皮质素原（POMC）是垂体合成的前体多肽，被切割后生成 α-MSH、ACTH 和 β- 内啡肽。FoxO1 与 POMC 启动子上 STAT3 的直接相互作用抑制 POMC 的表达。在肝中，FoxO1 抑制生长激素受体（GHR）的表达，GHR 刺激肝 IGF-1 的合成。与局部维 A 酸相反，系统应用异维 A 酸抑制下丘脑 - 垂体 - 肾上腺轴和生长激素轴。

7.2.4.28 呼吸系统

有报道称，一名患者运动后出现喘息，另一名接受异维 A 酸治疗的患者出现嗜酸性胸腔积液。药品制造商收集到的其他肺部副作用包括哮喘恶化、复发性气胸、间质纤维化和肺肉芽肿。一项对健康受试者的研究证实，接受异维 A 酸治疗后，肺功能可能会下降。这些发现是否具有临床意义需要进一步研究。

7.2.4.29 罕见的副作用

关于口服异维 A 酸对味觉和嗅觉功能影响的数据非常有限，既有正面作用，也有负面作用的报道。有 Stevens-Johnson 综合征和在对花生过敏的患者中出现过敏反应的极少数个案报道。

7.2.4.30 异维 A 酸与其他药物的相互作用

异维 A 酸已被有效用于口服降糖药、胰岛素和

抗惊厥药的患者，以及接受硫唑嘌呤、环孢素和糖皮质激素抑制免疫的肾或心脏移植患者。所有患者均可耐受异维 A 酸，对其基础疾病无不良影响，痤疮得以清除。

同时口服异维 A 酸和卡马西平，血浆中卡马西平的浓度降低，反之亦然。P450 诱导药物降低内源性 ATRA 水平，从而直接影响维 A 酸稳态。在糖尿病患者及糖尿病易感者的治疗过程中，应监测血糖。p53 的上调对葡萄糖稳态有负面影响。

7.2.5 二甲双胍

二甲双胍是一种重要的双胍类药物，用于控制 2 型糖尿病患者的胰岛素抵抗，是治疗多囊卵巢综合征（polycystic ovary syndrome, PCOS）的首选药物。胰岛素抵抗与青少年寻常痤疮有关，但与 PCOS 无关。二甲双胍联合低糖饮食治疗 6 个月后，男性中重度痤疮有所好转。

我们的证据表明，二甲双胍可作为 mTORC1 的抑制剂，而 mTORC1 在痤疮患者的皮脂腺中上调。mTORC1 介导的激酶 S6K1 磷酸化增加，从而抑制胰岛素受体底物 -1（IRS-1），是诱导胰岛素抵抗的关键机制。二甲双胍上调 p53，p53 激活 mTORC1 的关键抑制剂——AMP 活化蛋白激酶（AMPK）（图 7.2）。

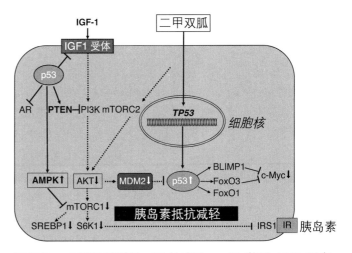

图 7.2　二甲双胍诱导 p53 的表达，p53 激活 AMP 蛋白激酶（AMPK），AMPK 是 mTORC1 的关键抑制剂。这导致 S6K1 的激活减少。S6K1 是参与抑制胰岛素受体底物 1（IRS）磷酸化的关键激酶。IRS-1 抑制降低可增加胰岛素信号传导，降低胰岛素抵抗，这是二甲双胍治疗的一个关键特征。缩写词参见图 7.1 的图注。Published with kind permission of © Bodo Melnik 2019. All Rights Reserved

我们在二甲双胍治疗 PCOS 和伴胰岛素抵抗的晚发型痤疮患者的超说明书用药方面有着丰富的临床经验。

7.2.6 抗雄激素激素疗法

激素疗法包括口服避孕药与具有抗雄激素作用而无雄激素作用的孕激素联用，或者使用抗雄激素药物如醋酸环丙孕酮（CPA）、螺内酯和氟他胺。抗雄激素疗法的适应证包括：对于标准疗法反应不佳的女性；经期痤疮发作；临床和实验室检查发现高雄激素血症，特别是 PCOS；不能接受其他疗法者；渴望或需要避孕者。一些治疗指南不建议单用激素疗法治疗痤疮（表 7.8）。

表 7.8　痤疮的激素治疗

雌激素（卵巢雄激素抑制）
糖皮质激素（肾上腺雄激素抑制）
雌激素加糖皮质激素（卵巢和肾上腺雄激素抑制）
醋酸环丙孕酮加雌激素
醋酸氯地孕酮加雌激素
醋酸甲地孕酮加雌激素
氟他胺（卵巢雄激素抑制）
螺内酯（醛固酮拮抗作用）
促性腺激素释放激素激动剂（卵巢雄激素抑制）

7.2.6.1 作用机制

抗雄激素抵消了雄激素对皮脂腺细胞分化和皮脂生成的刺激作用。皮脂腺是皮肤雄激素转化和生物合成的主要部位。在皮脂腺细胞，已证实 17- 羟孕酮可绕过睾酮直接转化为二氢睾酮（dihydrotestosterone，DHT），而 DHT 可通过雄激素受体（AR）依赖的基因组效应作用于皮脂腺细胞。雄激素通过增加 SREBP1 和 c-MYC 活性，最大化地促进 IGF-1 诱导的皮脂腺脂肪生成。在痤疮治疗中已证明有效的抗雄激素药为 CPA、螺内酯和氟他胺。这三种主要用于痤疮治疗的抗雄激素是 AR 的配体，通过竞争 AR 结合位点对抗睾酮和 DHT 的作用。睾酮和 DHT 介导的 AR 激活可诱导 microRNA-125b 的表达，后者是 p53 的关键抑制因子。*MIR125B2* 基因启动子具有 4 个 AR 反应元件，表明雄激素与 microRNA -125b 表达之间存在密切的相互关联。例如 CPA 或氟他胺的抗雄激素作用是通过减少 AR 介导的 microRNA-125b 表

达，从而增加 p53 活性。CPA 治疗可以增加促凋亡蛋白 TRAIL 和死亡受体 5（DR5）的 p53 依赖性表达。p53 抑制 AR 的表达，从而减少 AR 信号传导。在这方面，异维 A 酸与抗雄激素在 p53 诱导的 TRAIL 介导的皮脂腺细胞凋亡和皮脂抑制中作用类似。雄激素 /AR 诱导的 microRNA -125b 不仅靶向作用于 p53，还负调控 BLIMP-1，而 BLIMP-1 是 c-MYC 的抑制因子。c-MYC 是皮脂腺细胞分化的关键启动子。抗雄激素治疗痤疮通过减弱 microRNA-125b 而增加 BLIMP-1 对 c-MYC 的抑制作用，从而抑制皮脂腺细胞分化和相关的皮脂腺脂肪生成（图 7.3）。

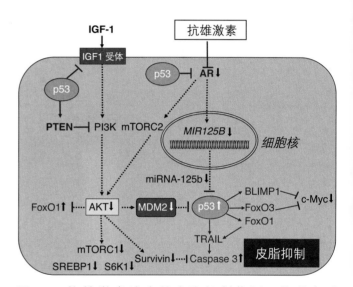

图 7.3　抗雄激素治疗的皮脂抑制作用。雄激素受体（AR）的抑制降低了雷帕霉素靶蛋白复合物 2（mTORC2）的靶活性，mTORC2 是 AKT 激酶激活剂。AR 信号传导减弱 miRNA-125b 的表达，miRNA-125b 是 p53 的关键抑制因子。减弱的 AKT-mTORC1 信号抑制 SREBP1 活性和 SREBP1 介导的皮脂生成。缩写词参见图 7.1 的图注。Published with kind permission of © Bodo Melnik 2019. All Rights Reserved

7.2.7 复方口服避孕药

复方口服避孕药（combination oral contraceptive pills，COCs）含有雌激素和孕激素成分，通过抑制促性腺激素释放激素（gonadotropin-releasing hormone，GRH），继而抑制卵泡刺激素（follicle-stimulating hormone，FSH）和黄体生成素（luteinizing hormone，LH）来预防排卵和妊娠。卵泡成熟和排卵需要 FSH

和 LH，当二者缺乏时，卵泡无法成熟和排卵。

炔雌醇（ethinyl estradiol, EE）已经从每片 50~150 μg/L 逐渐降低到 10 μg/L，并与具有抗雄激素作用的孕激素组合使用。孕激素包括 CPA、醋酸氯地孕酮和屈螺酮。在欧洲，含有 35 μg 炔雌醇和 2 mg CPA 的 COC 被批准用于治疗痤疮。在美国，含有炔诺酮、诺孕酯和屈螺酮的 COC 被 FDA 批准用于治疗中度痤疮。第三代孕激素（去氧孕烯、孕二烯酮和诺孕酯）对孕激素受体的选择性高于对 AR 的选择性，因此与第二代孕激素（如左炔诺孕酮）相比，雄激素活性较低。CPA 和氯地孕酮具有抗雄激素作用，而无雄激素样作用。屈螺酮是 17α- 螺内酯的衍生物，无雄激素作用，但具有抗雄激素和抗盐皮质激素的活性，因此对痤疮和多毛症有效。COCs 除了可竞争性与 AR 配体结合（CPA）外，还可降低卵巢的雄激素生成，增加性激素结合球蛋白（SHBG），结合循环游离睾酮，使其不能结合和激活 AR。COCs 可降低 5α- 还原酶活性，并阻断 AR。多项对照研究证实，COCs 能有效治疗痤疮，减少炎症性和粉刺性皮损。使用 COC 6~9 个月后，可达最佳疗效。对 Cochrane 中心对照试验数据库进行检索，包括 31 项临床试验，12 579 名参与者，包含安慰剂组的 10 项试验中有 9 项显示 COCs 组的痤疮有所改善。含有醋酸氯地孕酮或 CPA 的 COCs 比左炔诺孕酮改善痤疮的效果更好。含有 CPA 的 COC 治疗痤疮的疗效比含有去氧孕烯的 COC 更好。含有屈螺酮的 COC 似乎比诺孕酯或醋酸诺美孕酮与 17β- 雌二醇的复方制剂更有效，但不如 CPA 有效。

7.2.7.1 复方口服避孕药的风险

COCs 的禁忌证包括：遗传性凝血障碍、静脉血栓栓塞、心脏病、高血压、肥胖、35 岁以上的吸烟女性、糖尿病、肝病、偏头痛和头痛、长期卧床、乳腺病史、子宫内膜和肝恶性肿瘤、妊娠和哺乳以及对产品中任何成分的过敏反应。近年来上市的含低剂量乙炔雌二醇（20~35 μg，某些病例使用 15 μg）的 COCs 可降低雌激素相关不良反应的风险。根据 WHO 的报告，在任何年龄段，健康的血压正常者、无糖尿病和不吸烟者中，心肌梗死的风险均不会增加。系统评价显示使用 COC 者患乳腺癌和宫颈癌的风险增加。有证据支持多西环素和四环素的使用不会影响血液中

的雌激素水平及 COCs 作为避孕药的有效性。

7.2.8 醋酸环丙孕酮

COCs 含有醋酸环丙孕酮（CPA），但有时是单独使用的，在妊娠和哺乳期禁用。CPA 可直接阻断 ARs，通过 3β- 羟基类固醇脱氢酶抑制 DHEA 向雄烯二酮的转化，从而减少肾上腺雄激素的生成。CPA 抑制皮脂生成，与皮肤表面脂质中亚油酸的相对增加有关。

当单独使用时，CPA 建议剂量为 50~100 mg/d，从月经期的第 1 天或第 5 天开始，并在排卵前的第 14 天终止。3 个月后可看到痤疮的总体改善。CPA 最严重的副作用是剂量依赖性肝毒性。因此，必须定期进行肝酶检测。其他副作用可能随时间而消退，例如月经不调、突破性出血、乳房触痛、头痛、恶心和抑郁。当 CPA 与雌激素合用时，月经不调的发生率显著降低。在使用含有 2 mg CPA 的 COCs 的情况下，在月经周期的前 10~15 天，也可以加用 CPA（10~50 mg/d）。

7.2.9 螺内酯

醛固酮受体拮抗剂螺内酯通过减少睾酮的生成以及竞争性抑制睾酮和 DHT 与皮肤 AR 的结合，表现出强大的抗雄激素活性。它还通过降低肝的 17β- 羟化酶活性来增加 SHBG 的水平，抑制睾酮的合成，从而减少雄烯二酮向睾酮的转化，通过降低 LH 对 GnRH 的反应来影响 LH/FSH 比率，并降低 5α- 还原酶的活性。

建议剂量为每日 1~2 次，每次 50~100 mg，随餐服用，每日剂量稳定在 25~50 mg。通常可观察到皮脂分泌率下降 30%~50%，一般在 3 个月后可观察到痤疮的临床改善。最近的两项回顾性研究证实，使用螺内酯治疗女性痤疮疗效显著。已建议将其用于治疗青春期后痤疮。

剂量较高时，包括月经不调、乳房压痛或肿大在内的副作用较常见。这些副作用通常很轻，并与剂量相关。高钾血症是一种罕见的副作用。螺内酯在妊娠时是禁用的（FDA 妊娠药物分级为 C 级），因为它可使男性胎儿女性化。建议与 COC 联合使用（表 7.9）。

表 7.9　螺内酯使用指南

适应证：重度持续性炎性痤疮的女性，尤其是面部；有经前暴发史的女性；有成人痤疮、皮脂溢出和多毛症的女性；对其他标准治疗无反应的患痤疮的女性；患有痤疮和相关激素症状（例如月经不调和经前体重增加）的女性
并非必须在治疗前就检测血清雄激素，但在复杂病例中可能会有所帮助
需要有效的节育措施。口服避孕药是首选
应向患者解释药物的作用机制和副作用
不用于高血压患者
口服单剂量治疗从 1～2 mg/（kg·d）开始，50～100 mg/d
从低剂量（25～50 mg/d）开始治疗，副作用可降至最低
血压和血钾水平应每月或每两个月监测一次。可监测红细胞和白细胞计数
与其他激素疗法一样，痤疮患者可能需要长达 3 个月的时间才能看到疗效
对于临床治疗失败的病例，可在 3 个月后将剂量增加至 150～200 mg/d
治疗多毛症通常需要更高的剂量和更长的疗程

7.2.10　氟他胺

氟他胺是一种非甾体类抗雄激素药物，已获准用于治疗晚期前列腺癌。FDA 未批准其用于痤疮。我们不使用它治疗痤疮。

7.2.11　糖皮质激素

众所周知，局部和全身使用糖皮质激素，特别是在面部使用糖皮质激素，会导致麻烦的炎症性痤疮暴发。在聚合性痤疮和暴发性痤疮的某些病例中，可使用糖皮质激素抑制炎症性皮损。此外，迟发性先天性肾上腺皮质增生症患者可使用低剂量糖皮质激素。

7.2.11.1　局部治疗

在 20 世纪 60 年代和 70 年代，临床医生合理地利用外用糖皮质激素的抗炎特性来治疗丘疹脓疱性和聚合性痤疮。随着强效外用糖皮质激素的面世，人们更加热衷于使用该类药物。相比任何其他疗法，糖皮质激素抑制炎性皮损的效果更好且见效更快。尽管早就有人提出了警告，但医生们花了很长时间才意识到糖皮质激素虽然见效快，只是随后会发生大量远期副作用。这些副作用非常严重，包括皮肤萎缩、丘脓疱疹的暴发（类固醇痤疮）、口周皮炎、复发性皮炎、玫瑰痤疮（类固醇玫瑰痤疮）加重。

这段历史凸显了识别有害药物的难度，特别是在最初非常有效的情况下。对于重度痤疮，尤其是聚合性痤疮和暴发性痤疮，在治疗开始时使用糖皮质激素可能是一个非常有用的治疗策略。在面部、胸部和背部使用强效糖皮质激素，每天 2 次，共 7～10 天，可以快速地缓解炎症。在这个时限内相对安全，超过这个时限后的副作用是不可避免的。我们喜欢使用丙酸氯倍他索。快速见效的短疗程将使患有难治性痤疮的患者相信，他们终于找到了真正懂得如何快速控制痤疮的医生。使皮损快速消退还可以减少继发性瘢痕的产生。外用糖皮质激素的另一个适应证是治疗口服异维 A 酸后暴发的化脓性肉芽肿样皮损。详见前文。

7.2.11.2　系统性用药

聚合性痤疮

糖皮质激素通常作为聚合性痤疮的首选用药，对于严重炎症性痤疮，可酌情使用。主要的适应证是严重的聚合性痤疮及其变异型。短期应用糖皮质激素可快速减少炎性皮损的数量。我们通常使用 1 mg/（kg·d）泼尼松龙或等效的泼尼松龙 1 周，在 2 周内逐渐减量至停药。另一种方法是肌内注射 40 mg 曲安奈德，有些人喜欢，但我们不喜欢。这仅仅是治疗一开始的策略。在短短几天内就快速见效的积极心理影响可以缓解患者的绝望并带来希望。渗出的脓疱和出血性皮损变干，疼痛减轻，衣服和床单上的渗液消失。一个疗程的糖皮质激素不会对没有其他疾病的痤疮患者造成伤害。我们始终把联合应用糖皮质激素和异维 A 酸或口服全剂量抗生素作为首选疗法。有时我们会选择口服糖皮质激素和抗生素的三联疗法，当停用抗生素后，接着使用异维 A 酸。

暴发性痤疮

暴发性痤疮罕见，是痤疮最严重的类型。患者突然出现发热和多系统症状，对用于轻中度痤疮的常规治疗反应差。其特征性皮损是面部、胸部和上背部的出血性溃疡性结痂。糖皮质激素是治疗暴发性痤疮的主要药物。对于这种可怕的疾病没有别的选择。有氨苯砜、环孢素和英夫利昔单抗治疗有效的个案报道。我们在口服异维 A 酸前，先口服糖皮质激素和抗生素 1～2 周。

雄激素过高引起的痤疮

先天性肾上腺增生包括迟发性非经典型患者，使用低剂量糖皮质激素治疗可抑制肾上腺雄激素并取得很好的疗效。

皮损内注射

皮损内注射糖皮质激素是一种抑制大而持久的炎性结节的有效方法。该方法在促进聚合性痤疮或暴发性痤疮炎性结节的消退方面优于其他疗法。几天之内，发热的、有触痛的硬结节变软，大约1周皮损变平、炎症消退。皮损常常复发，复发时需要再次进行皮损内注射治疗。

另一种麻烦的皮损是窦道。这是长期存在的棘手的痤疮皮损，暴发不可预测。皮损内注射的首选药物是曲安奈德结晶混悬液。由于其不溶性，可以缓慢释放持续数周，与可溶性糖皮质激素相比，可以达到局部治疗作用，而出现肾上腺抑制的可能性很小。无须使用市售的 10 mg/ml 这样高的浓度。用生理盐水或局部麻醉剂将曲安奈德混悬液稀释至 2.5 mg/ml。将约 0.5 ml 的混悬液注射入结节中心，而不是下方。结节会像气球一样膨胀，表明注射正确有效。注射到不同结节的总剂量不能超过 10 mg，以免出现全身反应。

如果病情需要，为了使大而顽固的结节完全消退，可以每隔 2 周重复注射一次或多次。只注射炎性结节，而不是注射充满角质的表皮囊肿。波动性病灶可先用大口径针头和小注射器（2.5 ml 或 5 ml）抽吸，以彻底将结节的腔隙内容物抽吸干净。重要的是要提醒患者注射部位可能出现局部皮肤萎缩，而这种萎缩通常在不到 3 个月的时间内即可恢复。患者必须明白，即使不注射激素，这些结节也不可避免地会导致瘢痕和萎缩。偶尔，结节会在消退数月后复发。在复发病例中，重复注射通常是有效的。皮损内注射类固醇不会造成细菌重叠感染。我们不会切开结节或引流窦道，这样做肯定会留下瘢痕。糖皮质激素注射几天后对结节进行组织病理学检查，可见中性粒细胞大量清除。毫无疑问，当这些富含酶的细胞从皮损局部移除后，结节会迅速缩小。

在面部的某些区域，尤其是眼睛和鼻子周围的区域，必须谨慎操作。如意外将混悬液注射入血管，可流入脑血管系统，或者更危险的是流入视网膜中央动脉，会导致 Hoigné 综合征，出现躁动、出汗、烦躁、低血压、视力障碍甚至失明。

7.2.12 锌

据报道，血清锌水平降低与痤疮严重程度增加之间存在相关性。基于强度分类推荐（strength of recommendation taxonomy, SORT）标准对锌作为外用或口服制剂在痤疮治疗中的临床效果进行了系统评价，结果为 SORT B 级。大量证据表明锌具有抗菌和抗炎作用。我们不使用它。

7.3 局部治疗

7.3.1 化学剥脱术

化学剥脱术可用于治疗粉刺、丘疹脓疱性痤疮、痤疮瘢痕和色素沉着，基本上作为辅助治疗。按作用的深度分为浅层剥脱（仅穿透表皮）、中层剥脱（真皮乳头层）和深层剥脱（真皮网状层）。使用的剥脱剂可以是单酸或混合物。

7.3.2 单酸

根据化学结构的不同，甘醇酸、乳酸、苹果酸、柠檬酸、酒石酸和扁桃酸都是 α- 羟基酸，丙酮酸是 α- 酮酸，水杨酸是单羟基苯甲酸，2- 羟基 -5- 辛酰水杨酸是一种亲脂性较高的酯化 β- 羟基酸。

7.3.3 甘醇酸

甘醇酸是最小的 α- 羟基酸，35% ~ 70% 的浓度用于浅层剥脱。需要用生理盐水或碳酸氢钠中和。已证明它具有抗炎和抗 *P. acnes* 作用。

7.3.4 乳酸

在一些研究中，使用 92% 的乳酸治疗深色皮肤患者的痤疮和黄褐斑。

7.3.5 扁桃酸

扁桃酸是分子量最大的 α- 羟基酸之一，能缓慢而均匀地渗入表皮和真皮。植酸也是一种 pH 较低的 α- 羟基酸，据说它是缓慢发挥作用的，而没有强刺激性。它可以在不需要中和的情况下过夜。

7.3.6 水杨酸

使用 30% 浓度的水杨酸时，无须中和。由于其亲脂特性，水杨酸具有良好的角质分解和粉刺溶解作用，并具有抗炎、美白作用。它对痤疮的治疗价值是基于其在 2%～5% 浓度范围内的粉刺溶解活性以及对 *P. acnes* 的中度抑制作用。水杨酸也可与过氧化苯甲酰或抗生素联合使用。尽管它很容易吸收，但应用于面部后的血液浓度不会引起水杨酸中毒。

7.3.7 三氯乙酸（TCA）

如果由经验丰富的人使用，其价格便宜且有效。它是自中和的，但如果不注意结霜的治疗终点（提示细胞凝固性坏死），可能会发生过度剥脱。浓度为 10%～20% 用于浅层剥脱，30%～50% 用于中层剥脱，60%～100% 用于痤疮瘢痕。在大面积使用时，特别是用于深色皮肤时，应小心谨慎。

7.3.8 苯酚

由于不可预测的渗透性和潜在的全身毒性，我们不推荐苯酚化学剥脱。

7.3.9 复合酸

复合酸剥脱可以达到更好的疗效，渗透更深、更均匀，且副作用更少。

7.3.10 Jessner溶液

Jessner 溶液由 14% 间苯二酚、14% 水杨酸、14% 乳酸和甘醇酸组成。无法证明它比甘醇酸或水杨酸更好，同时观察到它对红斑和剥脱具有更高的不耐受性。间苯二酚可引起深色皮肤人群出现接触性皮炎或炎症后色素沉着。与 15%～35% TCA 结合使用可增强其效果，但证据有限。我们不使用它。

7.3.11 水杨酸（20%）和扁桃酸（10%）

对于活动期痤疮和痤疮后色素沉着，联合使用水杨酸（20%）和扁桃酸（10%）被证明比 35% 甘醇酸更有效。

剥脱治疗前，有口唇疱疹病史的患者应进行相应的治疗。尽管甘醇酸和水杨酸被广泛使用，但设计良好的对照研究仍然有限。不应声称一种化学剥脱剂优于另一种。炎症后色素沉着或色素减退和瘢痕是需要主要关注的问题，尤其是在深色皮肤患者中。

7.4 光动力疗法

光动力疗法（photodynamic therapy, PDT）是一种治疗痤疮的比较有效的方法。光动力疗法是将光敏剂与光源和氧气结合使用。最常用的光敏剂是 5- 氨基酮戊酸（ALA）和甲基氨基酮戊酸，它们具有相似的作用。红光是最常用的光源，其次是强脉冲光，疗效近似。PDT 治疗对于炎性和非炎性皮损都有效，在大多数研究中，炎性皮损有更高的清除率。PDT 治疗痤疮相关的不良反应是轻微的，包括光照引起的疼痛、术后红斑和水肿。在 Fitzpatrick Ⅲ 型和Ⅳ型皮肤中可能有较高的暂时性炎症后色素沉着的风险。我们不推荐 PDT，推荐无痛的药物疗法治疗痤疮。

7.5 光疗

光疗旨在通过光激活粪卟啉和原卟啉 IX 来破坏或灭活 *P. acnes*。一项体外研究表明，蓝光在 410～420 nm 波长处激活卟啉会导致 *P. acnes* 结构膜损伤，在 3 次光照后对培养物生长的抑制达 4～5 个数量级。可以使用不同的光源，包括 585 nm 的脉冲染料激光、强脉冲光（IPL）、磷酸氧钛钾（KTP）532 nm 绿色脉冲激光，以及联用蓝色（415 nm）和红色（635 nm）发光二极管（LED）光源。

大多数指南排除了使用紫外线治疗痤疮的可能性。紫外线辐射会增加皮脂脂质过氧化产物（例如过氧化角鲨烯），从而促进粉刺形成。

7.6 维 A 酸极佳的疗效

图 7.4a 中的这名 13 岁女孩有许多闭合性粉刺和轻度发炎的丘疹。1970 年，唯一可用的维 A 酸制剂是 0.05% 维 A 酸溶液，每日使用 2 次。2 个月内皮疹完全消退（图 7.4b）。

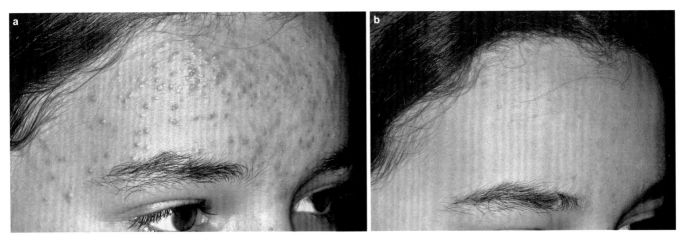

图 7.4 维 A 酸治疗前后对比

7.7 外用维 A 酸使角化细胞松解

维 A 酸最有效的作用是拔出紧紧固着的粉刺，并使皮脂腺毛囊的毛囊漏斗部下段角质层变薄（图 7.5）。

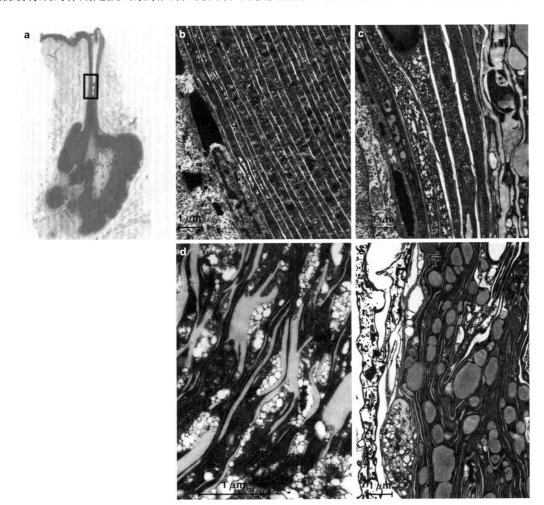

图 7.5 **a**：半薄亚甲蓝染色部分显示了皮脂腺毛囊的位置。**b**：正常的皮肤显示角化细胞紧密结合，形成坚固的砖墙样结构。颗粒层在左边。电子显微镜，×11 500。**c**：0.05% 维 A 酸治疗 11 周后。细胞内和细胞间的脂质积聚是增生的结果。然后，角化细胞开始松解。电子显微镜，×12 800。**d**：0.05% 维 A 酸治疗 6 周后。充满脂质的、肿胀的、脆弱的角化细胞松解成疏松的团块。电子显微镜，×35 000。**e**：0.05% 维 A 酸治疗 6 周后。形状奇特、富含脂肪的角化细胞取代了原本致密、连贯的角质层。这是维 A 酸作用的独特超微结构图像。电子显微镜，×13 400

7.8 系统性四环素和局部维 A 酸的惊人效果

图 7.6a 中的这名 18 岁男性的整个面部布满了柔软的、深在的持续性丘疹和脓疱。他每天口服 1 g 盐酸四环素，共 1 个月，联合外用 0.05% 维 A 酸溶液每日 2 次。图 7.6b 所示为仅用了 9 周就获得的令人满意的疗效。如果在今天，他可以系统性使用维 A 酸，但在 1970 年还没有系统性维 A 酸可供使用。

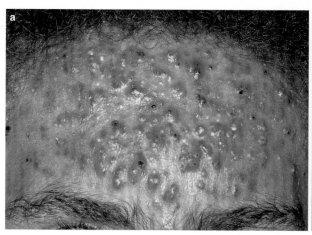
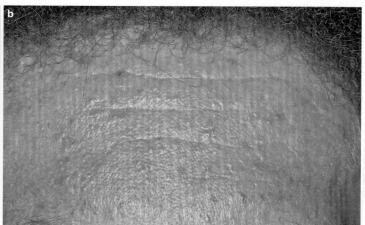

图 7.6   口服四环素和外用维 A 酸治疗前后对比

7.9 在异维 A 酸上市之前，需要各种
治疗策略帮助患者

如图 7.7 所示。

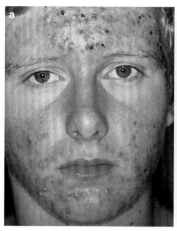
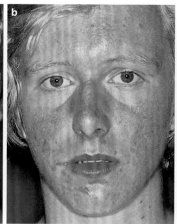
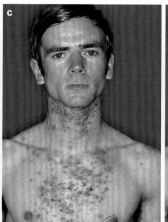
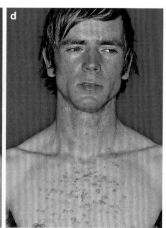

图 7.7   **a，b**：严重的炎症性痤疮，丘疹、脓疱，在皮脂溢出明显的皮肤上有广泛的炎症，使这名 16 岁男孩感到困扰。口服四环素并联合外用过氧化苯甲酰可以清除大部分皮损，除了皮脂溢出。**c，d**：胸部、颈部和背部的聚合性痤疮（此图未显示），但面部无皮疹，是这种变异型痤疮的典型特征。治疗方法包括服用四环素 1.5 g/d，氨苯砜 100 mg/d，外用维 A 酸和过氧化苯甲酰，并给予患者精神鼓励。治疗后遗留了瘢痕。当时尚无异维 A 酸

7.10 皮肤中的钙质沉积和骨形成

无论是临床上还是组织病理学上，严重的炎症性痤疮总是以瘢痕结束。在瘢痕组织的皮下，有时会有钙化或骨性物质。这些坚硬的小团块成分在临床上很少被诊断出来，更常见于组织病理学切片或因其他原因拍 X 线片时被发现。超声检查是另一种技术。皮肤钙质沉着和皮肤骨瘤多见于面部皮肤。这可能是巧合，其他身体部位如胸部或背部，也会受到同样的影响（图 7.8）。

钙化可在许多与痤疮无关的情况下观察到。最常见于毛发上皮瘤和基底细胞癌。有几篇报道提到了痤疮皮肤的钙化。在皮肤骨瘤中，小结节骨形成在组织中沉积。接受四环素治疗的患者（主要是米诺环素），可能会形成色素沉着性皮肤骨瘤。

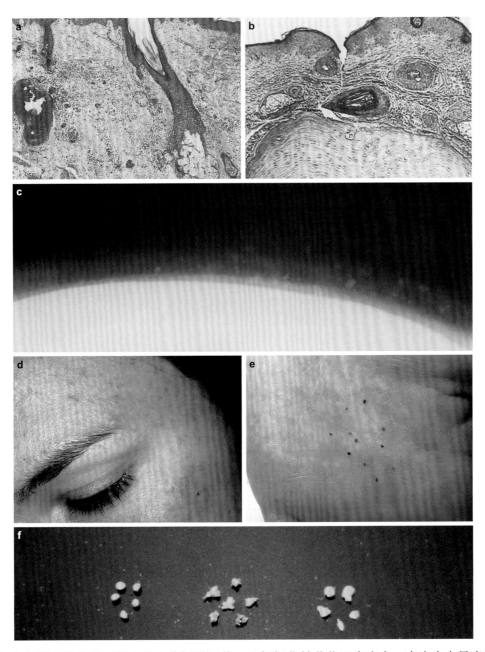

图 7.8 a：痤疮患者留有瘢痕的面部出现皮肤钙质沉着。左侧钙化结节位于真皮内，真皮内大量炎性和多核巨细胞弥漫性浸润。**b**：皮肤骨瘤。在皮脂腺和毛囊结构的上部可见皮肤骨瘤。患者曾患有痤疮。**c**：a 图中患者的 X 线片。面颊出现多发钙化组织病灶。**d**：这位女士面部多处蓝色色素沉着均为色素沉着性骨瘤。她在口服四环素。正如青春期前儿童的不幸一样，新骨形成同时服用四环素会导致讨厌的色素沉着。**e**：手术切除的骨瘤，呈褐色。**f**：当用伍德灯观察时，该患者的骨瘤呈黄色荧光（图片由美国加利福尼亚州拉霍拉市 Joseph F. Walter 博士惠赠）

7.11 米诺环素色素沉着

系统性米诺环素治疗的一个罕见并发症是石蓝色（蓝灰色）的持续性色素沉着，出现在瘢痕、钙化组织和炎性皮损中。图7.9中的这位年轻患者的炎症性痤疮对米诺环素反应良好，他长期服药，不知道服用了多久。不幸的是，在他到我科求医之前，他出现了文身样的蓝色色素沉着，并且持续了一年多。口服异维A酸0.5mg/（kg·d），彻底清除了色素沉着。其作用机制可能与维A酸的抗炎作用有关，能清除含有这种色素的巨噬细胞。其他患者也取得了类似的良好疗效。

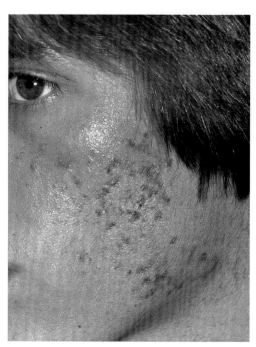

图7.9 米诺环素色素沉着

7.12 米诺环素色素沉着，电镜观察

如图7.10所示。

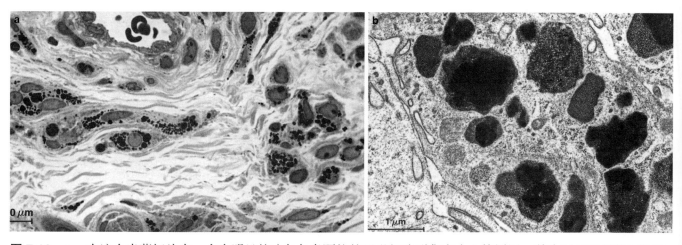

图7.10 **a**：在这个半薄切片中，含有明显的暗色色素颗粒的巨噬细胞群集在小血管周围，其中可见逗号状红细胞。这种颗粒状物解释了临床上看到的蓝色变色。电子显微镜，×1240。**b**：电子显微镜下的高倍镜图可见到巨噬细胞胞质中形状各异的色素颗粒。电子显微镜，×34 000

7.13 口服异维 A 酸，一种强效的痤疮治疗药物

图 7.11 中的两名年轻男性的疗效特别好。像这样的图片应展示给患有严重痤疮的新患者，使他们充满希望并提高依从性。

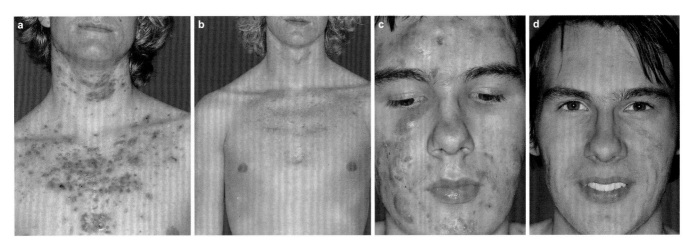

图 7.11　a：重度痤疮。**b**：口服 12 周异维 A 酸，皮损完全消退，无复发。**c**：13 岁男孩突发暴发性痤疮，他的胸部和背部也有溃疡性皮损，并伴有发热、白细胞增多、关节痛和结节性红斑。**d**：口服 12 周异维 A 酸，使他重获笑容

7.14 异维 A 酸治疗聚合性痤疮的惊人疗效

融合性、持久的结节及脓肿是聚合性痤疮的典型表现。图 7.12a 中的患者饱受广泛性聚合性痤疮折磨。闭合性粉刺、丘疹、脓疱和融合性结节（如下颌下区域和颈部所示）通常很顽固，治疗起来也很复杂。口服 1 mg/kg 异维 A 酸，疗程 12 周，可彻底清除皮损（图 7.12b）。

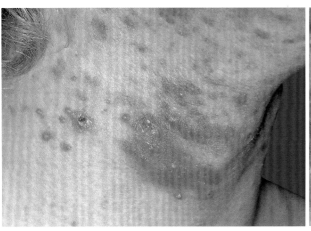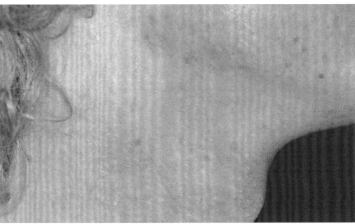

图 7.12　异维 A 酸治疗前后对比

7.15 异维 A 酸对皮脂的显著抑制

　　维 A 酸令人惊讶的作用之一是对皮脂腺细胞的暂时性清除。当首次看到这些组织切片时，令人震惊的想法是：这是永久性的吗？幸运的是，并不是。停药数月后腺体开始恢复（图 7.13、图 7.14）。最近对该药物导致皮肤干燥的一些生化步骤进行了评估。

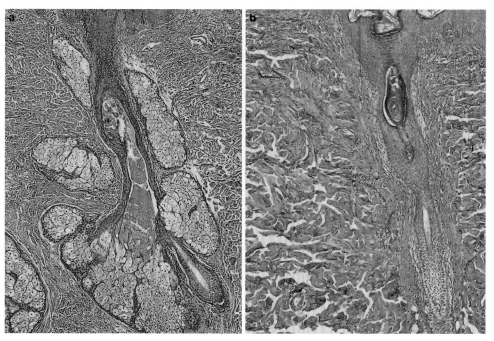

图 7.13　同一痤疮患者的两次面部活检，间隔 12 周。**a**：治疗前的皮脂腺单位，可见大的皮脂腺，明显的皮脂腺小叶，有毛发单位，以及一个充满角化细胞、细菌、毛发和皮脂的宽大的毛囊管。苏木精伊红染色。**b**：即使是对这个毛囊的连续切片也只显示了一根裸毛囊管，带有上皮和毛发单位。没有皮脂腺小叶。毛囊上半部分有轻微的毛囊周围纤维化，显示皮脂腺小叶曾经的位置。口服异维 A 酸 12 周完全清除了严重的痤疮。苏木精伊红染色

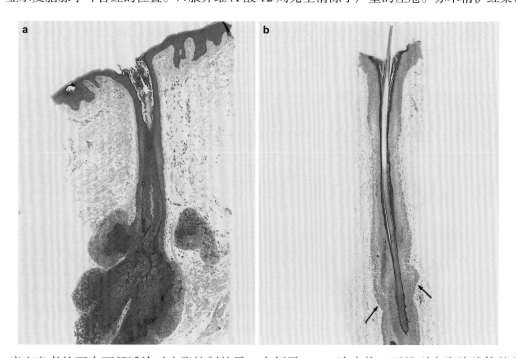

图 7.14　同一痤疮患者的两次面部活检对皮脂抑制的另一个例子。**a**：治疗前，可见到皮脂腺腺体的美丽结构，有几个皮脂腺小叶汇入海绵状毛囊导管。半薄切片；亚甲蓝染色。**b**：在口服异维 A 酸 8 周后，整个皮脂腺变成了灯芯状结构，独自存在于真皮中。箭头指向曾是皮脂腺小叶的芽。毛发紧贴着毛囊管，其间几乎没有角化细胞物质。没有细菌。异维 A 酸可通过将宽大毛孔缩小到非常窄的开口，使皮肤表面看起来非常光滑。半薄切片；亚甲蓝染色

7.16 异维 A 酸阻断皮脂生成

在超微结构中，异维 A 酸几乎完全阻断了皮脂（脂质）生成。为便于定位，图 7.15 为两个半薄切片。

将亚甲蓝染色的半薄切片（图 7.16a, b）与电镜图（图 7.16c, d）进行比较。

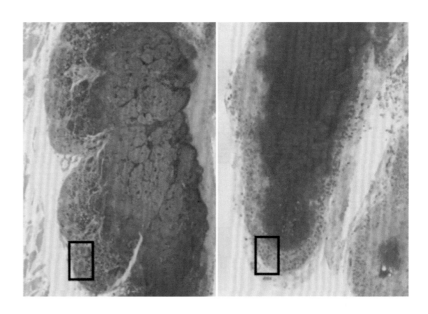

图 7.15 两个半薄切片

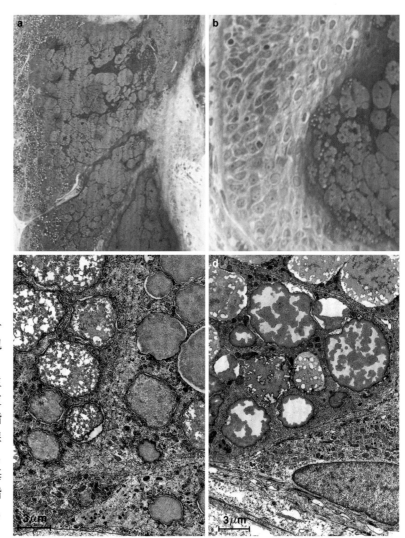

图 7.16 **a**：多叶皮脂腺小叶的大皮脂腺的一部分。脂质的生成始于腺体周围的小脂质包裹体。较大的脂滴随进一步成熟而出现。**b**：使用 2.0 mg/kg 异维 A 酸 1 周，抑制了皮脂生成。新形成的细胞看起来尚未分化。老的皮脂腺细胞向上和向外移动，并含有原来的脂滴。**c**：治疗前的皮脂腺小叶。所有的皮脂腺细胞都产生脂质。基底膜在底部。电子显微镜，×5200。**d**：新生细胞突然停止生成脂质。基底膜在下面，这里没有显示。顶部的两个皮脂腺细胞含有治疗前合成的脂滴。电子显微镜，×5200

7.17 异维 A 酸松解并排出角化细胞

　　口服异维 A 酸的一个神奇的作用是闭合性粉刺被排出，并抑制新粉刺的形成。为了定位，发轴始终位于左侧（图 7.17 ）。

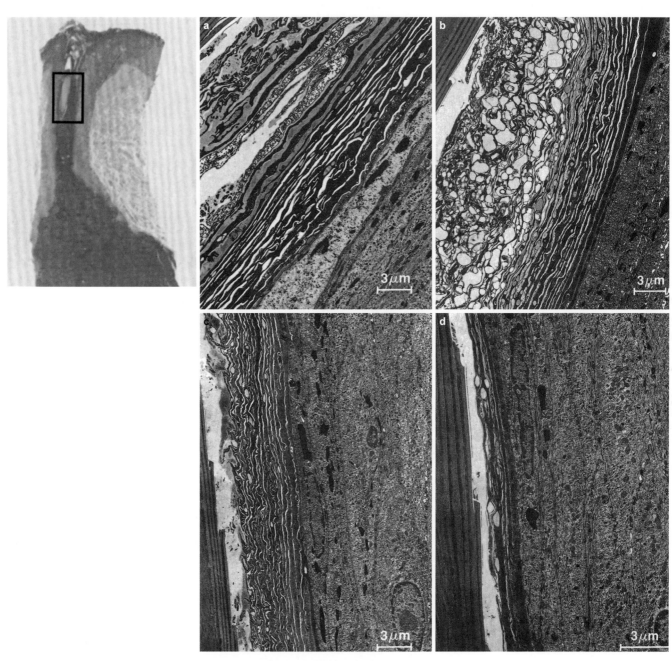

图 7.17　**a**：正常的皮脂腺毛囊。大约 15 层致密的角化细胞填满了毛发（左上）和毛囊上皮（右下）之间的空隙。电子显微镜，×4400。**b**：异维 A 酸 0.5 mg/kg 治疗 3 周后。肿胀的角化细胞彼此分离，形成松散、散乱的团块。电子显微镜，×4400。**c**：异维 A 酸 0.5 mg/kg 治疗 7 周，可见角质层数量显著减少。电子显微镜，×4200。**d**：异维 A 酸 0.5 mg/kg 治疗 12 周后，毛发与上皮之间狭窄的间隙仅由 3 ~ 4 层角化细胞填充。毛囊内角质层变薄使得皮肤看起来更光滑。毛孔内的角化细胞非常少，看起来像是毛孔收缩了。在易长痤疮的患者中去除毛囊角质管型和微粉刺，无疑会改善肤色和外观。电子显微镜，×6200

7.18 异维A酸改变角化

口服异维A酸不仅能松解角化细胞间的黏附，而且能显著改变角化细胞的形态。在异维A酸治疗期间的透射电镜显示，粉刺的毛囊上皮可见与颗粒层相邻的紧密结合的致密角化细胞层。在更远处，角化细胞因充满脂滴而肿胀，呈现出奇怪的形状，并且彼此分离。角化细胞间黏附受到干扰会导致粉刺脱落。电子显微镜，×18 400（图7.18）。

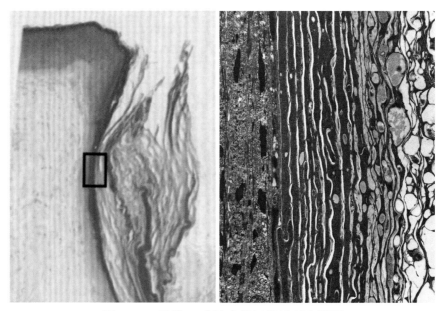

图7.18 异维A酸治疗期间的透射电镜图

7.19 脓皮病与痤疮叠加

图7.19中的这位年轻男性患有聚合性痤疮，对异维A酸的反应非常好，但是突然出现了面部皮损的加重，累及面颊和颏部皮肤，出现蜜色和出血性结痂。怀疑为金黄色葡萄球菌脓疱性感染和蜂窝织炎性感染。停用异维A酸。来自结痂和鼻腔的细菌拭子培养出密集的金黄色葡萄球菌菌落。立即口服红霉素，在几天内清除了叠加感染。由金黄色葡萄球菌引起的传染性脓疱病在异维A酸治疗的患者中并不少见，但深层蜂窝织炎罕见。

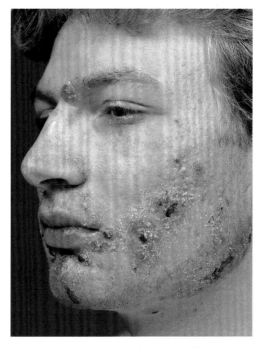

图7.19 脓皮病与痤疮叠加

7.20　异维 A 酸：皮肤副作用

如图 7.20 所示。

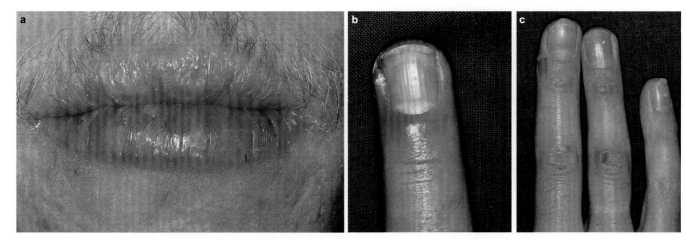

图 7.20　a：如果口服 0.2 mg/kg 或以上的异维 A 酸，几乎每个患者都会发生唇炎，表现为唇部干燥、唇部皲裂和脱屑。像凡士林和羊毛脂这样的油脂可起到一定的缓解作用。**b**：令人惊讶的是，当使用更高剂量时，会频繁发生甲沟炎，这表明该药物有诱导过多肉芽组织增生的倾向。常常合并金黄色葡萄球菌感染。**c**：大剂量使用时众所周知的副作用是皮肤屏障减弱，导致水疱和糜烂。钝性外伤或摩擦会导致上皮内和上皮下分离

7.21　辅助治疗

如图 7.21 所示。

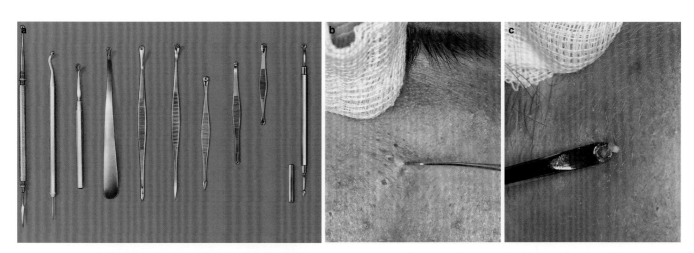

图 7.21　a：粉刺挤出工具。粉刺挤出器是去除粉刺的有效用具。治疗师有多种选择，其中一些以设计它的历史人物的名字命名。在 19 世纪，甚至有人使用怀表钥匙用于这种治疗。**b, c**：所谓的痤疮清洁器是治疗可见的开放性和闭合性粉刺的一种古老方法。经过皮肤科医生培训和监督的训练有素的美容师可以取得令人满意的效果。b 图为一个尖头刀片被插入一个封闭的粉刺中，用粉刺挤出器轻柔地将内容物挤出。c 图为一个开放性粉刺刚刚被连根拔起。闭合性粉刺有时对于普通的粉刺挤出术无效。一种改良的技术是在局部麻醉下进行烧灼。麻醉剂是 EMLA 乳膏（0.025％利多卡因和 0.025％丙胺卡因），是一种局部麻醉剂的共晶混合物。需要在烧灼治疗之前封包 30 min 后进行

7.22 粉刺挤出术的改良方法

理想情况下，包裹粉刺的上皮需要与角质核一起清除，以永久性地清除病变。通常情况下，遗留上皮层会导致粉刺复发（图 7.22、图 7.23）。

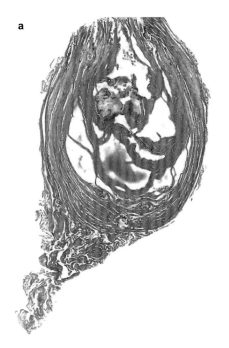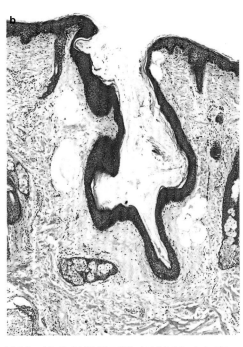

图 7.22　上皮层留在原位。**a**：一个刚刚被挤出的开放性粉刺。该粉刺裸露而没有任何上皮包裹。切片过程中角质和细菌性腔隙的丢失形成了大腔隙。开放性粉刺比闭合性粉刺更容易被挤出。**b**：a 图中的粉刺刚刚从塌陷的毛囊中被挤出。上皮完整。不再承受压力，上皮会折叠起来。在这个病例，大部分角栓已经被挤出。相比之下，闭合性粉刺更牢固，大量的粉刺内核可能会留在较深的部分

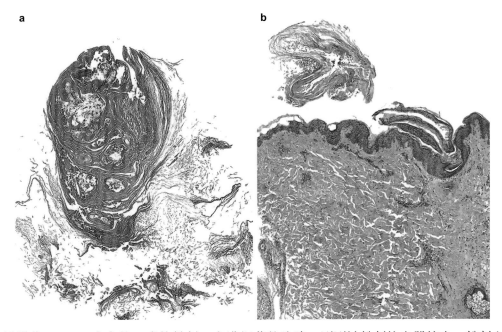

图 7.23　上皮层脱落。**a**：一个大的、成熟粉刺，充满细菌的腔隙，刚刚被粉刺挤出器挤出。粉刺上皮没有延伸到内核。**b**：取出 a 图中的开放性粉刺后立即进行活检。在这个病例中，包裹的上皮已经完全从毛孔中脱出。皮脂腺腺泡保留在真皮中，没有皮脂腺的上皮层，皮脂腺腺泡就无法存活。在成功的挤出过程中，经常可以看到由白色易碎物质构成的粉刺尾部。这是外翻的上皮包膜。囊壁和角栓的挤出过程需要熟练的治疗师和坚强的患者的配合。大多数的粉刺挤出术都是小心进行的，强行挤出可能会导致瘢痕

7.23 粉刺挤出术的利与弊

图 7.24 展示了正确进行粉刺挤出术后挤出部位的反应。

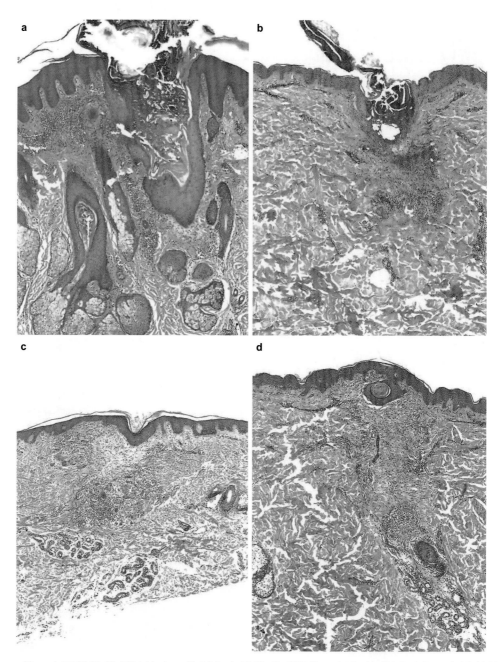

图 7.24　**a**：24 h 前一个开放性粉刺被挤出。粉刺上皮虽然受到损伤，但仍然存活下来。它是棘状的，参与伤口修复。仍然残留相当大一部分的粉刺核，伴有中性粒细胞浸润。基本上，这个粉刺会继续存在，并会遗留瘢痕。**b**：这个开放性粉刺是 24 h 前被挤出的。粉刺上皮上部存活，但这不足以建立新的毛囊或造成粉刺的复发。粉刺上皮脱出。局部出血和混合性粒细胞 - 淋巴细胞浸润是粉刺挤出术的典型后遗表现。肯定会遗留轻度瘢痕。**c**：一个闭合性粉刺在 24 天前被挤出，且永远不会再长出来了。代价是遗留瘢痕，许多多核巨细胞、巨噬细胞和淋巴细胞会清理残留的碎片。潜在的炎症将持续数周。**d**：3 周前，一个闭合性粉刺被挤出到皮肤表面。没有粉刺发生改变，但粉刺上皮存活下来，并正在转变成一个形状奇特的毛囊。在这张切片中，只能看到毛囊靠上和靠下的部分。整个上皮结构仍被致密的炎性浸润所包围。瘢痕纤维化是这种治疗方法的晚期结果

7.24　粉刺挤出术的后遗症

粉刺挤出术是常用的疗法，但这种物理操作的组织学改变几乎没有被研究过。令人惊讶的是这种技术会导致炎症和损伤（图 7.25）。

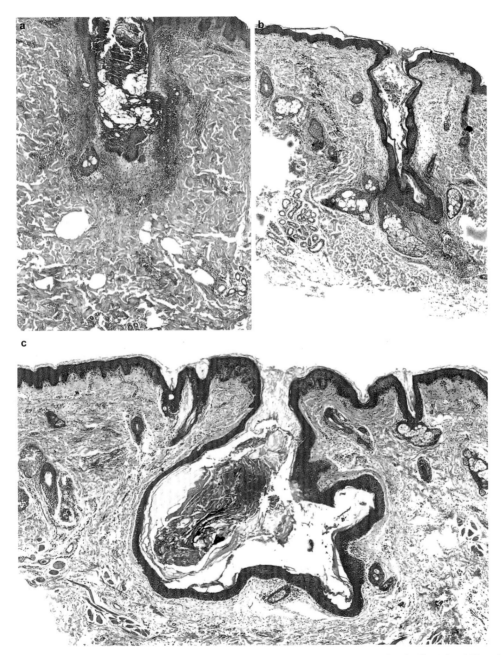

图 7.25　**a**：一个开放性粉刺需要非常用力地挤出，患者会感到疼痛。24 h 后对同一部位进行活检。粉刺上皮破裂处有重度炎症，粉刺内及周围可见脓肿，看起来像丘疹，同时可见出血。**b**：35 天前，一个闭合性粉刺被挤出。它没有变化。相反，形成了形状奇特的皮脂腺毛囊，没有出现角化细胞黏附。**c**：机械性挤出粉刺内核后 26 天形成继发性粉刺。该粉刺是不对称的，仍然充满了碎片。粉刺周围纤维化表明，挤粉刺太过用力导致了上皮的破裂和纤维化

7.25　粉刺挤出术

如图 7.26 所示。

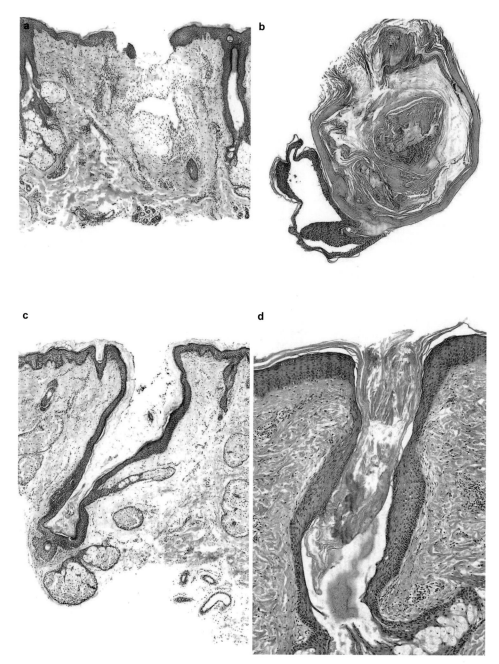

图 7.26　a：b 图中的开放性粉刺被挤出，1h 后对该部位进行了活检。粉刺所在的地方有缺损。水肿和血管周围淋巴组织细胞浸润，是损伤的证据。表皮伤口很快就会上皮化。至少在组织病理学上可能会形成细小的瘢痕。**b**：挤出的粉刺，完整的上皮像套索一样附着在上面。**c**：轻轻地挤出一个开放性粉刺，立即对该部位进行活检。粉刺上皮呈皱褶状，看起来像一个皮脂腺毛囊。令人惊讶的是，有相当数量的角化细胞留在原位。有两种可能：正常的皮脂腺毛囊将会重建，或形成一个新的粉刺。**d**：两天前，一个开放性粉刺被挤出。粉刺的大部分显然没有被挤出，即使是在仔细操作之后，这种情况也很常见

7.26　粉刺挤出常常不完全，很快复发

　　尽管是由专业人员使用粉刺挤出器人工挤出开放性和闭合性粉刺，但仍可能遗留数量惊人的粉刺内核。复发通常也很快（图 7.27 ）。

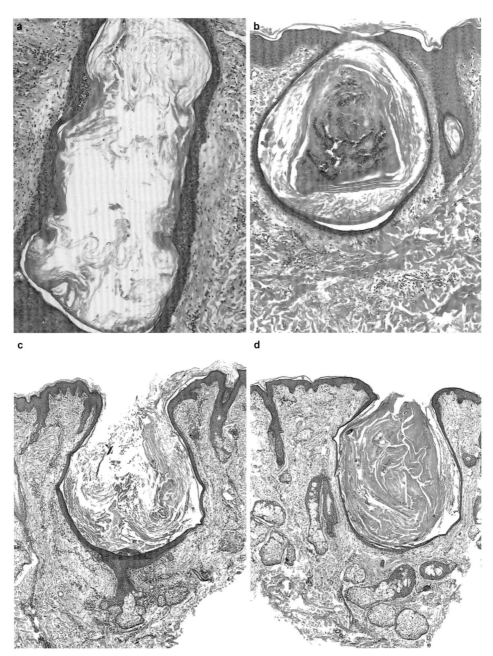

图 7.27　a：挤出粉刺后 1 天取材活检。虽然内核被成功挤出到皮肤表面，但外周部分却没有。粉刺上皮完整，但在显微镜下可见一个有粒细胞和淋巴细胞聚集的缺口（左边）。这个粉刺肯定会复发。**b**：这个闭合性粉刺的大部分在 30 天前被挤出来。这一定会引发炎症，表现为内核中心的角化不全和炎症碎片及粉刺周围的纤维化。**c**：开放性粉刺通常比闭合性粉刺更容易被挤出。该标本在粉刺挤出 15 天后仍然存活，且仍重复着之前的生命周期。重新形成新的粉刺核心，皮脂腺小叶虽然很小，却完好无损。广泛的粉刺周围瘢痕伴大量细胞浸润的纤维化说明粉刺上皮在粉刺挤出过程中破裂了。**d**：如果这个开放性粉刺没有经过仔细的标记，人们很难相信它是在 28 天前被成功挤出的。它被重新填满了，没有任何迹象可以看出它经历过什么。开放性和闭合性粉刺复发很快，大约两天内产生三层角化细胞。因此，在 2 ~ 3 个月内就可以重新形成一个肉眼可见的粉刺

7.27 窦道

最严重、最可怕的痤疮皮损之一是窦道，多见于面部，对大多数治疗抵抗，往往会遗留下丑陋的瘢痕和多头粉刺。图 7.28 展示了两个患有相同皮损的兄妹。窦道通常（但不总是）伴发聚合性痤疮。两兄妹的躯干可见聚合性痤疮。

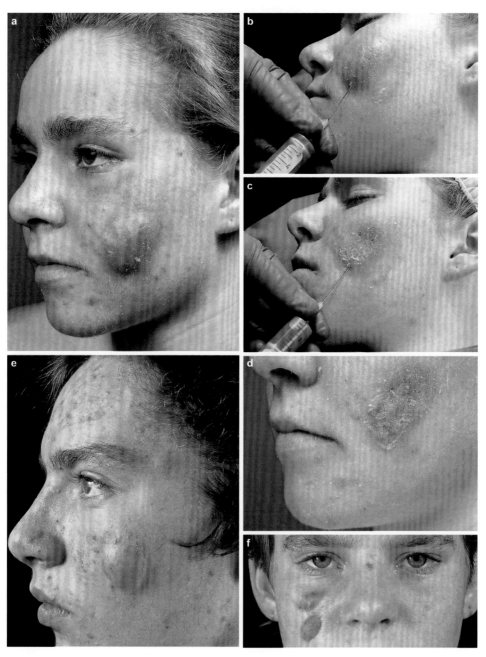

图 7.28　a～d：6 个月来，这个 17 岁女孩（a）面颊上的一个巨大的窦道不断地充满脓液，脓液从几个开口处流出来。口服四环素类药物无效。我们设计了一种积极的治疗方法。它包括抽吸（b）约 5 ml 血性液体（c）并使用压力绷带压迫数天。5 天后（d）效果明显。口服异维 A 酸使病情得到缓解。**e, f**：这个巨大的出血性损害出现在前述患者 19 岁哥哥（e）的左侧面颊上。他也成功地接受了抽吸、绷带压迫和口服异维 A 酸的治疗。他的面部遍布痤疮皮损。当他只有 13 岁的时候（f），其右侧面颊上已经有两个窦道，即将给他带来麻烦。其他治疗方法包括短期系统性使用糖皮质激素，接着口服异维 A 酸，或注射糖皮质激素晶体混悬液联合口服异维 A 酸

免责声明：遵守我们的治疗建议并不能保证在任何情况下都能治疗成功。我们对痤疮的治疗意见不应被解读为痤疮治疗的标准，而是反映了我们在痤疮发病机制和治疗方面的临床及科学经验。具体治疗方法的选择必须由医生根据患者的个人情况以及疾病过程中可能出现的变化做出。本章无意重复容易获得的痤疮治疗建议，例如欧洲和美国的痤疮治疗指南。

参考文献

指南和最新综述

Gollnick HP, Bettoli V, Lambert J, et al. A consensus-based practical and daily guide for the treatment of acne patients. J Eur Acad Dermatol Venereol. 2016; 30:1480-90.

Moradi Tuchayi S, Makrantonaki E, Ganceviciene R, et al. Acne vulgaris. Nat Rev Dis Primers. 2015; 1:15029.

Sacchidanand SA, Lahiri K, Godse K, et al. Synchronizing pharmacotherapy in acne with review of clinical care. Indian J Dermatol. 2017; 62:341-57.

Zaenglein AL, Pathy AL, Schlosser BJ, et al. Guidelines of care for the management of acne vulgaris. J Am Acad Dermatol. 2016; 74:945-973.e3.

p53综述

Alimirah F, Panchanathan R, Chen J, et al. Expression of androgen receptor is negatively regulated by p53. Neoplasia. 2007a; 9:1152-9.

Ashur-Fabian O, Har-Zahav A, Shaish A, et al. apoB and apobec1, two genes key to lipid metabolism, are transcriptionally regulated by p53. Cell Cycle. 2010; 9:3761-70.

Budanov AV. Stress-responsive sestrins link p53 with redox regulation and mammalian target of rapamycin signaling. Antioxid Redox Signal. 2011; 15:1679-90.

Feng Z. p53 regulation of the IGF-1/AKT/mTOR pathways and the endosomal compartment. Cold Spring Harb Perspect Biol. 2010; 2:a001057.

Feng Z, Hu W, de Stanchina E, et al. The regulation of AMPK beta1, TSC2, and PTEN expression by p53: stress, cell and tissue specificity, and the role of these gene products in modulating the IGF-1-AKT-mTOR pathways. Cancer Res. 2007; 67:3043-53.

Fischer M. Census and evaluation of p53 target genes. Oncogene. 2017; 36:3943-56.

Flöter J, Kaymak I, Schulze A. Regulation of metabolic activity by p53. Metabolites. 2017; 7. pii: E21.

Goldstein I, Ezra O, Rivlin N, et al. p53, a novel regulator of lipid metabolism pathways. J Hepatol. 2012; 56:656-62.

Liu J, Zhang C, Zhao Y, Feng Z. MicroRNA control of p53. J Cell Biochem. 2017; 118:7-14.

Melnik BC. p53: key conductor of all anti-acne therapies. J Transl Med. 2017a; 15:195.

Mrass P, Rendl M, Mildner M, et al. Retinoic acid increases the expression of p53 and proapoptotic caspases and sensitizes keratinocytes to apoptosis: a possible explanation for tumor preventive action of retinoids. Cancer Res. 2004; 64:6542-8.

Pappas K, Xu J, Zairis S, et al. p53 maintains baseline expression of multiple tumor suppressor genes. Mol Cancer Res. 2017; 15:1051-62.

Wei CL, Wu Q, Vega VB, et al. A global map of p53 transcription-factor binding sites in the human genome. Cell. 2006; 124:207-19.

外用维A酸类

Curtin JC, Dragnev KH, Sekula D, et al. Retinoic acid activates p53 in human embryonal carcinoma through retinoid receptordependent stimulation of p53 transactivation function. Oncogene. 2001; 20:2559-69.

Humphries JD, Parry EJ, Watson RE, et al. All-trans retinoic acid compromises desmosome expression in human epidermis. Br J Dermatol. 1988; 139:577-84.

Kligman AM, Fulton JE Jr, Plewig G. Topical vitamin A acid in acne vulgaris. Arch Dermatol. 1969; 99:469-76.

Lee DD, Stojadinovic O, Krzyzanowska A, et al. Retinoid-responsive transcriptional changes in epidermal keratinocytes. J Cell Physiol. 2009; 220:427-39.

Maeda T. An electron microscopic study of experimentally-induced comedo and effects of vitamin A acid on comedo formation. J Dermatol. 1991; 18:397-407.

Plewig G, Wagner A, Nikolowski J, Landthaler M. Effects of two retinoids in animal experiments and after clinical application in acne patients: 13-cis-retinoic acid Ro 4-3780 and aromatic retinoid Ro 10-9359. In: Orfanos CE, et al., editors. Retinoids. Berlin: Springer; 1981.

Regen F, Hildebrand M, Le Bret N, et al. Inhibition of retinoic acid catabolism by minocycline: evidence for a novel mode of action? Exp Dermatol. 2015; 24:473-6.

Zheng P, Gendimenico GJ, Mezick JA, Kligman AM. Topical alltrans retinoic acid rapidly corrects the follicular abnormalities of the rhino mouse. An ultrastructural study. Acta Derm Venereol. 1993; 73:97-101.

Zuliani T, Khammari A, Chaussy H, et al. Ex vivo demonstration of a synergistic effect of Adapalene and benzoyl peroxide on inflammatory acne lesions. Exp Dermatol. 2011; 20:850-3.

过氧化苯甲酰和过氧化氢

Kircik LH. The role of benzoyl peroxide in the new treatment paradigm for acne. J Drugs Dermatol. 2013; 12:s73-6.

Muizzuddin N, Schnittger S, Maher W, et al. Enzymatically generated hydrogen peroxide reduces the number of acne lesions in acne vulgaris. J Cosmet Sci. 2013; 64:1-8.

Veraldi S, Micali G, Berardesca E, et al. Results of a multicenter, randomized, controlled trial of a hydrogen peroxide-based kit versus a benzoyl peroxide-based kit in mild-to-moderate acne. J Clin Aesthet Dermatol. 2016; 9:50-4.

壬二酸

Detmar M, Mayer-da-Silva A, Stadler R, Orfanos CE. Effects of azelaic acid on proliferation and ultrastructure of mouse keratinocytes in vitro. J Invest Dermatol. 1989; 93:70-4.

Mayer-da-Silva A, Gollnick H, Detmar M, et al. Effects of azelaic acid on sebaceous gland, sebum excretion rate and keratinization pattern in human skin. An in vivo and in vitro study. Acta Derm Venereol Suppl (Stockh). 1989; 143:20-30.

Passi S, Picardo M, Nazzaro-Porro M, et al. Antimitochondrial effect of saturated medium chain length (C8-C13) dicarboxylic acids. Biochem Pharmacol. 1984; 33:103-8.

Schulte BC, Wu W, Rosen T. Azelaic acid: evidence-based update on mechanism of action and clinical application. J Drugs Dermatol. 2015; 14:964-8.

外用氨苯砜

Al-Salama ZT, Deeks ED. Dapsone 7.5% gel: a review in acne vulgaris. Am J Clin Dermatol. 2017; 18:139-45.

Stein Gold LF, Jarratt MT, Bucko AD, et al. Efficacy and safety of oncedaily dapsone gel, 7.5% for treatment of adolescents and adults with acne vulgaris: first of two identically designed, large, multicenter, randomized, vehicle-controlled trials. J Drugs Dermatol. 2016; 15:553-61.

Stotland M, Shalita AR, Kissling RF. Dapsone 5% gel: a review of its efficacy and safety in the treatment of acne vulgaris. Am J Clin Dermatol. 2009; 10:221-7.

Swartzentruber GS, Yanta JH, Pizon AF. Methemoglobinemia as a complication of topical dapsone. N Engl J Med. 2015; 372:491-2.

Wozel G, Blasum C. Dapsone in dermatology and beyond. Arch Dermatol Res. 2014; 306:103-24.

外用olumacostat glasaretil

Bissonnette R, Poulin Y, Drew J, et al. Olumacostat glasaretil, a novel topical sebum inhibitor, in the treatment of acne vulgaris: a phase IIa, multicenter, randomized, vehicle-controlled study. J Am Acad Dermatol. 2017; 76:33-9.

Hunt DW, Winters GC, Brownsey RW, et al. Inhibition of sebum production with the acetyl coenzyme A carboxylase inhibitor olumacostat glasaretil. J Invest Dermatol. 2017; 137:1415-23.

Melnik BC. Olumacostat glasaretil, a promising topical sebum-suppressing agent that affects all major pathogenic factors of acne vulgaris. J Invest Dermatol. 2017b; 137:1405-8.

系统治疗

系统性抗生素

Bienenfeld A, Nagler AR, Orlow SJ. Oral antibacterial therapy for acne vulgaris: an evidence-based review. Am J Clin Dermatol. 2017; 18:469-90.

Coenye T, Peeters E, Nelis HJ. Biofilm formation by Propionibacterium acnes is associated with increased resistance to antimicrobial agents and increased production of putative virulence factors. Res Microbiol. 2007; 158:386-92.

Del Rosso JQ. Topical and oral antibiotics for acne vulgaris. Semin Cutan Med Surg. 2016; 35:57-61.

Dessinioti C, Katsambas A. Propionibacterium acnes and antimicrobial resistance in acne. Clin Dermatol. 2017; 35:163-7.

Dreno B, Thiboutot D, Gollnick H, et al. Antibiotic stewardship in dermatology: limiting antibiotic use in acne. Eur J Dermatol. 2014; 24:330-4.

Farrah G, Tan E. The use of oral antibiotics in treating acne vulgaris: a new approach. Dermatol Ther. 2016; 29:377-84.

Giannopoulos L, Papaparaskevas J, Refene E, et al. MLST typing of antimicrobial-resistant Propionibacterium acnes isolates from patients with moderate to severe acne vulgaris. Anaerobe. 2015; 31:50-4.

Jahns AC, Eilers H, Alexeyev OA. Transcriptomic analysis of Propionibacterium acnes biofilms in vitro. Anaerobe. 2016; 42:111-8.

Nast A, Rosumeck S, Dressler C, et al. Antibiotic resistance in acne. Lancet Infect Dis. 2016; 16:775-7.

Ross JI, Snelling AM, Eady EA, et al. Three-dimensional distribution of Propionibacterium acnes biofilms in human skin. Exp Dermatol.

2014; 23:687-9.

Schafer F, Fich F, Lam M, et al. Antimicrobial susceptibility and genetic characteristics of Propionibacterium acnes isolated from patients with acne. Int J Dermatol. 2013; 52:418-25.

Sinha M, Sadhasivam S, Bhattacharyya A, et al. Antibiotic-resistant acne: getting under the skin. Semin Cutan Med Surg. 2016; 35:62-7.

Sinnott SJ, Bhate K, Margolis DJ, Langan SM. Antibiotics and acne: an emerging iceberg of antibiotic resistance? Br J Dermatol. 2016; 175:1127-8.

Webster GF, McGinley KJ, Leyden JJ. Inhibition of lipase production in Propionibacterium acnes by sub-minimal-inhibitory concentrations of tetracycline and erythromycin. Br J Dermatol. 1981; 104:453-7.

四环素类和大环内酯类

Dunston CR, Griffiths HR, Lambert PA, et al. Proteomic analysis of the anti-inflammatory action of minocycline. Proteomics. 2011; 11:42-51.

Hellmann-Regen J, Herzog I, Fischer N, et al. Do tetracyclines and erythromycin exert anti-acne effects by inhibition of P450-mediated degradation of retinoic acid? Exp Dermatol. 2014; 23:290-3.

Moore A, Ling M, Bucko A, et al. Efficacy and safety of subantimicrobial dose, modified-release doxycycline 40 mg versus doxycycline 100 mg versus placebo for the treatment of inflammatory lesions in moderate and severe acne: a randomized, double-blinded, controlled study. J Drugs Dermatol. 2015; 14:581-6.

Nakase K, Nakaminami H, Takenaka Y, et al. Propionibacterium acnes is developing gradual increase in resistance to oral tetracyclines. J Med Microbiol. 2017; 66:8-12.

Perret LJ, Tait CP. Non-antibiotic properties of tetracyclines and their clinical application in dermatology. Australas J Dermatol. 2014; 55:111-8.

系统性异维A酸

Bellemère G, Von Stetten O, Oddos T. Retinoic acid increases aquaporin 3 expression in normal human skin. J Invest Dermatol. 2008; 128:542-8.

Borovaya A, Dombrowski Y, Zwicker S, et al. Isotretinoin therapy changes the expression of antimicrobial peptides in acne vulgaris. Arch Dermatol Res. 2014; 306:689-700.

Boudou P, Chivot M, Vexiau P, et al. Evidence for decreased androgen 5 alpha-reduction in skin and liver of men with severe acne after 13-cis-retinoic acid treatment. J Clin Endocrinol Metab. 1994; 78:1064-9.

Boudou P, Soliman H, Chivot M, et al. Effect of oral isotretinoin treatment on skin androgen receptor levels in male acneic patients. J Clin Endocrinol Metab. 1995; 80:1158-61.

Bremner JD, Shearer KD, McCaffery PJ. Retinoic acid and affective disorders: the evidence for an association. J Clin Psychiatry. 2012; 73:37-50.

Choudhary V, Olala LO, Kagha K, et al. Regulation of the glycerol transporter, aquaporin-3, by histone deacetylase-3 and p53 in keratinocytes. J Invest Dermatol. 2017; 137:1935-44.

Chroni E, Monastirli A, Tsambaos D. Neuromuscular adverse effects associated with systemic retinoid dermatotherapy: monitoring and treatment algorithm for clinicians. Drug Saf. 2010; 33:25-34.

Ding J, Kam WR, Dieckow J, Sullivan DA. The influence of 13-cis retinoic acid on human meibomian gland epithelial cells. Invest Ophthalmol Vis Sci. 2013; 54:4341-50.

Dispenza MC, Wolpert EB, Gilliland KL, et al. Systemic isotretinoin therapy normalizes exaggerated TLR-2-mediated innate immune responses in acne patients. J Invest Dermatol. 2012; 132:2198-205.

Dong XC, Copps KD, Guo S, et al. Inactivation of hepatic Foxo1 by insulin signaling is required for adaptive nutrient homeostasis and endocrine growth regulation. Cell Metab. 2008; 8:65-76.

Exton LS, Cheung ST, Brain AG, et al. Compliance with national guidelines on isotretinoin: where are we 2 years since the last audit? Results of the National Isotretinoin Re-Audit 2014. Clin Exp Dermatol. 2017; 42:381-9.

Fishman RA. Polar bear liver, vitamin A, aquaporins, and pseudotumor cerebri. Ann Neurol. 2002; 52:531-3.

Foitzik K, Spexard T, Nakamura M, et al. Towards dissecting the pathogenesis of retinoid-induced hair loss: all-trans retinoic acid induces premature hair follicle regression (catagen) by upregulation of transforming growth factor-beta2 in the dermal papilla. J Invest Dermatol. 2005; 124:1119-26.

Griffin JN, Pinali D, Olds K, et al. 13-Cis-retinoic acid decreases hypothalamic cell number in vitro. Neurosci Res. 2010; 68:185-90.

Gudas LJ, Wagner JA. Retinoids regulate stem cell differentiation. J Cell Physiol. 2010; 226:322-30.

Hansen TJ, Lucking S, Miller JJ, et al. Standardized laboratory monitoring with use of isotretinoin in acne. J Am Acad Dermatol. 2016; 75:323-8.

Heilgemeir GP, Braun-Falco O, Plewig G, Sund M. Einfluß der 13-cis-Retinsäure auf das Haarwachstum. Hautarzt. 1982; 33:533-6.

Horton R, Pasupuletti V, Antonipillai I. Androgen induction of steroid 5 alpha-reductase may be mediated via insulin-like growth factor-I. Endocrinology. 1993; 133:447-51.

Hu P, Wang Y, Liu J, et al. Chronic retinoic acid treatment suppresses adult hippocampal neurogenesis, in close correlation with depressive-like behavior. Hippocampus. 2016; 26:911-23.

Karadag AS, Ertugrul DT, Tutal E, et al. Short-term isotretinoin treatment decreases insulin-like growth factor-1 and insulin-like growth factor binding protein-3 levels: does isotretinoin affect growth hormone physiology? Br J Dermatol. 2010; 162:798-802.

Karadag AS, Ertugrul DT, Tutal E, et al. Isotretinoin influences pituitary hormone levels in acne patients. Acta Derm Venereol. 2011; 91:31-4.

Karadag AS, Ertugrul DT, Bilgili SG, et al. Immunoregulatory effects of isotretinoin in patients with acne. Br J Dermatol. 2012; 167:433-5.

Kelhälä HL, Fyhrquist N, Palatsi R, et al. Isotretinoin treatment reduces acne lesions but not directly lesional acne inflammation. Exp Dermatol. 2016; 25:477-8.

Kim J, Nakasaki M, Todorova D, et al. p53 induces skin aging by depleting Blimp1+ sebaceous gland cells. Cell Death Dis. 2014; 5:e1141.

Kim H, Moon SY, Sohn MY, et al. Insulin-like growth factor-1 increases the expression of inflammatory biomarkers and sebum production in cultured sebocytes. Ann Dermatol. 2017; 29:20-5.

Kmieć ML, Pajor A, Broniarczyk-Dyła G. Evaluation of biophysical skin parameters and assessment of hair growth in patients with acne treated with isotretinoin. Postepy Dermatol Allergol. 2013; 30:343-9.

Landthaler M, Kummermehr J, Wagner A, Plewig G. Inhibitory effects of 13-cis-retinoic acid on human sebaceous glands. Arch Dermatol Res. 1980; 269:297-309.

Leachman SA, Insogna KL, Katz L, et al. Bone densities in patients receiving isotretinoin for cystic acne. Arch Dermatol. 1999; 135:961-5.

Lee SY, Jamal MM, Nguyen ET, et al. Does exposure to isotretinoin increase the risk for the development of inflammatory bowel disease? A meta-analysis. Eur J Gastroenterol Hepatol. 2016; 28:210-6.

Lee YH, Scharnitz TP, Muscat J, et al. Laboratory monitoring during isotretinoin therapy for acne: a systematic review and meta-analysis. JAMA Dermatol. 2016; 152:35-44.

Leyden JJ, James WD. Staphylococcus aureus infection as a complication of isotretinoin therapy. Arch Dermatol. 1987; 123:606-8.

Liu A, Yang DJ, Gerhardstein PC, et al. Relapse of acne following isotretinoin treatment: a retrospective study of 405 patients. J Drugs Dermatol. 2008; 7:963-6.

Ludot M, Mouchabac S, Ferreri F. Inter-relationships between isotretinoin treatment and psychiatric disorders: depression, bipolar disorder, anxiety, psychosis and suicide risks. World J Psychiatry. 2015; 5:222-7.

Madke B, Prasad K, Kar S. Isotretinoin-induced night blindness. Indian J Dermatol. 2015; 60:424.

Melnik BC. Pro-inflammatory sebocyte growth and survival signalling in acne vulgaris are reversed by pro-apoptotic isotretinoin signalling. Exp Dermatol. 2016; 25:676-7.

Melnik BC. Apoptosis may explain the pharmacological mode of action and adverse effects of isotretinoin, including teratogenicity. Acta Derm Venereol. 2017c; 97:173-81.

Melnik BC. The TRAIL to acne pathogenesis: let's focus on death pathways. Exp Dermatol. 2017d; 26:270-2.

Melnik BC. Overexpression of p53 explains isotretinoin's teratogenicity. Exp Dermatol. 2018; 27:91-3.

Melnik BC, Bros U, Plewig G. Evaluation of the atherogenic risk of isotretinoin-induced and etretinate-induced alterations of lipoprotein cholesterol metabolism. J Invest Dermatol. 1987; 88:39s-43s.

Melnik B, Kinner T, Plewig G. Influence of oral isotretinoin treatment on the composition of comedonal lipids. Implications for comedogenesis in acne vulgaris. Arch Dermatol Res. 1988; 280: 97-102.

Menendez D, Shatz M, Resnick MA. Interactions between the tumor suppressor p53 and immune responses. Curr Opin Oncol. 2013; 25:85-92.

Mesiano S, Katz SL, Lee JY, et al. Insulin-like growth factors augment steroid production and expression of steroidogenic enzymes in human fetal adrenal cortical cells: implications for adrenal androgen regulation. J Clin Endocrinol Metab. 1997; 82:1390-6.

Moy A, McNamara NA, Lin MC. Effects of isotretinoin on Meibomian glands. Optom Vis Sci. 2015; 92:925-30.

Nelson AM, Gilliland KL, Cong Z, Thiboutot DM. 13-cis Retinoic acid induces apoptosis and cell cycle arrest in human SEB-1 sebocytes. J Invest Dermatol. 2006; 126:2178-89.

Nelson AM, Zhao W, Gilliland KL, et al. Neutrophil gelatinaseassociated lipocalin mediates 13-cis retinoic acid-induced apoptosis of human sebaceous gland cells. J Clin Invest. 2008; 118:1468-78.

Nelson AM, Cong Z, Gilliland KL, Thiboutot DM. TRAIL contributes to the apoptotic effect of 13-cis retinoic acid in human sebaceous gland cells. Br J Dermatol. 2011; 165:526-33.

Opel D, Kramer ON, Chevalier M, et al. Not every patient needs triglyceride check, but all can get pancreatitis: a systematic review and clinical characterization of isotretinoin associated pancreatitis. Br J Dermatol. 2017; 177:960-6.

Peck GL, Olsen TG, Yoder FW, et al. Prolonged remissions of cystic and conglobate acne with 13-cis-retinoic acid. N Engl J Med. 1979; 300:329-33.

Plewig G, Wagner A. Anti-inflammatory effects of 13-cis-retinoic acid. An in vivo study. Arch Dermatol Res. 1981; 270:89-94.

Plewig G, Fulton JE, Kligman AM. Cellular dynamics of comedo formation in acne vulgaris. Arch Dermatol Forsch. 1971; 242:12-29.

Plewig G, Dressel H, Pfleger M, et al. Low dose isotretinoin combined with tretinoin is effective to correct abnormalities of acne. J Dtsch Dermatol Ges. 2004; 2:31-45.

Rashtak S, Khaleghi S, Pittelkow MR, et al. Isotretinoin exposure and risk of inflammatory bowel disease. JAMA Dermatol. 2014; 150:1322-6.

Ross AC, Zolfaghari R. Cytochrome P450s in the regulation of cellular retinoic acid metabolism. Annu Rev Nutr. 2011; 31:65-87.

Ryan-Kewley AE, Williams DR, Hepburn N, Dixon RA. Non-antibiotic isotretinoin treatment differentially controls Propionibacterium acnes on skin of acne patients. Front Microbiol. 2017; 8:1381.

Shalita AR. Mucocutaneous and systemic toxicity of retinoids: monitoring and management. Dermatologica. 1987; 175:151-7.

Shin J, Cheetham TC, Wong L, et al. The impact of the iPLEDGE program on isotretinoin fetal exposure in an integrated health care system. J Am Acad Dermatol. 2011; 65:1117-25.

Tsukada M, Schröder M, Roos TC, et al. 13-cis retinoic acid exerts its specific activity on human sebocytes through selective intracellular isomerization to all-trans retinoic acid and binding to retinoid acid receptors. J Invest Dermatol. 2000; 115:321-7.

Vallerand IA, Lewinson RT, Farris MS, et al. Efficacy and adverse events of oral isotretinoin for acne: a systematic review. Br J Dermatol. 2018; 178:76-85.

Volodko N, Salla M, Eksteen B, et al. TP53 codon 72 Arg/Arg polymorphism is associated with a higher risk for inflammatory bowel disease development. World J Gastroenterol. 2015; 21:10358-66.

Wiegand UW, Chou RC. Pharmacokinetics of oral isotretinoin. J Am Acad Dermatol. 1998; 39:S8-S12.

Xing F, Liao W, Jiang P, et al. Effect of retinoic acid on aquaporin 3 expression in keratinocytes. Genet Mol Res. 2016; 15:15016951.

Yan J, Jiang J, Lim CA, et al. BLIMP1 regulates cell growth through repression of p53 transcription. Proc Natl Acad Sci U S A. 2007; 104:1841-6.

Zheng X, Chen X. Aquaporin 3, a glycerol and water transporter, is regulated by p73 of the p53 family. FEBS Lett. 2001; 489:4-7.

二甲双胍

Fabbrocini G, Izzo R, Faggiano A, et al. Low glycaemic diet and metformin therapy: a new approach in male subjects with acne resistant to common treatments. Clin Exp Dermatol. 2016; 41:38-42.

Harborne L, Fleming R, Lyall H, Sattar N, Norman J. Metformin or antiandrogen in the treatment of hirsutism in polycystic ovary syndrome. J Clin Endocrinol Metab. 2003; 88:4116-23.

Lee JK, Smith AD. Metformin as an adjunct therapy for the treatment of moderate to severe acne vulgaris. Dermatol Online J. 2017; 23(11). pii: 13030/qt53m2q13s.

Melnik BC, Schmitz G. Metformin: an inhibitor of mTORC1 signaling. J Endocrinol Diabetes Obes. 2014; 2:1029.

Melnik BC, John SM, Plewig G. Acne: risk indicator for increased body mass index and insulin resistance. Acta Derm Venereol. 2013; 93:644-9.

Nestler JE. Metformin for the treatment of the polycystic ovary syndrome. N Engl J Med. 2008; 358:47-54.

Shafiee MN, Malik DA, Yunos RI, et al. The effect of metformin on endometrial tumor-regulatory genes and systemic metabolic parameters in polycystic ovarian syndrome-a proof-of-concept study. Gynecol Endocrinol. 2015; 31:286-90.

抗雄激素疗法

Alimirah F, Panchanathan R, Chen J, et al. Expression of androgen receptor is negatively regulated by p53. Neoplasia. 2007b; 9:1152-9.

Bettoli V, Zauli S, Virgili A. Is hormonal treatment still an option in acne today? Br J Dermatol. 2015; 172 Suppl 1:37-46.

Cottle DL, Kretzschmar K, Schweiger PJ, et al. c-MYC-induced sebaceous gland differentiation is controlled by an androgen receptor/p53 axis. Cell Rep. 2013; 3:427-41.

Husein-ElAhmed H. Management of acne vulgaris with hormonal therapies in adult female patients. Dermatol Ther. 2015a; 28:166-72.

Ju Q, Tao T, Hu T, et al. Sex hormones and acne. Clin Dermatol. 2017a;

35:130-7.

Lizneva D, Gavrilova-Jordan L, Walker W, Azziz R. Androgen excess: Investigations and management. Best Pract Res Clin Obstet Gynaecol. 2016; 37:98-118.

Rosignoli C, Nicolas JC, Jomard A, et al. Involvement of the SREBP pathway in the mode of action of androgens in sebaceous glands in vivo. Exp Dermatol. 2003; 12:480-9.

Sen A, Prizant H, Light A, et al. Androgens regulate ovarian follicular development by increasing follicle stimulating hormone receptor and microRNA-125b expression. Proc Natl Acad Sci U S A. 2014; 111:3008-13.

复方口服避孕药

Archer JS, Archer DF. Oral contraceptive efficacy and antibiotic interaction: a myth debunked. J Am Acad Dermatol. 2002; 46:917-23.

Arowojolu AO, Gallo MF, Lopez LM, Grimes DA. Combined oral contraceptive pills for treatment of acne. Cochrane Database Syst Rev. 2012; (7):CD004425.

George R, Clarke S, Thiboutot D. Hormonal therapy for acne. Semin Cutan Med Surg. 2008; 27:188-96.

Hammerstein J, Meckies J, Leo-Rossberg I, et al. Use of cyproterone acetate (CPA) in the treatment of acne, hirsutism and virilism. J Steroid Biochem. 1975; 6:827-36.

Hammerstein J, Lachnit-Fixson U, Neumann F, Plewig G, editors. Androgensierungserscheinungen bei der Frau. Akne, Seborrhö, androgenetische Alopezie und Hirsutismus. Amsterdam: Excerpta Medica; 1979.

Harper JC. Should dermatologists prescribe hormonal contraceptives for acne? Dermatol Ther. 2009; 22:452-7.

Jaisamrarn U, Chaovisitsaree S, Angsuwathana S, et al. A comparison of multiphasic oral contraceptives containing norgestimate or desogestrel in acne treatment: a randomized trial. Contraception. 2014; 90:535-41.

Koltun W, Maloney JM, Marr J, et al. Treatment of moderate acne vulgaris using a combined oral contraceptive containing ethinylestradiol 20 mug plus drospirenone 3 mg administered in a 24/4 regimen: a pooled analysis. Eur J Obstet Gynecol Reprod Biol. 2011; 155:171-5.

Palli MB, Reyes-Habito CM, Lima XT, et al. A single-center, randomized double-blind, parallel-group study to examine the safety and efficacy of 3mg drospirenone/0.02 mg ethinyl estradiol compared with placebo in the treatment of moderate truncal acne vulgaris. J Drugs Dermatol. 2013; 12:633-7.

WHO Collaborative Study of Cardiovascular Disease and Steroid Hormone Contraception. Acute myocardial infarction and combined oral contraceptives: results of an international multicentre case-control study. Lancet. 1997; 349:1202-9.

醋酸环丙孕酮

Bitzer J, Römer T, Lopes da Silva Filho A. The use of cyproterone acetate/ethinyl estradiol in hyperandrogenic skin symptoms-a review. Eur J Contracept Reprod Health Care. 2017; 22:172-82.

Chen L, Wolff DW, Xie Y, et al. Cyproterone acetate enhances TRAILinduced androgen-independent prostate cancer cell apoptosis via up-regulation of death receptor 5. BMC Cancer. 2017; 17:179.

Fritsch M, Orfanos CE, Zouboulis CC. Sebocytes are the key regulators of androgen homeostasis in human skin. J Invest Dermatol. 2001; 116:793-800.

Stewart ME, Greenwood R, Cunliffe WJ, et al. Effect of cyproterone acetate-ethinyl estradiol treatment on the proportions of linoleic and sebaleic acids in various skin surface lipid classes. Arch Dermatol Res. 1986; 278:481-5.

螺内酯

Charny JW, Choi JK, James WD. Spironolactone for the treatment of acne in women, a retrospective study of 110 patients. Int J Womens Dermatol. 2017; 3:111-5.

Grandhi R, Alikhan A. Spironolactone for the treatment of acne: a 4-year retrospective study. Dermatology. 2017; 233:141-4.

Ju Q, Tao T, Hu T, et al. Sex hormones and acne. Clin Dermatol. 2017; 35:130-7.

Krunic A, Ciurea A, Scheman A. Efficacy and tolerance of acne treatment using both spironolactone and a combined contraceptive containing drospirenone. J Am Acad Dermatol. 2008; 58:60-2.

Layton AM, Eady EA, Whitehouse H, et al. Oral spironolactone for acne vulgaris in adult females: a hybrid systematic review. Am J Clin Dermatol. 2017; 18:169-91.

氟他胺

Husein-ElAhmed H. Management of acne vulgaris with hormonal therapies in adult female patients. Dermatol Ther. 2015b; 28:166-72.

Katsambas AD, Dessinioti C. Hormonal therapy for acne: why not as first line therapy? facts and controversies. Clin Dermatol. 2010; 28:17-23.

糖皮质激素

Allison MA, Dunn CL, Person DA. Acne fulminans treated with isotretinoin and "pulse" corticosteroids. Pediatr Dermatol. 1997; 14:39-42.

Greywal T, Zaenglein AL, Baldwin HE, et al. Evidence-based recommendations for the management of acne fulminans and its variants. J Am Acad Dermatol. 2017; 77:109-17.

Lages RB, Bona SH, Silva FV, et al. Acne fulminans successfully treated with prednisone and dapsone. An Bras Dermatol. 2012; 87:612-4.

Reisch N. Substitution therapy in adult patients with congenital adrenal hyperplasia. Best Pract Res Clin Endocrinol Metab. 2015; 29:33-45.

锌

Brandt S. The clinical effects of zinc as a topical or oral agent on the clinical response and pathophysiologic mechanisms of acne: a systematic review of the literature. J Drugs Dermatol. 2013; 12:542-5.

Puca R, Nardinocchi L, Porru M, et al. Restoring p53 active conformation by zinc increases the response of mutant p53 tumor cells to anticancer drugs. Cell Cycle. 2011; 10:1679-89.

Verma KC, Saini AS, Dhamija SK. Oral zinc sulphate therapy in acne vulgaris: a double-blind trial. Acta Derm Venereol. 1980; 60: 337-40.

化学剥脱术

Al-Talib H, Al-Khateeb A, Hameed A, Murugaiah C. Efficacy and safety of superficial chemical peeling in treatment of active acne vulgaris. An Bras Dermatol. 2017; 92:212-6.

Bae BG, Park CO, Shin H, et al. Salicylic acid peels versus Jessner's solution for acne vulgaris: a comparative study. Dermatol Surg. 2013; 39:248-53.

Garg VK, Sinha S, Sarkar R. Glycolic acid peels versus salicylicmandelic acid peels in active acne vulgaris and post-acne scarring and hyperpigmentation: a comparative study. Dermatol Surg. 2009; 35:59-65.

Handog EB, Datuin MS, Singzon IA. Chemical peels for acne and acne scars in Asians: evidence based review. J Cutan Aesthet Surg. 2012; 5:239-46.

光动力疗法

Boen M, Brownell J, Patel P, et al. The role of photodynamic therapy in acne: an evidence-based review. Am J Clin Dermatol. 2017; 18:311-21.

Chang M, Ma X, Ouyang T, et al. Potential molecular mechanisms involved in 5-aminolevulinic acid-based photodynamic therapy against human hypertrophic scars. Plast Reconstr Surg. 2015; 136:715-27.

Kwon HH, Moon KR, Park SY, et al. Daylight photodynamic therapy with 1.5% 3-butenyl 5-aminolevulinate gel as a convenient, effective and safe therapy in acne treatment: a double-blind randomized controlled trial. J Dermatol. 2016; 43:515-21.

Megna M, Fabbrocini G, Marasca C, et al. Photodynamic therapy and skin appendage disorders: a review. Skin Appendage Disord. 2016; 2:166-76.

光疗

Barbaric J, Abbott R, Posadzki P, et al. Light therapies for acne: abridged Cochrane systematic review including GRADE assessments. Br J Dermatol. 2018; 178:61-75.

Paithankar DY, Sakamoto FH, Farinelli WA, et al. Acne treatment based on selective photothermolysis of sebaceous follicles with topically delivered light-absorbing gold microparticles. J Invest Dermatol. 2015; 135:1727-34.

8　痤疮与营养

吴登艳 译，丛 林 审校

内容提要

- 以高血糖碳水化合物和牛奶为特征的西式饮食是诱发或加重寻常痤疮的主要因素。
- 牛奶可视为一种内分泌信号传导系统，可以提高 IGF-1 的血清水平和 mTORC1 的活性，从而促进生长和合成代谢。
- 西式饮食增强的 mTORC1/S6K1 信号传导可以解释寻常痤疮与体重指数（body mass index，BMI）增加和胰岛素抵抗的关系。
- 一些研究表明，高血糖负荷饮食可增强"胰岛素 /IGF-1/mTORC1/SREBP1"介导的皮脂分泌。相反，严格的热量限制可减少皮脂分泌。
- 有证据表明，饮食干预可重新调整偏离正常的 p53/mTORC1 信号传导。
- 需要进行大样本、严格的对照研究，以便为痤疮的饮食干预提供循证建议。

8.1 历史

伦敦的 Daniel Turner（1667－1741）率先提出了饮食控制在痤疮治疗中的重要作用。维也纳的 Joseph Jakob Plenck（1735－1807）将年轻人好发痤疮与油腻饮食联系起来。自那时起，痤疮和饮食之间的关系一直是人们争论的话题。在过去的 50 年中，饮食在痤疮发病机制中的作用一直被忽视。1969 年，Fulton 及其同事的研究（未对照生糖指数）结果表明，大量食用巧克力不会影响寻常痤疮的病程，也不会增加皮脂的分泌或改变其组分。尽管还需要开展更多关键性研究，但现有知识表明，皮脂腺具有高度自主性。2002 年，Cordain 及其同事发现，生活在旧石器时代营养条件下的 Kitava 岛民，其青少年不长痤疮，他们的饮食完全不含高血糖碳水化合物、牛奶和乳制品。进一步观察发现，欠发达的旧石器时代人群，例如巴

拉圭的 Arche 猎人、巴西农村的土著、爱斯基摩人、冲绳岛民以及食用传统中餐的中国人（译者注：指饮食习惯为以素食为主的旧石器时代饮食的人群），其痤疮患病率较低，这表明痤疮是一种西方文明病。

8.2 西式饮食及其营养基因组学作用

西式饮食的特点是大量摄入高血糖碳水化合物，大量饮用牛奶以及摄入乳蛋白和肉类，都会导致血糖和胰岛素指数升高，进而促进胰岛素过度分泌。牛奶、乳制品和肉类蛋白质中的必需氨基酸会进一步促进肝合成 IGF-1（一种青春期的主要内分泌激素）。巴氏杀菌牛奶将 microRNA-148a 转移到人类食物链中，它们可抑制 DNA 甲基转移酶 1（DNA methyltransferase 1，DNMT1），从而在表观遗传上增强胰岛素、IGF-1 和雄激素受体的表达。西式饮食主要上调胰岛素 /IGF-1 信号传导通路，从而激活 AKT 和 mTORC1。AKT 磷酸化已知的 mTORC1 抑制剂 FoxO1 和 FoxO3，并使其失活。另外，AKT 介导了鼠双微体 2（MDM2）的磷酸化，进而促进转录因子 p53（基因组的守护者）的蛋白酶体降解。MicroRNA-125b 是牛奶中另一个主要的外泌体 microRNA，是 TP53 基因（饥饿诱导的转录因子）的关键转录抑制剂（图 8.1）。

大样本 mate 分析表明，摄入牛奶与 IGF-1 水平升高之间存在关联。牛奶来源的 microRNA 可进入体循环，并改变远端组织中的基因表达。人类和牛的多种 microRNA 都具有相同的核苷酸序列。

饮食变化会引起 p53 表达的变化，饥饿会使其表达增加。p53 也被认为是主要代谢组织中调节禁食的中心节点，其作用是促进损伤诱导转录物 4（damage-inducible transcript 4，DDIT4）和 AMP 蛋白激酶（AMP protein kinase，AMPK）的表达，它们是 mTORC1 的关键抑制剂（图 8.1）。低血糖负荷饮食会降低餐后机体对血糖和胰岛素的反应，并轻度降低空腹状态下的

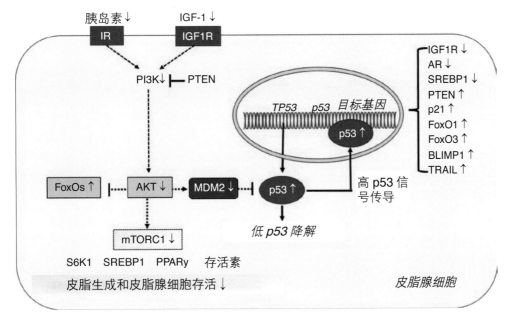

图 8.1　空腹、饥饿和旧石器时代饮食中的代谢途径。限制高血糖碳水化合物和牛奶可降低胰岛素及胰岛素样生长因子 -1（IGF-1）的活性，并降低激酶 AKT 和雷帕霉素靶蛋白复合物 1（mTORC1）的活性，从而降低 mTORC1 下游靶点 S6 激酶 1（S6K1）、甾醇调节因子结合蛋白 -1（SREBP1）和过氧化物酶体增殖激活受体 γ（PPAR γ）以及抗凋亡蛋白存活素（survivin）的活性。AKT 活性降低也会降低鼠双微体 2（MDM2）活性，进而增加 p53 活性，从而改变 p53 靶基因（包括饥饿诱导的转录因子 FoxO1）的表达。IR：胰岛素受体，IGF1R：IGF-1 受体，AR：雄激素受体，PI3K：磷酸肌醇 3 激酶，PTEN：磷酸酶和张力蛋白同源物，p21：细胞周期抑制剂 p21，FoxO：叉头框蛋白 O，BLIMP1：B 淋巴细胞诱导的成熟蛋白 1，TRAIL：肿瘤坏死因子相关的凋亡诱导配体。Published with kind permission of © Bodo Melnik 2019. All Rights Reserved

IGF-1 浓度。

8.3　西式饮食及其对多囊卵巢综合征和前列腺癌的可能影响

　　多囊卵巢综合征（polycystic ovary syndrome, PCOS）表现为高雄激素血症、痤疮、胰岛素抵抗、BMI 升高以及代谢综合征的其他特征。有证据表明，在经典的 PCOS 表型中，食物血糖生成指数升高，而热量限制会导致性激素结合球蛋白（sexual hormone-binding globulin, SHBG）浓度升高，同时伴有游离睾酮水平降低，IGF 结合蛋白 1 水平升高，而血清 IGF-1 和胰岛素浓度下降。

　　流行病学研究发现，青春期痤疮越严重，患上前列腺癌（prostate cancer, PCa）尤其是晚期 PCa 的风险越高，全脂牛奶摄入量增加和 PCa 死亡率风险增加呈线性剂量反应关系。皮脂腺和前列腺具有多种共同信号通路。这两种腺体均对雄激素和 IGF-1 有反应，并被 mTORC1 信号激活。在寻常痤疮和 PCa 患者中均观察到雄激素及 IGF-1 信号增强。IGF-1 增加是牛奶

摄入量与 PCa 风险之间存在关联的潜在机制。牛奶 microRNA-148a 介导的 DNMT1 抑制作用增强了雄激素受体的反式激活。

8.4　西式饮食和痤疮的关系：分子机制

　　p53 的下调对所有主要的痤疮促进信号通路均产生重要影响。p53 可抑制 IGF-1 和雄激素受体的表达，并直接抑制 mTOR 和 SREBP1 的表达。mTOR 和 SREBP1 是参与皮脂腺分化和脂肪生成的关键调节因子，可因西式饮食而上调。生脂转录因子 SREBP1c 和 PPAR γ 翻译过程中的代谢中枢是 mTORC1。p53 可增加 PI3K-AKT-mTORC1-SREBP1 通路的负调控因子：磷酸酶和张力蛋白同源物（phosphatase and tensin homolog, PTEN）、FoxO1 和 FoxO3 的表达（图 8.2）。另外，p53 还可诱导 G_1/S 细胞周期抑制因子 p21 的表达。理论上，西式饮食会降低 p53 水平，进而促进角质形成细胞增殖、粉刺形成、皮脂腺增生和肥大，并产生过量的痤疮皮脂。

　　长时间禁食可使皮脂生成减少，寻常痤疮改善。

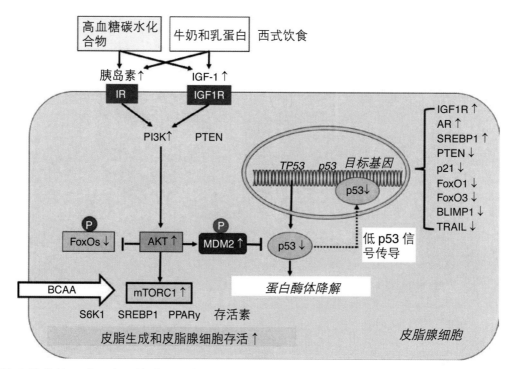

图 8.2　西式饮食的信号通路。高血糖碳水化合物和牛奶是西式饮食的典型成分，它们会增强与 AKT 和 mTORC1 活化相关的胰岛素 /IGF-1 信号传导。乳蛋白来源的支链氨基酸（branched-chain amino acids，BCAA）直接激活 mTORC1，从而促进细胞合成代谢、皮脂生成和皮脂腺细胞存活。AKT 介导鼠双微体 2（MDM2）的磷酸化，进而促进 p53 的蛋白酶体降解，从而修饰 p53 靶基因的表达。更多缩写词请参见图 8.1。Published with kind permission of © Bodo Melnik 2019. All Rights Reserved

禁食介导的 SREBP1 下调在所有主要代谢组织中均很常见。饮食剥夺使大鼠皮脂腺变小，皮脂腺脂质生成减少。低血糖负荷饮食 10 周后，长痤疮的面部皮肤中的皮脂腺体积缩小，皮脂腺细胞 SREBP1 表达减少，这可能是由于 p53 信号增强和 mTORC1/SREBP1 信号减弱（图 8.1）。

8.5 西式饮食和痤疮的相关性：流行病学和临床证据

　　西式饮食是影响痤疮发生、严重程度和治疗效果的各种相互作用的诸多暴露因素（包括药物、职业因素、污染物、气候因素、社会心理和生活方式因素）之一。一些流行病学研究显示，痤疮发生与糖、牛奶、饱和脂肪和反式脂肪酸的摄入增加有关。在一些痤疮患者中，毛囊皮脂腺 IGF-1 水平升高与偏高的 BMI 及乳制品摄入有关。出于健身和健美目的而滥用乳清蛋白和酪蛋白，被认为与痤疮的发生和加重有关。

　　小样本随机对照研究证实，高血糖负荷饮食会诱发及加重痤疮。研究发现，低血糖负荷饮食可增加 IGF 结合蛋白 1（IGF-binding protein 1，IGFBP1）和 IGFBP3 的水平，而高血糖负荷饮食可降低 SHBG 水平。皮脂分泌增加与单不饱和脂肪酸的产生增加相关，反映了 SREBP1 介导的皮脂腺脂肪生成及 SREBP1 介导的皮脂脂肪酸去饱和增强。相反，低血糖负荷饮食提高了皮肤表面甘油三酯中饱和脂肪酸与单不饱和脂肪酸之间的比例。

8.6 针对痤疮的饮食干预

　　一些研究者认为寻常痤疮是一种皮肤代谢综合征，与某些患者群体中的高 BMI、肥胖、胰岛素抵抗和 2 型糖尿病及其他 mTORC1 介导的文明病等多种内在代谢异常有关，而饮食干预作为经典的痤疮治疗辅助疗法，能使该类患者获益。改善痤疮患者饮食的主要目标是重新调整偏离的 p53 和 mTORC1 信号。研究者已经提出了一些针对痤疮的饮食干预措施。

8.7 低碳水化合物饮食、生酮饮食、"旧石器时代饮食"

"南滩饮食"（译者注：是流行于美国的节食减肥法）是 Arthur Agatston 于 2005 年提出的一种十分流行的饮食方案，提倡高纤维、低血糖碳水化合物、不饱和脂肪和瘦蛋白饮食。一些在少量患者中进行的对照研究显示，在限制高血糖碳水化合物和总血糖负荷后，痤疮得到了临床改善。

生酮饮食是一种含极低碳水化合物和高脂肪的饮食方案，自 20 世纪 20 年代以来一直被用作癫痫的治疗方法，而癫痫被认为与大脑中 mTORC1 活性的增加有关。由于其对痤疮的潜在疗效尚不明确，且会对生活质量造成伤害，我们并不推荐该方案。

2006 年，Cordain 将"旧石器时代饮食"作为一种治疗痤疮的营养疗法进行推广。"旧石器时代饮食"不包括精制谷物、糖、牛奶和乳制品，但允许食用鱼类、肉类、水果、蔬菜、坚果和植物块茎，这可以改善 2 型糖尿病患者体内的脂肪量和包括胰岛素敏感性、血糖控制和瘦素水平在内的代谢平衡。许多关于寻常痤疮患者代谢异常的研究均报告了 BMI 增高和胰岛素抵抗。尽管"旧石器时代饮食"治疗痤疮具有一定的生化依据（表 8.1），但仍缺乏安慰剂对照研究。

表 8.1 针对痤疮饮食干预的证据等级 [a]

促进	限制
平衡的总热量摄入（2b）	具有高血糖指数的糖和碳水化合物，如白面包、比萨饼、意大利面、软饮料和零食（1b）
海鱼和（或）ω-3 脂肪酸（3b）	牛奶，尤其是脱脂牛奶（2a）
蔬菜和沙拉（3b）	牛奶和糖的混合物，如玉米片和冰淇淋（5）
具有低血糖指数的水果（3b）	饱和脂肪和反式脂肪（外卖食品）（4）
植物来源的多酚类，如绿茶（EGCG）、葡萄和浆果（白藜芦醇）及姜黄素等（3b）	高碘摄入（海藻、海带）（3b）
维生素D缺乏症患者的维生素D替代治疗（4）	不断食用零食（高血糖和高盐食物）（4）

[a] 证据等级（括号中的 LoE），基于牛津循证医学中心——证据等级（2009 年 3 月）

8.8 植物来源的多酚类、多不饱和 ω-3 脂肪酸、维生素 D 和特定的肠道菌群

体内及体外研究表明，天然植物来源的多酚类，如绿茶中的表没食子儿茶素 -3- 没食子酸酯（epigallocatechin-3-gallate, EGCG）以及葡萄和浆果中的白藜芦醇可以抑制皮脂腺脂肪的生成，并可改善痤疮症状。体外研究发现，EGCG 可抑制 *P. acne* 生长，并降低人 SEB-1 皮脂腺细胞中 mTORC1 的活性。

西式饮食的特点是富含促炎的 ω-6 脂肪酸类（如花生四烯酸），而"旧石器时代饮食"含有更多抗炎的 ω-3 脂肪酸类 [如二十碳五烯酸（eicosapentaenoic acid, EPA）和二十二碳六烯酸（docosahexaenoic acid, DHA）]，可以抑制 SREBP1 启动子活性并减弱 mTORC1。需要进一步研究来证明 ω-3 脂肪酸类用于痤疮饮食干预的临床疗效。

一些研究报道了痤疮患者体内缺乏维生素 D，但两者之间的因果关系尚不明确。理论上，维生素 D 的活性形式 [1, 25（OH）$_2$ 维生素 D3] 可结合并激活维生素 D 受体（VDR），而 VDR 信号传导则通过诱导 DDIT4 来抑制 mTORC1，而 DDIT4 是饥饿时上调的 p53 应答基因。研究发现，口服异维 A 酸可影响维生素 D 在一些痤疮患者体内的代谢，但还需要他人的研究来证实。我们建议，仅在证实有维生素 D 缺乏的情况下才补充维生素 D。

长期以来，寻常痤疮一直被推测与 Stokes 和 Pillsbury 于 1930 年所假设的胃肠道机制相关。肠道菌群被认为是肠 - 皮肤轴的主要调节因子。一项宏基因组横断面研究显示，痤疮患者表现出独特的肠道微生物组，这是暴露于西式饮食者的典型特征。肠道菌群的变化以及异常肠道代谢产物的产生，与全身的 mTORC1 信号传导增强有关。一项初步研究显示，与安慰剂组的 10 例患者相比，为期 12 周补充 75 mg 鼠李糖乳杆菌（*Lactobacillus rhamnosus*）SP1 的 10 例成年患者表现出痤疮的改善、皮肤中 IGF-1 表达下降及 FoxO1 表达增强。这些观察结果需要被纳入更多患者的大样本研究中证实。目前尚不清楚观察到的痤疮患者肠道菌群的变化是否能如 Bowe 及其同事所假设的那样影响肠 - 皮肤轴。我们对痤疮患者肠道菌群的变化没有个人经验。

8.9 针对痤疮饮食干预的关注点

营养和饮食对痤疮的影响及其潜在临床应用的理论和临床发现具有创新性和开创性。但以下局限性有待讨论，并需进一步研究：

- 缺乏对牛奶和高血糖碳水化合物的安慰剂对照量效关系研究。
- 应考虑食物代谢的个体差异。潜在的食物相互作用以及肠道菌群的作用值得进一步关注。
- 自我报告评估的问卷调查结果需要通过纳入更多数量患者和对照组的随机安慰剂对照研究来证实。
- 必须明确定义患者的特征，包括性别、年龄、目前治疗、伴随疾病（如女性 PCOS）、吸烟、BMI 和健身行为（如运动）等。
- 痤疮的严重程度必须由公认的痤疮分级系统来确定。
- 干预时间必须足够长，以便能观察到代谢终点，这可能需要至少为期 3 个月的观察。

针对痤疮的饮食干预是一项令人振奋和鼓舞的新型科学疗法，具有作为辅助治疗的临床潜力。根据现有的数据，提供循证的饮食建议还为时尚早，需要开展更大规模的前瞻性、严格对照的长期观察研究。

参考文献

西式饮食与痤疮

Adebamowo CA, Spiegelman D, Danby FW, et al. High school dietary dairy intake and teenage acne. J Am Acad Dermatol. 2005; 52:207-14.

Agamia NF, Abdallah DM, Sorour OS, et al. Skin expression of mammalian target of rapamycin (mTOR), forkhead box transcription factor O1 (FoxO1) and serum insulin-like growth factor-1 (IGF-1) in patients with acne vulgaris and their relationship with diet. Br J Dermatol. 2016; 174:1299-307.

Aghasi M, Golzarand M, Shab-Bidar S, et al. Dairy intake and acne development: a meta-analysis of observational studies. Clin Nutr. 2019; 38:1067-75.

Çerman AA, Aktaş E, Altunay İK, et al. Dietary glycemic factors, insulin resistance, and adiponectin levels in acne vulgaris. J Am Acad Dermatol. 2016; 75:155-62.

Cordain L, Lindeberg S, Hurtado M, et al. Acne vulgaris: a disease of Western civilization. Arch Dermatol. 2002; 138:1584-90.

Danby FW. Acne and milk, the diet myth, and beyond. J Am Acad Dermatol. 2005; 52:360-2.

Di Landro A, Cazzaniga S, Parazzini F, et al. Family history, body mass index, selected dietary factors, menstrual history, and risk of moderate to severe acne in adolescents and young adults. J Am Acad

Dermatol. 2012; 67:1129-35.

Dréno B, Bettoli V, Araviiskaia E, et al. The influence of exposome on acne. J Eur Acad Dermatol Venereol. 2018; 32:812-9.

Fiedler F, Stangl GI, Fiedler E, Taube KM. Acne and nutrition: a systematic review. Acta Derm Venereol. 2017; 97:7-9.

Fulton JE Jr, Plewig G, Kligman AM. Effect of chocolate on acne vulgaris. JAMA. 1969; 210:2071-4.

Juhl CR, Bergholdt HKM, Miller IM et al. Dairy intake and acne vulgaris: a systematic review and meta-analysis of 78,529 children, adolescents, and young adults. Nutrients. 2018; 10(8). pii: E1049.

LaRosa CL, Quach KA, Koons K, et al. Consumption of dairy in teenagers with and without acne. J Am Acad Dermatol. 2016; 75: 318-22.

Melnik BC. Western diet-induced imbalances of FoxO1 and mTORC1 signalling promote the sebofollicular inflammasomopathy acne vulgaris. Exp Dermatol. 2016; 25:103-4.

Melnik BC. Acne vulgaris: the metabolic syndrome of the sebaceous follicle. Clin Dermatol. 2017a; 36:29-40.

Melnik BC, Schmitz G. Role of insulin, insulin-like growth factor-1, hyperglycaemic food and milk consumption in the pathogenesis of acne vulgaris. Exp Dermatol. 2009; 18:833-41.

Melnik BC, John SM, Schmitz G. Over-stimulation of insulin/IGF-1 signaling by Western diet may promote diseases of civilization: lessons learnt from Laron syndrome. Nutr Metab (Lond). 2011; 8:41.

Melnik BC, Kakulas F, Geddes DT, et al. Milk miRNAs: simple nutrients or systemic functional regulators? Nutr Metab (Lond). 2016; 13:42.

Qin LQ, He K, Xu JY. Milk consumption and circulating insulin-like growth factor-I level: a systematic literature review. Int J Food Sci Nutr. 2009; 60(Suppl 7):330-40.

Simonart T. Acne and whey protein supplementation among bodybuilders. Dermatology. 2012; 225:256-8.

Ulvestad M, Bjertness E, Dalgard F, Halvorsen JA. Acne and dairy products in adolescence: results from a Norwegian longitudinal study. J Eur Acad Dermatol Venereol. 2017; 31:530-5.

Yu M, King B, Ewert E, et al. Exercise activates p53 and negatively regulates IGF-1 pathway in epidermis within a skin cancer model. PLoS One. 2016; 11:e0160939.

痤疮的饮食干预

Bowe W, Patel NB, Logan AC. Acne vulgaris, probiotics and the gut-brain-skin axis: from anecdote to translational medicine. Benef Microbes. 2014; 5:185-99.

Cordain L. Implications for the role of diet in acne. Semin Cutan Med Surg. 2005; 24:84-91.

Deng Y, Wang H, Zhou J, et al. Patients with acne vulgaris have a distinct gut microbiota in comparison with healthy controls. Acta Derm Venereol. 2018; 98:783-90.

Fabbrocini G, Bertona M, Picazo Ó, et al. Supplementation with Lactobacillus rhamnosus SP1 normalises skin expression of genes implicated in insulin signalling and improves adult acne. Benef Microbes. 2016; 7:625-30.

Jung JY, Kwon HH, Hong JS, et al. Effect of dietary supplementation with omega-3 fatty acid and gamma-linolenic acid on acne vulgaris: a randomised, double-blind, controlled trial. Acta Derm Venereol. 2014; 94:521-6.

Lim SK, Ha JM, Lee YH, et al. Comparison of vitamin D levels in patients with and without acne: a case-control study combined with a randomized controlled trial. PLoS One. 2016; 11: e0161162.

Lindeberg S, Eliasson M, Lindahl B, Ahrén B. Low serum insulin in traditional Pacific Islanders - the Kitava Study. Metabolism. 1999; 48:1216-9.

Melnik BC. Western-diet mediated mTORC1 signaling in acne, psoriasis, atopic dermatitis, and related disorders of civilization: therapeutic role of plant-derived natural mTORC1 inhibitors. In: Watson RR, Zibadi S, editors. Bioactive dietary factors and plant extracts in dermatology. New York: Springer; 2013. p. 397-419.

Smith RN, Braue A, Varigos GA, Mann NJ. The effect of a low glycemic load diet on acne vulgaris and the fatty acid composition of skin surface triglycerides. J Dermatol Sci. 2008; 50:41-52.

Yoon JY, Kwon HH, Min SU, et al. Epigallocatechin-3-gallate improves acne in humans by modulating intracellular molecular targets and inhibiting P. acnes. J Invest Dermatol. 2013; 133:429-40.

西式饮食及其对多囊卵巢综合征和前列腺癌的可能影响

Graff SK, Mário FM, Alves BC, Spritzer PM. Dietary glycemic index is associated with less favorable anthropometric and metabolic profiles in polycystic ovary syndrome women with different phenotypes. Fertil Steril. 2013; 100:1081-8.

Harrison S, Lennon R, Holly J, et al. Does milk intake promote prostate cancer initiation or progression via effects on insulin-like growth factors (IGFs)? A systematic review and meta-analysis. Cancer Causes Control. 2017; 28:497-528.

Kiddy DS, Hamilton-Fairley D, Seppälä M, et al. Diet-induced changes in sex hormone binding globulin and free testosterone in women with normal or polycystic ovaries: correlation with serum insulin and insulin-like growth factor-I. Clin Endocrinol (Oxf). 1989; 31:757-63.

Lu W, Chen H, Niu Y, et al. Dairy products intake and cancer mortality risk: a meta-analysis of 11 population-based cohort studies. Nutr J. 2016; 15:91.

Melnik BC. Milk disrupts p53 and DNMT1, the guardians of the genome: implications for acne vulgaris and prostate cancer. Nutr Metab (Lond). 2017b; 14:55.

Melnik BC, John SM, Carrera-Bastos P, Cordain L. The impact of cow's milk-mediated mTORC1-signaling in the initiation and progression of prostate cancer. Nutr Metab (Lond). 2012; 9:74.

Torfadottir JE, Steingrimsdottir L, Mucci L, et al. Milk intake in early life and risk of advanced prostate cancer. Am J Epidemiol. 2012; 175:144-53.

Ugge H, Udumyan R, Carlsson J, et al. Acne in late adolescence and risk of prostate cancer. Int J Cancer. 2018; 142:1580-5.

9 痤疮样疾病

殷旭峰　廉翠红　舒　畅　陈锦纯 译，鞠　强 审校

内容提要

- 在超过痤疮好发年龄，且在痤疮非好发部位突然暴发的单一形态痤疮样皮损，应想到痤疮样疾病。

- 与寻常痤疮一样，药物诱发的痤疮可能与雷帕霉素靶蛋白复合物1（mTORC1）活性增加及p53信号降低有关，如生长激素、胰岛素样生长因子1、雄激素和口服异维A酸导致的痤疮异常加重。

- 药物诱发的痤疮样疹表现为皮脂腺毛囊稳态紊乱，通常与P450酶的诱导有关，例如糖皮质激素、抗抑郁药、抗结核药、免疫抑制剂、卤素、B族维生素或表皮生长因子受体（epidermal growth factor receptor, EGFR）、EGFR激酶、RAS、RAF、MEK和mTORC1抑制剂。

- 氯痤疮主要由氯代芳烃引起，尤其是多卤化萘、五氯萘和六氯萘。这是二噁英中毒的标志，其特征是出现大量闭合性粉刺，在随后的几年到几十年内反复出现各种炎性皮损，伴组织学可见的皮脂腺萎缩。建议早期干预，口服大剂量异维A酸6~12个月。

- 中毒性痤疮是由于接触致痤疮性物质导致的，包括化妆品、润发油、石油、切削油、焦油和沥青等，主要表现为接触部位出现大量闭合性粉刺。应避免接触这些物质，同时外用维A酸类药物，严重病例可口服低剂量异维A酸，通常可在3~6个月内治愈。

- 机械性痤疮是由于患者的特定部位受到机械外力作用所导致，表现为大量丘脓疱疹，有时会出现结节，但没有粉刺。额部痤疮是其常见和典型的例子。

- 革兰氏阴性毛囊炎通常表现为多发性脓疱，有时可见炎性结节，多见于长期接受抗生素治疗的男性痤疮患者，或偶见于生活在炎热潮湿气候中皮肤非常油腻的男性。治疗首选口服异维A酸，但复发并不少见。

- 马拉色菌毛囊炎或糠秕孢子菌性毛囊炎的特征是颈部、躯干，特别是胸部、上背部和手臂出现的瘙痒性单形性毛囊性丘疹和脓疱，组织学上有密集的椭圆形单芽孢，但没有菌丝。需要抗真菌治疗。

- 坏死性痤疮更贴切的术语是坏死性淋巴细胞毛囊炎。它是一个较模糊的概念，主要影响超过痤疮发病年龄的女性，主要分布于面部发际线、头皮和颈后，病程呈慢性复发性，可遗留凹陷性痘疮样瘢痕。治疗是非特异性的，疗效不佳。

- 须部假性毛囊炎主要发生在具有波浪状、扭结和卷曲毛发的男性有色人种中。这种疾病是慢性的，很少能治愈，最终会遗留增生性瘢痕或瘢痕疙瘩。治疗方法有限且缺乏证据。激光脱毛可以帮助去除内生毛发，但长期疗效尚不清楚。

- 夏季痤疮又称马略卡痤疮，是一种累及皮脂腺毛囊的多形性日光疹的毛囊变异型，其临床表现和组织学表现类似于类固醇痤疮。用抗生素、维A酸类、过氧化苯甲酰或皮质类固醇治疗未必有效，一般可自行好转。

- 虫蚀状皮肤萎缩的特征性表现为面颊的小坑状、不规则萎缩性皮损，组织学上累及真皮和毛囊间表皮，无纤维化。该病的发生通常是散在的、无症状的，儿童期不明显，日后可以单独继发于寻常痤疮。

- 电离辐射和太阳辐射会使暴露部位出现大量无炎症的开放性粉刺和闭合性粉刺。外用维A酸或口服异维A酸是首选治疗方法。

- 不典型粉刺或粉刺样疹包括儿童屈侧粉刺、肛周粉刺、家族性角化不良性粉刺/痣样毛囊性表皮松解性角化过度症以及不伴角化不良的家族性播散性粉刺/家族性多发性粉刺。粉刺样痣在本质上不是痤疮粉刺。
- 多发性脂囊瘤和发疹性毳毛囊肿是毛囊皮脂腺单位的痣样皮损。这两种疾病在组织学上具有共同的特征，有时会在同一人中同时发生或在同一个家庭中同时发生。化脓性多发性脂囊瘤应与聚合性痤疮、反常性痤疮/穿掘性终毛毛囊炎鉴别。
- 如果老年人面部出现大量群集性粉刺样皮损时，应怀疑为小棘毛壅病。男性面颊或前额出现大的单个开放性粉刺时，提示为 Winer 扩张孔。如果出现在女性口周部位，提示为毛鞘棘皮瘤。
- 多发性粟粒样皮肤骨瘤通常是亚临床的，出现在有或没有严重痤疮病史的绝经后女性面部，常常被漏诊。手术是唯一的治疗方法，剥脱性激光显示了良好的效果。缺乏长期的疗效观察。

在本章中，我们将介绍多种类似痤疮的疾病。国际文献中使用了许多术语，包括 acneiform、acneform、acne-like 和 acne mimicking，它们都是"痤疮样"的意思。

9.1 药物性痤疮和药物诱发的痤疮样疹

有关药物性痤疮和药物诱发的痤疮样疹的文献报道混乱，仍缺乏基于致病机制的明确定义。真正的寻常痤疮、药物性痤疮（drug-induced acne, DIA）和药物诱发的痤疮样疹（drug-induced acneiform eruptions, DIAE）均以毛囊性炎性皮肤反应为特征，主要局限于皮脂腺密度最高的皮肤部位，如面部、胸部和上背部。当超过痤疮好发年龄的患者在头皮和四肢等不典型部位突然发疹时，需特别关注，并进一步鉴别。这三种疾病均源于皮脂腺毛囊稳态的紊乱，可能影响毛囊皮脂腺单位的不同部分，并表现出重叠甚至相反的信号转导途径。真正的寻常痤疮和药物性痤疮与 mTORC1 活性增加及 p53 信号降低有关。而靶向抗癌药物诱发的痤疮样疹表现出 mTORC1 活性降低，p53 表达增强，最终促进皮脂腺细胞凋亡。术语"寻常痤疮"应只用于严格意义上的常见的始于青春期的典型发疹，会出现 mTORC1 活性增强相关的 IGF-1 和雄激素信号增强，继而导致皮脂生成增加及粉刺形成。

术语"痤疮样疹"指看起来像痤疮并源于毛囊的疾病，但以不同的方式影响皮脂腺毛囊。严格来说，这种发疹不是痤疮样的，最好定义为"痤疮样毛囊炎"。由于文献中已广为使用术语"痤疮样疹"，我们将继续使用此术语。

9.1.1 药物性痤疮

使寻常痤疮主要信号通路增强的药物，如生长激素（GH）、胰岛素样生长因子-1（IGF-1）和雄激素，会加重或诱发寻常痤疮。IGF-1 和雄激素可协同减弱 p53 和 FoxO1 的活性，并增强 mTORC1 和 SREBP1 的活性，而 mTORC1 和 SREBP1 是寻常痤疮发病机制中的关键因素（更多详细内容请参阅第 3 章）。

9.1.2 生长激素和胰岛素样生长因子1

重组人生长激素（recombinant human growth hormone, rhGH）可用于治疗几种与生长缺陷相关的疾病。GH 刺激 IGF-1 的表达，而 IGF-1 是一种在青春期增多的关键生长效应因子。作为一种兴奋剂，rhGH 可通过网络供应商获得，可增强 IGF-1 的生成并促发痤疮。Laron 综合征（先天性 IGF-1 缺乏导致的身材矮小）的年轻患者可以用重组 IGF-1 治疗。过量的 IGF-1 替代治疗会导致女性患者男性化并出现严重的寻常痤疮。IGF-1 直接作用于皮脂腺脂肪生成，促进性腺和肾上腺雄激素的合成，并通过增加 5α-还原酶的活性来刺激睾酮向二氢睾酮（DHT）的转化。在仓鼠脂肪细胞中，在 IGF-1 存在的情况下添加睾酮，会激活 mTORC1，而 mTORC1 是促进合成代谢（包括皮脂腺脂肪生成）的调节中枢。IGF-1 能激活人 T 细胞，增强培养的人皮脂腺细胞中白介素-1β（IL-1β）、IL-6、IL-8 和肿瘤坏死因子-α（tumor necrosis factor-α, TNFα）的表达。在男性痤疮患者中，血清 IGF-1 水平与皮脂水平相关。在女性痤疮患者中，血清 IGF-1 与血清中硫酸脱氢表雄酮（dehydroepiandrosterone sulfate, DHEAS）及雄烯二酮的浓度相关。IGF-1 与雄激素代谢的密切相互作用解释了重组 IGF-1 过度治疗者的高雄激素化和痤疮的诱发。IGF-1 的另一个外源性来源是牛奶，其中含有牛 IGF-1，其序列与人 IGF-1 相同（图 9.1）。

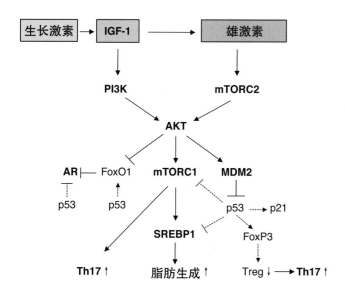

通过 5α- 还原转化为活性更强的 DHT。抗促性腺激素药物达那唑是 17-α- 乙炔睾酮的衍生物，具有弱雄激素特性，被用于治疗遗传性血管水肿和子宫内膜异位症。在放线菌素治疗后也观察到严重的痤疮和高雄激素血症。外源性雄激素会促发痤疮或加重原有的寻常痤疮。在极少数情况下，雄激素可诱发结节囊肿性痤疮或暴发性痤疮（表 9.1）。

表 9.1   引起或加重寻常痤疮的药物

• 重组人生长激素（rhGH）
• 重组人胰岛素样生长因子1（rh IGF-1）
• 雄激素
睾酮
二氢睾酮（DHT）
脱氢表雄酮（DHEA，可在皮肤中转化为DHT）
合成代谢雄激素类
含雄性孕激素的口服避孕药
促肾上腺皮质激素（ACTH，增强肾上腺DHEA合成）
• 达那唑（弱雄激素）
• 放线菌素（高雄激素血症诱导剂）

药物性痤疮

图 9.1   药物性痤疮的信号通路。重组生长激素（GH）刺激胰岛素样生长因子 1（IGF-1）的合成，进而促进性腺和肾上腺雄激素的合成。外源性 IGF-1 和雄激素以协同方式通过激活磷酸肌醇 -3 激酶（PI3K）活化激酶 AKT：IGF-1，而通过激活雷帕霉素靶蛋白复合物 2（mTORC2）活化雄激素。AKT 激活 mTORC1，进而促进参与皮脂生成的多种基因的关键转录因子——甾醇调节因子结合蛋白 1（sterol regulatory element-binding protein 1, SREBP1）的表达。mTORC1 刺激促炎性 Th17 细胞的分化。AKT 激活 p53 的关键抑制因子——鼠双微体 2（MDM2）。这导致 p53 靶基因的表达减少，包括雄激素受体（AR）的负调节因子 FoxO1、主要细胞周期抑制剂 p21 以及调节性 T 细胞（Tregs）的主要转录因子 FoxP3。与 Th17 细胞主导的免疫反应相关的皮脂生成增加是药物性痤疮的特征，这与寻常痤疮没有区别。Published with kind permission of © Bodo Melnik 2019. All Rights Reserved

9.1.3 雄激素

医源性使用雄激素可以促进生长、提高肌肉质量并预防肌肉萎缩。它们也被用于睾酮缺乏症的替代治疗。含有第一代孕激素的口服避孕药有雄激素活性。这些孕激素与雄激素受体（AR）结合，在 AR 反式激活中表现出与天然 DHT 相似的雄激素活性。不少健美运动员滥用各种合成雄激素来增加肌肉和体重。这些合成雄激素包括美雄酮、康力龙、氟甲睾酮、康复龙和氧雄龙等。DHEAS 在市场上有售，并被广泛使用。从 20 世纪 90 年代中期开始，DHEA 就被誉为"青春之泉"。皮脂腺细胞将 DHEA 转化为睾酮，并

9.1.4 异维A酸

在一些易感个体中，口服异维 A 酸是最有效的抑制皮脂的抗痤疮药物，它可能会诱导原有痤疮出现急性炎症暴发，这在异维 A 酸治疗初期并不少见。已经观察到大量结节囊肿性皮损的暴发，甚至出现暴发性痤疮，伴或不伴全身性症状。这种严重的炎症性发疹是罕见的。大量粉刺、男性和低龄是促发因素。应考虑每日剂量，从低剂量开始使用是一种安全的用法。异维 A 酸增强 IL-1β 基因在遗传易感个体中的表达，这可能是异维 A 酸介导的急性炎症反应暴发的原因。

9.1.5 药物诱发的痤疮样疹

最早关于药物诱发的痤疮样疹（DIAE）的报告可以追溯到 1928 年，当时使用碘化物后出现了"痤疮样皮损"。与寻常痤疮相比，其没有粉刺，皮损分布于躯干和上臂。典型表现是突发的皮疹，皮疹为单形性的，通常是丘脓疱疹，并且与服用致病药物密切相关。该病不是过敏反应，点刺试验或斑贴试验无助

于诊断。其累及毛囊，并不局限于皮脂腺丰富的皮肤部位（表9.2和表9.3）。

表9.2　药物诱发的痤疮样疹的常见诱发药物

- 类固醇
  外用皮质类固醇
  系统性皮质类固醇：肠内、肠外
  ACTH

- 抗癫痫药
  三甲双酮
  苯妥英钠

- 抗抑郁药
  锂
  安咪奈丁

- 四环素类
  盐酸四环素
  土霉素
  多西环素
  米诺环素

- 抗结核药物
  异烟肼（INH）
  利福平
  乙胺丁醇

- 免疫抑制剂
  硫唑嘌呤
  环孢素A
  8-甲氧补骨脂素+ UV-A（PUVA）

- 镇静剂
  苯巴比妥类
  地西泮

- 甲状腺制剂
  硫脲
  硫脲嘧啶

- 维生素
  维生素B_2
  维生素B_6
  维生素B_{12}

- 卤素
  碘化物
  溴化物
  水合氯醛

- 奎宁

表9.3　寻常痤疮与痤疮样疹的区别

	寻常痤疮	痤疮样疹
部位	皮脂腺毛囊	皮脂腺毛囊
病因	多因素： IGF-1，雄激素类 皮脂 痤疮丙酸杆菌 毛囊角化 遗传	药物 局部刺激物 食品添加剂
原发性皮损	粉刺（非炎症性）	丘疹、丘脓疱疹（炎症性）
继发性皮损	丘疹 丘脓疱疹 结节 囊肿 窦道	炎症后粉刺
瘢痕	炎症后不可避免地遗留瘢痕，可深可浅	通常没有或很少
发病	缓慢，数月至数年	突然，数天至数周
发病年龄	青春期	成年后
病程	持久，数年	较短，停用诱发物后消退

9.1.6　糖皮质激素

以前所称的类固醇痤疮，现在认为是由于易感个体全身或局部使用糖皮质激素（glucocorticosteroids, GCs）引起的毛囊炎。这种毛囊炎以毛囊内中性粒细胞浸润为特征。突然出现密集的、形态一致的毛囊性红色丘疹，会逐渐发展为闭合性粉刺，并最终转变成开放性粉刺。早期组织学表现包括毛囊上皮的坏死和破裂，并导致毛囊周围脓肿。粉刺可以在数月内发生，并可能在糖皮质激素诱发的DIAE后期成为主要皮损。

在培养的人角质形成细胞中，GCs增加了Toll样受体2（Toll like receptor 2, TLR2）基因表达，后者进一步被 P. acnes、TNF-α 和 IL-1α 激活。在 SZ95 永生化皮脂腺细胞中，添加地塞米松可增强脂质合成，部分是通过 SREBP1 的转录诱导作用以及 TLR2 mRNA 的表达增加。高水平的外源性 GCs 可改变皮脂腺稳态，诱导皮脂生成，并增强 TLR2 介导的炎性小体活化。外用地塞米松可诱导甘油三酯转变为皮肤游离脂肪酸，使其显著增加。皮脂分泌的增加和游离脂肪酸的增加有利于毛囊微生物的生长。男性志愿者外用地塞米松后，*P. acnes* 的数量增加了。在接受 GCs 治疗的 125 例类固醇痤疮或其他痤疮样疹的患者中，超过 80% 的患者口服伊曲康唑后，皮损毛囊中嗜脂性马拉色菌（*P. ovale*）的数量显著增加。停用类固醇并外用过氧化苯甲酰和克林霉素治疗后，GC 引起的毛囊炎得到改善。外用 0.05% 维 A 酸治疗粉刺有效。

9.1.7 锂与心理治疗

锂可以以柠檬酸锂或碳酸锂的形式用于精神科，主要用于急性躁狂症、躁郁症和复发性抑郁症的治疗及预防。锂诱发的痤疮样疹临床表现为面部、躯干和四肢上出现的单形性、丘疹脓疱性发疹。组织病理学表现为毛囊炎，并不是真正的寻常痤疮。反常性痤疮 / 穿掘性终毛毛囊炎和聚合性痤疮不常见。锂诱导的痤疮样皮损通常在开始治疗后 2 ~ 6 个月出现。锂不通过雄激素受体信号通路起作用。推测锂对毛囊上皮和中性粒细胞趋化有毒性作用。情绪稳定剂锂通过减弱 p53 的表达来预防海马细胞凋亡。锂的致痤疮作用可能与皮脂腺毛囊中 p53 的耗竭有关。相反，p53 上调抑制了与抑郁症发病机制密切相关的下丘脑神经发生。口服异维 A 酸对 p53 的增强效应可以解释在易感个体中抑郁风险的增加，特别是对那些有抑郁症病史的患者。因此，口服异维 A 酸疗法不适用于使用锂剂治疗抑郁症导致 DIAE 的患者。此外，必须注意锂与另一种 p53 诱导剂四环素之间的相互作用。建议停止使用锂并改用替代药物。

据报道，三环类抗抑郁药安咪奈丁诱发的 DIAE 主要是非炎性皮疹，表现为在面部、耳部、颈部、躯干和外阴出现的大量粉刺、微囊肿和囊肿皮损。组织学上观察到皮脂腺导管的囊性扩张和充满角质的粉刺。囊肿和皮肤表面的皮脂腺脂质均有所减少。

精神科和神经科使用的其他药物，如氯丙嗪、丙戊酸盐、舍曲林、乙琥胺、草酸艾司西酞普兰、喹硫平和拉莫三嗪，也被发现是 DIAE 的诱导剂。

9.1.8 卤素

含有碘化物、溴化物和其他卤素衍生物的药物也可以诱发 DIAE。碘化物、溴化物经常引起 DIAE 或加重原有的痤疮。初发的皮损通常是毛囊性脓疱。可能会出现继发性粉刺。许多治疗哮喘的药物、祛痰剂、镇静剂 / 抗癫痫药或软饮料中都含有溴化物，而含海带的补充剂、矿物质和维生素补充剂以及碘化不透射线对比染料中含有碘。碘疹和溴疹是一种超敏反应，部分由卤素激活的中性粒细胞脱颗粒介导。另一种迟发型反应是增殖性斑块。氯痤疮是暴露于剧毒的卤化芳香族化合物（包括氯化二噁英和二苯并呋喃）而引发的一种独特的疾病，与卤素诱发的痤疮样疹无关。要治疗卤素诱发的 DIAE，应停止使用致病药物或食品添加剂。

9.1.9 B族维生素

维生素 B_2（核黄素）、B_6（吡哆醇）和 B_{12}（氰钴胺素）可能会使某些人出现 DIAE。当维生素 B_{12} 的使用剂量为每周 5 ~ 10 mg 时，可出现痤疮加重或痤疮样疹。皮疹通常在维生素 B_{12} 给药后 2 周出现，表现为面部、上背部和上胸部以及手臂出现播散性毛囊性小丘疹或丘脓疱疹。维生素 B_6 和 B_{12} 诱发 DIAE 的机制尚不清楚。这两种维生素都参与"一碳代谢"，这对于基因启动子甲基化所需的甲基基团供给非常重要。高 p53 表达与低 *TP53* 启动子甲基化相关。相反，高 *TP53* 启动子甲基化会导致低 p53 表达。通常，停止 B 族维生素治疗 8 ~ 10 天后，皮损会消失。

9.1.10 抗结核药

据报道，抗结核药异烟肼（异烟酰肼）单独或与利福平和乙胺丁醇联合使用的长期治疗可导致 DIAEs，发生率为 1.4% ~ 2.5%。这种 DIAE 通常是轻度的，主要表现为炎性毛囊性丘疹。不过也观察到一些严重类型的痤疮和 SAPHO 综合征，其因果关系尚不明确。与 B 族维生素类似，异烟肼可修饰 DNA 甲基化并改变表观遗传基因的表达。

9.1.11 免疫抑制剂

环孢素 A（CsA）是一种强效的免疫抑制剂，用于治疗银屑病和重度特应性皮炎以及器官移植的受者，被认为可诱发 DIAEs。CsA 具有高度亲脂性，可与皮脂一起排出体外。已有其诱发聚合性痤疮、表皮囊肿及毛囊炎的病例报道。文献中对 CsA 诱发的发疹性皮脂腺增生已有充分论述，其在接受 CsA 治疗的肾移植患者中的发生率高达 30%，在心脏或造血干细胞移植后也有发生。CsA 对未分化的皮脂腺细胞有刺激作用。皮脂腺增生最常见的表现为面部、胸部或腹股沟处的无症状丘疹。

系统性使用硫唑嘌呤偶尔可导致 DIAEs。西罗莫司是一种用于肾移植的免疫抑制药物，也是一种 mTORC1 抑制剂。已在约 45％ 接受西罗莫司治疗的患者中观察到 DIAE，主要是男性。丘疹脓疱性皮疹在组织学上表现为非特异性毛囊炎，主要出现在皮脂腺丰富的皮肤部位，但经常扩散至手臂、颈部和头皮（表 9.4）。

表 9.4 寻常痤疮与药物诱发的痤疮样疹（DIAEs）鉴别的有用线索

- DIAEs发病急，通常在几天之内
- 常常在面部之外的部位广泛分布
- 分布在少见部位，如前臂、臀部
- 任何年龄均可发生
- 单一形态的皮损：在同一阶段出现的丘疹或丘脓疱疹
- 可能出现药物毒性的全身症状，如发热和不适
- 停药后皮疹消退，有时可遗留继发性粉刺

9.1.12 P450诱导剂

维生素 A 的活性代谢物全反式维 A 酸（all-trans retinoic acid, ATRA）是一种强大的基因转录调节因子，可促进 p53 的表达。ATRA 的细胞内氧化分解代谢是由细胞色素 P450（CYP）超家族介导，CYP 有助于维持组织中 ATRA 的浓度。已知的 P450 酶诱导剂可降低细胞内 ATRA 水平，从而降低与痤疮发病有关的 p53 表达。苯巴比妥、利福平、苯妥英钠和卡马西平是强效的 P450 诱导剂，这些药物能在特定的患者中诱发 DIAEs。CYP450 酶多态性是造成患者之间不同药物反应的原因，也可以解释一部分人患 DIAE 的倾向。甲状腺激素受体是药物代谢细胞色素 P450 的调控者，而细胞色素 P450 参与内源性化合物代谢，是碘和甲状腺制剂诱发的 P450 介导的 DIAE 的潜在机制（图 9.2 和图 9.3）。

9.1.13 表皮生长因子受体抑制剂

表皮生长因子受体（EGFR）也称为 HER1 或

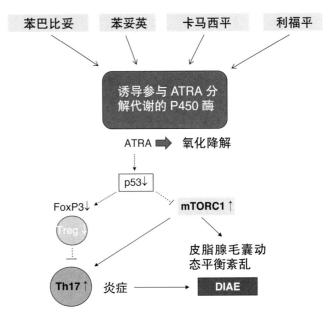

图 9.2 P450 诱导剂诱发的痤疮样疹（DIEA）的发病模型。一些诱发 DIEA 的药物是 P450 酶诱导剂，它能降解细胞内的全反式维 A 酸（ATRA）。细胞色素 P450 酶在人脂肪细胞中表达。较低的 ATRA 水平导致 p53 表达降低，雷帕霉素靶蛋白复合物 1（mTORC1）的激活以及调节性 T 细胞（Tregs）的主要转录因子 FoxP3 表达降低。Tregs 的缺乏和 mTORC1 活性的增加增强了向促炎性 Th17 细胞分化，从而吸引中性粒细胞导致丘疹脓疱性发疹（DIEA）。Published with kind permission of © Bodo Melnik 2019. All Rights Reserved

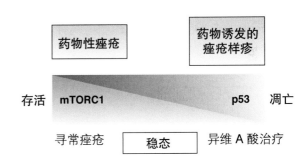

图 9.3 伴有 mTORC1 活性增加及 p53 信号降低的皮脂腺毛囊稳态紊乱与寻常痤疮和药物性痤疮的关联。靶向抗癌治疗可降低 mTORC1 活性，并增强与皮脂腺细胞凋亡相关的 p53 活性，这与异维 A 酸治疗痤疮的作用模式类似

ErbB1，在许多肿瘤中均存在过表达。已证明表皮生长因子受体抑制剂（EGFR inhibitors, EGFRI）对各种癌症均有临床疗效，特别是在非小细胞肺癌中，常表现为 EGFR 刺激的 PI3K/AKT/mTORC1 通路的活化突变。EGFR 可被西妥昔单抗和帕尼单抗所抑制，这些抗体结合并抑制 EGFR 的胞外结构域。埃罗替尼和

吉非替尼选择性地抑制 EGFR 胞内结构域中酪氨酸激酶的活性，从而阻止 EGFR 自身磷酸化和随后的 EGFR 信号通路的活化。DIAEs 在 EGFRI 治疗中常见，在 EGFRI 治疗的早期阶段开始出现，经常引起瘙痒。这些 DIAEs 是呈剂量依赖性的，面部、头皮、胸部和上背部表现出丘疹脓疱性毛囊性发疹，往往在最初的 1~2 周开始出现，3~4 周时最严重，通常在 2 周后逐渐消退，但也可能持续数月。不会出现粉刺。EGFRI 的临床益处与其诱发的特征性 DIAE 之间的相关性已有报道。EGFR 在表皮和皮脂腺的基底细胞中表达。皮脂腺 EGFR 的被抑制可能在 EGFRI 介导的 DIAE 发病中发挥重要作用。在 EGFRI 诱发的 DIAE 患者中，治疗前皮脂水平高于不发生 DIAE 者。在毛囊间的真皮和皮肤附属器周围有明显的单个核白细胞浸润。在厄洛替尼治疗的皮肤中（未经放疗），发现有化脓性毛囊炎、毛囊上皮和附属器的破坏，也可能累及头皮的终毛毛囊。具有树突状细胞形态的 TRAIL 阳性细胞、T 细胞、抗原呈递树突状细胞和巨噬细胞也提示 DIAE 的发生。研究表明，皮脂腺脂质可增强 IL-1β 的分泌，并诱导巨噬细胞极化和活化。

治疗是经验性的，缺乏严格对照的临床研究。包括外用氢化可的松（1%~2.5% 乳膏）、克林霉素（1% 凝胶）、吡美莫司（1% 乳膏），或与多西环素（100 mg 口服，每日 2 次）或米诺环素（100 mg 口服，每日 2 次）联用，或泼尼松 20~40 mg/d，逐渐减量。呈现蜜色痂皮的金黄色葡萄球菌性脓疱病并不少见，应予以治疗。

9.1.14 RAF和MEK抑制剂

在黑色素瘤中，RAS/RAF/MEK/ERK 和 PI3K/AKT 信号通路通过多种机制被持续活化。BRAF 抑制剂（如维莫非尼、达拉菲尼和索拉非尼）及 MEK1/2 抑制剂（MEKI，如曲美替尼）可增加 BRAF 突变的转移性黑色素瘤患者的存活率。它们在治疗过程中诱发了一系列皮肤不良反应。在接受 BRAF 和 MEK 抑制剂联合治疗的患者中，最常见的副作用是 DIAE。而达拉菲尼可诱发皮肤鳞状细胞癌和疣状角化病，曲

美替尼则诱发停药后可逆的 DIAEs。当达拉菲尼和曲美替尼联合使用时，皮肤不良反应较少。50%~70% 使用选择性 BRAF 抑制剂的患者普遍存在皮肤副作用，而在口服 MEK 抑制剂治疗的患者中，出现皮肤副作用的比例高达 74%。在已报道的皮肤副作用中，主要为痤疮样、丘疹脓疱性发疹。

伊马替尼是一种酪氨酸激酶抑制剂，用于治疗多种恶性肿瘤，尤其是白血病。已有慢性粒细胞白血病患者使用伊马替尼出现 DIAEs 的报道。我们不推荐使用局部钙调神经磷酸酶抑制剂治疗 RAF/MEK 抑制剂介导的 DIAE，因为它们可能会增加角化棘皮瘤和鳞状细胞癌的风险（图 9.4）。

9.2 氯痤疮

9.2.1 从氯痤疮到MADISH

氯代芳烃是可导致痤疮样疹（即氯痤疮）的最强物质，可能与其全身毒性有关。1899 年，Herxheimer 首次描述工人接触氯气后，面部和手臂出现了痤疮样疹，并称之为氯痤疮。Siegfried Bettmann 在 1897 年就报道过这种情况，认为是由于接触氯造成的。他正确地将其归类为职业病。后来人们意识到氯化芳烃是造成这种情况的原因。2009 年，Sorg 和 Saurat 等根据对其发病机制的研究，提出了代谢获得性二噁英诱导的皮肤错构瘤（metabolizing acquired dioxin-induced skin hamarto-mas, MADISH）这一术语。由于氯痤疮在外观上可以类似不同阶段的痤疮，如痤疮样、痤疮样皮损、开放性或闭合性粉刺，这样的描述仍广泛用于大多数相关文献以及本书下文中。

9.2.2 化学物

导致氯痤疮的化合物在结构上相似，均具有相对分子平面性，并含有两个苯环，其中卤素原子占据至少 3 个侧环位置。决定生物活性的不是氯原子的数量，而是它们在烃环上的位置和异构化。这些化合物与受体的立体特异性结合与它们的毒性有关。

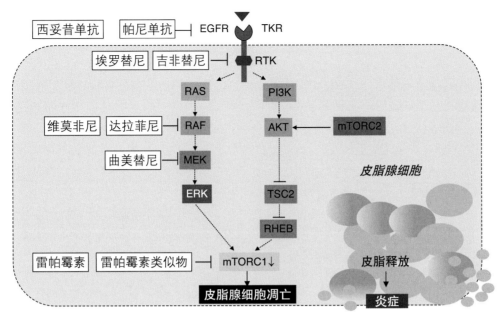

图 9.4 靶向抗癌治疗诱导皮脂腺细胞凋亡的作用模型。mTORC1 信号在不同的检查点被抑制。皮脂腺细胞凋亡增加皮脂的释放，进而促进毛囊周围炎症反应。治疗前皮脂水平越高，丘疹脓疱性炎症反应越强。缩写：EGFR，表皮生长因子受体；TKR，酪氨酸激酶受体；RTK，受体酪氨酸激酶；RAS，Ras 病毒癌基因同系物；RAF，Raf 病毒癌基因同系物 1；MEK，丝裂原激活的 ERK 激酶；ERK，ERK 激酶 1；PI3K，磷酸肌醇 -3 激酶；AKT，AKT 激酶；TSC2，抗结核菌素；RHEB，脑中富含的 Ras 同源蛋白；mTORC1，雷帕霉素靶蛋白复合物 1；mTORC2，雷帕霉素靶蛋白复合物 2

9.2.3 导致氯痤疮的化学物（致氯痤疮物）

多卤代萘：多氯萘、多溴萘（多溴萘类可能作为多溴联苯的污染物出现，但未被确认为致氯痤疮物）

多卤代联苯：多氯联苯（PCBs）、多溴联苯（PBBs）

聚卤代二苯并呋喃：聚氯代二苯并呋喃（聚氯代二苯并呋喃和六氯萘可作为多氯联苯的污染物，尤其是三、四、五和六氯二苯并呋喃）、聚溴代二苯并呋喃（尤其是四溴二苯并呋喃）

多氯酚化合物的污染物，尤其是除草剂（2,4,5-T 和五氯酚）和除草剂中间体（2,4,5- 三氯苯酚）：2,3,7,8- 四氯二苯并对二噁英（TCDD）、六氯二苯并对二噁英、四氯二苯并呋喃

3,4- 二氯苯胺及相关除草剂的污染物：3,4,3′,4′- 四氯偶氮苯（TCAOB），3,4,3′,4′- 四氯偶氮苯（TCAB）

其他：1,2,3,4- 四氯苯（实验性）；二氯苯，一种除草剂（仅用于临床）；双对氯苯基三氯乙烷（粗三氯苯，未确认为致氯痤疮物）

多卤代萘：五氯萘和六氯萘是主要的致病物。这些物质的商品名是 Halowax。其已广泛用于造船、绝缘电线、木材防腐剂、密封剂和冷凝器的电介质中。Halowax 诱发氯痤疮的作用非常突出，以至于 Halowax 痤疮（Halowax acne）已成为氯痤疮的同义词。

多卤代联苯：自 1929 年以来，多氯联苯和多溴联苯一直被用在工业中，但直到几十年后，它们才被普遍认为是污染物。它们经常与六氯萘和多氯二苯并呋喃一起存在。现在，多卤代联苯只允许用于封闭系统中，例如变压器和电容器。但是，意外爆炸会产生剧毒的多氯二苯并二噁英（PCDD）或 TCDD。

多卤化二苯并呋喃：这些是氯化酚中的污染物。多氯二苯并呋喃（PCDF），例如五氯和六氯二苯并呋喃，是主要的致氯痤疮物，并且是肝毒素。多溴二苯并呋喃（PBDF）也会引起氯痤疮的暴发。

二噁英：二噁英是 TCDD。尽管有许多二噁英异构体，但二噁英这一术语通常适用于这类烃类。二噁英在工业上没有用处。它们是制造氯代苯酚或 2,4,5'-T（三氯苯氧乙酸）的有害副产物，这些化合物可用作除草剂和防腐剂。燃烧过程也可以产生二噁英。

主要有三种化合物值得我们注意：TCDD、六氯二苯并对二噁英（HCDD）和 2, 3, 7, 8- 四氯二苯并呋喃（TCDF）。

偶氮苯和氧化偶氮苯：氯痤疮与制造 3, 4- 二氯苯胺及相关除草剂有关。需要注意的是 TCAOB 和 TCAB。这些都是二氯苯胺生产过程中的污染物。农药与除草剂丙腈和甲唑都属于这个家族。

9.2.4 氯痤疮的流行概况

大多数氯痤疮病例都是由于化学品制造中的职业性接触而发生的，只有极少数病例是由于使用产品而引起的。非职业性氯痤疮是由工业事故、受污染的工业废物和食品引起的。

1953 年德国路德维希港的三氯苯酚事故：一家 BASF 工厂发生爆炸，释放出 2, 4, 5- 三氯苯酚及其衍生物和污染物。42 名工人出现大面积痤疮及全身中毒症状。在近 40 年后，我们为这起事故的受害者治疗了他们的聚合性痤疮样氯痤疮。

1968 年日本的米糠油中毒事件：米糠油受到大量四氯联苯和氯二苯并呋喃的污染。1665 人受到影响，51 人死于这一史无前例的污染。

1973 年美国密歇根州阻燃剂事件：数百磅的六溴联苯阻燃剂（Firemaster BP-6）不小心与牛饲料混合，造成了成千上万的动物死亡。人们由于接触到受污染的饲料或食用乳制品而受到感染。及时的公共卫生措施降低了危害，没有人员死亡。

1972 年至 1973 年美国俄亥俄州和 1974 年至 1977 年美国阿肯色州杀虫剂 - 除草剂事件：有 41 名工人由于接触 3, 4- 二氯苯胺及其衍生物偶氮和氧化偶氮苯而患上了氯痤疮。

1976 年意大利塞维索的 TCDD 中毒事件：在反应堆容器爆炸后，至少 600 kg 被未知量 TCDD 污染的 2, 4, 5- 三氯苯酚大面积扩散。人们不得不从家中撤离。土壤、农产品和牛均被污染。这些化学物质的生物降解速度非常缓慢。尽管造成的影响不如原先预期的那么严重，但由于这一悲剧，447 人患上严重的氯痤疮，193 人出现晚期后遗症。

1979 年台湾玉城的多氯联苯中毒事件：中毒源头是很多人吃的米糠油受到污染。多氯联苯是污染源。超过 2000 人患病，其中一半以上患有氯痤疮。

对长期患病率随访研究的回顾性分析显示，在德国路德维希港、日本九州和中国台湾台中，分别有 10%、8% 和 17% 的患者在 36 年、25 年及 14 年后仍

有氯痤疮症状。

1981 年西班牙毒油灾难：人们食用了掺假的菜籽油，这些菜籽油掺杂 2% 工业苯胺而变质，随后进行精炼，然后作为纯橄榄油非法出售，这导致了毒油综合征。这一商业犯罪行为导致 400 多人死亡，2 万多人受影响，其中主要是妇女和儿童。氯痤疮的表现和患病率尚不清楚。尚未完全搞清潜在的有毒物质，可能包括脂肪酸酰苯胺、3-N- 苯胺基 -1, 2- 丙二醇酯和衍生物。

化学战和氯痤疮：在 20 世纪 80 年代末的伊朗 - 伊拉克战争期间，据媒体的可靠报道，暴发了大范围氯痤疮。尽管没有发现致病的烃类化合物，但我们亲眼看到了来自这个战区的士兵患严重氯痤疮的病例。

橙剂：全世界广泛使用的除草剂有两种，即 2, 4, 5- 三氯苯氧乙酸（2, 4, 5-T）和 2, 4- 二氯苯氧乙酸（2, 4-D）。1965 年至 1970 年期间，为破坏重要战略地区的植被，在越南喷洒了超过 4 亿升除草剂。2016 年前没有报道过氯痤疮病例，但出现了许多说不清的全身症状。数以千计的士兵要求赔偿，但经过广泛调查后，未能证实任何一个伤害事件。在空军的"牧场手行动"中，从 1961 至 1971 年，有 1000 多人在越南从事处理除草剂的工作。这些说不清的主诉从未被追溯到已知的任何一种卤代烃中。皮疹是最敏感的暴露指标，在没有出现特征性皮疹的情况下，所有这些病例都是可疑的。2016 年的一篇综述指出，在越战退伍军人中，橙剂或有机氯杀虫剂与氯痤疮、迟发性皮肤卟啉症、皮肤淋巴瘤（非霍奇金淋巴瘤）、软组织肉瘤、隆起性皮肤纤维肉瘤和平滑肌肉瘤的发生有关。

1998 年维也纳氯痤疮事件：两名女性莫名地患上氯痤疮，其中一名深受其害。在她的血液中检测到过量的 TCDD 值，达到了有史以来在个人身上检测到的最高水平。奥地利的研究人员对此进行了调查。调查指出，这两名女性工作的地方存在环境问题。

在当今社会，拆除建筑密封胶的建筑工地工作人员以及从事采矿、回收、燃烧和运输含多氯联苯有毒废物工作的人员都有多氯联苯的职业接触史。从事工业生产 3, 5, 6- 三氯吡啶 -2- 醇（STCP）的工人也曾报道过氯痤疮的病例。STCP 是合成有机磷杀虫剂毒死蜱的重要中间体，毒死蜱是目前世界上最大的农药品类之一。

2004 年，乌克兰前总统维克多·安德烈耶维奇·尤先科在总统竞选期间被高度怀疑二噁英中毒，这一事件得到了日内瓦同事的证实。

9.2.5 污染的途径

二噁英和其他烃类可通过直接接触皮肤和黏膜（经皮吸收）、吸入灰尘和烟雾，或摄入（受污染的食物、儿童吞咽受污染的灰尘和土壤）而产生毒性。这些微量的超强毒素足以引发氯痤疮。据估计，每公斤体重 50 μg 二噁英或 100 μg TCDD 即可使人致命。诱发氯痤疮的阈值尚不清楚。

通常，爆炸等意外事件会导致氯痤疮。工作场所通风不良也可能是一个促成因素。其次，最危险的是不慎接触变压器和热交换液中的流体。另一个风险源于偶然或人为火灾引起的热解，热解主要是产生 PCDD 和多氯二苯并呋喃 PCDF。燃烧卤代烃的市政焚烧炉是氯痤疮的另一个来源。最后，食用受污染的食物，如含有高浓度二噁英或二苯并呋喃的鱼类或受污染的食用油，也可导致氯痤疮严重暴发。

毒性作用的分子基础很可能是药物代谢酶的诱导。它们需要通过细胞色素 P450 依赖的微粒体单加氧酶的代谢激活才能发挥其毒性活性。TCDD 是最有效的 P450 诱导剂。在肝中，卤代烃可能与细胞膜受体结合以激活酶系统，例如肝微粒体中的 δ- 氨基乙酰丙酸合成酶。尿卟啉原脱羧酶也被抑制了，引起了肝卟啉症。这是一些流行病的共同特征。

二噁英特别是 TCDD，与细胞内受体芳香烃受体（aryl hydrocarbon receptor, AhR）结合，在人体的众多组织中表达，尤其是在肺、肝、肾、皮肤和女性生殖组织中。除了在异生物质代谢中的作用外，越来越多的证据表明 AhR 在骨髓和皮脂干 / 祖细胞稳态中的作用，涉及 c-Myc、Blimp1 和 β-catenin/TCF 等转录因子。激活 AhR 可诱导广谱的生化作用和毒性作用，例如致畸、免疫调节和肿瘤形成。细胞色素 P450 1A1（CYP1A1）在人体皮肤中的诱导和表达是 AhR 激活的关键标志。香烟烟雾中含有各种多环芳烃，如萘、蒽或苯并（α）芘。正如 Saurat 等提出的，香烟烟雾中有些成分是 AhR 激动剂，可以激活 AhR 信号通路，并诱导粉刺形成，这可以解释为什么吸烟者痤疮主要表现为闭合性粉刺。另外，各种化合物可以在不激活 AhR 的情况下诱发类似的毒性综合征，而在含有硫代葡萄糖苷的十字花科蔬菜中发现的一些天然 AhR 激动剂不会诱导氯痤疮。越来越多的各种分子被鉴定为 AhR 激动剂，它们不属于二噁英家族。

不同物种和组织对 TCDD 的敏感性差异很大，其中以豚鼠最为敏感。急性 TCDD 中毒后，胃肠道、肝和胰腺首先受到影响，这些器官会在 6～10 周内恢复。几周后开始出现皮肤症状，18 个月时最严重，并在 3～5 年期间缓慢消失。由于二噁英的生物半衰期长达 7～10 年，并且随着时间的推移会在体内蓄积。长期接触二噁英对于人体健康的影响尚未完全阐明。2012 年，对日本油病（Yusho）患者的随访研究显示，约 1/3 的患者在 40 年后仍出现黑头粉刺、痤疮样疹和瘢痕，并且 2, 3, 4, 7, 8- 五氯二苯并呋喃和总多氯联苯的平均血液浓度仍然高于对照组。

9.2.6 临床表现

根据接触物不同的性质和强度，氯痤疮的临床表现差异很大。暴露部位（如面部、颈部、手臂和腿部）会在数小时内形成红斑（氯痤疮疹）。这些红斑可能会结痂脱落，留下浅瘢痕。这些部位随后会出现色素沉着，布满了典型的粉刺，这是氯痤疮的标志。每当皮肤受到污染时，几乎所有的毛囊都会受到影响，尤其是面部的皮脂腺毛囊和毳毛毛囊。好发部位是面部、颈部、腋窝、阴囊和阴茎。面部容易受累的区域是面颊和前额，还有耳后。奇怪的是，鼻部一般不受影响。大量接触导致全身体表均受累时，只有没有毛囊的部位能幸免，即手掌和足底。1～2 个月后，会形成闭合性粉刺。这些闭合性粉刺慢慢扩大，并可能形成开放性粉刺。有些粉刺会发展为直径超过 5 cm 的囊性皮损。大的、有触痛的丘疹和脓肿是继发性炎症表现。机械因素（如压力、拉伸或摩擦）可能导致闭合性粉刺和囊肿破裂。这一过程会持续数月甚至数年，并反复恶化。患者受到各种类型氯痤疮皮损的折磨，最严重的是聚合性痤疮样炎性结节。上皮化隧道融合形成窦道，里面有组织碎片以及脓液和血液的大面积渗出。这种情况可能持续几年甚至几十年。严重的氯痤疮病程长，是一种可怕的疾病。较轻的病例以粉刺为主，且会自发消退。大面积萎缩性和增生性瘢痕标志着这种严重的疾病发展到了后期。

眼睑的睑板腺可能会受累，形成含有干酪样物质的粉刺样囊性皮损。还可能发生结膜炎、眼睑水肿和慢性炎症。

9.2.7 组织病理学

许多研究描述了氯痤疮的组织病理学表现。这种疾病很容易在实验中模拟出来。在兔的外耳道可快速诱导出粉刺，这为筛选致粉刺的化学物质提供了有用的动物模型。在兔耳模型，这一过程在粉刺阶段停止，不会发生炎症。氯痤疮的粉刺非常独特，不同于寻常痤疮。首先是皮脂腺消失，皮脂腺细胞转变为角质化细胞。芳香化合物会刺激毛囊上皮的转变。整个皮脂腺毛囊产生大量致密的角化细胞，使毛囊导管扩张并迅速产生明显的粉刺。与寻常痤疮不同，粉刺是无菌的。细菌和酵母菌不能在这种环境中存活，这可能是由于烃类的抗菌活性或缺乏皮脂腺脂质（痤疮丙酸杆菌和酵母菌的营养物质）。很难区分氯痤疮的炎性皮损与聚合性痤疮的炎性皮损。

9.2.8　其他皮肤病和非皮肤病表现

恶心、呕吐和腹泻是急性中毒的征兆。大量接触通常会导致肝病如肝炎和肝型卟啉症，主要是迟发性皮肤卟啉症。相关的皮肤病表现为色素沉着、多毛症、光照部位的大疱、粟丘疹和瘢痕。肌肉骨骼痛伴滑囊炎也有报道。肺部可能会受到支气管炎和呼吸困难的影响。中枢神经系统有时会受影响。患者会出现疲劳、头痛、失眠、易怒、阳痿和性欲丧失的症状。外周神经系统也可能受影响。神经病变被证实伴有运动和感觉丧失。动物研究中众所周知的致畸性在人类中尚待证实。尽管在油病（Yusho）事件后，恶性肿瘤的发生率有所增加，但人类致癌的证据尚未得到证实。

9.2.9　鉴别诊断和实验室研究

确诊氯痤疮需要结合临床表现，比如在寻常痤疮的典型部位之外分布的粉刺和非炎性囊肿，明显的致氯痤疮物质接触史，并且没有其他外部原因（如油性毛囊炎或沥青痤疮）。流行病表明是环境原因，通常是职业性的，但也有营养方面的原因。

可通过气相色谱/高分辨质谱或二噁英反应的化学激活荧光素酶的表达来评估血清和各种组织中的致氯痤疮物。这两种方法实际上是互补的，前者是为了揭示化学物质的性质，而后者则可以给出 AhR 活化的全局效应。致氯痤疮物的总量用 2, 3, 7, 8-TCDD 当量（TEQ）表示，每种分析物的量用 2, 3, 7, 8-TCDD 当量因子（TEF）表示。因为这些化合物是高度亲脂性的，故该值通常表示为脂质重量，而不是湿重。由于二噁英同源物敏感性有个体差异，以及更高浓度 TCDD 的隔室效应和高表达的 TCDD 代谢酶细胞色素

P450 1A1，氯痤疮的发生与血清 TEQ 值无关。

德国有分析二噁英化合物的两个参考实验室，每个国家都可以咨询自己的参考实验室（如果有的话）（译者注：此处删除德国两个实验室的详细信息）。

9.2.10　治疗和预防

局部使用维 A 酸类和水杨酸等粉刺溶解剂只有部分效果。虽然经验有限，但应用维 A 酸、异维 A 酸或阿达帕林似乎是有效的，至少可以去除粉刺及加速炎性皮损的消退。过氧化苯甲酰无效。要消除较大的皮损，可能需要使用手术刀、刮匙或电外科治疗。Saurat 等观察到，任何切口都可能出现营养不良型愈合，这可能是由于二噁英诱导的皮肤愈合反应加速，而机械磨削和多次微穿刺提取/抽吸技术疗效满意。局部或全身使用抗生素是无效的。根据个案报道和我们的经验，由于异维 A 酸的粉刺溶解和抗炎作用，口服异维 A 酸可能会有帮助，但已有大剂量口服异维 A 酸产生耐药性的报道。如果副作用可以耐受，通常建议使用高剂量，之后使用低剂量维持，疗程可能超过 6～12 个月。我们强调在疾病早期口服异维 A 酸，或者在确认接触二噁英后预防性使用，以预防囊肿的产生。

奥利斯特拉油是一种不可吸收、不易消化的亲脂性膳食脂肪替代品，已被证明可使 TCDD 的粪便排泄速度提高 8～10 倍。它是否有益于氯痤疮尚不清楚，而根据 MADISH 模型，即使有效果，也值得怀疑。使用 TNFα- 阻断剂靶向治疗炎症的有效性尚未得到证实。

避免与氯化烃接触是必要的，并且可以通过使用通风良好的头罩来减少接触。预防还包括改善卫生，例如每天更换工作服和内衣，必须彻底清洗，以去除所有有害化学物质的残留。

9.3　中毒性痤疮

Venenum 在拉丁语中是毒药的意思。在这里，指对皮脂腺毛囊的毒性。中毒性痤疮（acne venenata）是接触性痤疮，在大多数情况下是表皮接触。较少见的接触途径有吸入或摄入，后者可以在一些氯痤疮病例中见到（见第 9.2 部分），从发病机制上来看这些病例实际上并不是痤疮。与各种各样的物质接触产生毛囊性发疹，其表现可轻可重。中毒性痤疮均始于粉刺形成，组织学上类似于真正的痤疮，但在发病机制上

缺乏 *P. acnes* 及激素的作用，将其归类为痤疮样疹更为合适。此外，寻常痤疮在不同职业的年轻工人中并不少见，可同时发生中毒性痤疮。痤疮患者往往更容易发生中毒性痤疮，但相关研究很少。

化妆品、洗漱用品和梳妆用品是致痤疮物质的主要来源，可引发更常见类型的中毒性痤疮。根据独特的使用部位和病因，人们对这些痤疮的变异型进行了分别命名，如化妆品痤疮和润发油痤疮。

最广泛及最严重的病例发生在工业环境中。它们是职业性中毒性痤疮（occupational acne venenata）。在过去的50年里，某些制造厂暴发过严重的泛发性痤疮，几乎所有毛囊都受累。既然现在可以通过兔耳测试鉴定出致痤疮化学物质，人们会认为这样的灾难不太可能再发生了。事实并非如此，职业性痤疮仍时有发生。焦油/油痤疮是汽车行业最常见的皮肤职业病之一。群集的闭合性粉刺在特定部位的分布说明了这类痤疮的存在。

一些流行病显然与接触相关，例如，经常用油涂在头皮的种族群体中，面部会出现大量粉刺，尤其是在头皮附近。他们使用的油是含有致粉刺杂质的廉价产品。

粉刺特别是黑头粉刺是中毒性痤疮的标志。只有毒性更强的物质才会导致囊肿和广泛的炎性皮损。通常，皮损会成群出现。众所周知的中毒性痤疮变异型有：①化妆品痤疮；②润发油痤疮；③职业性痤疮：石油痤疮、油/焦油/沥青痤疮。

9.3.1 职业性痤疮

石油痤疮：油田和炼油厂的工人可能会出现大面积的痤疮皮损暴发。面部、颈部、耳部和前臂是好发部位。在阳光充足的户外工作时，中毒性痤疮可能会因紫外线辐射而加重，这是光照性粉刺形成的一个例子。这与日光性粉刺（Favre-Racouchot 病）有相同之处。

油、焦油和沥青痤疮：煤焦油和沥青是众所周知的致痤疮物质，可以导致道路工人、屋顶工人和其他职业的工人出现大量皮疹。光毒性反应会使情况复杂化，有时会导致病情恶化。同时具有致粉刺和光毒性作用的物质会导致最严重的发疹，例如煤焦油。

切削油痤疮：在全球范围使用的切削油有很多种类。其中许多是石蜡油的混合物，添加了抗氧化剂和抗菌药物。不同制造商生成的切削油成分差别很大。

由于被广泛使用，切削油已成为职业性痤疮最常见的原因。切削油痤疮特别容易发生在职业标准和联邦法规松懈或缺乏的地方。标准要求在机械设备上安装防护罩以防止飞溅。头盔、护目镜、遮板和长袖服装也能起到保护作用。

切削油和钻井油痤疮发生在这些液体反复飞溅、与皮肤接触的部位。身体的三个部位特别危险：面部、前臂和大腿。面部因未做保护措施而直接受到污染，或工作服弄脏后在未适当清洁的情况下再穿几天，都会引发这种接触性粉刺。

起初，在几个月内会形成密布的闭合性和开放性粉刺。突出毛孔的粉刺顶部呈脏脏的灰黑色。随之而来的是继发性炎症，可产生深部疼痛结节，有时会有类似聚合性痤疮的表现。少见情况下，皮损一开始就是炎性的，表现为脓疱性毛囊炎。大量群集性黑头粉刺不可避免地随之而来。

9.3.2 治疗

关键是要停止接触，仅此还不够。对于严重病例，需要很长时间才能治愈，有时需要好几年。强制执行安全标准是预防职业性皮肤病的一项重要任务。应当提供清洗过的工作服。

对于大多数病例，应首选外用维A酸、异维A酸或阿达帕林治疗。不需要使用抗生素。建议接触油类和焦油等致粉刺物质的户外工人使用防晒霜。

9.3.3 润唇膏痤疮

润唇膏可以引起和润发油痤疮类似的粉刺。长期使用润唇膏，上唇的唇缘和嘴角处可能会出现一排开放性和闭合性粉刺。凡士林是润唇膏的主要成分，可能是导致这种类型中毒性痤疮的原因。治疗包括清除致粉刺物质，清理可见的粉刺。

9.4 化妆品痤疮

化妆品痤疮是中毒性痤疮的轻度类型，通常发生在青春期后。几乎所有的患者都是热衷于使用化妆品的女性，年龄通常在20~49岁。我们在广义上使用的化妆品一词包括所有用于清洁和美容的产品。相关的化妆品包括保湿剂、粉底霜、清洁剂、爽肤水、磨砂剂、抗皱霜、防晒霜等。使用的化妆品种类越多，出现问题的可能性就越大。当头皮边缘出现皮疹时，应考虑护发素和洗发水等护发产品是可能的病因。

现在，女性越来越意识到使用化妆品和她们的面部皮损之间存在联系。患病的女性可能会从一个化妆品柜台转到另一个化妆品柜台，为达到美肤的目的而随意更换产品。为掩盖丘脓疱疹，往往会使用越来越多的化妆品。腮红是很受欢迎的遮瑕剂，但其中的色素浸在致粉刺的油性基质中，这无疑会加重粉刺。甚至非处方抗痤疮药物也可能具有致粉刺性，特别是含硫的产品。一些含有过氧化苯甲酰的产品可能会刺激高度敏感的皮肤，反而使痤疮恶化。某些外用抗生素的基质也有致粉刺性，这可以解释含有相同浓度的同一种抗生素的产品在疗效上令人费解的差异。当痤疮不明原因地长期存在，必须保持高度的警惕。

我们指出，各种刺激物也可以加重痤疮，但它们不会导致粉刺。肥皂、清洁剂、收敛剂和爽肤水中含有的刺激性化学物质肯定能增强致粉刺性物质的活性，但它们本身并不具有致粉刺性，而是起到了促进的作用。面部产品常见成分中的刺激物有阳离子表面活性剂（通常被用作防腐剂）、香料，甚至是丙二醇（译者注：丙二醇是一种保湿剂）。加重痤疮的作用是浓度依赖的。在低浓度下，它们都是无害的。

致粉刺性的问题比我们在 1975 年关于致粉刺性的论文中最初提出时的情况要复杂得多。致粉刺性（comedogenicity）这个术语必须在概念上加以明确和扩展。事实证明，和寻常痤疮一样，无法在所有丘脓疱疹中发现角质内核。刺激物本身可以破坏毛囊上皮内衬，使得皮脂（一种强刺激物）、细菌和其他毛囊内容物渗入皮肤，引发中毒性炎性皮损。这可以被认为是一种没有角质嵌塞的化学性毛囊炎。虽然真正的痤疮局限于皮脂腺毛囊，但化学性毛囊炎经常会累及更小、数量更多的毳毛毛囊，类似于口周皮炎的情况。当出现密集分布的小脓疱时，要考虑这种不寻常的毛囊炎。组织病理学证实是毳毛毛囊。有时，轻度晒伤会导致化学性毛囊炎。请记住，面部皮肤每天会受到大量物理和化学攻击。这些攻击有累积效应。我们现在更喜欢用的术语是致痤疮性（acnegenicity），它包括了非粉刺的炎性皮损（化学性毛囊炎），相对应的术语致粉刺性指仅仅诱发粉刺形成。两者常常同时存在。

2013 年，欧盟禁止化妆品动物实验后，利用兔外耳道进行传统的致粉刺性检测可能会受限。欧盟的规定禁止在动物身上测试化妆品和化妆品成分，并禁止在市场上销售曾在动物身上做过测试的化妆品及其成分。兔耳测试中证实的致粉刺性化妆品成分包括棕

桐酸异丙酯、肉豆蔻酸异丙酯、硬脂酸丁酯、异硬脂酸异丙酯、油酸癸酯、新戊酸异硬脂酯、硬脂酸异辛酯、肉豆蔻酸肉豆蔻酯和可可脂。Mills 和 Kligman 进行的人体实验表明，使用含致粉刺性成分的成品不一定会导致粉刺形成。由于缺乏毛囊皮脂腺成分，体外生物等效性方法例如人体皮肤等效性检测，不适合用于评价致粉刺性或致痤疮性。

9.4.1 临床表现

化妆品痤疮看上去类似寻常痤疮。事实上，这些女性中的许多人在青春期就有痤疮病史，因而容易长痤疮。在这些病例中，化妆品痤疮会与寻常痤疮叠加在一起。然而，先前的痤疮病史并不是诊断的先决条件。

大量皮损群集在皮肤表面有助于诊断。可能出现大量闭合性粉刺，散布有丘脓疱疹，也有可能以小丘脓疱疹为主，或是两者同时存在。也可见到开放性粉刺，但通常不多，也不大。月经前的发作不具有特异性。化妆品不会导致严重的炎症性痤疮。

皮疹的分布部位可提示致痤疮的化妆品。例如，脸颊上大量痤疮皮损提示可能是腮红和粉饼的问题。另一个没有得到足够重视的特征是频繁发生的口周皮炎，我们将其主要归因于外部接触物。也就是说，作为化妆品的两种不同的皮肤副作用，化妆品痤疮和口周皮炎可以同时发生。

我们在 1975 年就曾明确表示"对有轻度痤疮样皮疹的女性，自己诊断为化妆品痤疮的准确率为 95%"。当时，我们在兔耳实验中发现，随机抽样的面霜和乳液中约有 50% 具有致粉刺性。化妆品和盥洗用品导致化妆品痤疮的间接证据非常有说服力。

然而，时代不同了，这种类型的痤疮比几十年前少了很多，原因如下：

- 化妆品的生产商常规进行兔耳实验测试他们的产品，虽然这种实验缺点不少，但可以排除中度致痤疮化合物。
- 通常，完全停用所有化妆品并不能使皮损完全清除。很多女性无法坚持，使停用化妆品的时间太短。部分缓解后常常会出现急性发作。
- 化妆品痤疮的典型表现为密集分布的皮损，包括小粉刺和小丘脓疱疹，伴有明确的病史，如果停用可疑产品，皮疹会在随后 3~4 个月内逐渐清除。

9.4.2 治疗

停用致痤疮产品就足够了。现在有很多选择，特别是可以选择那些根据规范避免致痤疮配方的大公司的产品。外用维A酸类药物可以加快皮损的消退。不过，即使停用了化妆品，有时皮损消退也非常缓慢。

我们会选择口服异维A酸来治疗长期存在的有多种皮损的化妆品痤疮。低剂量就足够了。每天10 mg，甚至每周两次，每次10 mg，就可以使几乎所有女性在3个月内获得良好的疗效。面部皮肤和头皮出油减少，毛囊炎消失，毛囊嵌塞和小粉刺被清除了，且不会复发，面部毛孔也变小了。使用者的整体外观会变得更具吸引力，并受得家人和朋友的好评。

毫不奇怪，由于通常与寻常痤疮或青春期后痤疮并发，许多患者不想停用异维A酸。我们建议停用异维A酸3~6个月。可能需要重复治疗。当然，所有与系统性维A酸治疗相关的预防措施都是强制性的，如第7章7.2.4部分所述。

9.4.3 润发油痤疮

润发油痤疮是化妆品痤疮的变异型，属于真正的痤疮。在某些文化和族群中非常普遍。毫不奇怪，注重美容的法国人最先发现由于在头发和面部使用润发油导致的化妆品痤疮。廉价产品中的杂质被认定为致痤疮物质。现在情况变了：润发油痤疮更有可能是由含有高级成分的更昂贵的产品引起的。在美国，润发油痤疮几乎全都发生在成年有色人种中，尤其是男性。它也发生在女性和青少年中，这些人在打扮时往往会在头发和面部涂上各种油脂。如果包括前额的轻度痤疮在内，男性有色人种患病率可能高达25%。

皮损通常表现为群集的、单一形态的小闭合性粉刺，主要位于前额和颞部，这些是润发油容易从头皮流到的部位。当润发油涂抹在面部时，面颊和颏部也可能受累。开放性粉刺很少见，也不会很大。偶尔会出现一些炎性丘疹和脓疱。

皮损刺破后会释放出一小块白色角质内核，这证明皮损实际上是一种粉刺。组织病理学显示该类粉刺与寻常痤疮的粉刺相同。

在兔耳模型中测定了各种润发油的致粉刺性。致粉刺能力的排序与临床数据有很好的相关性。单纯的烃类如精炼的矿物油和凡士林，并没有致粉刺活性，但它们有时被其他成分污染。查看商品标签是明智的选择。一般来说，成分更复杂的润发油润发效果更好，但更贵，且更容易导致粉刺。有时护发素和洗发水也会引起粉刺，并可能导致润发油痤疮样的疾病。

必须强调的是，润发油和化妆品都是弱致粉刺物。只有长期使用才会导致严重问题。不过，并非每个使用者都会促发粉刺。具有痤疮病史或正在痤疮发作期、皮脂溢出旺盛和毛孔粗大者尤其容易患病。我们发现，有色人种比高加索人种更容易发生粉刺，这表明前者的毛囊在遗传上更容易发生角化过度，使得有色人种更容易患化妆品痤疮。

9.4.4 鉴别诊断与治疗

对于超过痤疮好发年龄的成年人，根据他们的经历很容易识别出润发油痤疮。对于青少年，观察与头皮相邻的区域以及是否有大量闭合性粉刺，有助于区分润发油痤疮和寻常痤疮。不过，两者的表现相似，也可能共存。如果排除了外源性痤疮致病因素，就可以诊断为寻常痤疮。接触性痤疮的其他变异型如油、焦油和切削油痤疮，可以很容易根据职业来分类。

避免使用致粉刺性物质是有效的，但完全消除可能需要几个月的时间。减少使用油基头皮产品以及改为能最大限度减少头发与前额之间接触的发型，能改善润发油痤疮。外用维A酸是清除粉刺的首选疗法。在严重或顽固性病例中可考虑系统性使用低剂量异维A酸治疗。

9.5 机械性痤疮

临床医师很早就意识到不同形式的压迫和摩擦会加剧痤疮。"颏部痤疮"这一术语说明了长时间用手托着下巴的有害影响。在调查各种创伤对痤疮患者的影响时，我们很容易确定，很多类型的机械力均可加重已有的痤疮。这些机械力包括按压、摩擦、拉伸、搓、挤和拔，实际上涵盖了所有机械应力。

外伤诱发新皮损的可能性与痤疮的严重程度成正比。通常，轻度痤疮受影响不大，但在重度炎症性痤疮中，即使是不重的创伤也能引发群集性丘脓疱疹，甚至形成结节。机械力不会诱发粉刺。机械性痤疮最严重的表现发生在患有暴发性痤疮且不得不使用矫形石膏的年轻男孩身上。

许多患者在学习或阅读时喜欢以一种非常独特的

方式将头靠在手上，伴随着摩擦和其他动作。当患者全神贯注地汲取精神食粮时，手的压力可能日复一日地作用于完全相同的部位。另一种可能是每天以固定的姿势看几个小时电视。根据皮疹的分布，我们可以清楚地了解到患者使用一只手还是两只手，以及它们放在哪个位置。这种习惯大多数是无意识的。一旦发现手会加重痤疮，医生应该坚决制止并让患者意识到并改掉这种不良习惯。

有些患者会摩擦和揉捏面部特定部位的皮肤，当他们意识到这些举动会诱发痤疮时，常常感到惊讶。这些举动是自发的，很难克服。比如在压力巨大的备考时期，学生很容易摩擦、拉拽、揉捏特定部位的皮肤。机械性痤疮可以更合理地命名为创伤性痤疮（acne traumatica）。

根据发生的位置，我们列出了一个机械性痤疮的诱发因素清单。各种习惯和姿势是常见的引发痤疮的原因，医生应该更敏锐地观察到可能会加剧痤疮的多种创伤形式。某些类型的机械性痤疮有其特定名称，例如顾名思义的"小提琴手颈部痤疮"（Fiddler 颈项），主要见于年轻的音乐家。另一种形式的 Fiddler 颈项伴有复发性毛囊炎，有时还伴有慢性单纯性苔藓，可见于年龄较大的专业人士或音乐爱好者中，他们都超过了寻常痤疮的发病年龄（表 9.5）。

虽然我们认为情绪对痤疮有一定影响，并将其归因于焦虑，但我们更倾向于认为是手的活动造成了这一问题，而不是神秘的精神因素造成的。

关键的诊断特征是不寻常的分布模式，这提示有外力作用。前额的一行炎性皮损提示某种头带的影响，可能为帽子或头巾。双肩的对称性皮损，医生可以像夏洛克·福尔摩斯一样确定患者在踢美式足球。同样，躯干或四肢上的特定皮损表现模式可以揭示患者最近的医疗经历——可能因受伤和手术而使用石膏或闭合性绷带。

最有效的治疗是制动——停止机械力的作用。当因素是与职业有关时，我们需要考虑个体独特的发病因素。例如，一名卡车司机的背部整天受到坚硬的高椅背的压力而发生创伤。

应该强调的是，机械性痤疮是真正痤疮的并发症，这种潜在的疾病在任何情况下都会发生，当然是以更轻微的形式。额外的物理外力只会在施力处加剧病情。痤疮患者有一种特殊的易感性，皮损可被各种形式的化学和物理刺激因素诱发。因此，皮损可发生在不常见的部位，例如臀部，这是人们通常认为痤疮不会自然发生的部位。但长时间在同一位置久坐的年

表 9.5　机械性痤疮：诱发因素的分类

面部	手臂和腿
用手撑脸	骨科石膏
用手或手指摩擦	外科胶带
下巴托	
橄榄球头盔	背部
曲棍球和摔跤运动的头/面部护具	座椅靠背
摩托车头面部的保护装置	座椅——公交车、小轿车、卡车和船
前额束带（装饰或运动用）	骨科支架和石膏
帽子	文胸
	长期卧床
颈部	宽皮带
衬衫领子	包装和包装带
背包和背带	
高领衬衫和毛衣	胸部
小提琴（Fiddler颈项）	摔跤运动
	足球垫
肩部	骨科石膏
足球垫	
背包的带子	臀部
外科胶带	座椅
骨科石膏残肢	座椅——公共汽车、汽车、卡车、船假肢

轻痤疮患者通常会在受压迫的部位出现皮损。沿腰围分布的皮损提示宽腰带系得过紧。我们估计许多有网络游戏成瘾障碍的青少年会出现这样的情况，这是一种最近才被认识到的、具有明显特征的疾病，亚洲国家/地区尤为多见，由于久坐、出汗，加上高血糖饮食和社会心理压力，痤疮可能会明显加重。

在炎热潮湿的气候中，热带痤疮的发生有明显的机械因素。这种疾病通常始于沉重的背包或紧绷的带子对皮肤造成压伤的部位，这些受压部位的皮损也最为严重。

在皮肤贴上 10 ~ 14 天的闭塞性胶带，能清楚地说明摩擦会造成多大的伤害。新发的丘脓疱疹由原有的微粉刺破裂而形成。皮损的加重不仅仅是由于水合作用、热、浸渍，或细菌的过度生长。用不透气的塑

料薄膜覆盖皮肤并不会引发新皮损，除非覆盖好几个星期。

9.6 革兰氏阴性毛囊炎

1968 年，Fulton 等首次报道了革兰氏阴性毛囊炎，研究人员在一组长期患有难治性寻常痤疮的患者身上发现了革兰氏阴性菌。从那以后，研究人员对革兰氏阴性毛囊炎进行了详细的研究，描述了其临床变异型，现在可以提供有效的治疗。玫瑰痤疮患者也可能患有这种并发症，在另一组患者中，报道了没有被详细描述的革兰氏阴性头皮毛囊炎。可能混淆的命名还包括与接触按摩浴缸或热水浴缸中的水相关的革兰氏阴性毛囊炎（主要由铜绿假单胞菌所致），如热水浴缸毛囊炎、水疗池或按摩浴缸毛囊炎。更罕见的是，艾滋病患者会出现革兰氏阴性毛囊炎。正如几位研究人员指出的，这个病名在语法上是不正确的。我们也同意这一观点，但是由于这一命名已广为人知了，故在此不做探讨。

这种疾病比最初认为的更常见，有来自不同机构的 20~80 名患者的队列研究报道。确切的患病率未知，因为几乎没有严格对照的微生物学研究。在费城，大约 4% 的痤疮患者会出现革兰氏阴性毛囊炎。在德国，这一数字约为 2%。在亚洲人（个人经验）和有色人种中，新发病例也可出现于非痤疮患者，主要是生活在炎热潮湿气候中且皮脂溢出明显的男性。长期使用抗菌化合物（如肥皂和消毒剂）也可能是促发因素。在有色皮肤人群中，这种情况在男女均会发生，且通常呈结节状。

漏诊和延误诊断的情况经常发生。尽管培养出革兰氏阴性微生物方可确诊，但仅仅通过临床表现就很容易想到此病。革兰氏阴性毛囊炎患者的典型病史如下：

- 患有长期痤疮、玫瑰痤疮或毛囊炎。
- 口服或外用抗生素（主要是四环素类）后迅速改善，一旦停药就会复发。
- 再次使用抗生素有效，但始终无法完全清除脓疱。
- 还可使用其他抗生素，常常处方剂量越来越大，最初可能有效，但从长远来看是无效的。通常也会尝试使用磺胺类药物，而后是氨苄西林、头孢菌素类和大环内酯类（如红霉素）。最后全都治疗失败。
- 缓解期越来越短，恶性循环显而易见。在最后一次服用抗生素后的几天内，病情就会恶化。

在最严重的病例，抗生素也没有任何帮助。

- 临床表现较为典型。大多数患者是男性，年龄在 18~30 岁，不过也有女性病例的报道。
- 面部、头皮和颈部的皮脂溢出明显，让人苦恼。
- 面中部区域出现红斑基础上的大量黄色脓疱：如上下唇、颏部、鼻唇沟、鼻孔和面颊。它们看起来像是从鼻部和口部呈扇形展开。部分患者脓疱之间的皮肤出现弥漫性炎症。
- 脓疱为主的皮损。
- 与寻常痤疮不同，无粉刺皮损。
- 一些患者会形成炎性结节和脓肿。
- 瘙痒是典型表现。
- 革兰氏阴性脓疱有时会出现在头皮和胸部或背部，好发于多毛的男性。

组织病理学可见到典型的毛囊炎，在毛囊导管内有粒细胞，毛囊周围有粒细胞脓肿。没有粉刺内核。细菌学显示有多种革兰氏阴性菌，包括大肠埃希菌、产气肠杆菌、肺炎克雷伯菌、产酸克雷伯菌、铜绿假单胞菌、奇异变形杆菌、弗劳地枸橼酸杆菌、克氏枸橼酸杆菌、醋酸钙不动杆菌、沙雷菌和巴拿马沙门菌。有时可以从一名患者身上发现两种甚至三种不同的革兰氏阴性菌，例如大肠埃希菌、奇异变形杆菌和克雷伯菌。建议在采取适当治疗之前、期间和之后均进行定量培养，培养物不仅要取自脓疱和面部皮肤，还要从前鼻孔取材。在治疗前可从面部皮肤中分离出 $10^4 \sim 10^6$ 个革兰氏阴性菌菌落形成单位（CFU），但经充分治疗后则培养不出菌落。在确定正确的微生物诊断时经常会遇到问题。这主要是技术问题造成的，包括取材不充分、拭子干涸，以及从样本到达实验室到开始脓疱培养之间的时间耽搁等。

革兰氏阴性毛囊炎有 I 型和 II 型两种类型。到目前为止，I 型是最常见的，表现为鼻周和口周小的渗出性脓疱，可由上述除奇异变形杆菌外的任何一种细菌引起。II 型以波动、深层、分散的结节为特征，是由毒力更强的微生物——奇异变形杆菌所引起。

9.6.1 病原学

发病机制与微生物菌群的生态失衡有关。这通常源于长期使用抗生素或其他外用抗菌药物。革兰氏阳性的定植微生物被抑制后，留下的空间被革兰氏阴性菌占据。偶尔，革兰氏阴性菌在没有口服抗生素的情况下也会暗自潜入微生物群落，特别是在长期炎症性痤疮中。也有患者从未接受过口服或外用抗生素的报道，这是一个难解之谜，或许他们在不知情的情况下使用了抗菌剂。

有一种假说认为未接受抗生素治疗的患者发生革兰氏阴性毛囊炎与免疫缺陷有关，我们支持这一假说。在一些患者中，发现了各种免疫学异常。包括微生物回忆性抗原反应缺失或减少、遗传决定的 α-1 抗胰蛋白酶缺乏、高 IgE 水平、低 IgM 和 IgA 水平，以及血清免疫球蛋白和补体的其他定量异常。这是一个有趣的线索，需要进一步研究。

革兰氏阴性菌定植在皮肤或鼻咽黏膜上。一些患者的泌尿生殖道中携带有革兰氏阴性菌，但没有任何临床症状，精液培养才发现该菌的存在。自 1968 年以来，没有患者出现败血症的报道。

9.6.2 治疗

针对革兰氏阴性菌的抗菌治疗只能取得暂时的改善，很少能治愈。从鼻咽隐窝中根除早已定植在那里的革兰氏阴性菌是很困难的。鼻内应用抗生素对革兰氏阴性细菌有很好的抑制作用，但在不同患者中的结果不一致。

口服异维 A 酸是首选疗法。自 1981 年首次报告以来，多个研究中心中都证实了其疗效。该药物作为单一药物口服给药。剂量为 0.2 ~ 0.5 mg/（kg·d），疗程 16 ~ 24 周不等，通常为 20 周。总体是有效的，90% 以上的患者在首次治疗后即可完全治愈。

异维 A 酸不具有抗菌特性，它以不同的方式清除革兰氏阴性菌。作用方式是间接的。革兰氏阴性微生物通常需要足够的水分才能在皮脂腺毛囊中生存和生长。异维 A 酸使皮肤干燥，去除了这一必需的生存因素。这种情况也发生在黏膜上，但程度不同。一旦生态位（ecological niche）建立起来，正常的皮肤和鼻腔菌群就会恢复平衡。革兰氏阴性毛囊炎患者的长期疗效并不像最初描述的那样满意。我们随访一些患者超过 30 年，包括 20 年、10 年或 5 年前招募的患者，我们对自己的治疗策略感到失望。一些患者接受了长时间大剂量异维 A 酸治疗，有时联用根据药敏结果精心挑选的口服抗生素，在其他病例中，在使用异维 A 酸之前、期间或之后给予甲氧苄啶 - 磺胺甲噁唑，会复发。不幸的患者以这种方式治疗 2 ~ 4 次，仍然可能会复发。我们的患者总是有鼻腔定植。这种病值得认真研究。

在异维 A 酸治疗过程中，金黄色葡萄球菌定植的频率比通常认为的要高。在我们研究的 12 名患者中，在治疗前及治疗期间分别有 3 名和 10 名患者从面部皮肤中分离出这种微生物，在 8 ~ 12 周达到其最大密度和发生率。在大多数患者中，金黄色葡萄球菌在停药几周后消失。前鼻孔和面部皮肤表面的轻微炎症反应可能会渗出足够多的组织液以促进金黄色葡萄球菌的植入。建议在前鼻孔处常规使用抗生素软膏，以减少或抑制金黄色葡萄球菌的定植，但没达到预期疗效。由于金黄色葡萄球菌定植在接受大剂量口服异维 A 酸治疗的患者中更常见，降低每日剂量可能是一个更好的选择。

患有痤疮、玫瑰痤疮或革兰氏阴性毛囊炎并正在接受异维 A 酸治疗的患者偶尔会出现金黄色葡萄球菌脓皮病。传染性脓疱病甚至深部脓肿也可能成为一个严重的问题。如果发生这种情况，必须停用维 A 酸并进行适当的系统性抗生素治疗。

9.7 马拉色菌（糠秕孢子菌）毛囊炎

Weary 等于 1969 年首次描述了本病。随后，Potter 等在 1973 年将其命名为糠秕孢子菌毛囊炎（pityrosporum folliculitis）。由 Henri Ernest Baillon 以法国微生物学家 Louis-Charles Malassez 的名字命名的病原体马拉色菌属（Malassezia, M.）是一种包含至少 14 种不同菌种的嗜脂性担子菌酵母。基于分子生物学技术，1996 年的修订版将马拉色菌属分为 7 个菌种：糠秕马拉色菌、合轴马拉色菌、球形马拉色菌、钝形马拉色菌、限制性马拉色菌和斯洛菲马拉色菌。在过去的 10 年中，又发现了 7 个新的菌种。在不同的身体部位，优势菌种是不同的。马拉色菌属缺乏用于脂肪酸棕榈酸酯从头合成的胞质脂肪酸合酶。此外，它们表达不同的脂肪酶、磷脂酶和鞘磷脂酶，用于合成和代谢源自宿主的脂质（如人类皮脂），以维持其生长。流行病学研究无法确定致病的菌种，但发现了与疾病相关的亚型。花斑糠疹可能是与马拉色菌相关的最常见疾病，其次是马拉色菌毛囊炎。马拉色菌在脂溢性皮炎、头皮屑（头皮单纯糠疹）和头颈型特应性皮炎等炎症性皮肤病中的致病作用尚不明确。一些酶类（如脂肪酶和磷脂酶）以及代谢产物（如脂肪酸），被认为会诱发炎症。

9.7.1 临床表现

马拉色菌毛囊炎的特征是颈部、躯干（尤其是胸部和上背部）及手臂出现瘙痒性单一形态毛囊性丘疹和脓疱，很少出现在面部，如果有的话，也是出现在面部的下半部。在其他与抗生素治疗痤疮相关的病例中，可以看到前额上沿发际线分布的皮损。结节性病变也有可能发生，但一般不常见。通常会出现强烈的瘙痒。还有类似于 Ofuji 病（即嗜酸性脓疱性毛囊炎）、皮肤黏蛋白沉积症、痒疹和慢性苔癣样糠疹的非典型表现的报道。患者年龄一般在青春期后至 40 多岁，生活在炎热潮湿的气候中易发生。在正常健康状态下，男性患者远多于女性患者，但文献显示没有明显的性别差异或女性患者略多。其他易感因素包括长期抗生素治疗、使用糖皮质激素、糖尿病和其他免疫功能低下状态，尤其是在艾滋病患者。

9.7.2 组织病理学

病理表现为伴有毛囊口扩张和毛囊周围混合性炎症浸润的毛囊炎。其特征是密集聚集的 2～4 μm 椭圆形单芽孢子，通常出现在皮脂腺及终末毛囊的中央和深部导管中。过碘酸希夫（PAS）和六胺银染色可用于常规鉴定，但亚甲蓝和派克蓝黑墨水染色对马拉色菌更具特异性。革兰氏染色也是一种简便、快速、无创、灵敏、特异的方法，可用于鉴别细菌性毛囊炎。未观察到菌丝形态，这与花斑糠疹中马拉色菌的发病机制不同。诊断通常基于典型的临床表现，以及使用氢氧化钾（KOH）处理以在显微镜下观察酵母孢子。微生物菌落培养及抗微生物药敏试验有一定困难，在日常工作中不会进行。球形马拉色菌或限制性马拉色菌是否如糠秕马拉色菌一样，可以成为马拉色菌毛囊炎的病原体仍有待确定。

9.7.3 鉴别诊断

和寻常痤疮不同，马拉色菌毛囊炎没有粉刺，皮损呈单一形态。然而，在炎热潮湿的环境中，年轻人同时发生两种疾病的情况并不罕见。在没有相关病史的情况下，难以与类固醇痤疮鉴别。一项研究显示，在超过 80% 的类固醇痤疮患者皮损毛囊的组织学检查中发现有大量的马拉色菌，口服抗真菌药伊曲康唑有效。新生儿/婴儿痤疮和新生儿头部脓疱病之间也存在类似的混淆及争议。我们认为，马拉色菌毛囊炎可以发生在这个年龄段，并且可被认为是一种主要累及皮脂腺毛囊的变异型。在 HIV 阳性患者中，需要与嗜酸性脓疱性毛囊炎鉴别。

9.7.4 治疗

抗痤疮治疗无效。酮康唑在体外抗马拉色菌的抗菌活性最强，是首选的药物。其他外用抗真菌药包括其他唑类抗真菌药、特比萘芬和环吡酮胺，是有效的替代药物。对于泛发、顽固性或快速复发的病例，口服伊曲康唑最为有效，通常给药 4～6 周。如果有禁忌证，可以考虑使用氟康唑。每年夏季复发常见于易感患者。对于那些既有寻常痤疮又有马拉色菌毛囊炎的病例，需要联合使用抗真菌和抗痤疮药物。

9.8 坏死性痤疮/坏死性淋巴细胞性毛囊炎

9.8.1 历史背景

坏死性痤疮是一种神秘的疾病，许多皮肤科医师都不了解它，最新文献也罕有提及。尽管很罕见，但我们认为它确实存在。它曾被称为坏死性栗粒状痤疮、痘疮样痤疮、额部痤疮、萎缩性痤疮或脓疱性毛囊周围炎。Bazin 在 1851 年首先将其描述为毛发痤疮，之后 Hebra 将其描述为额部痘疮样痤疮，Boeck 将其描述为坏死性额部痤疮。我们更倾向于 Kossard 等在 1987 年提出的坏死性淋巴细胞性毛囊炎这一术语。坏死性痤疮的命名实际上并不准确，因为它不是痤疮的变异型，只是与之相似的痤疮样疹。

9.8.2 病因

其病因尚不清楚。虽然已从脓疱中培养出凝固酶阳性葡萄球菌，但很难评估这种微生物的重要性。痤疮丙酸杆菌可能也参与了致病。环境和遗传因素尚未确定。摩擦和搔抓等机械因素只会加剧病情，但不是致病原因。

9.8.3 临床特征

患者多数是超过痤疮好发年龄的女性，从成年早期至成年晚期。皮损主要位于面部，沿发际线分布，也可影响头皮、颈后，偶尔累及鼻部、面颊及如胸部和背部等面部之外的部位。最为显著的特点包括病程呈慢性，在几十年的时间里时好时坏。轻微的表现很难确诊，更为严重的暴发应考虑诊断本病。较早的文献将头皮描述为好发部位。我们认识到，头皮上的毛囊性脓疱可能是唯一的表现，除非深层发炎，否则很少会导致脱发。患病率未知，很可能被低估。

最初皮损表现为毛囊性棕红色丘疹，通常是渗出性的，很快转变成脓疱。随着脓疱增大，其中心凹陷，形成干痂（通常为出血性），并形成凹陷性痘疮样瘢痕。由于与天花或水痘相似，以前被称为痘疮样痤疮。如果皮损反复发作，可能会形成网状瘢痕。有时几十个皮损共存，其间有相当多的炎性红斑。观察到两种主要形式，即浅表瘙痒性坏死性粟粒状痤疮和深在而疼痛的痘疮样坏死性痤疮，它们可能是不同疾病阶段的不同表现。

9.8.4　组织病理学

早期皮损的特征是毛囊周围淋巴细胞浸润，伴有毛囊上皮海绵水肿和淋巴细胞浸润，通常累及皮脂腺毛囊和毳毛毛囊。很快毛囊上皮发生坏死，吞噬毛囊漏斗部下段、皮脂腺导管和皮脂腺。邻近的表皮可能会出现异物肉芽肿或坏死。由于真皮广泛坏死，出血是很突出的特点。中性粒细胞通常缺乏或仅在后期出现。最终形成纤维化愈合及明显的瘢痕。

9.8.5　实验室表现

常规有氧培养总是生长出表皮葡萄球菌或金黄色葡萄球菌。革兰氏染色显示出许多细胞内和细胞外革兰氏阳性微生物，同时有痤疮丙酸杆菌共存。

9.8.6　鉴别诊断

头癣特别是无痛的断发毛癣菌感染酷似坏死性痤疮。革兰氏阴性毛囊炎也有相似之处，但具有鲜明的特征。还应考虑 Ofuji 嗜酸性脓疱性毛囊炎、头皮和发际线的疱疹性湿疹、秃发性毛囊炎、毛发扁平苔藓或前额纤维化脱发的早期皮损，以及头皮的脓疱糜烂性皮病。偶尔鉴定出单纯疱疹病毒，则被归类为疱疹性毛囊炎。

9.8.7　治疗与预后

疗效常常不理想。系统使用抗生素有时有效；四环素和红霉素更适合，可能是由于它们的抗炎作用。系统使用皮质类固醇可以缓解炎症，但不能治愈。口服异维 A 酸的效果不一。

其他疗法如抗菌洗剂清洗和热敷可以松解痂皮，会有所帮助。外用过氧化苯甲酰和维 A 酸是无效的。短期外用皮质类固醇洗剂可能有助于缓解瘙痒。

治疗通常需要数周或数月。一旦病情得到控制，可用抗菌或消毒洗剂替代系统性使用抗生素或异维 A 酸。每天洗头，使用抗菌清洁剂和局部抗生素可能有助于预防。这种难治、顽固的疾病仍然是每位医生面临的挑战。

皮损可能会自发消退，但很可能会复发。其主要的并发症是形成瘢痕，继发性蜂窝织炎偶有发生。

9.9　须部假性毛囊炎

像毛发角化病一样，本病具有从轻微到严重的广泛表现，其中一些可能类似于痤疮皮损。患者大多是有色人种，具有波浪状、扭曲的卷发。高加索人和女性中也存在这种情况。多毛症和激素紊乱似乎是女性的诱发因素。"内生毛发"是其同义词，部分反映了发病机制。毛发的尖端在长出皮肤之前需先穿过毛囊漏斗部上段。毛发穿过毛囊上皮和邻近表皮，并在角质层内卷成螺旋状。每个尖端都会在内生毛发周围引发炎症性异物反应，因而形成毛囊周围丘疹或丘脓疱疹。仔细检查通常可在透明的薄层表皮下或炎性皮损内发现卷曲的毛发。其他表现包括局灶或弥漫性色素沉着和沟纹，后者沿固定的毛发生长方向出现。无粉刺或仅有散在的继发性粉刺。这种疾病是慢性的，很少能完全治愈，最终会遗留增生性瘢痕或瘢痕疙瘩。遗传学研究表明，K6hf 的 A12T 多态性是一个易感因素。K6hf 是一种人类 Ⅱ 型细胞角蛋白，在头发的伴生层和胡须的髓质中特异性表达。在有色人种的患者中观察到与项部硬结性毛囊炎（颈项部瘢痕性痤疮）或头部脓肿性穿掘性毛囊周围炎（穿掘性头皮毛囊炎）有关，但尚未证实。

该病好发于胡须部位，特别是下巴周围、下颌下区域和颈前。其他有胡须的部位尤其是上唇，通常不受影响。偶见于头皮、耻骨上区、腋窝和腿。

鉴别诊断包括细菌性毛囊炎（须疮）和皮肤癣菌感染（须癣）。缺乏开放性或闭合性粉刺以及常见的皮损分布部位有助于排除寻常痤疮。

治疗比较困难。剃须可能会促进疾病的发展，停止剃须和留胡须会明显消除活动性皮损。但有时这并不可行，而且也缺乏证据。特制的剃须刀可以避免近距离剃须，留下略高于面部的胡茬。需要随机盲法临床试验来确定多刃剃须刀与单刃剃须刀、不同的剃须技术、不同的剃须频率对本病的影响以及剃须前后的面部美容效果。

药物治疗作用有限且缺乏证据。部分患者可以通过外用维 A 酸和中等强度糖皮质激素进行隔日治疗，可使毛发周围的丘疹消退。5% 过氧化苯甲酰和 1% 克林霉素联用是一种简便、值得尝试的方法，但不建议持续使用外用抗生素。脱毛是最后的选择，但也无法获得满意效果。脱毛激光在部分患者中有效，如长脉冲 Nd-YAG 激光、长脉冲翠绿宝石激光、二极管激光和强脉冲光。长期疗效尚不肯定，建议仔细随访可能发生的色素沉着 / 色素减退。如果出现继发性细菌感染，应考虑短期系统性使用广谱抗生素。

9.10　夏季痤疮 / 马略卡痤疮 / 多形性日光疹

这一痤疮样疹的变异型在各个方面都还不为人所知。有关它的一切和其他疾病都不太一样，甚至令人费解。比较明确的病因是紫外线辐射，包括日光照射和人工光源。

夏季痤疮是一种季节性疾病。除了在常年阳光充足的热带或亚热带地区，它一般从春季开始出现，夏季达到高峰，到秋季完全消失。1972 年，Hjorth 及其同事在专著中对这些关键特征进行了详细描述。经过一个漫长黑暗的冬天，渴望阳光的斯堪的纳维亚人在春天飞到地中海享受明媚的阳光，大部分人来到马略卡岛。日光浴引发了痤疮样疹，皮损在整个假期以及回家后的几周内持续存在。女性和男性均可发病，年龄在 20 ~ 40 岁，通常没有寻常痤疮的病史。

夏季痤疮的分布不同于寻常痤疮，面部不被累及。皮损集中在上臂、肩膀、背部和胸部。典型皮损为单一形态、圆顶状、坚硬的毛囊性丘疹，直径通常不超过 2 ~ 4 mm，周围伴有炎症反应。通常没有粉刺和脓疱。丘疹在 1 ~ 3 天内突然出现并持续数周，最终消退而不会遗留瘢痕。

在临床和组织学上，皮损类似于类固醇痤疮，并以相同的方式演变。部分毛囊上皮会坏死，破裂部位形成局限的小脓肿。脓肿被上皮重新包裹后，毛囊出现角化过度，但角化细胞的数量通常太少，因而不会形成可见的粉刺。

在那些因慢性皮肤病光疗而接受 UV-A 照射或 8-甲氧基补骨脂素加 UV-A 照射（PUVA）治疗的患者中，会出现与夏季痤疮相同的发疹，这表明诱发皮损的光谱位于长波紫外线范围内。夏季痤疮是如何发生的还是个谜。就像多形性日光疹患者一样，夏季痤疮的易感人群也会年复一年地出现痤疮样疹。我们认为，这是一种累及皮脂腺毛囊的多形性日光疹的毛囊变异型。一种类似的"针尖"样丘疹性多形性日光疹主要见于深肤色的亚洲人和非洲裔美国人中，可能会累及面部和颈部。组织学检查显示海绵状皮炎伴有间质和血管周围淋巴细胞浸润，但不累及毛囊皮脂腺单位。光反应试验可能正常，对 UV-B 的最小红斑量降低，有时对 UV-A 或对 UV-B 及 UV-A 的最小红斑量均降低。已证明，外用皮质类固醇和广谱防晒霜有良好疗效。

在晒日光浴时使用防晒霜和身体乳有时被认为是夏季痤疮的致病原因，但目前尚缺乏这种病因的证据。虽然一些防晒霜有致粉刺性，但即使没有粉刺，夏季痤疮也会突然暴发。夏季痤疮最终会在几年后消退。

口服抗生素治疗无效。外用维 A 酸或过氧化苯甲酰有助于皮损消退。应避免外用皮质类固醇，因为它们可能导致面部类固醇依赖并加重本病。

预防措施可以通过在首次暴露于自然光之前，小心地、逐步增加全身性人工 UV 照射（UV-B 或 UV-A 或两者组合），甚至是 PUVA 疗法。使用广谱防晒霜可以预防部分患者而不是所有患者发生夏季痤疮。

9.11　虫蚀状皮肤萎缩 / 网状红斑萎缩性毛囊炎

这种罕见的良性皮肤病通常始于儿童期，表现为缓慢进展、对称的虫蚀状或蜂窝网状萎缩，好发于面颊部，有时可累及前额和耳前区域。本病的同义词包括网状红斑性毛囊炎和中面部对称性网状皮肤萎缩。Unna 在 1890 年首次描述了本病，并通过精美的版画展示了其临床和组织学表现（参见第 18 章：痤疮和玫瑰痤疮的历史及治疗）。

9.11.1 临床表现

大多数病例是散发的，但被认为是常染色体显性遗传。皮损的特征是小的凹陷性萎缩，形状不规则，边界狭窄，密集排列。皮损通常无症状，不太容易引起注意。即使是患者也很少注意到皮损。在受累区域可见散在的粟丘疹或粉刺，但这也可能是巧合。

与 Ⅰ 型神经纤维瘤病、Rombo 综合征、Melkersson-Rosenthal 综合征和 Loeys-Dietz 综合征相

关的病例也有报道。也有单侧皮损的报道，偶尔与同侧先天性白内障相关。

9.11.2 组织病理学

萎缩累及真皮和毛囊间表皮。倒置扩大的毛囊结构有不规则分支上皮衬里，形成凹坑，继而形成火山口样凹陷。但与眉部瘢痕性红斑中看到的毛囊萎缩不同。没有纤维化说明这是一种先天萎缩，而不是炎症后萎缩性瘢痕。萎缩的凹坑中无毛发长出。这一区域皮脂腺发育不全很常见。

9.11.3 鉴别诊断

该病常会被误诊为痤疮瘢痕。大多数患者没有其他类型的痤疮病史或同时患有痤疮。在某些患者中，儿童期表现为虫蚀状皮肤萎缩，成年以后会发生寻常痤疮。许多术语容易混淆，因为在许多其他综合征或非综合征疾病中观察到类似的表现，有人提议用"萎缩性毛发角化病"这个术语涵盖所有瘢痕样毛囊性凹陷。我们对此并不确定，甚至怀疑虫蚀状皮肤萎缩和毛发角化病之间的病因关系。在虫蚀状皮肤萎缩患者中，很少观察到红斑和炎症，这是眉部瘢痕性红斑或棘状秃发性毛囊角化病的一个基本特征。皮肤痘疮样斑状萎缩是另一种临床表现类似于虫蚀状样皮肤萎缩的疾病，但在组织学上以弹性纤维碎裂和减少为特征。

9.11.4 治疗

目前还没有证实有效的治疗方法。建议系统性使用异维A酸来阻止病情进展。有报道外用维A酸有效。治疗痤疮瘢痕的非剥脱性点阵激光值得尝试，但缺乏严格的对照研究。尽管有些凹坑会随着年龄的增长而变得平滑，但皮损不会随着时间的推移而得到改善。随年龄增长，瘢痕会有所好转。

9.12 放射线诱发的粉刺

物理因素可导致粉刺。用于治疗恶性肿瘤的电离辐射有时可能诱发粉刺。慢性光损伤引起的日光性粉刺（Favre-Racouchot病）很常见。

在针对鼻部或面颊的基底细胞癌等疾病进行浅层X线治疗数周至数月后，有时会出现大量开放性粉刺。这些继发性粉刺会在放射性皮炎急性期缓解后出现，并局限于辐射部位。

在对恶性肿瘤（例如乳腺癌和头颈癌）进行深层X线治疗后，也观察到类似的情况。其他辐射源，例如钴-60辐射，也可引起粉刺。我们对其发病率和发病机制还知之甚少，包括总剂量、皮肤辐射剂量、剂量分割时间、射线类型、治疗区以及个体易感性的影响。推测其机制可能是穿透性电离辐射可诱导毛囊上皮化生，之后产生不脱落的角化细胞。

通常几个月后，粉刺会自发消失。可以外用维A酸类药物加速这一过程。

9.13 日光性粉刺（Favre-Racouchot病）

该病表现为开放性和闭合性粉刺，尤其多见于高加索人的眼周、鼻部、面颊和前额，只是过度日晒引起的许多病变之一。长期吸烟在发病机制中也有重要作用。许多单侧发病的病例报道反映了环境因素的影响。它们也被称为老年性粉刺（senile comedones），这是一个粗略的术语。皮损出现的高峰期一般在60~80岁，但如果有足够的职业性或生活中的紫外线暴露，这些粉刺可能出现在40多岁的成年人面部。男性比女性更易受到影响。

日光性粉刺初起时通常是小的闭合性粉刺。随着时间的推移，可以发展成为大的开放性粉刺，常呈黑色，皮损出现在黄色、增厚、弹性组织变性的皮肤上。如果粉刺发展迅速，这种疾病也被称为Favre-Racouchot病，皮损主要表现为囊肿和粉刺。它们并不是真正的囊肿，仅仅是由紧密的闭合性粉刺和大的开放性粉刺混合形成的。

9.13.1 组织病理学

日光性粉刺的病理表现很独特，不易与其他疾病混淆。出现大小不一的开放性粉刺和闭合性粉刺以及密集的角化细胞是其典型表现。其上皮变薄，有时表现出不稳定的生长，且具有长短不一的表皮突，这可能是未分化的皮脂腺毛囊的残留物。和痤疮粉刺一样，皮脂腺也会萎缩，甚至在这些巨大的日光性粉刺中消失。另一个特征是痤疮丙酸杆菌稀少或缺乏。常在周围发现糠秕孢子菌，大部分在角化细胞之间的顶端空间。日光性粉刺在临床上和组织学上都看不到炎症。粉刺总是嵌在弹性组织重度变性的皮肤中，在弹性纤维染色的组织中最容易观察到。还可见到毛细血管扩张和淋巴管。无论粉刺有多大，都难以形成瘢痕。皮损随着时间慢慢变大，不会自发消退。偶尔可见小棘状毛壅病，其部分原因也与光化性损伤有关。在临床和组织学上，项部菱形皮肤可能表现出类似的表现。

9.13.2 治疗

可以人工挤出粉刺，但并不容易。因为粉刺很硬，且位置深，挤出时会疼痛。我们的方法是使用维A酸，粉刺越硬，使用的维A酸的浓度越高。小的开放性粉刺会在 2 ~ 3 个月内脱落，而闭合性粉刺则需更长的时间。非常大的粉刺会变得松软，这时比较容易取出。维A酸的另一个好处是它能够部分逆转光损伤皮肤变化。即使在粉刺消退以后，患者也希望通过长期使用维A酸来改善外观。过去推荐的皮肤磨削术已不再使用。用 CO_2 激光进行皮肤重塑结合人工挤出粉刺可能是一种有效的方法。有人还会要求整形外科医师做面部提升术和眼睑成形术。

另一种选择是口服异维A酸。建议使用低剂量，即 0.2 mg/（kg·d），甚至更低。不考虑体重，2.5 ~ 5.0 mg/d 的超低剂量已经取得很好的疗效。开放性和闭合性粉刺会慢慢脱落，且不会形成新的粉刺。同样，在这一患者群体中非常常见的局限性皮脂腺增生也会逐渐消退；小棘状毛壅病也消失了。面部皮肤变得光滑、洁净。治疗时间为 4 ~ 6 个月，如果需要可以更长时间。极低剂量使用不会出现全身性毒性，实验室检查正常。同时外用维A酸类可以增强疗效。

建议每位日光性粉刺患者使用 SPF 15 或以上的广谱防晒霜。遮阳和宽檐帽也是不错的选择。虽然没有长期随访的数据，但根据我们的经验，局部治疗后的复发并不常见。由于累积光损伤的共同特性，日光性粉刺与鳞状细胞癌同时发生可能只是一种巧合。

9.14 不寻常型粉刺和粉刺样疹

有几种具有异常分布或异常发病年龄的粉刺或粉刺样疹。由于粉刺样痣是一种在发病机制和组织学上与粉刺完全无关的痣，因此不在本部分讨论。

9.14.1 先天性粉刺

该病是从出生时就可观察到的粉刺样损害，可呈节段性、多发性或播散性模式。在一名患有多发性先天性粉刺的 7 岁日本女孩身上发现其先天性粉刺与皮肤外畸形有关。本病病因不明。无论是从临床还是组织学上看，它们都不是粉刺样痣。

9.14.2 儿童屈侧粉刺

Larralde 等最早在 2007 年描述了本病。其特征是由一层薄薄的表皮连接两个开口，下面是粉刺内容物。患者年龄范围为 2 ~ 15 岁（平均年龄 6.2 岁），无性别差异。皮损通常是单发、单侧的，位于腋下。组织学显示漏斗部扩张和毛囊栓塞。病因不明。因为皮损很小且没有症状，患病率可能被低估了。在我们看来，它们像痤疮中的多孔粉刺，两个毛囊单位贯穿并伴有瘢痕，机制可能是由角化细胞碎片的炎症后嵌塞引起的。缺乏长期随访，但有持续观察超过 1 年的报道。

9.14.3 肛周粉刺

有 3 个在肛周区域出现粉刺的病例。在组织学上，存在微小的表皮囊肿，皮脂腺完全萎缩。流行病学尚不清楚，但由于无症状，而且位置隐蔽，很可能会被漏报。已经报道了同时存在慢性腹泻和肛周瘙痒以及曾使用氟化类固醇的病例，但不是所有患者都存在这样的情况。有人还推测这种疾病与长时间大量吸烟的关系，但仍有待证实。如厕习惯或粪便中可能存在致粉刺成分与本病的关系尚不清楚。所有三名被报道的患者均远超过痤疮发病年龄（62 岁和 84 岁的男性及一名 57 岁的女性），也不太可能是某种机械性痤疮。推测可能是使用类固醇诱发的继发性粉刺。

9.14.4 家族角化不良性粉刺/痣样毛囊表皮松解性角化过度症

该病于 1972 年首次被描述。它通常始于儿童或青少年时期，为常染色体显性遗传。受累部位为躯干、手臂、腿，面部较少累及。有时是线状的，有时是漩涡状的，类似于毛囊角化病（Darier-White 病）的嵌合模式。皮损数量逐渐增加，偶尔伴有瘙痒和炎症。近半数病例有轻度或中度炎症性痤疮。继发形成的凹陷性瘢痕并不少见，并不总是与之前的炎症有关。组织学特征为表皮松解性角化过度，包括毛囊上皮和皮脂腺导管出现致密性角化过度，毛囊间上皮基本没有改变。由于痣样分布、突出的毛囊栓塞和表皮松解性角化过度，我们提出"痣样毛囊表皮松解性角化过度症"这一术语。外用维 A 酸或口服异维 A 酸没有明显效果。有 CO_2 激光成功治疗的个案报道。缺乏长期观察，预后尚不清楚。

9.14.5 无角化不良的家族性播散性粉刺/家族多发性开放性粉刺

这也是一种家族性多发粉刺样疹，但在组织学上没有发现角化不良。Rodin 于 1967 年首次描述，早于家族角化不良性粉刺，但仍然鲜为人知。本病在男性和女性都是常染色体显性遗传，并在青春期前发病。男性家庭成员的皮损数量更多，随着年龄的增长而增加。在许多患者中观察到有发生中度至重度痤疮的倾向，累及躯干、臀部和面部，但不累及四肢。在组织学上不同于真正的痤疮粉刺。据报道，这种皮损或许与反常性痤疮/穿掘性终毛毛囊炎和 Dowling-Degos 病有关，但有待证实。口服异维 A 酸治疗可显著改善结节性皮损，但对粉刺疗效不佳。

9.15 多发性脂囊瘤

多发性脂囊瘤很容易被误认为闭合性粉刺，或炎症明显时被误诊为聚合性痤疮。但它们既不是痤疮家族的成员，也不是痤疮样疹。

脂囊瘤首次报道可追溯到 1873 年，Jamieson 报道了一种以大量散发的囊性皮损为特征的疾病。以前的同义词是皮脂腺囊肿、皮脂囊瘤病或遗传性表皮多囊病。

早期的学者认为多发性脂囊瘤为皮脂腺囊肿或潴留囊肿。因为同时存在毛干和皮脂腺小叶，有人认为这是皮样囊肿。目前人们认为这是毛囊皮脂腺单位的一种痣样病变。

9.15.1 遗传学

虽然大多数病例是散发性报道，但家系分析表明其为常染色体显性遗传。该病为雄激素依赖性囊性肿瘤，青春期后会变得明显。还会与发疹性毳毛囊肿、多发性毛母细胞瘤或毛发上皮瘤同时发生，这表明一些共同的发病机制可能与毛囊皮脂腺单位不同成分的分化有关。也报道过混合型病例，同时具有多发性脂囊瘤、发疹性毳毛囊肿和表皮样囊肿的组织病理学特征。据报道其与白甲病、牙齿异常（胎生牙/多数牙

缺失）、汗管瘤、扭曲发/隧道毛发和双侧耳前窦有相关性。已知可伴发 II 型先天性厚甲症、Alagille 综合征（肝动脉发育不良）和常染色体显性多囊肾综合征。角蛋白 17（KRT17 基因）突变已被证明是造成 II 型先天性厚甲症和多发性脂囊瘤的原因。

9.15.2 临床表现

该病发病率无性别差异。囊肿直径大多为 3 ~ 10 mm，部分患者可达到 20 ~ 30 mm。好发部位是胸部和上背部、上腹部、腋窝、四肢的近端部分，较少发生于面部。通常对称分布。少见部位包括臀部、大腿、腹股沟、阴茎、外阴、阴囊、头皮、手掌和足底。由于手掌和足底没有毛囊皮脂腺单位，因此局限于肢端的皮损被认为是异位性的。此外，还观察到线状和单侧分布的特点。

囊肿的数量差异很大，从几个到几百个不等。个别皮损是小而凸起、圆顶状的丘疹或较大的结节。较小的皮损只有在皮肤拉伸后才能观察到。通常为正常肤色，有时略带蓝色。触诊时，可感觉到柔软或实性结构。当切开皮损时，可挤出油性物质。通常没有疼痛感，也不会发炎。

多发性化脓性脂囊瘤罕见，是 Plewig 和 Kligman 于 1972 年在《痤疮和玫瑰痤疮》一书的第 2 版中首次提出的。当它发生在皱褶部位时，类似于聚合性痤疮或反常性痤疮/穿掘性终毛毛囊炎。其是一种炎症变异型，主要见于腋窝，常被误诊。囊肿破裂会诱发炎症，愈后留有瘢痕。

Brownstein 在 1982 年描述了一种非遗传的孤立性脂囊瘤，命名为单纯性脂囊瘤或单发性脂囊瘤。孤立性囊肿与典型综合征中的囊肿相同。许多病例在头部和面部有皮损，特别是在眼眶/眶周区域。尚不清楚这些患者是否进行过仔细的全身体格检查，很少进行长期随访。

9.15.3 组织病理学

脂囊瘤是具有薄壁的囊肿，其特征在于角质形成细胞排列在皮脂腺导管内，缺少透明角质颗粒。常发现大小不一的皮脂腺小叶，有时仅为单独成簇的皮脂腺细胞。囊壁呈波浪锯齿状。如果去除囊肿内容物，组织学处理后可见内陷和突起的人工现象。这种不规则性在冰冻切片中是看不到的。整个囊肿的连续切片总是显示上皮索或导管，将囊肿与上覆的表皮连

接。其为正常皮脂腺毛囊漏斗部的残留物。每个囊肿都有一个毳毛毛囊。通常囊腔内有数十根毛发，无细菌，内容物也是无菌的。生化分析显示高浓度的甘油三酯，但游离脂肪酸很少。脂肪酸的减少解释了缺乏炎症的特点。将活性痤疮丙酸杆菌注射到囊肿中会诱发破裂及形成类似聚合性痤疮的炎性结节。在多发性化脓性脂囊瘤中，人们认为机械因素是导致破裂及促进细菌定植和炎症形成的原因，是一种继发性现象。

9.15.4　鉴别诊断

最重要的鉴别诊断是发疹性毳毛囊肿和汗腺囊瘤，需要通过组织病理学来鉴别。发疹性毳毛囊肿皮损小于多发性脂囊瘤。其他需鉴别的包括皮肤骨瘤、闭合性粉刺、闭合性粉刺样瘢痕等。对于多发性化脓性脂囊瘤，需与反常性痤疮 / 穿掘性终毛毛囊炎鉴别。

9.15.5　治疗

疗效不佳。这种皮损主要影响美观。大的皮损可以通过外科手术切除。也可应用激光技术治疗，不过只有单个病例报告或小样本病例研究。也有系统性应用异维 A 酸治疗多发性脂囊瘤的报道，可能是与异维 A 酸的抗炎特性有关。但系统性使用异维 A 酸对囊性皮损的数量和大小几乎没有任何影响，我们不建议使用。

9.16　发疹性毳毛囊肿

Esterly 等于 1977 年首次报告了发疹性毳毛囊肿。对痤疮专家来说，当大量丘疹突然暴发时，在鉴别诊断上具有挑战性。

9.16.1　临床表现

患者表现为许多散在的丘疹，因为患者感觉是突然出现的，所以称之为"发疹性"。类似于发疹性汗管瘤，但实际上病情发展往往比较缓慢。丘疹具有囊状外观，在皮肤被拉伸时尤其明显。皮疹通常为正常肤色，有时夹杂着淡蓝色。这是一种以 John Tyndall 的姓名（1820—1893）命名的现象——廷德耳现象。触诊时会感觉坚硬，但无疼痛感。没有可见的凹陷，或任何其他指向毛囊起源的迹象。好发部位与多发性脂囊瘤类似，包括胸部、腹部、侧腹、上背部，有时

是面部，很少发生在耳朵、外阴和大阴唇。数量从几个到几百个不等。人们对皮疹最终的结局知之甚少。炎症反应罕见。与多发性脂囊瘤、表皮样囊肿、汗管瘤或无汗性外胚层发育不良的关系已有报道。在先天性厚甲症、眼脑肾综合征或慢性肾衰竭等综合征中出现的意义尚不清楚。

9.16.2　发病机制

发疹性毳毛囊肿的确切发病机制尚不清楚。推测可能与毳毛毛囊发育异常有关，使其在漏斗部位堵塞，导致毛发滞留，毛囊近端囊性扩张，以及皮脂腺的继发性萎缩，而毛球不受影响。随着毛发周期，毛发可能脱落到囊腔中。

9.16.3　遗传学

发疹性毳毛囊肿是散发性的。有常染色体显性遗传的家族性病例报道，但与多发性脂囊瘤相比，数量要少得多。皮损通常出现在儿童期。在家族性病例中，皮损通常发生在出生时或婴儿早期。无性别差异。

9.16.4　组织病理学

薄壁囊肿通常出现在真皮中部。上皮层仅显示几乎看不见的颗粒层。皮脂腺缺失。囊肿与孤立细小的毳毛毛囊相连。数十根脱落的静止期毛发可能被困在囊腔内。有时可观察到囊壁纤维化。囊肿没有皮肤表面的开口，无可见炎症。内容物为无菌性。

9.16.5　鉴别诊断

临床上几乎无法与多发性脂囊瘤区分。组织学上也有共同的特征，有时还会共存。一些学者将它们视为同一疾病的变异型，其他人认为，由于表达的角蛋白不同，它们是来自两种不同类型毛囊的两种不同的疾病。可能会被误认为是闭合性粉刺，但根据瘢痕和寻常痤疮的其他表现可以进行区分。诊断性活检至少能够对其正确分类。

9.16.6　治疗

目前没有安全、有效、美观的治疗方法。有 CO_2 或 Er-YAG 激光汽化治疗的报道，但疗效尚不确定。

关于使用其他激光治疗的信息很少。皮损切除术是有效的，但可能遗留瘢痕，需权衡利弊。外用维A酸类完全无效。由于皮脂腺细胞的缺失，口服异维A酸也无效。

9.17 小棘状毛壅病

1901年，Felix Franke将这种疾病命名为Pinselhaar（paintbrush hair，毛刷发）。Nobl在1913年提出了小棘状毛壅病这一术语，描述一种临床上常与类似疾病如毛发角化病、发疹性毳毛囊肿和痤疮的开放性粉刺相混淆的毛囊疾病。大多数患者的年龄远远超过痤疮好发年龄，但该病也可在青春期之前和成年期早期寻常痤疮处于活跃状态下发生。无性别差异。

发病部位通常在鼻部、前额、面颊、躯干，特别是肩胛间区域，很少出现在腋窝或四肢，表现为棘状角栓。通常无主观症状。几乎每个皮脂腺毛囊的毛孔都因黄褐色至黑色的栓塞物而扩张，缺乏炎症。栓塞物很深，不容易通过压力挤出。皮损很小，与开放性粉刺不同。与慢性肾衰竭或遗传性感音神经性耳聋是否明显相关尚不清楚，可能是巧合。

9.17.1 发病机制

发病机制尚不清楚。有人认为，可能是毛囊漏斗的角化改变导致角化细胞和毛发清除受阻。此外，糠秕孢子菌及痤疮丙酸杆菌等微生物与毛囊角化过度的诱导和毳毛潴留有关。有意思的是，外用米诺地尔会诱发此病。

9.17.2 组织病理学

垂直或水平切片可确定导致嵌塞的物质。皮脂腺毛囊漏斗扩张，疏松的角化细胞层增多。特征表现是一些细毳毛，通常为5~50个，成簇嵌入角栓中。毛囊周围可能有单一核细胞炎性浸润。

9.17.3 诊断

通过皮肤表面活检可以很容易地拔取毛囊角栓。将一滴氰基丙烯酸酯置于载玻片上，轻轻压在鼻部或面颊上，等待约60 s以完成聚合。从皮肤上剥离硬化的胶水，得到一片毛囊微丝。用浸油覆盖，在低倍镜下观察。可见成束的均处于休止期的毛发，大小和质地相同。所有毛发来自同一个毛发单位。而在粉刺中，则表现为毛发数量少，被实性团块困住，盘绕成奇特的图案。皮肤镜检查是一种更简单的方法，可实时观察毛囊中央的点状成簇毳毛。

还需要和会引起混淆但有完全不同临床表现的疾病"棘状毛发发育不良"鉴别。该病罕见，首次描述于1999年，以主要位于面部中央的角化性毛囊毛刺为特征，通常见于在强烈的免疫抑制下的实体器官移植或淋巴造血系统恶性肿瘤患者。致病病原体是2010年发现的棘状毛发发育不良相关性多瘤病毒（TSPyV）。连同肾移植后的BKPyV相关肾病（PVAN），伴有进行性多灶性白质脑病的JCPyV以及导致Merkel细胞癌的Merkel细胞多瘤病毒（MCPyV），它们是人类多瘤病毒（HPyV）家族13个成员中的4个，也越来越引起人们对它们与人类疾病相关性的兴趣。

9.17.4 治疗

和粉刺性痤疮一样，外用维A酸类或其他角质溶解剂有一定疗效。鼻部的小棘状毛壅病对这些药物的反应不佳。也可以选择粉刺挤出器或使用氰基丙烯酸酯机械去除。有报道755 nm翠绿宝石激光治疗是安全有效的，疗效可维持长达20周。

9.18 扩张孔和毛鞘棘皮瘤

扩张孔是Winer在1954年首次报道，大多数情况是孤立的皮损，有时有两个或更多，成人面部的扩张孔类似大的开放性粉刺。不过，它宽阔的隧道状开口和位于深处的着色的角质细胞圆柱体有助于将它与开放性粉刺区分开来。

男性发病率高于女性。面部皮肤总是出现日光性弹力组织变性的表现。扩张孔主要发生在面颊或前额，较少发生在背部等其他部位。不会出现炎症。使劲按压会挤出细长的粉刺样结构。几个月内又会形成新的角质嵌塞。

9.18.1 组织病理学

组织病理学有诊断价值。与痤疮粉刺不同的是，上皮层增生并有痣样特征的芽状突起。整个皮损是不对称的，可以深入真皮。基底细胞层的色素沉着也是典型特征。在连续切片上可以发现产生丝状细毛的毛发单位。

　　我们不认同有些组织病理学家将扩张孔视为倒置性脂溢性角化病或毛发上皮瘤。是否将其视为痣样畸形或毛囊错构瘤，值得商榷。毛皮质粉刺是来自毛皮质细胞的粉刺样结构，类似于毛母质瘤，没有皮脂腺残留。它既不是原发性痤疮粉刺，也不是扩张孔。

9.18.2 治疗

　　切除是永久去除扩张孔的唯一方法。

9.18.3 毛鞘棘皮瘤

　　毛鞘棘皮瘤和扩张孔一样，很容易从外观上诊断出来。这种凹陷型皮损主要发生于女性的上唇或下巴。它不会发生在青少年身上，很少与痤疮皮损相混淆。反映光化性损伤的特征性弹性纤维变性的皮肤是皮损容易出现的部位。主要特征是凹陷的槽状开口。有时可见粉刺样嵌塞。没有炎症。有报道过不寻常的斑块型表现或不常见的发生部位，如眉毛和耳垂。扩张孔和毛鞘棘皮瘤的起源尚不清楚。目前讨论的是起源于外根鞘的漏斗部囊肿或毛囊错构瘤的不同部分。

9.18.4 组织病理学

　　这种不对称皮损由出芽的不稳定痣样上皮组成，伴有粗或细的终毛。黑色素沿其基底沉着，沉积在整个角化细胞层，是非常典型的。

9.18.5 鉴别诊断

　　毛鞘棘皮瘤可能会被误诊为巨大粉刺、日光性粉刺（Favre-Racouchot 病）、毛发上皮瘤、毛囊瘤、扩张孔（Winer）或瘢痕。

9.18.6 治疗

　　手术切除是唯一有效的治疗方法。

9.19 粟粒样皮肤骨瘤

　　与文献中的少量病例报告相比，皮肤骨瘤（皮肤骨化病、多发性皮肤骨化病、粟粒样皮肤骨瘤）是一种更常见的痤疮并发症。它通常是亚临床的，在 X 线检查中，有 5% 的患者表现为持续性炎症性痤疮，在 CT 检查中，这一比例高达 40%。异位骨形成可能会造成令人困惑的诊断问题。

　　皮肤骨瘤是一种小的、肤色、圆顶状丘疹或结节，直径 2~10 mm。通常数量较多，有时甚至多达数百个。它们不会发展，也不会消退，永久性存在。皮肤骨瘤常见于面部，尤其是上颌和前额部位，有时会发生在颈部和胸部，偶尔发生于头皮。结节坚硬，无痛，无炎症。

　　皮肤骨瘤通常是对先前存在的炎症性痤疮皮损的一种不寻常的特发性反应，有时发生在几十年后，随着年龄的增长而增加。钙、磷和甲状旁腺素的血清水平正常。与痤疮或其他罕见遗传综合征无关的原发形式似乎并不少见。有两种最可能的发病机制：成纤维细胞化生，真皮成纤维细胞分化为成骨细胞，或胚胎间充质细胞向真皮分化，随后分化为成骨细胞系。婴儿期或儿童期发生的皮肤骨瘤或皮肤钙化症使人联想到与 GNAS 基因突变相关的 Albright 遗传性骨营养不良症。有一个有趣的观察结果是，本病可能与用于骨质疏松症的双膦酸盐药物有关，不过还需更多的证据支持。

　　面部骨瘤有时会略带蓝色，提示过去使用过四环素类（主要是米诺环素）抗生素治疗，这类药物与磷酸盐形成复合物。面部散在数十至数百个小的、蓝色、文身状的色素性斑疹或丘疹。移除后，它们看起来呈褐色。在 UV-A 照射（伍德灯）下，它们显示出特有的黄色荧光。这也解释了为什么服用四环素的幼儿或母亲在怀孕早期服用四环素后生下的婴儿会出现牙齿变形易碎。锥形束 CT 可以精确定位微小骨瘤。在影像学上，皮肤骨瘤可分为单发结节、单发或多发片状、深部和多发播散型。

9.19.1 组织病理学

　　真皮中层出现边界清晰的圆形病灶是典型病理改变。骨瘤可能含有血管和脂肪细胞。原发性骨瘤无纤维化，继发性骨瘤有瘢痕纤维化。

9.19.2 治疗

　　对绝望的患者来说，唯一的方法是外科手术。每个皮损都可通过一期愈合的钻孔活检去除，偶尔从耳后区域进行替代性穿孔。较小和较浅表的皮损可通过激光烧蚀或用激光切开一个微小切口后排出内容物。外用维 A 酸类可能会有帮助，尤其适合早期皮损的治疗，但根据我们的经验，疗效通常是暂时的。

9.20 接触性痤疮

多种化合物均可导致痤疮。患者和医生一般都无法在本病初起时找到病因（图 9.5 ）。

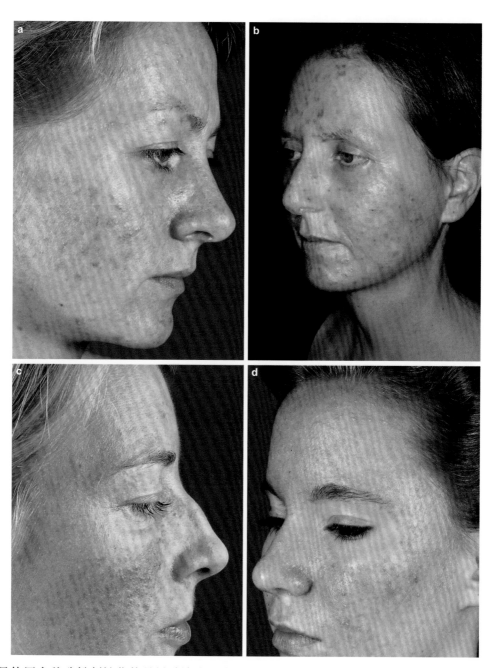

图 9.5   **a**：大量使用多种致粉刺性化妆品导致该女士发生化妆品痤疮。**b**：化妆品痤疮和表皮剥脱。该女士长期使用各种化妆品，导致泛发的丘疹，丘疹处表皮反复剥脱。**c**：化妆品痤疮典型的皮损分布。该患者曾使用多种化妆品、保湿剂、日霜、晚霜。该模式和形态的皮损提示患者使用了致痤疮性化妆品。**d**：这位年轻女性本来仅有轻度痤疮，在过量使用化妆品后，整个面部出现数以百计的微小的闭合性粉刺、丘疹和脓疱。一经确诊，最好的选择是先停用化妆品，而后使用维 A 酸类温和剥脱治疗

9.21　油痤疮和氯痤疮：环境危害

　　皮肤被致痤疮性或致粉刺性的切削油、润滑油、焦油、其他石油分馏产品或者卤代芳香烃类化合物沾染后可发生接触性痤疮。本病最常累及大腿、前臂和肩部。几乎每个毛囊均受累。绝大多数非炎症性粉刺呈单一形态，炎症反应通常是继发性的（图 9.6 和图 9.7 ）。

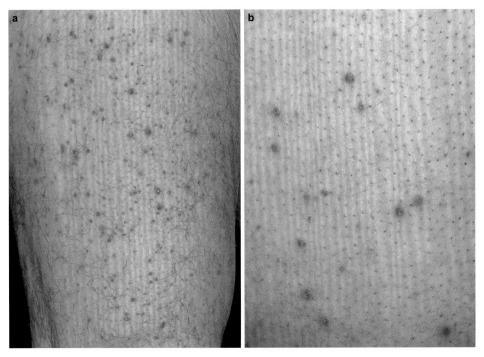

图 9.6　机械师的油痤疮。**a**：汽车修理工大腿上的油痤疮。小粉刺形成后不久即发展成为丘脓疱疹。**b**：产业工人的油痤疮。每个毛囊口均可见明显的小角栓（粉刺）。少数皮损发炎

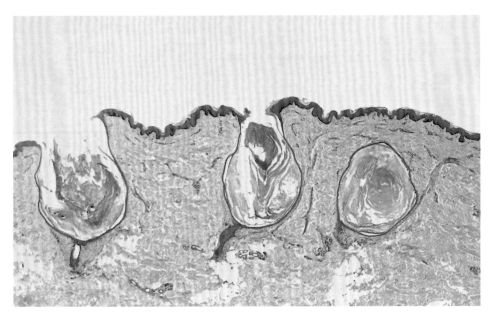

图 9.7　氯痤疮的组织病理学表现。暴露于五氯萘和六氯萘后发生氯痤疮。所有毛囊均受累，为氯痤疮的典型表现。数层致密的角化细胞形成粉刺。视野中未见细菌，这可能是由于所接触的化学物质存在毒性（抑菌性）。所有皮脂腺出现退化，毛发单位完整

9.22　切削油所致接触性痤疮

图 9.8 中的男性患者使用含有氯化烃类物质的油润滑牙科用具。他的整个面部被这种切削油污染，形成许多大的开放性粉刺，以皮脂腺毛囊丰富的面颊部为著。他的鼻部未受累，为本病皮损的典型表现（鼻部毛囊处有厚的、坚固的角质层，阻碍了致痤疮性物质的入侵）。大而致密的黑头粉刺是氯痤疮的特点。治疗氯痤疮可局部外用维 A 酸，它能够完全清除难看的粉刺。该患者的工作地点忽视了工业安全防护措施，希望现在各国能严格规范防护措施。

9.23　类固醇痤疮

图 9.9 令人过目难忘。与寻常痤疮不同，类固醇痤疮的皮损一致性极高，由圆顶状的、发炎的、边界明显的丘疹组成。该皮损呈现典型的分布模式。

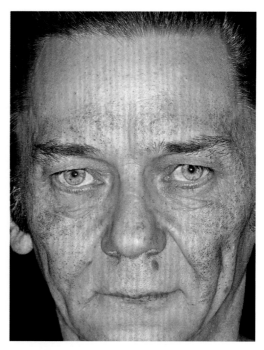

图 9.8　切削油所致接触性痤疮

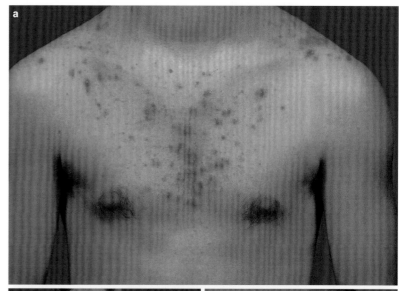

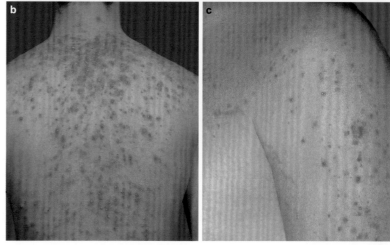

图 9.9　a：这位患有关节炎的患者口服糖皮质激素 4 周后出现胸部和肩部 V 形区域的皮损暴发。大剂量糖皮质激素（本病例中使用泼尼松 100 mg，每日 1 次）才有可能在短时间内诱发如此强烈的反应。**b**：与上图为同一患者。丘脓疱疹广泛分布于背部有皮脂腺毛囊的部位，几乎覆盖全背部。**c**：一位同样口服糖皮质激素的年轻男性患者上臂的类固醇痤疮。这些皮损后续可能转变为粉刺

9.24 类固醇痤疮是如何形成的

类固醇痤疮是痤疮样皮疹中被研究得最彻底的。无论由何种药物引起，无论是由局部还是系统使用激素导致的，类固醇痤疮的组织学表现都非常相似（图 9.10 ）。

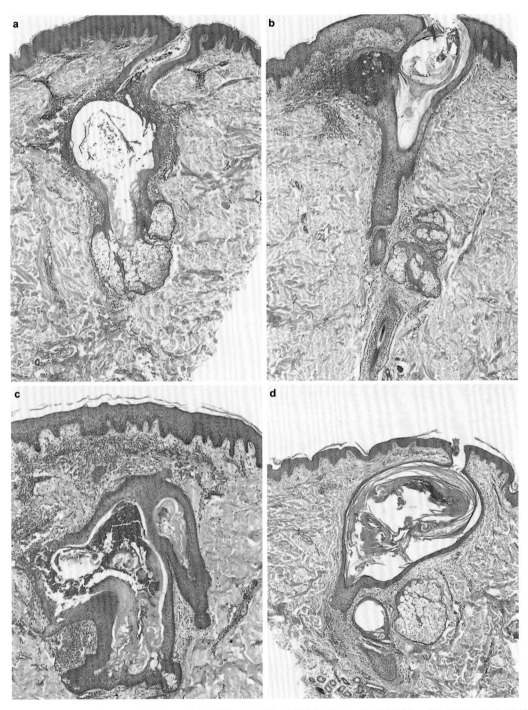

图 9.10　a：早期可看到的表现为皮脂腺毛囊漏斗部中部的局灶性坏死。未见粉刺。淋巴细胞和少量粒细胞可见于裂口。**b**：下一步为毛囊上皮的移行，它们像舌一样包绕局部的脓肿。**c**：一个不对称的闭合性粉刺已经形成，皮脂腺小叶仍存在。部分被吞噬的碎片和炎症细胞被包裹和压缩于粉刺内核中。**d**：一个陈旧的闭合性粉刺，有致密内核，中央有角化不全细胞。可见不对称的及粉刺周围的纤维化。该粉刺壁薄，皮脂腺出现萎缩；毛发单位完整。其顶端开口紧闭

9.25 类固醇痤疮

面部、上胸部和背部的皮脂腺毛囊特别容易发生类固醇痤疮。局部或系统用药引起的反应相似。一般而言，局部使用糖皮质激素导致的炎症较系统用药少。此处仅记录局部用药所致类固醇痤疮的早期和晚期表现（图 9.11）。

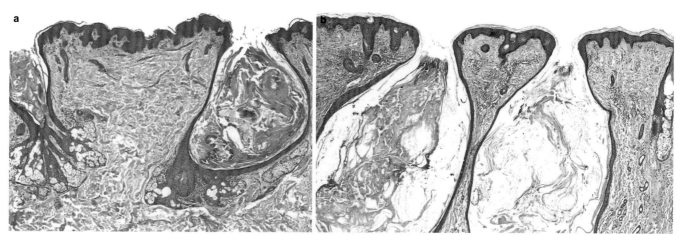

图 9.11　a：两个相邻的皮脂腺毛囊处于粉刺形成的不同阶段。左边为早期的开放性粉刺，刚刚经过微粉刺阶段。右边为较晚期的闭合性粉刺，有细菌的定植、皮脂腺导管的角质化和皮脂腺的退化。不对称性通常是粉刺早期破裂和重新包囊的表现，尽管此处无粉刺周围纤维化表现。**b**：晚期类固醇痤疮。可见两个大的闭合性粉刺，存在时间大于 6 个月，几乎无法与真正的寻常痤疮的粉刺区别开来。这两个粉刺的壁很薄，皮脂腺均退化为底部微小的上皮芽。轻微的不对称性和粉刺周围纤维化为早期炎症表现

9.26 痤疮样发疹

有时候痤疮样发疹和真正的痤疮很相似，但是还是有一些线索可将它们区分开来。与痤疮不同，痤疮样发疹是单一形态的，且患者常有用药史。一旦停用致病药物，痤疮样发疹会自发消退（图 9.12）。

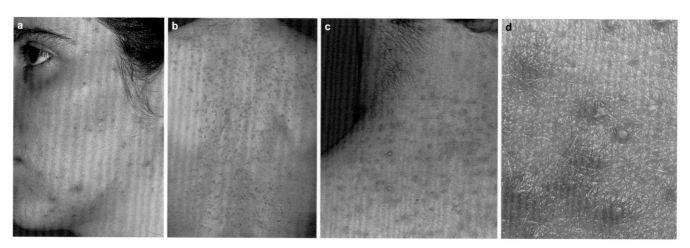

图 9.12　a：此皮损与丘疹脓疱型痤疮相似，无粉刺。米诺环素为致病药物。**b**：皮损位置和分布与痤疮相似，但皮损性质与痤疮不同。单一形态的丘疹在口服糖皮质激素后不久暴发。**c**：有渗出的丘疹和脓疱密集分布于轻微的背景红斑上，结合使用锂的病史，可明确诊断。**d**：由硫唑嘌呤导致的痤疮样脓疱的特写，有炎性红晕。有时候可形成继发性粉刺

9.27 卤素为促炎性物质

当用于诊断、治疗或日常食用时，碘化物和溴化物可导致特殊的通常起源于毛囊的皮肤炎症反应。这种发疹需要大剂量的碘化物或溴化物来激发（图 9.13）。

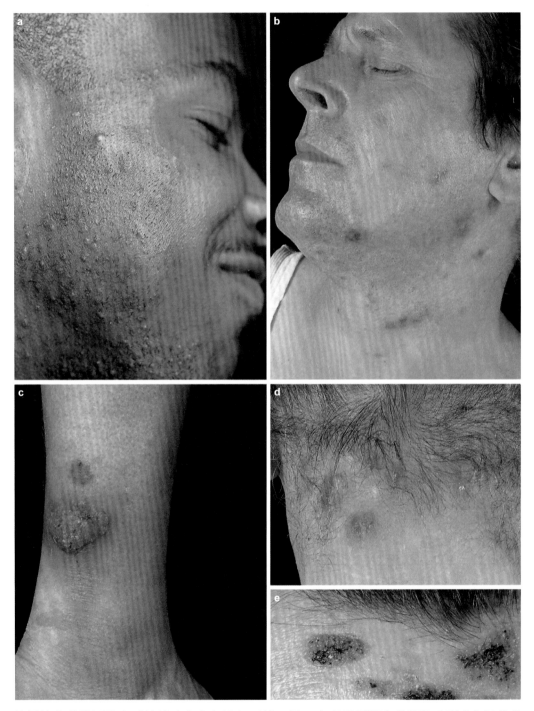

图 9.13　a：该男性患者使用饱和碘溶液（卢戈尔液）不足 1 周，出现胡须部位的假性毛囊炎急性发作。**b**：一位曾使用含碘药物的患者，他身上的碘疹表现为不对称分布的脓肿和深部结节。分批出现的脓疱或炎性结节是碘化物毛囊炎的常见表现。**c~e**：3 例出现在使用含溴化物镇静药患者身上的溴疹，分布于腿部和项部。这些皮疹与聚合性痤疮略有相似。基于皮损形态和用药史，拟诊溴疹，血液中的卤素含量明确了诊断

9.28 安咪奈丁痤疮

这种不寻常的药物性痤疮在巴黎被首次报道。许多患者滥用这种抗抑郁药（安咪奈丁）后出现大量的皮肤问题（图 9.14）。

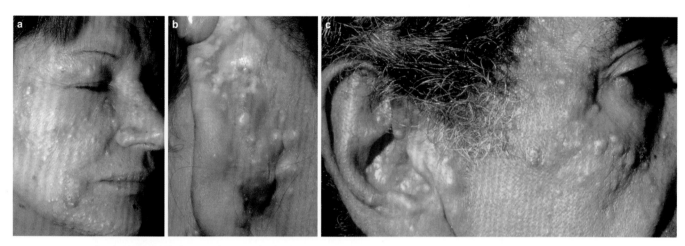

图 9.14 **a**：闭合性粉刺散布于面部，它们中有些已经破裂。**b**：同一女性的耳后皮肤视诊可见融合性囊状皮损。**c**：大量大小不一的闭合性粉刺，与日光性粉刺有一定相似度，是这种药物性痤疮的另一种表现（图片由巴黎 Patrick Vexiau 教授惠赠）

9.29 安咪奈丁诱发的聚合性痤疮

患者为了寻求精神上的平静舒畅，自行使用大剂量抗抑郁药安咪奈丁。药物促使严重的炎性痤疮形成。这种发疹的严重程度被认为是聚合性痤疮的 3 倍（图 9.15）。

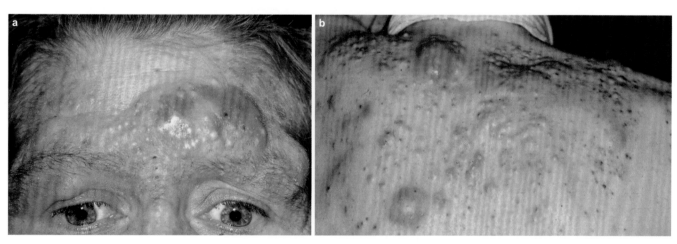

图 9.15 **a**：一位成瘾者惊恐的脸。罕见的密集聚合的闭合性痤疮和炎症剧烈的脓肿分布于前额、眉间和上睑。**b**：背部一片狼藉，有开放性及闭合性的大粉刺和囊肿。部分破裂后形成深在、宽大、波动性的脓肿，不可避免地会形成瘢痕，对组织造成极大破坏。这张图片使人想起氯痤疮（图片由巴黎 Patrick Vexiau 教授惠赠）

9.30 表皮生长因子受体抑制剂诱发的痤疮样疹

西妥昔单抗是一种用于治疗特定转移癌的表皮生长因子受体抑制剂，目前在全球范围内被广泛应用，常与药疹有关。它们有时被称为痤疮样或玫瑰痤疮样疹。从表面上看，皮疹更像伴有漏斗部坏死和大量炎症反应的类固醇痤疮的早期病变（图 9.16）。

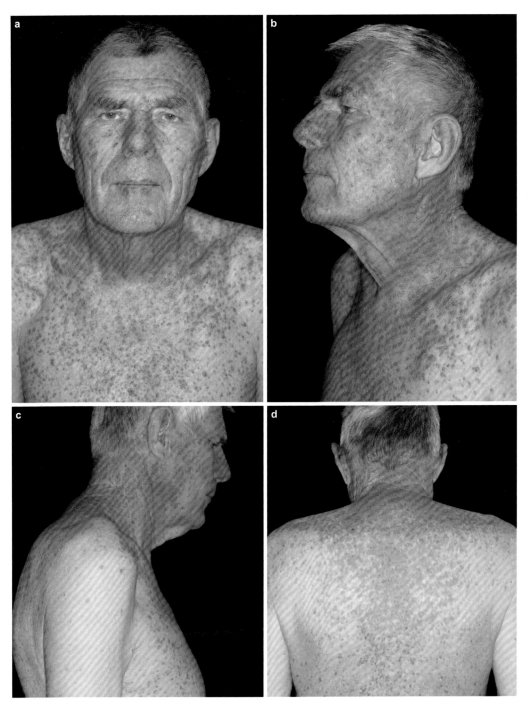

图 9.16　一位出现这种药疹的患者前面（**a**）、侧面（**b**，**c**）及后面（**d**）的照片。严重皮肤反应多与所期待的对肿瘤的治疗反应有关，因而给患者带来希望

9.31 MEK 抑制剂诱发的痤疮样疹

最近针对恶性肿瘤所研发和注册的药物，包括那些为皮肤科医生所熟知的抗恶性肿瘤药，给患者带来了希望。这些药物中大部分有轻度甚至严重的不良反应，其中包括药物诱发的皮疹。

MEK 抑制剂是化学合成的有机化合物，它们通过干扰 MAP 激酶的活性来抑制 MAPK 活性。MEK 抑制剂被用于治疗一些癌症，尤其是治疗伴有 BRAF 突变的黑素瘤。

图 9.17 中的这位男性患者接受 MEK 抑制剂治疗后暴发弥漫性红斑、大量毛囊样丘疹和脓疱，形成玫瑰痤疮样皮损。需要同时检查是否存在蠕形螨的定植，尤其是此类皮损见于免疫抑制患者时。

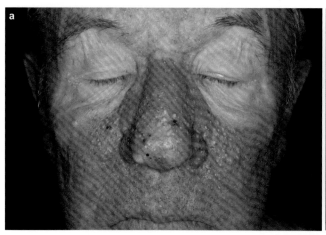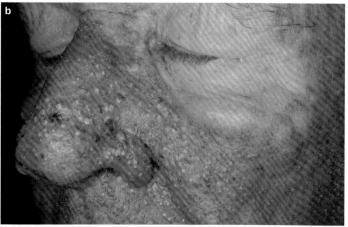

图 9.17　MEK 抑制剂诱发的痤疮样疹

9.32 MEK 抑制剂所致严重药疹

图 9.18 中的这位患者患有转移性腺癌。在第 6 个治疗周期时，他身上出现广泛分布的炎性丘疹和丘脓疱疹，外观似玫瑰痤疮，表面覆有大块痂皮（尤其是面部皮损）。局部对症治疗后系统性使用低剂量异维 A 酸，他的皮损很快得到改善。

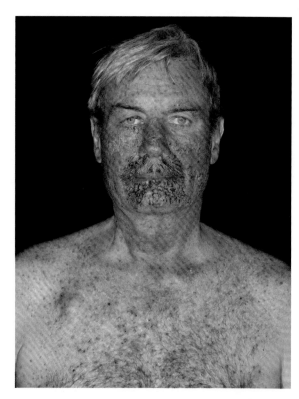

图 9.18　MEK 抑制剂所致严重药疹

9.33 坏死性淋巴细胞性毛囊炎

这种情况曾被称为"坏死性痤疮"，但它与痤疮无关。我们倾向于称之为"坏死性淋巴细胞性毛囊炎"（图 9.19）。皮肤科医生们对本病的疾病分类和治疗尚不明确。

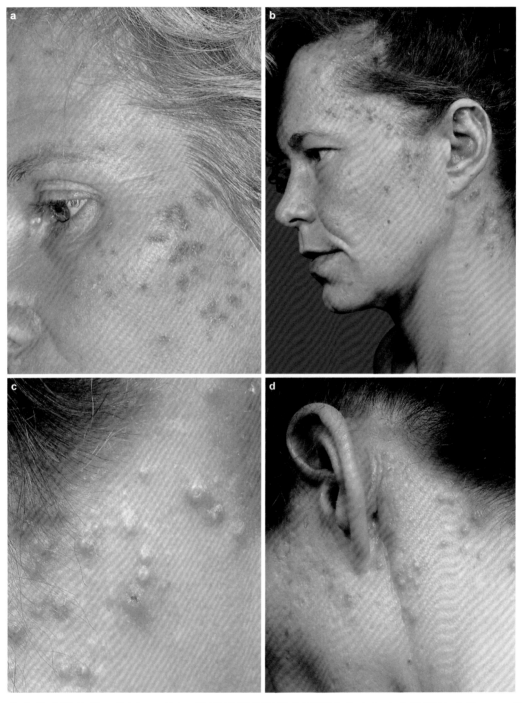

图 9.19　a：本病的晚期表现：前额、面颊、发际线部位可见表面覆有痂皮和表皮剥脱的丘疹。**b**：具有典型的沿发际线、颈部、项部分布的模式，且广泛累及头皮。**c,d**：颈部左右两侧的特写。可见新鲜的、部分带有脐凹的丘脓疱疹，多数伴有炎症表现，和病毒感染或药疹相似。在该病例中，本病持续数月。图中面颊部的瘢痕是由既往的痤疮导致的

9.34 坏死性淋巴细胞性毛囊炎

本病的临床特点已在前一页展示。此处为同一患者的组织病理学表现（图 9.20 ）。

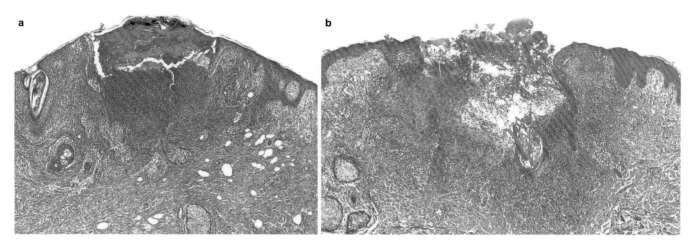

图 9.20　a ：一个楔形的中央坏死（"坏死性痤疮"名称的由来）完全掩盖了毛囊方向，可见纤维素样坏死，其顶部有角化不全的帽盖。淋巴细胞密集浸润，并向两侧延伸，引起表皮和邻近毛囊的海绵样变性。这类皮损处仅能培养出常驻菌群。**b** ：逐层切片可见另一毛囊以同样形式存在。该图右上角可见残余的上皮。图中未见粉刺、毛囊蠕形螨、病毒颗粒（培养及电镜下）或白细胞碎裂

9.35 氯痤疮：可怕而终身存在

严重的氯痤疮可在暴露于大量的多氯芳烃后被诱发出来，最终留下各种各样可怕的瘢痕。

图 9.21 中的男性患者在 1957 年的爆炸后协助清理位于德国路德维希港的巴斯夫工厂，并且在毁坏的工厂里待了数天时间。他急性起病，以系统症状为初发表现，而后出现氯痤疮。灾难发生数十年后，他身上的氯痤疮仍持续存在。持续处于活动期的皮损可能与储存于皮下脂肪的烃类有关。

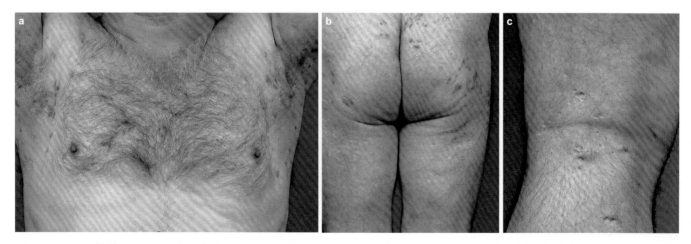

图 9.21　a ：窦道和深在性结节像火山一样周期性暴发。潜在的皮损散布于双侧腋窝、上臂上段内侧和胸部。**b** ：臀部、臀部和肛门褶皱处，以及双侧大腿覆以多孔且有瘘管的瘢痕，伴有不同程度的炎症。**c** ：腘窝亦受累，上有带瘘管的瘢痕，脓肿周期性形成

9.36 氯痤疮：背面

图 9.22 最好地阐明了颈部、肩部和上背部氯痤疮的侵袭力。图中的男性患者与前一页中相同。背部可见多种瘢痕（扁平的、萎缩的、火山口状、冰锥样和多孔的），提示曾发生剧烈的炎症反应。炎症持续存在，在组织学中更为明显。颈部可见巨大的囊状结构，脓液从各个开口流出。伴有疼痛和触痛。患者于1957 年首次暴露于 2, 4, 5- 三氯苯酚及其衍生物。氯痤疮可成为终身性疾病。

9.37 儿童氯痤疮

塞维索事故（发生在意大利塞维索的化学污染事故）记叙了氯痤疮急性毒性期和部分存在晚期皮肤残留的患者情况（图 9.23）。

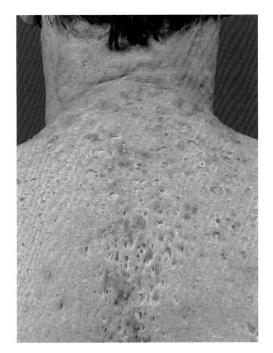

图 9.22 背部氯痤疮

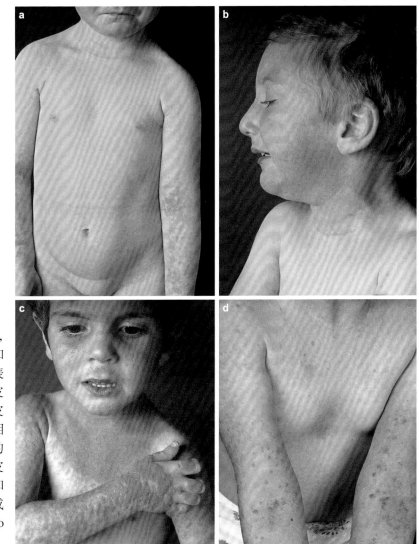

图 9.23 **a、b**：面部和手臂的中毒性皮疹，以及身体其他无衣物保护部位的荨麻疹样和融合性丘疹。这些是患者最早期的皮肤表现。**c**：融合性丘疹严重影响面部和胸部皮肤暴露部位的外观，手臂皮肤暴露部位皮损以斑块为主。后者与持久性隆起性红斑相似。**d**：毛囊性丘疹是氯痤疮更广为人知的表现，数周内出现，之后转变为其他不同皮损（尤其是脓疱、深在且持续存在的结节和继发性粉刺）。炎症长期存在，瘢痕的形成不可避免（图片由意大利米兰 Rugero Caputo 教授惠赠）

9.38 儿童氯痤疮

以下内容清晰地记载了二噁英对于塞维索事故中中毒儿童的影响（图 9.24 ）。

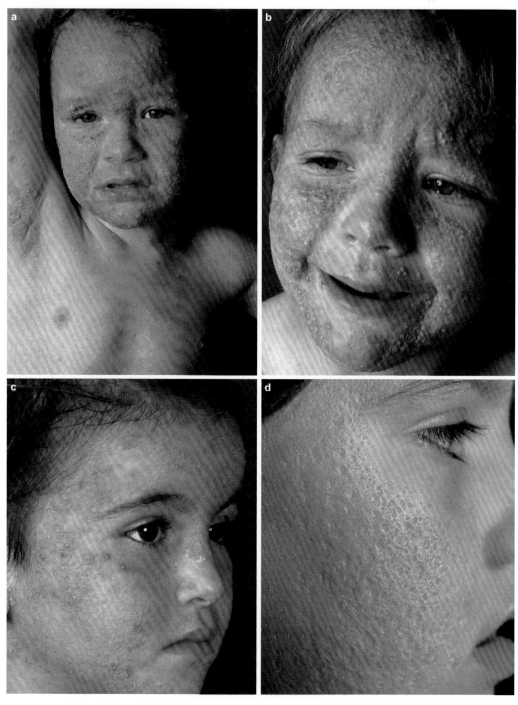

图 9.24　a、b：该患儿对自己面部、双上臂和腋窝处广泛分布的氯痤疮感到十分痛苦。他为此哭泣。幸运的是，他没有永久性的内脏损伤。**c、d**：丘疹、脓疱和闭合性粉刺散布于这位女孩的面部。面部炎症持续了很长一段时间，并在 2 年后留下难看的网状瘢痕（图 d ）（图片由意大利米兰 Rugero Caputo 教授惠赠）

9.39 氯痤疮的组织病理学表现

塞维索事故在受害者身上留下了长期不消退的大的开放性粉刺，伴有持续性炎症（图 9.25 ）。

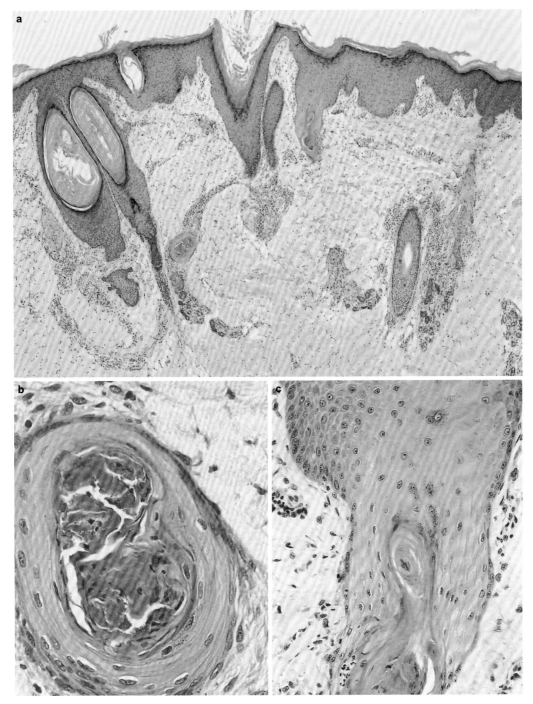

图 9.25　a：氯痤疮的形成始于每个皮脂腺毛囊内残余的角化过度，伴有上皮的角化过度。外泌汗腺以类似形式受累，出现导管和顶端汗管阻塞。皮脂腺出现退化或被破坏。图中可见炎性成分在静脉周围广泛浸润。此外，还可见混合的淋巴细胞、粒细胞、成纤维细胞参与的反应。**b：**高倍视野下汗管的横断面。导管中充满了堆积的角化及角化不全的碎片，提示导管内细胞坏死。**c：**高倍视野下即将进入上皮层的外泌汗管远端（末端汗管）。其管腔完全被玻璃样的角化碎片阻塞。细胞壁的坏死和趋化因子的释放吸引多形核细胞到该部位。角化过度不仅限于毛囊处（图片由意大利米兰 Rugero Caputo 教授惠赠）

9.40 氯痤疮

　　在重度氯痤疮病例中可看到非常可怕的表现。氯痤疮更常见于 20 世纪初，但目前仍有发病。本组和下一组图展示了 1989 年中东的一场战争中一位士兵的氯痤疮（图 9.26）。致病物质未明确，但报道中曾提及化学战争中的气体泄漏。

　　除了手掌和足底没有皮脂腺毛囊的部位，氯痤疮从头到脚遍布该男性患者全身。皮损初起为小的非炎症性的闭合性粉刺，逐渐增大、发展为开放性粉刺，而后破裂，留下形状各异、大小不一的脓肿。最大的闭合性粉刺实际上是上皮囊肿，部分直径达数厘米。瘢痕的形成不可避免，尤其是瘘管形成的粉刺。该患者口服异维 A 酸，并联合多种皮肤外科手术方法治疗数月，取得了成功。

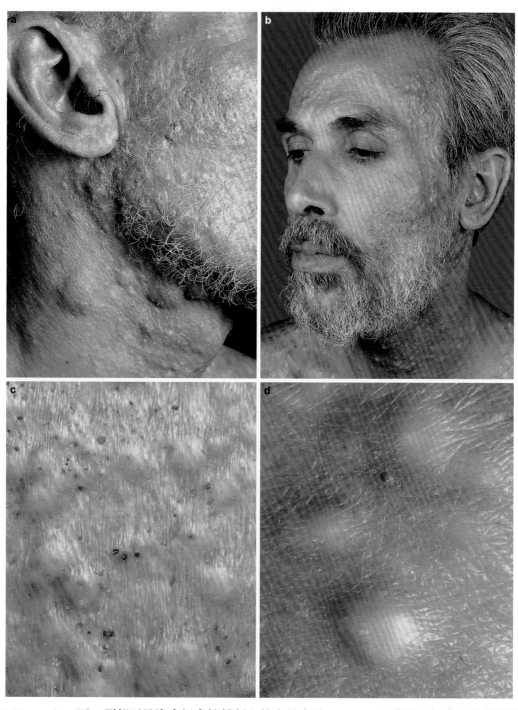

图 9.26　a, b：面、颈部可见许多闭合性粉刺和较大的囊肿。**c, d**：开放性和闭合性粉刺的特写

9.41 氯痤疮

该患者与上一页描述的是同一患者（图 9.27）。

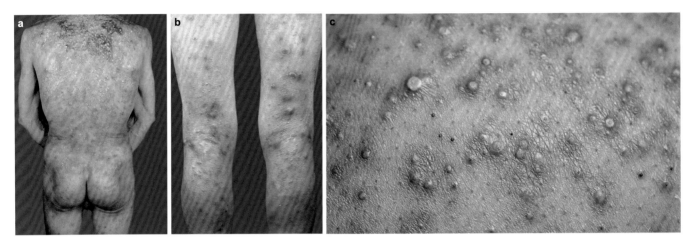

图 9.27　**a**：这可被称为泛发性痤疮（acne universalis），痤疮遍布全身。上背部有一装饰性文身。**b**：脓肿甚至累及双腿，见于双侧膝盖和小腿的间擦部位。**c**：在美洲，本病曾常被称为"氯萘痤疮"，但现在统称为氯痤疮。这位美洲患者背部几乎所有毛囊均受累，他受本病困扰多年。图中可见闭合性和开放性粉刺、丘疹和脓疱

9.42 闭合性粉刺的鉴别诊断

如图 9.28 所示。

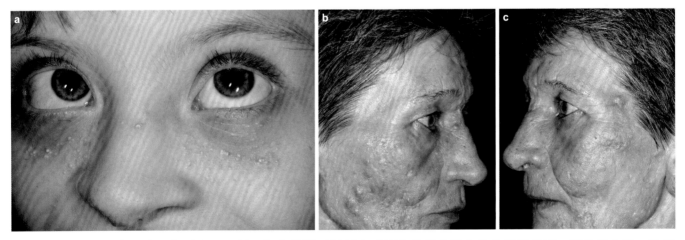

图 9.28　**a**：粟丘疹。该患儿下睑、两颊上部和鼻梁可见孤立或聚集的微小的白色非炎性丘疹。患儿长大后，这些皮疹可被轻易去除。**b, c**：玫瑰痤疮基础上的吸烟者痤疮。这位女性患者有发作多年的面部潮红、炎性丘疹和粗大的毛孔，被归结为玫瑰痤疮的表现。此外，她还经常吸烟。这些后来出现的皮疹一开始被认为是痤疮，但近期被更好地定义为"吸烟者痤疮"。和氯痤疮相似，烟草中的氯化烃、其他成分和烟雾成分是本病的病因

9.43 皮肤里的骨头

皮肤骨瘤是"皮肤里的骨头"（图9.29）。骨瘤因不同原因形成，一般无明确病因。

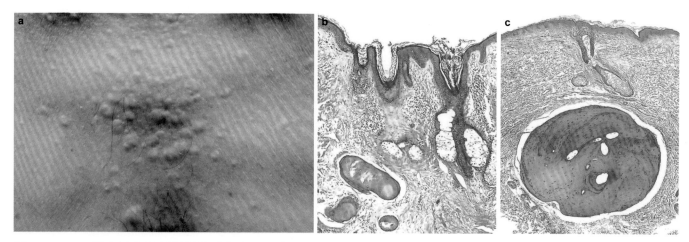

图9.29 a：数个闭合性粉刺样的肤色扁平丘疹，质硬，表面无毛孔，在临床上难以诊断。组织病理学检查显示真皮层可见骨性结构。**b**：老年男性患者面部弹性组织变性的皮肤，有轻微炎症。组织学上，小骨瘤似乎漂浮在其中。这些可能是炎症后形成的骨瘤。**c**：取自同一患者的单个满月形骨瘤，未见炎症和纤维化

9.44 沥青痤疮

这种职业性皮肤病在工业健康和安全标准得到改善的国家是极为罕见的。本病最常见于道路施工人员、屋顶建筑工人以及那些工作中接触沥青或其他含焦油产品的人（图9.30）。

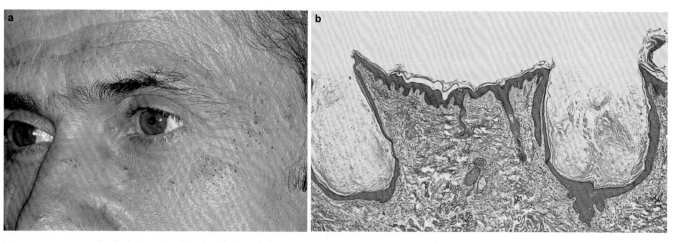

图9.30 a：一位道路施工人员长期暴露于焦油和沥青，导致前额、颞部和鼻部粉刺形成。本病例中，鉴别诊断是已被排除的Favre-Racouchot病。**b**：焦油和其他可导致职业性痤疮的物质所诱发的粉刺的组织病理学表现与寻常痤疮中粉刺的组织病理学表现不同。其上皮层较厚。因焦油含有抑菌物质，皮损处无细菌。所有皮脂腺完全退化。粉刺底部微小的上皮芽提示曾有皮脂腺小叶附着于此

9.45　夏季痤疮（马略卡痤疮）= 多形性日光疹

一些人春夏季节在暴晒后出现不明原因的痤疮样发疹，称为马略卡痤疮。皮疹形态单一，为有中央角栓的毛囊丘疹，周围可见炎症反应。皮损触之质硬，持续数周。夏季痤疮是多形性日光疹的毛囊性变异型，累及皮脂腺毛囊（图 9.31）。紫外线作用光谱中，主要为 UVA 所致，偶尔由 UV-A/UV-B 共同诱发。皮损可在实验中被诱发，也可在"日晒美黑工作室"中被诱发。

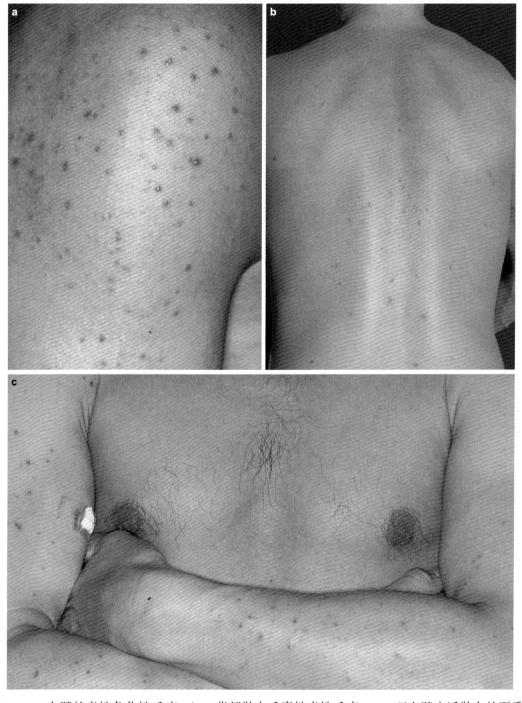

图 9.31　**a**：右臂的炎性角化性丘疹。**b**：背部散在毛囊性炎性丘疹。**c**：双上臂广泛散在的夏季痤疮

9.46 日光性粉刺 = Favre-Racouchot 病

如图 9.32 所示。

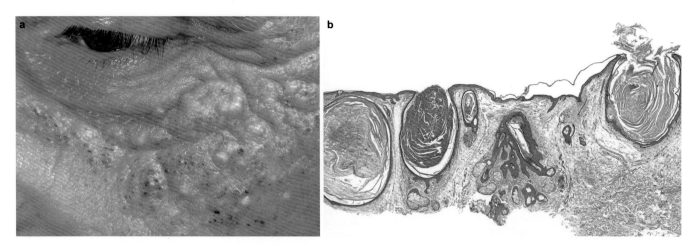

图 9.32 **a**：老年高加索人眼周及双颊的开放性和闭合性粉刺，俗称老年性粉刺，是过度暴露于阳光所导致的众多病理性改变中的一种。在老年人，它们变得足够大，看起来像位于黄色的、增厚的弹力纤维变性的皮肤上的囊肿。它们没有发炎。**b**：最左边的卵圆形皮损是一个由薄层上皮包裹的囊肿，其内充满角质。可在连续切片中找到它的开口，如同图中的另外两个粉刺。这些是单纯的闭合性和开放性粉刺。它们难以被挤出，其内的细菌含量少于痤疮粉刺。皮脂腺腺泡已退化为上皮芽，通常存在无休止的、不同程度的增生性生长

9.47 小棘状毛壅病

如图 9.33 所示。在粉刺中，毛发数量较少，集中在固体角栓中，卷曲成奇怪的样子。

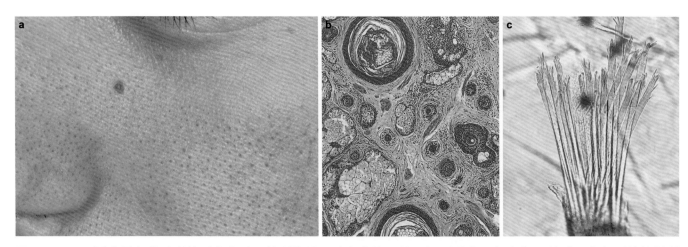

图 9.33 **a**：图中黑色的毛囊栓子在鼻子上特别常见，让人自然而然地想到黑头，但它们只是看上去与开放性粉刺有相似之处。使用手持式放大镜或皮肤镜可见多个毛发的末端。此处每个皮脂腺毛囊开口均因一个色素沉着的、轻微凸起的栓子而变得粗大。这些栓子都被牢牢地固定着，无法用手指挤出。这些成簇的毛发从不发炎。**b**：面部皮肤的横切面提示了小棘状毛壅病的临床诊断。可见毛囊角化过度，但揭示本病的表现是显著的小毳毛的聚集，在本例中分别约为 50 根和 20 根，均起源于单根毛发。这些毛发都集中在一个角质囊内。**c**：通过氰基丙烯酸酯技术取出的栓子在油镜下可见一簇平行的毛发，大小相同

9.48 Winer 扩张孔

　　尽管通常无法得到诊断，但 Winer 扩张孔是一种相对常见的皮肤附属器良性肿瘤。它最常见于老年人面部受日光损伤的皮肤（图 9.34 和图 9.35）。Winer 于 1954 年将其描述为毛发上皮瘤。

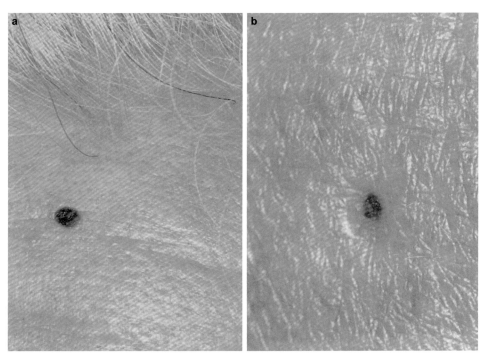

图 9.34　a：前额单发的扩张孔，外观似开放性粉刺。实际上，可以挤出一个坚实的、尖端有色素沉着的、由角质细胞紧密构成的圆柱体。一个新的开放性粉刺样结构在数月后再次形成。**b**：近距离观察另一位患者的扩张孔，几乎无法与开放性粉刺区分

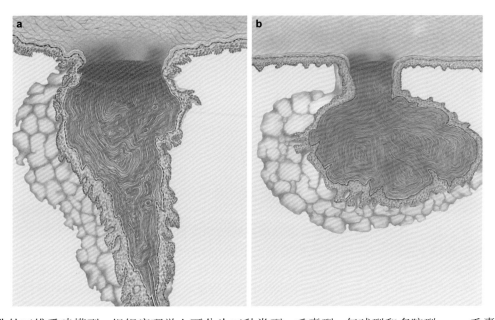

图 9.35　扩张孔的三维重建模型。组织病理学上可分为三种类型：毛囊型、气球型和多腔型。**a**：毛囊型，深入真皮。棘层肥厚、乳头瘤样增生以及毛发一部分位于底部是其典型特征。**b**：气球型。一个大而空的皮损，有明显的乳头瘤样增生和致密的角化细胞，顶部有黑色素沉着

9.49 毛鞘棘皮瘤和扩张孔

　　这是两种和痤疮或日光性损伤皮肤中的粉刺相似的皮损（图 9.36）。两种皮损都是良性的、痣样的皮

脂腺毛囊畸形，仅存在于皮肤出现光化性损害的成人或老年人。

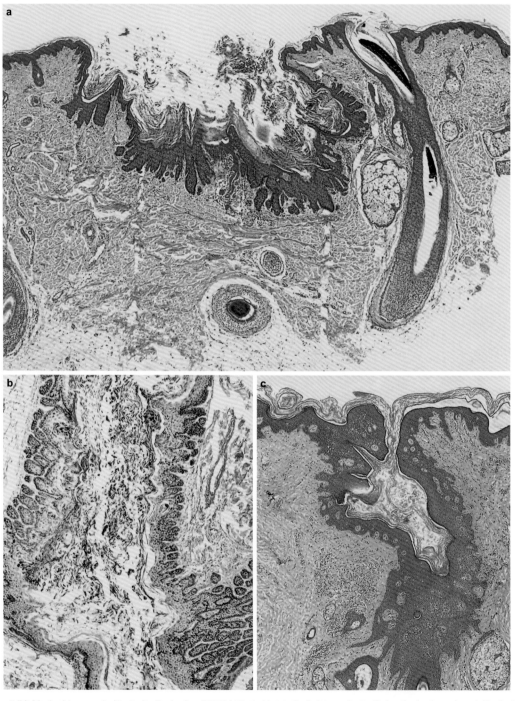

图 9.36　**a**：毛鞘棘皮瘤。一个伴有角化上皮不规则增生的凹陷皮损。有角化细胞产生，但不像痤疮粉刺的角化细胞那样紧密贴合。和这个皮损一样，多数皮损出现于上唇。皮损周围没有纤维化，亦没有继发性粉刺或瘢痕。**b**：扩张孔。成年患者面部单发的扩张孔看起来像一个开放性粉刺。可挤出一个坚实的、尖端有色素沉着的、由角质构成的圆柱体。像开放性粉刺一样，一个新的角质核在数月后重新形成。这只是形成粉刺样栓塞的许多不同毛囊病变中的一种。它的组织病理学改变与众不同。上皮没有变薄，而是出现增生以及乳头瘤样和痣样改变。此处同样没有皮损周围纤维化。在组织病理学文献中讨论了这种畸形的正确分类。扩张孔并不是 Winer 起初所认为的毛发上皮瘤。**c**：出现瘢痕的毛囊。这不是一个巨大的毛孔，而是一位痤疮患者出现瘢痕的毛囊。活检前 50 天，一个粉刺被挤出。没有出现临床可见的炎症反应。瘢痕使毛囊扭曲，使其出现形态奇异的棘层肥厚和乳头瘤样增生。皮脂腺泡和毛发单位存活。毛囊周围炎性纤维化在扩张孔中是不会出现的，这是它的标志

9.50 革兰氏阴性毛囊炎

尽管革兰氏阴性毛囊炎常被误认为是普通的寻常痤疮，但它是痤疮的一种变异型，是由革兰氏阴性菌引发鼻部皮脂腺毛囊和鼻黏膜的毛囊炎。皮肤非常油腻和男性患者居多为本病的典型特征。毛囊炎大多局限于面部，有时蔓延至头皮和胸部，在后两个部位还会影响终末毛囊（图9.37）。

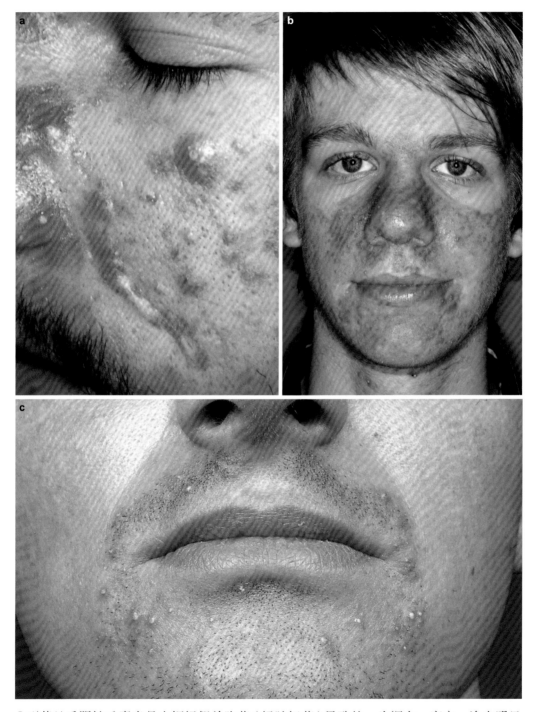

图9.37 a：Ⅰ型革兰氏阴性毛囊炎是由铜绿假单胞菌（绿脓杆菌）导致的，为深在、宽广、渗出明显、高度发炎的痛性结节，有时顶部有脓疱。这位患者的另一皮损为左侧鼻唇沟处的S形窦道。**b**：Ⅱ型革兰氏阴性毛囊炎更为常见，是由各种革兰氏阴性菌导致的。通常可在皮损处找到2～3种不同菌种。该患者面、颈部受累，呈现出与玫瑰痤疮的蝴蝶样皮疹极其相似的皮损。**c**：一个典型的Ⅰ型革兰氏阴性毛囊炎病例，脓疱在鼻、口、颏部周围呈扇形分布

9.51 革兰氏阴性毛囊炎

本病的诊疗常存在困难。它可以模仿多种疾病（图 9.38）。患者注定要辗转多处就诊，直到某位医生做出正确诊断。

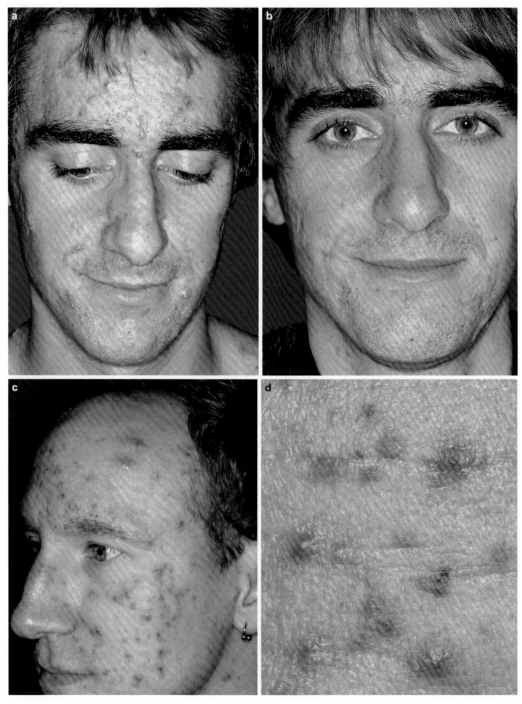

图 9.38 a：一位男性患者＋皮脂溢出＋脓疱和丘疹，尤其在鼻周和口周＋没有粉刺＋对标准的痤疮治疗无反应＝革兰氏阴性毛囊炎。致病的革兰氏阴性菌可从脓疱和前鼻孔中被检出。**b**：口服异维 A 酸已清除所有皮损。曾经非常油腻的皮肤变得干燥，所有脓疱和丘疹均已被清除。这是治疗本病的最佳药物。**c, d**：革兰氏阴性毛囊炎在面部和颈部蔓延。多个渗出性丘疹，顶部有小脓疱。它和玫瑰痤疮尤其是其罕见变异型革兰氏阴性玫瑰痤疮很像

9.52 多发性脂囊瘤和发疹性毳毛囊肿，大小不同的相关囊肿

如图 9.39 所示。

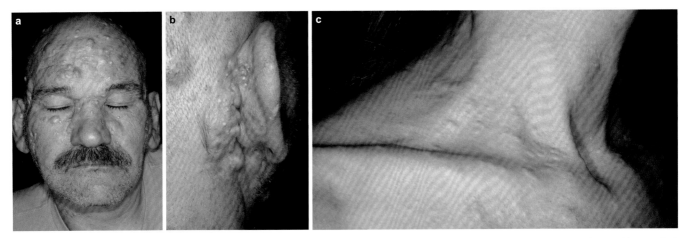

图 9.39　a, b：在这两张图中，大小不一的非炎性囊肿覆盖这位男性的面部，包括前额、秃发的头皮、颈部、耳垂和耳后区域。治疗并不容易。右耳后单发的、带有双瘘管的粉刺实际上是一个瘢痕，与由基因决定的多发性脂囊瘤无关。**c**：一位女性颈部、肩部和上胸部的发疹性毳毛囊肿。"发疹性"这个词来源于历史上对它的描述。皮损缓慢发展，历经数年至数十年。它们常常比多发性脂囊瘤的囊肿小很多。再次强调，应谨慎治疗本病，并与患者探讨治疗方案

9.53 多发性脂囊瘤和发疹性毳毛囊肿，与遗传性皮脂腺毛囊畸形有关

这些囊肿比以往人们所认为的更常见。它们可以发生在身体多个部位，数量不定。在一些患者属于某个综合征的一部分（图 9.40）。

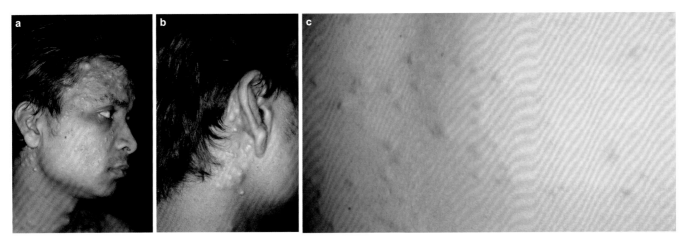

图 9.40　a, b：多发性脂囊瘤。这两张图中的患者皮肤上散布大小不一的非炎性囊肿。尤其是前额的皮损，给患者带来困扰。**c**：一位男性的发疹性毳毛囊肿，躯干部位可见典型小囊肿，许多呈典型的淡蓝色，为 Tyndall 效应。它以 Jonh Tyndall 的名字命名，这是 1871 年 John Tyndall 在伦敦提出的一种用于定量评估伦敦环境污染的方法

9.54 家族性多发性脂囊瘤

如图 9.41 所示。

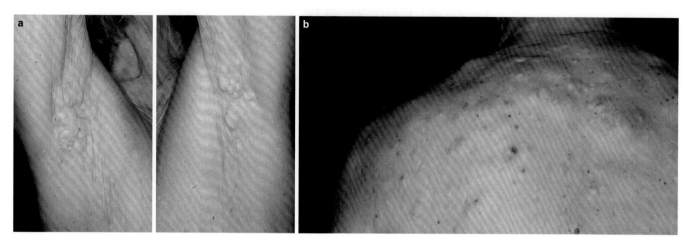

图 9.41　**a**：腋窝是本病典型的好发部位，此处展示这位母亲身上的少量皮损。部分皮损呈淡黄色，提示内含大量皮脂。**b**：她的儿子比她年轻 26 岁，皮肤遍布大小不一、部分聚集融合的囊肿。一些囊肿，尤其是位于背部受压区域的，已经发炎

9.55 多发性脂囊瘤

如图 9.42 所示。

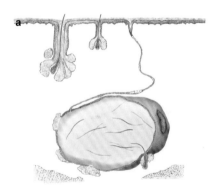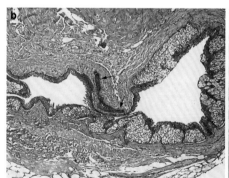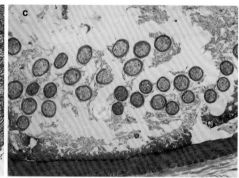

图 9.42　**a**：多发性脂囊瘤的模式图，以及一个皮脂腺毛囊（左侧）和一个毳毛毛囊（中间）。这些大的、充满皮脂的囊肿是由皮脂腺毛囊的痣样畸形演变而来。它的上皮层起源于变形的皮脂腺导管。一个微小的毛发单位产生数根毳毛，脱落至腔内。可见到环绕在其周围的退化的皮脂腺小叶。囊肿通过一条弯曲的实心细索与原始的漏斗部相连。这个囊肿被完全封闭，它的内容物是无菌的。图中正常的皮脂腺毛囊和小毳毛毛囊用来和它进行对比。由连续切片获得的三维重建图底部可见皮下脂肪。**b**：这个囊肿已出现塌陷，其内容物（细胞碎片、皮脂、毛发）已在组织学制片过程中脱落。囊壁呈圆锯齿状，并含有许多皮脂腺腺泡。中央可见将囊肿与覆盖其上的表皮相连接的实心上皮索（箭头处）的一小部分。**c**：这块穿过囊肿的半薄切片中可见许多被切断的毳毛漂浮在疏松的、由角质和皮脂构成的基质中。丙烯酸酯包埋，亚甲蓝染色

9.56 虫蚀状皮肤萎缩：痤疮瘢痕的鉴别诊断

图 9.43 中的这位成年男性面部有明显的蜂巢状凹陷性瘢痕。他利用络腮胡子来隐藏这些令他不快的痕迹。瘢痕中可见向内生长的胡须。这些皮损在他童年时期就已经出现。他没有青春期痤疮的病史或其他病史。诊断是虫蚀状皮肤萎缩。这种罕见的遗传性皮肤病典型的临床表现有：童年期发病，进展缓慢；面颊部对称的网状或蜂巢状萎缩；无丘疹、脓疱、皮脂溢出或鳞屑；红斑和毛囊角栓可能会逐年减少。

9.57 虫蚀状皮肤萎缩，常被误认为痤疮瘢痕

如图 9.44 所示。

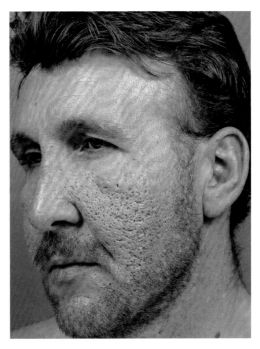

图 9.43 虫蚀状皮肤萎缩

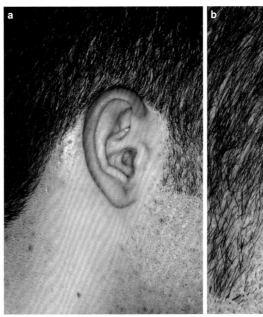
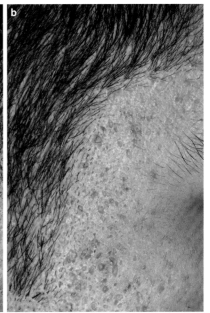
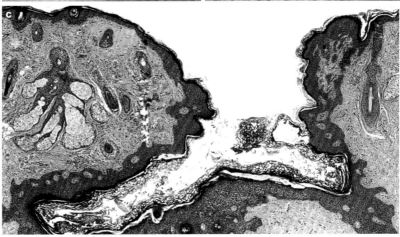

图 9.44 **a、b**：这两张图中的男性皮肤上可见许多不规则形状的微小瘢痕，瘢痕底部发红。皮损可见于面部和耳后，耳后的皮损沿发际线分布，部分皮损外观像旧书中的虫洞。只要熟悉这些特征，看一眼即可做出诊断。**c**：虫蚀状皮肤萎缩典型的组织学表现。可见不规则的凹陷，伴有向左右两边延伸的隧道。这些遗传性瘢痕没有和任何皮脂腺小叶相连。其管腔内含疏松的角化细胞，但没有毛发或细菌。上皮层棘层增厚，出现乳头瘤样改变。可以和第 18 章中 Unna 对本病最初的描述和图示进行对比

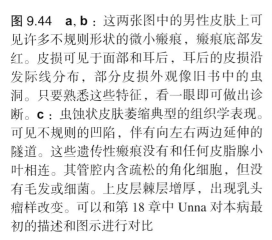

参考文献

药物性痤疮

Ben-Amitai D, Laron Z. Effect of insulin-like growth factor-1 deficiency or administration on the occurrence of acne. J Eur Acad Dermatol Venereol. 2011; 25:950-4.

Blatt J, Lee PA. Severe acne and hyperandrogenemia following dactinomycin. Med Pediatr Oncol. 1993; 21:373-4.

Cappel M, Mauger D, Thiboutot D. Correlation between serum levels of insulin-like growth factor 1, dehydroepiandrosterone sulfate, and dihydrotestosterone and acne lesion counts in adult women. Arch Dermatol. 2005; 141:333-8.

Collomp K, Buisson C, Lasne F, Collomp R. DHEA, physical exercise and doping. J Steroid Biochem Mol Biol. 2015; 145:206-12.

Heydenreich G. Testosterone and anabolic steroids and acne fulminans. Arch Dermatol. 1989; 125:571-2.

Kazandjieva J, Tsankov N. Drug-induced acne. Clin Dermatol.2017; 35:156-62.

Klinger B, Anin S, Silbergeld A, et al. Development of hyperandrogenism during treatment with insulin-like growth factor-I (IGF-I) in female patients with Laron syndrome. Clin Endocrinol (Oxf). 1998; 48:81-7.

Kraus SL, Emmert S, Schön MP, Haenssle HA. The dark side of beauty: acne fulminans induced by anabolic steroids in a male bodybuilder. Arch Dermatol. 2012; 148:1210-2.

Melnik BC. Androgen abuse in the community. Curr Opin Endocrinol Diabetes Obes. 2009; 16:218-23.

Melnik BC, Schmitz G. Role of insulin, insulin-like growth factor-1, hyperglycaemic food and milk consumption in the pathogenesis of acne vulgaris. Exp Dermatol. 2009; 18:833-41.

Melnik B, Jansen T, Grabbe S. Anabolikamissbrauch und Bodybuilding-Akne: eine unterschätzte gesundheitliche Gefährdung. J Dtsch Dermatol Ges. 2007; 5:110-7.

Pronsato L, Milanesi L, Vasconsuelo A, La Colla A. Testosterone modulates FoxO3a and p53-related genes to protect C2C12 skeletal muscle cells against apoptosis. Steroids. 2017; 124:35-45.

Ren W, Yin J, Duan J, et al. mTORC1 signaling and IL-17 expression: defining pathways and possible therapeutic targets. Eur J Immunol. 2016; 46:291-9.

Saad F, Röhrig G, von Haehling S, Traish A. Testosterone deficiency and testosterone treatment in older men. Gerontology. 2017; 63:144-56.

Smith TM, Gilliland K, Clawson GA, Thiboutot D. IGF-1 induces SREBP-1 expression and lipogenesis in SEB-1 sebocytes via activation of the phosphoinositide 3-kinase/Akt pathway. J Invest Dermatol. 2008; 128:1286-93.

Smurawa TM, Congeni JA. Testosterone precursors: use and abuse in pediatric athletes. Pediatr Clin North Am. 2007; 54:787-96.

Vora S, Ovhal A, Jerajani H, et al. Correlation of facial sebum to serum insulin-like growth factor-1 in patients with acne. Br J Dermatol. 2008; 159:990-1.

药物诱发的痤疮样疹

Acharyya S, Sau S, Dasgupta P, et al. Skin rash as a surrogate marker of clinical response of targeted therapy using gefitinib in advanced or metastatic non-small-cell lung cancer—a retrospective study. J Indian Med Assoc. 2012; 110:474-6.

Anforth R, Liu M, Nguyen B, et al. Acneiform eruptions: a common cutaneous toxicity of the MEK inhibitor trametinib. Australas J Dermatol. 2014; 55:250-4.

Anforth R, Carlos G, Clements A, et al. Cutaneous adverse events in patients treated with BRAF inhibitor-based therapies for metastatic melanoma for longer than 52 weeks. Br J Dermatol. 2015; 172:239-43.

Balta I, Ozuguz P. Vitamin B12-induced acneiform eruption. Cutan Ocul Toxicol. 2014; 33:94-5.

Belum VR, Fischer A, Choi JN, Lacouture ME. Dermatological adverse events from BRAF inhibitors: a growing problem. Curr Oncol Rep. 2013; 15:249-59.

Bencini PL, Montagnino G, Sala F, et al. Cutaneous lesions in 67 cyclosporin-treated renal transplant recipients. Dermatologica. 1986; 172:24-30.

Bettoli V, Trimurti S, Lombardi AR, Virgili A. Acne due to amineptine abuse. J Eur Acad Dermatol Venereol. 1998; 10:281-3.

Bettoli V, Zauli S, Montis A, et al. Acneiform eruption due to vitamin B12: a problem still unsolved. G Ital Dermatol Venereol. 2014; 149:153-5.

Bock KW. Toward elucidation of dioxin-mediated chloracne and Ah receptor functions. Biochem Pharmacol. 2016; 112:1-115.

Carlos G, Anforth R, Clements A, et al. Cutaneous toxic effects of BRAF inhibitors alone and in combination with MEK inhibitors for metastatic melanoma. JAMA Dermatol. 2015; 151:1103-9.

Chan HH, Wing Y, Su R, et al. A control study of the cutaneous side effects of chronic lithium therapy. J Affect Disord. 2000; 57:107-13.

Cohen LK, George W, Smith R. Isoniazid induced acne and pellagra. Occurrence in slow inactivators of isoniazid. Arch Dermatol. 1974; 109:377-81.

De Gálvez Aranda MV, Sánchez PS, Alonso Corral MJ, et al. Acneiform eruption caused by amineptine. A case report and review of the literature. J Eur Acad Dermatol Venereol. 2001; 15:337-9.

Dessinioti C, Antoniou C, Katsambas A. Acneiform eruptions. Clin Dermatol. 2014; 32:24-34.

DeWitt CA, Siroy AE, Stone SP. Acneiform eruptions associated with epidermal growth factor receptor-targeted chemotherapy. J Am Acad Dermatol. 2007; 56:500-5.

Du-Thanh A, Kluger N, Bensalleh H, Guillot B. Drug-induced acneiform eruption. Am J Clin Dermatol. 2011; 12:233-45.

Fabbrocini G, Panariello L, Caro G, Cacciapuoti S. Acneiform rash induced by EGFR inhibitors: review of the literature and new insights. Skin Appendage Disord. 2015; 1:31-7.

Han SS, Lee M, Park GH, et al. Investigation of papulopustular eruptions caused by cetuximab treatment shows altered differentiation markers and increases in inflammatory cytokines. Br J Dermatol. 2010; 162:371-9.

Harrell BL, Rudolph AH. Kelp diet: a cause of acneiform eruption. Arch Dermatol. 1976; 112:560.

Herbst RS, LoRusso PM, Purdom M, et al. Dermatologic side effects associated with gefitinib therapy: clinical experience and management. Clin Lung Cancer. 2003; 4:366-9.

Hu JC, Sadeghi P, Pinter-Brown LC, et al. Cutaneous side effects of epidermal growth factor receptor inhibitors: clinical presentation, pathogenesis, and management. J Am Acad Dermatol. 2007; 56:317-26.

Khanna S, Chirinos RE, Venna S. Escitalopram oxalate (Lexapro)-induced acneiform eruption. J Am Acad Dermatol. 2012; 67:e261-3.

Kiyohara Y, Yamazaki N, Kishi A. Erlotinib-related skin toxicities: treatment strategies in patients with metastatic non-small cell lung cancer. J Am Acad Dermatol. 2013; 69:463-72.

Kozuki T. Skin problems and EGFR-tyrosine kinase inhibitor. Jpn J Clin Oncol. 2016; 46:291-8.

Levandoski KA, Girardi NA, Loss MJ. Eruptive sebaceous hyperplasia as a side effect of oral tacrolimus in a renal transplant recipient. Dermatol Online J. 2017; 23(5).

Li AW, Antaya RJ. Isotretinoin-induced acne fulminans without systemic symptoms with concurrent exuberant granulation tissue. Pediatr Dermatol. 2018; 35:257-8.

Liu Z, Choi SW, Crott JW, et al. Multiple B-vitamin inadequacy amplifies alterations induced by folate depletion in p53 expression and its downstream effector MDM2. Int J Cancer. 2008; 123:519-25.

Mahé E, Morelon E, Lechaton S, et al. Acne in recipients of renal transplantation treated with sirolimus: clinical, microbiologic, histologic, therapeutic, and pathogenic aspects. J Am Acad Dermatol. 2006; 55:139-42.

Martín JM, Jordá E, Monteagudo C, et al. Follicular acneiform eruption induced by imatinib. J Eur Acad Dermatol Venereol. 2006; 20:1368-70.

Melnik BC. The P450 system and mTORC1 signalling in acne. Exp Dermatol. 2014; 23:318-9.

Melnik BC. p53: key conductor of all anti-acne therapies. J Transl Med. 2017; 15:195.

Nakahara T, Moroi Y, Takayama K, et al. Changes in sebum levels and the development of acneiform rash in patients with non-small cell lung cancer after treatment with EGFR inhibitors. Onco Targets Ther. 2015; 8:259-63.

Oztas P, Aksakal AB, Oztas MO, Onder M. Severe acne with lithium. Ann Pharmacother. 2001; 35:961-2.

Requena C, Llombart B, Sanmartín O. Acneiform eruptions induced by epidermal growth factor receptor inhibitors: treatment with oral isotretinoin. Cutis. 2012; 90:77-80.

Reyes-Habito CM, Roh EK. Cutaneous reactions to chemotherapeutic drugs and targeted therapies for cancer. Part II. Targeted therapies. J Am Acad Dermatol. 2014; 71:217e1-11.

Ricci F, Paradisi A, Masini F, et al. Acneiform eruption induced by ethosuximide. Eur J Dermatol. 2014; 24:98-9.

Richter A, Beideck S, Bender W, Frosch PJ. Epidermalzysten und Follikulitiden durch Cyclosporin A. Hautarzt. 1993; 44:521-3.

Sinha S, Udupa S, Bhandary RP, et al. Sertraline-induced acneiform eruption. J Neuropsychiatry Clin Neurosci. 2014; 26:E56-7.

Strahan JE, Burch JM. Cyclosporine-induced infantile nodulocystic acne. Arch Dermatol. 2009; 145:797-9.

Takata T, Tarutani M, Zouboulis CC, Sano S. Sebaceous glands as the primary target of EGFR-inhibitors in the development of papulopustular eruption. J Dermatol Sci. 2012; 66:165-8.

Tanusree P, Schumann C, Rüdiger S, et al. Cytokine regulation by epidermal growth factor receptor inhibitors and epidermal growth factor receptor inhibitor associated skin toxicity in cancer patients. Eur J Cancer. 2014; 50:1855-63.

Vanneste L, Wolter P, Van den Oord JJ, et al. Cutaneous adverse effects of BRAF inhibitors in metastatic malignant melanoma, a prospective study in 20 patients. J Eur Acad Dermatol Venereol. 2015; 29:61-8.

Vaubel J, Livingstone E, Schadendorf D, Zimmer L. Retarded low-dose doxycycline for EGFR or MEK inhibitor-induced papulopustular rash. J Eur Acad Dermatol Venereol. 2014; 28:1685-9.

Wollina U, Kammler HJ, Hesselbarth N, et al. Ecstasy pimples—a new facial dermatosis. Dermatology. 1998; 197:171-3.

中毒性痤疮

Abou-ElWafa HS, Albadry AA, El-Gilany AH, Ismael AF. Dermatoses among automobile mechanics in Mansoura, Egypt. Arch Environ Occup Health. 2018; 73:42-7.

American Academy of Dermatology invitational symposium on comedogenicity. J Am Acad Dermatol. 1990; 20:272-7.

Draelos ZD, DiNardo JC. A re-evaluation of the comedogenicity concept. J Am Acad Dermatol. 2006; 54:507-12.

Fisher AA. Acne venenata in black skin. Cutis. 1986; 37:24-6.

Kaidbey KH, Kligman AM. A human model of coal tar acne. Arch Dermatol. 1974; 109:212-5.

Kligman AM. Updating the rabbit ear comedogenic assay. In: Marks R, Plewig G, editors. Acne and related disorders. London: Dunitz; 1989. p. 97-106.

Kligman AM. A critical look at acne cosmetica. J Cutan Aging Cosmet Dermatol. 1988/89; 1:109-14.

Kligman AM, Mills OH Jr. "Acne cosmetica". Arch Dermatol. 1972; 106:843-50.

Mills OH Jr, Kligman AM. Comedogenicity of sunscreens: experimental observations in rabbits. Arch Dermatol. 1982; 118:417-9.

Nguyen SH, Dang TP, Maibach HI. Comedogenicity in rabbit: some cosmetic ingredients/vehicles. Cutan Ocul Toxicol. 2007; 26:287-92.

Plewig G, Fulton JE, Kligman AM. Pomade acne. Arch Dermatol. 1970; 101:580-4.

Shelley WB, Shelley ED. Chap stick acne. Cutis. 1986; 37:459-60.

Singh S, Mann BK, Tiwary NK. Acne cosmetica revisited: a casecontrol study shows a dose-dependent inverse association between overall cosmetic use and post-adolescent acne. Dermatology. 2013; 226:337-41.

Verhagen AR. Pomade acne in black skin. Arch Dermatol. 1974; 110:465.

机械性痤疮

Basler RS. Acne mechanica in athletes. Cutis. 1992; 50:125-8.

Brun P, Baran R. Une acné mécanique méconnue: la dermatite du cou des violoinistes. Ann Dermatol Venereol. 1984; 111:241-5.

Darley CR. Acne conglobata of the buttocks aggravated by mechanical and environmental factors. Clin Exp Dermatol. 1990; 15:462-3.

Gentile DA, Bailey K, Bavelier D, et al. Internet gaming disorder in children and adolescents. Pediatrics. 2017; 140(Suppl 2):S81-5.

Kang YC, Choi EH, Hwang SM, et al. Acne mechanica due to an orthopedic crutch. Cutis. 1999; 64:97-8.

Knierim C, Goertz W, Reifenberger J, et al. Geigerknoten. Hautarzt. 2013; 64:724-6.

Mills OH Jr, Kligman A. Acne mechanica. Arch Dermatol. 1975a; 111:481-3.

Petrozzi JW. Comb and brush acne. Cutis. 1980; 26:568-71.

Strauss RM, Harrington CI. Stump acne: a new variant of acne mechanica and a cause of immobility. Br J Dermatol. 2001; 144:647-8.

氯痤疮

Birnbaum LS. The mechanism of dioxin toxicity: relationship to risk assessment. Environ Health Perspect. 1994; 102(Suppl 9):157-67.

Bettmann S. Chlorakne, eine besondere Form von professioneller Hauterkrankung. Dtsch Med Wochenschr. 1901; 27:437-40.

Bock KW. 2,3,7,8-Tetrachlorodibenzo-p-dioxin (TCDD)-mediated deregulation of myeloid and sebaceous gland stem/progenitor cell homeostasis. Arch Toxicol. 2017; 91:2295-301.

Budnik LT, Wegner R, Rogall U, Baur X. Accidental exposure to polychlorinated biphenyls (PCB) in waste cargo after heavy seas. Global waste transport as a source of PCB exposure. Int Arch Occup Environ Health. 2014; 87:125-35.

Caputo R, Monti M, Ermacora E, et al. Cutaneous manifestations of tetrachlorodibenzo-p-dioxin in children and adolescents: follow-up 10 years after the Seveso, Italy, accident. J Am Acad Dermatol. 1988; 19:812-9.

Coenraads PJ, Brouwer A, Olie K, Tang N. Chloracne: some recent issues. Dermatol Clin. 1994; 12:569-76.

Cole GW, Stone O, Gates D, Culver D. Chloracne from pentachlorophenol-preserved wood. Contact Dermatitis. 1986; 15:164-8.

Crow KD. Chloracne and its potential clinical implications. Clin Exp Dermatol. 1981; 6:243-57.

Dunagin WG. Cutaneous signs of systemic toxicity due to dioxins and related chemicals. J Am Acad Dermatol. 1984; 10:688-700.

Geusau A, Tschachler E, Meixner M, et al. Olestra increases faecal excretion of 2,3,7,8-tetrachlorodibenzo-p-dioxin. Lancet. 1999; 354:1266-7.

Geusau A, Abraham K, Geissler K, et al. Severe 2,3,7,8-tetrachlorodibenzo-p-dioxin (TCDD) intoxication: clinical and laboratory effects. Environ Health Perspect. 2001; 109:865-9.

Gladen BC, Taylor JS, Wu YC, et al. Dermatological findings in children exposed transplacentally to heat-degraded polychlorinated biphenyls in Taiwan. Br J Dermatol. 1990; 122:799-808.

Goldmann PJ. Schwerste akute Chloracne, eine Massenintoxikation durch 2,3,6,7-Tetrachlordibenzodioxin. Hautarzt. 1973; 24:149-52.

Herxheimer K. Über Chlorakne. Münch Med Wochenschr. 1899; 46:278.

Jansing PJ, Korff R. Blood levels of 2,3,7,8-tetrachlorodibenzo-p-dioxin and gamma-globulins in a follow-up investigation of employees with chloracne. J Dermatol Sci. 1994; 8:91-5.

Ju Q, Yang KC, Zouboulis CC, et al. Chloracne: from clinic to research. Dermatol Sin. 2012; 30:2-6.

McDonagh AJ, Gawkrodger DJ, Walger AE. Chloracne—study of an outbreak with new clinical observations. Clin Exp Dermatol. 1993; 18:523-5.

Mitoma C, Mine Y, Utani A, et al. Current skin symptoms of Yusho patients exposed to high levels of 2,3,4,7,8-pentachlorinated dibenzofuran and polychlorinated biphenyls in 1968. Chemosphere. 2015; 137:45-51.

Moses M, Prioleau PG. Cutaneous histologic findings in chemical workers with and without chloracne with past exposure to 2,3,7,8-tetrachlorodibenzo-p-dioxin. J Am Acad Dermatol. 1985; 12:497-506.

Niu YM, Hao FT, Xia YJ. Sodium 3,5,6-trichloropyridin-2-ol poisoning: report of four cases. Toxicol Ind Health. 2014; 30:475-9.

Patterson AT, Kaffenberger BH, Keller RA, Elston DM. Skin diseases associated with agent orange and other organochlorine exposures. J Am Acad Dermatol. 2016; 74:143-70.

Posada de la Paz M, Philen RM, Borda AI. Toxic oil syndrome: the perspective after 20 years. Epidemiol Rev. 2001; 23:231-47.

Poskitt LB, Duffill MB, Rademaker M. Chloracne, palmoplantar keratoderma and localized scleroderma in a weed sprayer. Clin Exp Dermatol. 1994; 19:264-7.

Rosas-Vazquez E, Campos-Macias P, Ochoa-Tirado JG, et al. Chloracne in the 1990s. Int J Dermatol. 1996; 35:643-5.

Ruiz-Méndez MV. Contribution of denaturing and deodorization processes of oils to toxic oil syndrome. Chem Biol Interact. 2011; 192:142-4.

Saurat JH. Strategic targets in acne: the comedone switch in question. Dermatology. 2015; 231:105-11.

Saurat JH, Sorg O. Chloracne, a misnomer and its implications. Dermatology. 2010; 221:23-6.

Saurat JH, Kaya G, Saxer-Sekulic N, et al. The cutaneous lesions of dioxin exposure: lessons from the poisoning of Victor Yushchenko. Toxicol Sci. 2012; 125:310-7.

Scerri L, Zaki I, Millard LG. Severe halogen acne due to a trifluoromethylpyrazole derivative and its resistance to isotretinoin. Br J Dermatol. 1995; 132:144-8.

Seghal VN, Ghorpade A. Fume inhalation chloracne. Dermatologica. 1983; 167:33-6.

Sorg O. Tobacco smoke and chloracne: an old story comes to light. Dermatology. 2015; 231:297.

Sorg O, Zennegg M, Schmid P, et al. 2,3,7,8-Tetrachlorodibenzo-pdioxin(TCCD) poisoning in Victor Yushchenko: identification and measurement of TCCD metabolites. Lancet. 2009; 374:1179-85.

Tindall JP. Chloracne and chloracnegens. J Am Acad Dermatol. 1985; 13:539-58.

Urabe H, Kodak H. The dermal symptomatology of Yusho. In: Higuchi K, editor. PCB poisoning and pollution. New York: Academic; 1976. p. 105-23.

Wong CK, Chen CJ, Cheng PC, Chen PH. Mucocutaneous manifestations of polychlorinated biphenyls (PCB) poisoning: a study of 122 cases in Taiwan. Br J Dermatol. 1982; 107:317-23.

革兰氏阴性毛囊炎

Bachmeyer C, Landgraf N, Cordier F, et al. *Acinetobacter baumanii* folliculitis in a patient with AIDS. Clin Exp Dermatol. 2005; 30:256-8.

Blankenship ML. Gram-negative folliculitis: follow-up observations in 20 patients. Arch Dermatol. 1984; 120:1301-3.

Feibleman CE, Rasmussen JE. Gram-negative acne. Cutis. 1980; 25:194-9.

Fulton JE Jr, McGinley K, Leyden J, Marples R. Gram-negative folliculitis in acne vulgaris. Arch Dermatol. 1968; 98:349-53.

James WD, Leyden JJ. Treatment of gram-negative folliculitis with isotretinoin: positive clinical and microbiologic response. J Am Acad Dermatol. 1985; 12:319-24.

Leyden JJ, Marples RR, Mills OH Jr, Kligman AM. Gram-negative folliculitis—a complication of antibiotic therapy of acne vulgaris. Br J Dermatol. 1973; 88:533-8.

Neubert U, Plewig G, Ruhfus A. Treatment of gram-negative folliculitis with isotretinoin. Arch Dermatol Res. 1986; 278:307-13.

Neubert U, Jansen T, Plewig G. Bacteriologic and immunologic aspects of gram-negative folliculitis: a study of 46 patients. Int J Dermatol. 1999; 38:270-4.

Plewig G, Nikolowski J, Wolff HH. Action of isotretinoin in acne rosacea and gram-negative folliculitis. J Am Acad Dermatol. 1982a; 6:766-85.

Raia DD, Barbareschi M, Veraldi S. *Citrobacter koseri* folliculitis of the face. Infection. 2015; 43:595-7.

Simjee S, Sahm DF, Soltani K, Morello JA. Organisms associated with gram-negative folliculitis: in vitro growth in the presence of isotretinoin. Arch Dermatol Res. 1986; 278:314-6.

Weissmann A, Wagner A, Plewig G. Reduction of bacterial skin flora during oral treatment of severe acne with 13-*cis*-retinoic acid. Arch Dermatol Res. 1981; 270:179-83.

马拉色菌毛囊炎

Ayhan M, Sancak B, Karaduman A, et al. Colonization of neonate skin by Malassezia species: relationship with neonatalcephalic pustulosis. J Am Acad Dermatol. 2007; 57:1012-8.

Bernier V, Weill FX, Hirigoyen V, et al. Skin colonization by Malassezia species in neonates: a prospective study and relationship with neonatal cephalic pustulosis. Arch Dermatol. 2002; 138:215-8.

Budavari JM, Grayson W. Papular follicular eruptions in human immunodeficiency virus-positive patients in South Africa. Int J Dermatol. 2007; 46:706-10.

Gaitanis G, Velegraki A, Mayser P, Bassukas ID. Skin diseases associated with Malassezia yeasts: facts and controversies. Clin Dermatol. 2013; 31:455-63.

Harada K, Saito M, Sugita T, Tsuboi R. Malassezia species and their associated skin diseases. J Dermatol. 2015; 42:250-7.

Jolly J. Notice sur la vie et les travaux de Louis Malassez. C R Soc Biol. 1910; 68:1-18.

Nenoff P, Krüger C, Mayser P. Kutane Malassezia-Infektionen und Malassezia-assoziierte Dermatosen: Ein Update. Hautarzt. 2015; 66:465-84.

Prindaville B, Belazarian L, Levin NA, Wiss K. Pityrosporum folliculitis: a retrospective review of 110 cases. J Am Acad Dermatol. 2018; 78:511-4.

Tsai YC, Wang JY, Wu YH, Wang YJ. Atypical clinical presentations of Malassezia folliculitis: a retrospective analysis of 94 biopsy-proven cases. Int J Dermatol. 2018; 57:e19-20.

Tu WT, Chin SY, Chou CL, et al. Utility of Gram staining for diagnosis of Malassezia folliculitis. J Dermatol. 2018; 45:228-31.

Wu G, Zhao H, Li C, et al. Genus-wide comparative genomics of Malassezia delineates its phylogeny, physiology, and niche adaptation on human skin. PLoS Genet. 2015; 11:e1005614.

Yu HJ, Lee SK, Son SJ, et al. Steroid acne vs. Pityrosporum folliculitis: the incidence of *Pityrosporum ovale* and the effect of antifungal drugs in steroid acne. Int J Dermatol. 1998; 37:772-7.

坏死性痤疮/坏死性淋巴细胞性毛囊炎

Boeck C. Acne frontalis s. necrotica (Acne pilaris-Bazin). Norsk Mag. f. Laegevidensk. 1888; val. iii. p. 793-812.

Boeck C. Acne frontalis s. necrotica (Acne pilaris-Bazin) (Hierzu Tafel III). Arch Dermatol Syph. 1889; 21:37-49.

Kossard S, Collins A, McCrossin I. Necrotizing lymphocytic folliculitis: the early lesion of acne necrotica (varioliformis). J Am Acad Dermatol. 1987; 16:1007-14.

Milde P, Goerz G, Plewig G. Acne necrotica (varioliformis). Nekrotisierende lymphozytäre Folliculitis. Hautarzt. 1993; 44:34-6.

Pick FJ. Zur Kenntnis der Acne frontalis seu verioliformis (Hebra), Acne frontalis necrotica (Boeck) (Hierzu Tafel V). Arch Dermatol Syph. 1889; 21:551-60.

Pitney LK, O'Brien B, Pitney MJ. Acne necrotica (necrotizing lymphocytic folliculitis): an enigmatic and under-recognised dermatosis. Australas J Dermatol. 2018; 59:e53-8.

Zirn JR, Scott RA, Hambrick GW. Chronic acneiform eruption with crateriform scars: acne necrotica (varioliformis) (necrotizing lymphocytic folliculitis). Arch Dermatol. 1996; 132:1367, 1370.

须部假性毛囊炎

Alexander AM. Evaluation of a foil-guarded shaver in the management of pseudofolliculitis barbae. Cutis. 1981; 27:534-42.

Coquilla BH, Lewis CW. Management of pseudofolliculitis barbae. Mil Med. 1995; 160:263-9.

Crutchfield CE III. The causes and treatment of pseudofolliculitis barbae. Cutis. 1998; 61:351-6.

Gray J, McMichael AJ. Pseudofolliculitis barbae: understanding the condition and the role of facial grooming. Int J Cosmet Sci. 2016; 38(Suppl 1):24-7.

Halder RM. Pseudofolliculitis barbae and related disorders. Dermatol Clin. 1988; 6:407-12.

Kligman AM, Mills OH. Pseudofolliculitis of the beard and topically applied tretinoin. Arch Dermatol. 1973; 107:551-2.

Leheta TM. Comparative evaluation of long pulse Alexandrite laser and intense pulsed light systems for pseudofolliculitis barbae treatment with one year of follow up. Indian J Dermatol. 2009; 54:364-8.

Nguyen TA, Patel PS, Viola KV, Friedman AJ. Pseudofolliculitis barbae in women: a clinical perspective. Br J Dermatol. 2015; 173:279-81.

Perricone NV. Treatment of pseudofolliculitis barbae with topical

glycolic acid: a report of two studies. Cutis. 1993; 52:232-5.

Ross EV, Cooke LM, Timko AL, et al. Treatment of pseudofolliculitis barbae in skin types IV, V, and VI with a long-pulsed neodymium:yttrium aluminum garnet laser. J Am Acad Dermatol. 2002; 47:263-70.

Smith EP, Winstanley D, Ross EV. Modified superlong pulse 810 nm diode laser in the treatment of pseudofolliculitis barbae in skin types V and VI. Dermatol Surg. 2005; 31:297-301.

Taylor SC, Barbosa V, Burgess C, et al. Hair and scalp disorders in adult and pediatric patients with skin of color. Cutis. 2017; 100:31-5.

Winter H, Schissel D, Parry DA, et al. An unusual Ala12Thr polymorphism in the 1A alpha-helical segment of the companion layer-specific keratin K6hf: evidence for a risk factor in the etiology of the common hair disorder pseudofolliculitis barbae. J Invest Dermatol. 2004; 122:652-7.

夏季痤疮/马略卡痤疮/多形性日光疹

Chiam LY, Chong WS. Pinpoint popular polymorphous light eruption in Asian skin: a variant in darker-skinned individuals. Photodermatol Photoimmunol Photomed. 2009; 25:71-4.

Hjorth N, Sjolin KE, Sylvest B, Thomsen K. Acne aestivalis—Mallorca acne. Acta Derm Venereol (Stockh). 1972; 52:61-3.

Kontos AP, Cusack CA, Chaffins M, Lim HW. Polymorphous light eruption in African Americans: pinpoint papular variant. Photodermatol Photoimmunol Photomed. 2002; 18:303-6.

Mills OH Jr, Kligman AM. Acne aestivalis. Arch Dermatol. 1975b; 111:891-2.

Nielson EB, Thorman J. Acne-like eruptions induced by PUVA treatment. Acta Derm Venereol (Stockh). 1978; 58:374-5.

Salomon N, Messer G, Dick D, et al. Phototesting for polymorphic light eruption (PLE) with consecutive UVA1/UVB-irradiation. Photodermatol Photoimmunol Photomed. 1997; 13:72-4.

Sjolin KE. Acne aestivalis. A histopathological study. Acta Derm Venereol (Stockh). 1979; 59:171-6.

虫蚀状皮肤萎缩

Baden HP, Byers HR. Clinical findings, cutaneous pathology, and response to therapy in 21 patients with keratosis pilaris atrophicans. Arch Dermatol. 1994; 130:469-75.

Bassioukas K, Fragidou M, Nakuci M, et al. Atrophodermia vermiculata. Cutis. 1997; 59:337-40.

Carol WLL, Godfried EG, Prakken JR, Prick JJGV. Recklinghausensche Neurofibromatosis, Atrophodermia vermiculata und kongenitale Herzanomalie als Hauptkennzeichen eines familiaer-hereditaeren Syndroms. Dermatologica. 1940; 81:345-65.

Darier J. Atrophodermie vermiculée des joues avec kératoses follikulaires. Bull Soc Franc Derm Syph. 1920; 27:345.

Frosch PJ, Brumage MR, Schuster-Pavlovic C, Bersch A. Atrophoderma vermiculatum. J Am Acad Derm. 1988; 18:538-42.

Heidingsfeld ML. Atrophia maculosa varioliformis cutis. J Cutan Dis. 1918; 36:285-8.

Köse O, Safali M, Riza Gür A. Atrophoderma vermiculatum with Melkersson-Rosenthal syndrome. Dermatology. 2005; 210:76-7.

Noh S, Roh HJ, Jin S, et al. Atrophia maculosa varioliformis cutis with histological features of perifollicular elastolysis. Eur J Dermatol. 2012; 22:703-4.

Oranje AP, van Osch LD, Oosterwijk JC. Keratosis pilaris atrophicans. One heterogeneous disease or a symptom in different clinical entities? Arch Dermatol. 1994; 130:500-2.

Pernet G. Atrophodermia reticulata symmetrica faciei. Med Press. 1916;

101:487.

Unna PG. Ulerythema acneiforme Unna. In: Leloir (Lille), editors. International atlas of rare skin diseases. Moris (London), Unna (Hamburg), Duhring (Philadelphia). Voss, Hamburg. Part II, plate 2, delivered March 29, 1890.

van Dijk FS, Brittain H, Boerma R, et al. Atrophoderma vermiculatum: a cutaneous feature of Loeys-Dietz syndrome. JAMA Dermatol. 2015; 151:675-7.

辐射诱发的痤疮/粉刺

Aversa AJ, Nagy R. Localized comedones following radiation therapy. Cutis. 1983; 31:296-303.

Finn OA. Localised acneiform eruption following X-ray irradiation. Br J Clin Pract. 1981; 35:57-8.

Hepburn NC, Crellin RP, Beveridge GW, et al. Localized acne as a complication of megavoltage radiotherapy. J Dermatol Treat. 1992; 3:137-8.

Hoff NP, Reifenberger J, Bölke E, et al. Strahleninduzierter Morbus Favre-Racouchot. Hautarzt. 2012; 63:766-7.

Jansen T, Peter RU, Plewig G. Komedonen nach ionisierenden Strahlen. Akt Dermatol. 1996; 22:210-2.

Myskowski PL, Safai B. Localized comedo formation after cobalt irradiation. Int J Dermatol. 1981; 20:550-1.

Stein KM, Leyden JJ, Goldschmidt H. Localized acneiform eruption following cobalt irradiation. Br J Dermatol. 1972; 87:274-9.

Trunnell TN, Baer RL, Michaelides P. Acneiform changes in areas of cobalt irradiation. Arch Dermatol. 1972; 106:73-5.

日光性粉刺/Favre-Racouchot病

Favre M, Racouchot J. L' élastéidose cutanée nodulaire a kystes et a comédons. Ann Dermatol Syph. 1951; 78:681-702.

Kligman AM, Plewig G, Mills OH Jr. Topically applied tretinoin for senile (solar) comedones. Arch Dermatol. 1971; 104:420-1.

Mavilia L, Campolmi P, Santoro G, Lotti T. Combined treatment of Favre-Racouchot syndrome with a superpulsed carbon dioxide laser: report of 50 cases. Dermatol Ther. 2010; 23(Suppl 1):S4-6.

Mohs E, McCall MW, Greenway HT. Curettage for removal of the comedones and cysts of the Favre-Racouchot syndrome. Arch Dermatol. 1982; 118:365-6.

Plewig G, Braun-Falco O. Behandlung von Comedonen bei Morbus Favre-Racouchot und Acne venenata mit Vitamin A-Säure. Hautarzt. 1971; 22:341-5.

Turner E, Grube C. M. Favre-Racouchot -- unilaterale Variante. Aktuel Dermatol. 1990; 16:286-7.

粉刺样疹

Cantu JM, Gomez-Bustamante MO, Gonzalez-Mendoza A, Sanchez-Corona J. Familial comedones: evidence for autosomal dominant inheritance. Arch Dermatol. 1978; 114:1807-9.

Cheng MJ, Chen W, Happle R, Song ZQ. Familial disseminated comedones without dyskeratosis: report of an affected family and review of the literature. Dermatology. 2014; 228:303-6.

Cho SB, Lee SH, Jung JY, Oh SH. A case of childhood flexural comedones. J Eur Acad Dermatol Venereol. 2009; 23:366-7.

Hall JR, Holder W, Knox JM, et al. Familial dyskeratotic comedones. A report of three cases and review of the literature. J Am Acad Dermatol. 1987; 17:808-14.

Ito T, Yoshida Y, Furue M, Yamamoto O. Multiple congenital comedones, hearing impairment and intellectual disability: a new syndromic

association? Eur J Dermatol. 2012; 22:807-8.

Kumaran MS, Appachu D, Jayaseelan E. Familial dyskeratotic comedones. Indian J Dermatol Venereol Leprol. 2008; 74:142-4.

Larralde M, Abad ME, Muñoz AS, Luna P. Childhood flexural comedones: a new entity. Arch Dermatol. 2007; 143:909-11.

Plewig G, Christophers E. Nevoid follicular epidermolytic hyperkeratosis. Arch Dermatol. 1975; 111:223-6.

Powell PR, Garza-Chapa JI, Susa JS, Weis SE. Perianal comedones: a rare incidental finding. Case Rep Dermatol Med. 2017; 2017:9019682.

Rerknimitr P, Korkij W, Wititsuwannakul J, et al. Expanding phenotypic spectrum of familial comedones. Dermatology. 2014; 228:215-9.

Rodin HH, Blankenship ML, Bernstein G. Diffuse familial comedones. Arch Dermatol. 1967; 95:145-6.

Ständer S, Rütten A, Metze D. Familiäre dyskeratotische Komedonen. Eine seltene Entität. Hautarzt. 2001; 52:533-6.

Van Geel NA, Kockaert M, Neumann HA. Familial dyskeratotic comedones. Br J Dermatol. 1999; 140:956-9.

Vano-Galvan S, Hernández-Martín A, Colmenero I, Torrelo A. Disseminated congenital comedones. Pediatr Dermatol. 2011; 28:58-9.

Zhou C, Wen GD, Soe LM, et al. Novel mutations in PSENEN gene in two Chinese acne inversa families manifested as familial multiple comedones and Dowling-Degos disease. Chin Med J (Engl). 2016; 129:2834-9.

多发性脂囊瘤

Ahn SK, Chung J, Lee WS, et al. Hybrid cysts showing alternate combination of eruptive vellus hair cyst, steatocystoma multiplex, and epidermoid cyst, and an association among the three conditions. Am J Dermatopathol. 1996; 18:645-9.

Bosellini PL. Beitrag zur Lehre von den multiplen, folliculären Hautcysten. (Hierzu Taf. III-V.). Arch Dermatol Syph. 1898; 45:81-96.

Brownstein MH. Steatocystoma simplex: a solitary steatocystoma. Arch Dermatol. 1982; 118:409-11.

Cambiaghi S, Riva S, Ramaccioni V, et al. Steatocystoma multiplex and leuconychia in a child with Alagille syndrome. Br J Dermatol. 1998; 138:150-4.

Covello SP, Smith FJD, Sillevis Smith JH, et al. Keratin 17 mutations cause either steatocystoma multiplex or pachyonychia congenital type 2. Br J Dermatol. 1998; 139:475-80.

de Almeida HL, Basso P. Linear unilateral steatocystoma multiplex. J Eur Acad Dermatol Venereol. 2009; 23:213-4.

Fernandez-Flores A, Cuesta CC, García CS, del Río JS. Steatocystoma multiplex associated with bilateral preauricular sinuses. J Cutan Pathol. 2014; 41:677-9.

Gass JK, Wilson NJ, Smith FJ, et al. Steatocystoma multiplex, oligodontia and partial persistent primary dentition associated with a novel keratin 17 mutation. Br J Dermatol. 2009; 161:1396-8.

Gianotti R, Cavicchini S, Alessi E. Simultaneous occurrence of multiple trichoblastomas and steatocystoma multiplex. Am J Dermatopathol. 1997; 19:294-8.

Holmes R, Black MM. Steatocystoma multiplex with unusually prominent cysts on the face. Br J Dermatol. 1980; 102:711-3.

Jamieson WA. Case of numerous cutaneous cysts scattered over the body. Edinburgh Med J. 1873; 19:223-34.

Jeong SY, Kim JH, Seo SH, et al. Giant steatocystoma multiplex limited to the scalp. Clin Exp Dermatol. 2009; 34:e318-9.

Kim JU, Nogita T, Terajima S, Kawashima M. Pachyonychia congenital associated with steatocystoma multiplex. J Dermatol. 1998; 25:479-

81.

Kromann CB, Zarchi K, Nürnberg BM, Jemec GB. Recurring axillary, abdominal and genitofemoral nodules and abscesses. Hereditary steatocystoma multiplex. Acta Derm Venereol. 2015; 95:121-3.

Marzano AV, Tavecchio S, Balice Y, et al. Acral subcutaneous steatocystoma multiplex: a distinct subtype of the disease? Australas J Dermatol. 2012; 53:198-201.

Nishimura M, Kohda H, Urabe A. Steatocystoma multiplex: a facial papular variant. Arch Dermatol. 1986; 122:205-7.

Pietrzak A, Bartosinska J, Filip AA, et al. Steatocystoma multiplex with hair shaft abnormalities. J Dermatol. 2015; 42:521-3.

Plewig G, Wolff HH, Braun-Falco O. Steatocystoma multiplex: anatomic reevaluation, electron microscopy, and autoradiography. Arch Dermatol Res. 1982b; 272:363-80.

Pringle JJ. A case of peculiar multiple sebaceous cysts (steatocystoma multiplex). Br J Dermatol. 1899; 11:381-8.

Procianoy F, Golbert MB, Golbspan L, et al. Steatocystoma simplex of the eyelid. Ophthal Plast Reconstr Surg. 2009; 25:147-8.

Rongioletti F, Cattarini G, Romanelli P. Late onset vulvar steatocystoma multiplex. Clin Exp Dermatol. 2002; 27:445-7.

Santana CN, Pereira DD, Lisboa AP, et al. Steatocystoma multiplex suppurativa: case report of a rare condition. An Bras Dermatol. 2016; 91(5 Suppl 1):51-3.

Schwarz JL, Goldsmith LA. Steatocystoma multiplex suppurativum: treatment with isotretinoin. Cutis. 1984; 34:149-53.

Yoneda K, Nakai K, Demitsu T, Kubota Y. Polycystic kidney disease with steatocystoma multiplex: evidences for a disruptive effect of mutated polycystin-1 on keratin 17 polymerisation. Acta Derm Venereol. 2015; 95:353-4.

发疹性毳毛囊肿

Cheng H, Sohal S, Cheung K. Eruptive vellus hair cysts of the vulva. Australas J Dermatol. 2017; 58:e254-5.

Esterly NB, Fretzin DF, Pinkus H. Eruptive vellus hair cysts. Arch Dermatol. 1977; 113:500-3.

Fisher DA. Retinoic acid in the treatment of eruptive vellus hair cysts. J Am Acad Dermatol. 1981; 5:221.

Kiene P, Hauschield A, Christophers E. Eruptive vellus hair cysts and steatocystoma multiplex. Variants of one entity? Br J Dermatol. 1996; 134:365-7.

Köse O, Taştan HB, Deveci S, Gür AR. Anhidrotic ectodermal dysplasia with eruptive vellus hair cysts. Int J Dermatol. 2001; 40:401-2.

Mayron R, Grimwood RE. Familial occurrence of eruptive vellus hair cysts. Pediatr Dermatol. 1988; 5:94-6.

Mieno H, Fujimoto N, Tajima S. Eruptive vellus hair cyst in patients with chronic renal failure. Dermatology. 2004; 208:67-9.

Nandedkar MA, Minus H, Nandedkar MA. Eruptive vellus hair cysts in a patient with Lowe syndrome. Pediatr Dermatol. 2004; 21:54-7.

Ohtake N, Kubota Y, Takayama O, et al. Relationship between steatocystoma multiplex and eruptive vellus hair cysts. J Am Acad Dermatol. 1992; 26:876-8.

Ponzo MG, Van Allen MI, Armstrong L, et al. Case series: a kindred with eruptive vellus hair cysts and systemic features. J Cutan Med Surg. 2017; 21:564-7.

Sanchez Yus E, Requena L. Eruptive vellus hair cysts and steatocystoma multiplex. Am J Dermatopathol. 1990; 12:536-7.

小棘状毛壅病

Brajac I. Familiar occurrence of multiple primary epidermoid cysts and trichostasis spinulosa: a novel skin phenotype associated with inherited sensorineural deafness. J Eur Acad Dermatol Venereol.

2010; 24:362-3.

Kailasam V, Kamalam A, Thambiah AS. Trichostasis spinulosa. Int J Dermatol. 1979; 18:297-300.

Lazarov A, Amichai B, Cagnano M, Halevy S. Coexistence of trichostasis spinulosa and eruptive vellus hair cysts. Int J Dermatol. 1994; 33:858-9.

Mills OH Jr, Kligman AM. Topically applied tretinoin in the treatment of trichostasis spinulosa. Arch Dermatol. 1973; 108:378-80.

Navarini AA, Ziegler M, Kolm I, et al. Minoxidil-induced trichostasis spinulosa of terminal hair. Arch Dermatol. 2010; 146:1434-5.

Nobl G. Trichostasis spinulosa. Arch Dermatol Syphil. 1913; 114:611-27.

Pozo L, Bowling J, Perrett CM, et al. Dermoscopy of trichostasis spinulosa. Arch Dermatol. 2008; 144:1088.

Sidwell RU, Francis N, Bunker CB. Diffuse trichostasis spinulosa in chronic renal failure. Clin Exp Dermatol. 2006; 31:86-8.

Young MC, Jorizzo JL, Sanchez RL, et al. Trichostasis spinulosa. Int J Dermatol. 1985; 24:575-80.

Winer扩张孔

Ba W, Wang W, Li C. An unusual location of a pilar sheath acanthoma. Int J Trichology. 2015; 7:179-81.

Bhawan J. Pilar sheath acanthoma. A new benign follicular tumor. J Cutan Pathol. 1979; 6:438-40.

Jo-Velasco M, Corrales-Rodríguez A, Francés-Rodríguez L, Alegría-Landa V, et al. Plaque-like pilar sheath acanthoma: histopathologic and immunohistochemical study of 3 unusual cases. Am J Dermatopathol. 2018; 40:125-30.

Klövekorn G, Klövekorn W, Plewig G, Pinkus H. Riesenpore und Haarscheidenakanthom. Klinische und histologische Diagnose. Hautarzt. 1983; 34:209-16.

Mehregan AH, Brownstein MH. Pilar sheath acanthoma. Arch Dermatol. 1978; 114:1495-7.

Walsh SN, Cruz DJ, Hurt MA. Hair cortex comedo: a series of 34 cases. Am J Dermatopathol. 2010; 32:749-54.

Winer LH. The dilated pore, a trichoepithelioma. J Invest Dermatol. 1954; 23:181-8.

粟粒样皮肤骨瘤

Basler RS, Taylor WB, Peacor DR. Postacne osteoma cutis: X-ray diffraction analysis. Arch Dermatol. 1974; 110:113-4.

Burgdorf W, Nasemann T. Cutaneous osteomas: a clinical and histopathological review. Arch Dermatol Res. 1977; 260:121-35.

Fawcett HA, Marsden RA. Hereditary osteoma cutis. J R Soc Med. 1983; 76:697-9.

Kim D, Franco GA, Shigehara H, et al. Benign miliary osteoma cutis of the face: a common incidental CT finding. AJNR Am J Neuroradiol. 2017; 38:789-94.

Moritz DL, Elewski B. Pigmented postacne osteoma cutis in a patient treated with minocycline: report and review of the literature. J Am Acad Dermatol. 1991; 24:851-3.

Myllylä RM, Haapasaari KM, Palatsi R, et al. Multiple miliary osteoma cutis is a distinct disease entity: four case reports and review of the literature. Br J Dermatol. 2011; 164:544-52.

Ochsendorf FR, Kaufmann R. Erbium: YAG laser-assisted treatment of miliary osteoma cutis. Br J Dermatol. 1998; 138:371-2.

Oikarinen A, Tuomi ML, Kallionen M, et al. A study of bone formation in osteoma cutis employing biochemical, histochemical and in situ hybridization techniques. Acta Derm Venereol (Stockh). 1992; 72:172-4.

Ratnavel RC, Burrows NP, Pye RJ. Osteoma cutis as a sequela of acne. J R Soc Med. 1994; 87:107-8.

Riahi RR, Cohen PR. Multiple miliary osteoma cutis of the face after initiation of alendronate therapy for osteoporosis. Skinmed. 2011; 9:258-9.

Safi Y, Valizadeh S, Vasegh S, et al. Prevalence of osteoma cutis in the maxillofacial region and classification of its radiographic pattern in cone beam CT. Dermatol Online J. 2016; 15:22.

Smith CG, Glaser DA. Treatment of multiple miliary osteoma cutis with tretinoin gel. J Am Acad Dermatol. 1999; 41(3 Pt 1):500.

Walter JF, Macknet KD. Pigmentation of osteoma cutis caused by tetracycline. Arch Dermatol. 1979; 115:1087-8.

Ward S, Sugo E, Verge CF, Wargon O. Three cases of osteoma cutis occurring in infancy. A brief overview of osteoma cutis and its association with pseudo-pseudohypoparathyroidism. Australas J Dermatol. 2011; 52:127-31.

10 痤疮相关综合征

廖 勇译，蒋 献审校

内容提要

- 痤疮可以是与自身炎症、雄激素分泌过多和（或）胰岛素抵抗相关的各种综合征的临床表现。
- 各种基因突变可激活炎性小体，导致白介素 -1β（IL-1β）和肿瘤坏死因子 -α（TNFα）释放增加以及 Th17 细胞分化。
- 暴发性痤疮是一种急性自身炎症性痤疮，表现为疼痛的坏死性和溃疡性结节，伴有白细胞增多、关节痛和其他全身炎症反应的表现。
- SAPHO 综合征是以无菌性类风湿因子和 HLA-B27 阴性为特征的骨关节病，可表现为中性粒细胞浸润的各种皮损（包括痤疮）。
- PAPA 综合征是一种罕见的常染色体显性自身炎症性疾病，其特征是 PSTPIP1 基因突变导致无菌性化脓性关节炎、坏疽性脓皮病和痤疮，该基因可促进炎性小体的组装。
- 与痤疮相关的其他综合征包括：PAPASH、PASS、PsAPASH 和 PAC 综合征，分别表现为：化脓性汗腺炎、脊椎关节炎、银屑病性关节炎和溃疡性结肠炎。
- Apert 综合征是由 FGFR2 基因突变诱发，该突变上调 PI3K/Akt 信号通路，从而促进成骨细胞分泌 IL-1α 和 IL-1β。
- 痤疮是雄激素过多综合征的常见伴随表现，过多的雄激素来自非典型先天性肾上腺增生的肾上腺或多囊卵巢综合征的卵巢。
- 雄激素过多与胰岛素抵抗有关，胰岛素抵抗是 HAIR-AN 综合征的一个主要特征，该综合征表现出严重的胰岛素抵抗和黑棘皮病。

寻常痤疮可被看作是一种皮脂腺毛囊的炎症性疾病，导致皮脂腺的 IL-1α 和 IL-1β 合成增加。已证明，皮脂腺细胞可募集免疫细胞至皮肤，并诱导 T 细胞向 Th17 细胞分化，从而积极参与皮肤的某些炎症反应。

体外培养的皮脂腺细胞在给予胰岛素样生长因子 -1（IGF-1）干预后，可观察到 IL-1β、IL-6、IL-8 和 TNF-α 的表达增加。炎性痤疮皮损处 IL-1β mRNA 和活化的 IL-1β 含量较高。痤疮患者分离的痤疮丙酸杆菌菌株在体外可激活 NLRP3 炎性小体，并诱导 Th17 细胞反应。寻常痤疮与某些患者的胰岛素抵抗发生率增加相关。NLRP3 炎性小体激活并增强 IL-1β 分泌，进一步促进胰岛素抵抗。

痤疮也是各种综合征的主要临床表现，这些综合征与自身炎症、雄激素过多或胰岛素抵抗密切相关。2002 年，研究人员发现了细胞内的蛋白质复合体，即炎性小体。它们能感知细胞内病原体相关分子模式和危险相关分子模式（PAMPs 和 DAMPs）。激活炎性小体可导致应答反应以及后续促炎细胞因子（IL-1β 和 IL-18）的分泌。一些自身炎症性疾病与编码炎性小体成分的基因突变相关。IL-1 在越来越多的痤疮相关自身炎症综合征中的重要作用已被大量报道，它可诱导 IL-1β、IL-18 和 TNF-α 的大量生成，以及 IL-1β 介导的 Th17 细胞分化和 IL-17 分泌增加。由此导致的无菌性中性粒细胞在皮肤和皮肤外富集的炎症可影响皮脂腺毛囊，临床表现常类似于聚合性痤疮或暴发性痤疮。与痤疮相关的自身炎症综合征越来越多，如化脓性关节炎 - 坏疽性脓皮病 - 痤疮（pyogenic arthritis-pyoderma gangrenosum-acne, PAPA）综合征。雄激素过多和（或）胰岛素抵抗的综合征，包括先天性肾上腺增生（congenital adrenal hyperplasia, CAH）、脂溢性皮炎 - 痤疮 - 多毛 - 雄激素性脱发（seborrhea-acne- hirsutism-androgenetic alopecia, SAHA）综合征、多囊卵巢（polycystic ovary, PCO）综合征和高雄激素 - 胰岛素抵抗 - 黑棘皮病（hyperandrogenism-insulin resistance-acanthosis nigricans, HAIR-AN）综合征，痤疮是常见的临床表现。暴露于睾酮的人单核细胞出现 IL-1β 的合成增加，提示雄激素过多与促炎细胞因子 IL-1β 合成增加以及 IL-1β 介导的胰岛素抵抗存在潜在联系。最后，成纤维细胞生长因子受体 2（fibroblast growth factor receptor 2, FGFR2）获得的功能性突变可促进 Apert 综合征（种系突变）的痤疮表现，并诱导出现 Munro 粉刺样痣（S252W FGFR2 基因镶嵌突变）。Apert 综合征患者发生 S252W FGFR2 突变的成骨细胞结构性高表达 IL-1α 和 IL-1β。痤疮相关综合征因而表现出 IL-1β 信号上调和胰岛素抵抗（图 10.1）。

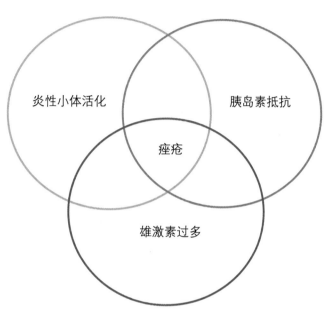

图 10.1　痤疮相关综合征中重叠且相互作用的代谢途径。自身炎症综合征中炎性小体的过度活化促进了胰岛素抵抗。雄激素过多激活炎性小体并促进胰岛素抵抗。炎性小体活化、雄激素过多和胰岛素抵抗与痤疮的发病机制密切相关。Published with kind permission of © Bodo Melnik 2019. All Rights Reserved

10.1　自身炎症综合征中的痤疮

越来越多的罕见自身炎症综合征与痤疮有关。自身炎症性疾病是由于突变类型、基因数量和环境因素等一系列变化导致的，范围从单基因疾病到多因素所致的疾病。炎性小体的活化在自身炎症综合征的发病中发挥重要作用。炎性小体是多蛋白复合体，对固有免疫和适应性免疫的不同方面具有重要调控作用。炎性小体的活化导致促炎细胞因子的释放，从而诱导并维持炎症反应。核苷酸结合结构域样受体（nucleotide-binding domain-like receptor, NLR）在感应到不同的致病性或内源性无菌危险信号后，寡聚组装形成炎性小体。其他蛋白质，如 Pyrin 也形成另外一种炎性小体。

炎性小体寡聚化导致 caspase-1 激活、加工，以及促炎细胞因子 IL-1β 和 IL-18 的释放。炎性小体的突变可导致自身炎症综合征，其特征是出现与感染、肿瘤或自身免疫反应无关的急性全身性炎症发作。炎性小体非依赖性的 IL-1β 表达在自身炎症性骨髓炎的发病中发挥作用。几种自身炎症综合征与痤疮相关。这些综合征的临床表现有大量的重叠，包括：

- 暴发性痤疮
- SAPHO 综合征（滑膜炎、痤疮 - 脓疱病、骨质增生、骨炎）
- PAPA 综合征（化脓性关节炎 - 坏疽性脓皮病 - 痤疮）
- PASH 综合征（坏疽性脓皮病、痤疮和化脓性汗腺炎）
- PAPASH 综合征（化脓性关节炎、痤疮、坏疽性脓皮病和化脓性汗腺炎）
- PASS 综合征（坏疽性脓皮病、痤疮和血清阴性脊柱关节炎）
- PsAPASH 综合征（银屑病性关节炎、坏疽性脓皮病、痤疮和化脓性汗腺炎）
- PAC 综合征（坏疽性脓皮病、痤疮和溃疡性结肠炎）

10.2　暴发性痤疮

1937 年，Pautrier 描述了一名 23 岁男性患者，他一般情况不佳，患有痤疮丘脓疱疹，出现了凝胶状皮损，上覆痂壳。Burns 和 Colvill 在美国于 1959 年首次报道了伴有全身症状的痤疮病例。这种临床表现曾以多种名称描述，例如聚合性痤疮伴败血症、急性发热性溃疡性聚合性痤疮伴多关节痛、急性发热性溃疡性聚合性痤疮伴白血病反应，或恶性痤疮。1975 年，我们将其更名为暴发性痤疮。

10.2.1　临床

暴发性痤疮几乎只累及男孩，多见于 13～16 岁，通常伴有轻至中度痤疮。患者毫无预兆地突然在几周内迅速出现严重的痤疮（fulminare 是拉丁文，意思是"暴发"），因此命名为"暴发性痤疮"。诊断很容易。一个主要特征是大关节的可变性多关节炎，通常无关节积液。累及的关节包括骶髂关节、髋关节、膝关节、肩关节、肘关节和踝关节。影像学检查可见溶骨性改变。该疾病使那些可怜的、虚弱的患者以一种特有的弯腰和痛苦的方式行走。女性暴发性痤疮极为罕见，我们从未见过。有观察到男孩和年轻成年男性口服异维 A 酸后诱发的病例。

暴发性痤疮初看与聚合性痤疮类似，因为上胸部和背部有大量重度炎性皮损，面部有不同程度的受累。该疾病的常见特征性表现是溃疡。暴发性痤疮的显著特点是大结节趋于形成具有突出边缘的陨石坑样溃疡，溃疡的基底部是凝胶状的无定形物质。突然坏死的皮肤形成大的、融合的、渗出性、坏死性斑块。坏死组织柔软，似果冻样，探针极易探入。溃疡上覆蛎壳样血性痂壳。如果移除痂壳，可见鲜血渗出，从多个开口排出黏稠黄色脓液。皮损有明显触痛及疼痛。

相较于聚合性痤疮，本病没有多孔性粉刺和非炎性囊肿。暴发性痤疮进展迅速，很难找到粉刺。在毫无征兆的情况下，微粉刺破裂不再导致毛囊周围脓肿，而是引起广泛、弥漫的液化坏死，吞噬邻近的毛囊。如果不及时治疗，愈合非常缓慢，会遗留广泛、深在的纤维化瘢痕。

暴发性痤疮可伴发多种全身症状，而不单纯是皮肤病，这是与聚合性痤疮的不同之处。其典型的临床表现包括：发热，持续数天至数周（从 38.5 ℃低热至 40℃高热）；程度不同的白细胞升高（ 9000 ~ 30 000/µl），有时会非常高，提示粒细胞白血病；红细胞沉降率增加（第一小时高达 60 mm，数秒后可达 100 mm 或更高，魏氏法）；C- 反应蛋白（ CRP ）水平升高；正色性正常红细胞性贫血；循环免疫复合物以及蛋白尿和其他肾功能异常。肝脾大伴疼痛。无菌性溶骨性骨病变和骨扫描信号增强并不罕见，主要发生于胸骨、锁骨、髋关节、踝关节、肱骨以及骶髂关节。结节性红斑可能出现在单侧或双侧小腿胫前。所有患者都应由放射科医生阅片，以判定骨和关节炎症受累的程度。一项前瞻性系列病例研究持续 15 年，纳入了 26 名患者（20 名男性，占 77％），平均年龄为 19 岁，寻常痤疮的病史平均为 3.2 年。他们有如下表现：急性坏死和溃疡性皮肤结节（ 100％）、发热（ 45％）、关节痛（ 38.5％）、白细胞升高（ 88.5％）和红细胞沉降率升高（ 100％）。

10.2.2 发病机制

暴发性痤疮与其他痤疮相关炎性综合征有许多重叠性表现，特别是滑膜炎、痤疮、脓疱病、骨肥厚、骨炎（SAPHO）综合征。癌症患者应用 IL-1α 或

IL-1β 可导致全身毒性反应，伴有发热、厌食、肌痛、关节痛、疲劳和急性期蛋白的增加，显示出与暴发性痤疮全身症状的重叠，但无痤疮皮损。

已有几篇关于同卵双胞胎中出现暴发性痤疮的报道，提示潜在的基因异常促发暴发性痤疮。有研究报道了暴发性痤疮与炎症性肠病的相关性。其临床表现与 SAPHO 综合征亦有许多重叠，提示它们共同的疾病起源。暴发性痤疮几乎仅发生在青春期男性，那是否是青春期升高的雄激素水平导致了发病。研究表明，睾酮可诱导人单核细胞 IL- 1β 的合成。我们推测，与遗传背景相关的雄激素敏感性的增加，导致炎性小体诱导生成过多的 IL-1β，可能是潜在的发病机制，这也可以解释过度的炎症急期反应。这符合内源性雄激素过多或给予外源性雄激素可以诱发暴发性痤疮的观察结果。典型的病例报告也记录了医源性给予雄激素、健美运动中的雄激素滥用以及由于迟发性先天性肾上腺增生引起的雄激素过多（图 10.2 ）。

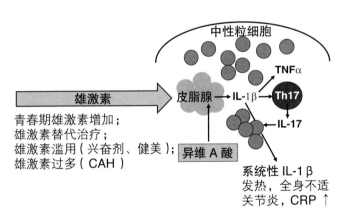

图 10.2 暴发性痤疮的发病机制模型。内源性或外源性雄激素的增加可能会过度活化皮脂腺的炎性小体，使其合成过量的白介素 -1β（ IL-1β）。IL-1β 刺激促炎性肿瘤坏死因子 -α（ TNF-α）的合成并促进 Th17 细胞分化，同时增加可趋化中性粒细胞的 IL-17 的合成。皮损处 IL-1β 释放至体循环中，诱导肝释放 C 反应蛋白（ CRP），出现发热、全身不适和关节炎。异维 A 酸在诱导皮脂腺细胞凋亡之前可诱导 IL-1β 的表达，这可以解释一些患者在异维 A 酸治疗开始时出现异维 A 酸诱发的痤疮发作。Published with kind permission of © Bodo Melnik 2019. All Rights Reserved

10.2.3 鉴别诊断

除了 SAPHO（滑膜炎、痤疮、脓疱病、骨肥厚和骨炎）综合征外，没有其他疾病能模仿暴发性痤疮，

SAPHO 综合征在全面暴发时的临床表现与暴发性痤疮有明显的重叠。很难想象还有什么别的疾病。聚合性痤疮的起病不如暴发性痤疮迅猛，而前者的特征是更多的结节、囊肿和多孔性粉刺。其他可能需要鉴别的疾病包括严重的痤疮样药疹，例如安咪奈丁或锂痤疮，EB 病毒感染（传染性单核细胞增多症）引起的痤疮恶化，高雄激素性痤疮（肾上腺性征综合征，迟发型），坏疽性脓皮病和异维 A 酸治疗聚合性痤疮诱发的肉芽组织过度增生。在某些病例，单用异维 A 酸进行系统治疗可以诱发暴发性痤疮，但没有全身症状。

10.2.4 治疗

当患者感到不适并有全身症状时，建议卧床休息和住院治疗。建议联合使用泼尼松和异维 A 酸。首先给予约 1 或 2 周的糖皮质激素，每日剂量为 0.2 ~ 0.5 mg/kg。然后加用异维 A 酸，剂量为每日 0.2 ~ 0.5 mg/kg。2 或 3 周后，糖皮质激素逐渐减量。只要炎性皮损持续存在，异维 A 酸就应维持应用，直至所有溃疡都完全由上皮被覆。这可能需要 3 ~ 5 个月。在一项前瞻性病例系列研究中，同时给予泼尼松龙 30 mg/d（10-10-10）和异维 A 酸（每日 0.5 mg/kg，0.25-0-0.25）可以缓解全身症状，1 个月时，65% 的患者皮损获得显著改善。异维 A 酸的剂量可根据个体情况进行调整，以避免化脓性肉芽肿样血管病变的暴发，这是一种罕见但可怕的不良反应。化脓性肉芽肿样血管病变常常对氯倍他索软膏封包治疗反应良好。

糖皮质激素诱导细胞内 IL-1 受体拮抗剂 1 型的合成。在个案报告中也观察到暴发性痤疮对阿那白滞素（IL-1 受体拮抗剂）的治疗反应良好。有几篇关于全身性异维 A 酸治疗诱发暴发性痤疮的报道，该现象是因为异维 A 酸上调了 IL-1β 的合成，该潜在机制解释了系统性异维 A 酸治疗引发暴发性痤疮的恶化。因此，我们建议在给予异维 A 酸治疗前先系统使用糖皮质激素控制暴发性痤疮（图 10.3）。

可以给予几周解热镇痛药和非甾体类抗炎药，以利用它们的抗炎作用。局部外用强效糖皮质激素是对肉芽组织有效的辅助治疗手段。适用于所有溃疡皮损，无论皮损位于何处，即使在面部，每天两次，持续使用 7 ~ 10 天，也可以减轻炎症的程度，加速伤口的愈合。个案报告已经报道了氨苯砜、阿那白滞素（IL-1 拮抗剂）、TNF-α 抑制剂和环孢素 A 的治疗效果。

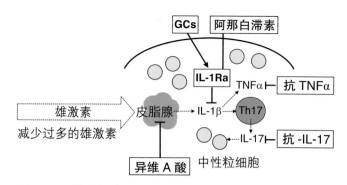

图 10.3   暴发性痤疮的治疗干预。应该控制过多的雄激素。过多的白介素 -1β（IL-1β）可被白介素 -1 受体拮抗剂（IL-1Ra）阿那白滞素以及全身和局部应用糖皮质激素（GCs）清除，后者诱导内源性 IL-1Ra 的表达。通过抑制性抗体可以减少肿瘤坏死因子 α（TNF-α）或 IL-17 的过量分泌。异维 A 酸介导的皮脂腺细胞凋亡最终减弱了皮脂腺（SG）介导的 IL-1β 合成。重要的是，应用异维 A 酸治疗前，应首先应用 GC 或阿那白滞素降低 IL-1β 的水平，这样可以长期诱导皮脂腺细胞凋亡，并减少了可分泌 IL-1β 的皮脂腺细胞的数量。Published with kind permission of © Bodo Melnik 2019. All Rights Reserved

10.2.5 预后

暴发性痤疮的远期预后良好。幸运的是，该疾病可得到有效缓解。但是瘢痕不可避免，且可能是损容性的。所有相关的临床表现最终可恢复正常。然而，一些患者可能在受累区域偶尔出现轻微的肌肉骨骼疼痛症状。通常一旦暴发性痤疮得到控制，一般不会复发。如果没有得到正确诊断和充分治疗，疾病会持续较长时间。我们见过在进行有效治疗之前与该疾病抗争超过半年的男孩（表 10.1）。

10.3 SAPHO 综合征

首字母缩略词 SAPHO（滑膜炎、痤疮、脓疱病、骨质增生和骨炎）是由 Chamot 及其同事在 1987 年提出的。SAPHO 综合征是一种罕见的自身炎症性疾病，伴有骨关节和皮肤受累。风湿病学家提出了该综合征的三个诊断标准：①伴有或不伴有皮肤表现的慢性复发性多灶性骨髓炎；②与脓疱型银屑病或掌跖脓疱病或严重痤疮（包括暴发性痤疮）相关的急性或慢性无菌性关节炎；③存在某一种皮肤表现的无菌性骨炎。符合三个标准中的任何一个都足以诊断该综合征。

表 10.1　暴发性痤疮的主要特征

- 几乎仅累及男孩，年龄在 13～16 岁或稍大，身材虚弱
- 在数天或数周内急性发作
- 发热和全身不适
- 白细胞增多症
- C 反应蛋白水平升高和红细胞沉降率升高
- 循环免疫复合物阳性
- 关节炎，大关节多关节疼痛，关节肿胀疼痛，典型的前倾姿势
- 广泛的疼痛性坏死和溃疡，并覆盖有出血性结痂，分布于背部及胸部，偶见于面部
- 源自溃疡性皮损的化脓性肉芽肿样肉芽组织（同义词：肉芽组织过度增生、炎性新生血管性结节），多累及背部或胸部
  - 未使用异维 A 酸治疗
  - 异维 A 酸治疗诱发的
  - 单侧或双侧小腿上的结节性红斑
  - 蛋白尿，如果很高，类似肾小球肾炎
  - 骨溶解性病变（胸骨、锁骨、髋关节、膝关节等）
  - 肝大和（或）脾大，疼痛
  - 在高个男孩或摄入合成类固醇（健美运动员、力量性运动员）和晚发性先天性肾上腺增生症中应用睾酮治疗诱发的暴发性痤疮
  - 异维 A 酸诱发的暴发性痤疮（有数例报道）

SAPHO 综合征被认为是一种罕见的、可能被低估的自身炎症性疾病，估计患病率可能不超过 1 : 10 000。该综合征主要累及儿童和年轻人。在 SAPHO 患者中，*TP53* SNP72 C 等位基因和基因型 SNP72 CC 出现的频率增加。*CDKAL1* 基因中的 SNP rs6908425 T > C 与汉族人群中发生 SAPHO 综合征的风险增加有关。

10.3.1 临床

　　SAPHO 综合征的特征是无菌性类风湿因子阴性和 HLA-B27 阴性的骨关节病，并伴有中性粒细胞浸润的各种皮肤表现。50%~70% 的患者患有前胸壁综合征，常累及胸骨、锁骨和胸锁关节。有不同程度的皮肤表现，包括痤疮、化脓性汗腺炎／反常性痤疮／穿掘性终毛毛囊炎、穿掘性蜂窝织炎／头皮毛囊炎、

寻常型银屑病、脓疱型银屑病、掌跖脓疱病、Sweet 综合征、Sneddon-Wilkinson 病和坏疽性脓皮病等。痤疮的临床表现差别很大，从轻度到重度类型，如聚合性痤疮或暴发性痤疮。皮肤病可伴随发生，但也可在骨受累之前或之后发生。对 120 例确诊病例进行的长期随访研究显示，55% 的患者患有掌跖脓疱病，31% 患有寻常型银屑病，25% 患有重度痤疮，16% 无皮肤受累。有研究报道了该综合征与克罗恩病和溃疡性结肠炎等炎症性肠病具有相关性。本病有自限性，一般在 1 年内缓解，在病情缓解后很少或不复发，但是也有持续活跃的慢性病例。暴发性痤疮、SAPHO 综合征和银屑病性关节炎在临床表现上有明显的重叠。

　　放射影像学特征类似于前胸壁受累的脊柱关节病。早期影像学表现与溶解性骨病变有关。胸锁关节区域的骨显影可见典型的放射性核素摄取增加的"牛头征"。磁共振成像（MRI）可以显示椎体角部的病变。超声常表现为周围附着点炎。晚期影像学特征通常是骨质增生性改变。PET/CT 可以识别慢性病变。鉴别诊断包括骨髓炎和恶性肿瘤，这通常需要进行骨活检。氟脱氧葡萄糖正电子发射断层扫描可用于多个转移性骨肿瘤的鉴别诊断。

10.3.2 发病机制

　　虽然 SAPHO 综合征的发病机制仍不清楚，但人们普遍认为它属于自身炎症综合征家族。IL-1β、TNF-α 及 Th-17/IL-17 轴诱导中性粒细胞活化发挥了关键作用。目前推测痤疮丙酸杆菌或异常肠道细菌可在遗传易感个体中引发自身免疫介导的慢性炎症。然而，只能在少数活检病灶中检测到痤疮丙酸杆菌，而抗生素治疗并不能治愈该病。IL-1β 通过激活核因子 κ 因子配体激活剂（RANKL）受体，刺激破骨细胞生成，从而导致骨吸收。脯氨酸 - 丝氨酸 - 苏氨酸磷酸酶相互作用蛋白 2（proline-serine-threonine-phosphatase-interacting protein 2, PSTPIP2）可抑制巨噬细胞活化、中性粒细胞趋化和破骨细胞分化。PSTPIP1 和 PSTPIP2 是抑制炎症反应的两种衔接蛋白，它们结合 PEST 蛋白酪氨酸磷酸酶的保守 C 末端同源结构域。PSTPIP2 与 PSTPIP1 具有高度相似性，PSTPIP1 在 PAPA 综合征中发生突变。风湿病学上，SAPHO 综合征与慢性复发性多灶性骨髓炎（chronic recurrent multifocal osteomyelitis, CRMO）存在大量重叠，后者是一种自身炎症性疾病，伴有周期性骨痛、发热，多发的骨病变可累及任何骨骼，但没有皮损。

在 *PSTPIP2* 基因点突变纯合小鼠（称为 PSTPIP2^cmo 小鼠）中观察到类似 CRMO 的症状，该突变导致 PSTPIP2 蛋白完全缺失。*PSTPIP2* 缺陷小鼠出现足肿胀、滑膜炎、骨质增生和骨炎，与人类 SAPHO 综合征非常相似。IL-1β 是介导 PSTPIP2^cmo 小鼠骨病的关键细胞因子。发炎的鼠爪发现多灶性骨髓炎，伴有巨噬细胞增多，且骨、关节和皮肤中有明显的中性粒细胞浸润。在这些鼠爪和四肢中发生了显著的溶骨性病变，骨密度显著降低。部分 PSTPIP2 抑制功能是通过抑制 SHIP1 酶的结合介导，该酶介导 PSTPIP2 依赖的对 IL-1β 表达的抑制。因此，PSTPIP2 是 IL-1β 生成的负调节因子。鉴于潜在的分子相互作用，PSTPIP2 基因的突变或易感性尚未在 SAPHO 综合征患者中得到证实。

10.3.3 治疗

目前对 SAPHO 综合征的治疗是基于对少数患者治疗的有限经验。一线治疗药物包括非甾体类抗炎药和解热镇痛药。全身或关节内应用糖皮质激素、甲氨蝶呤、环孢素 A、来氟米特和四环素可改善骨骼和皮肤炎症。疾病修饰型抗风湿药物可以与 IL-1β（阿那白滞素）和 TNF-α 拮抗剂（依那西普、英夫利昔单抗、阿达木单抗）等靶向生物制剂联合应用。乌司奴单抗是一种以 IL-12/IL-23 为靶点的单克隆抗体，可作为备选治疗药物。抗 IL-1 拮抗剂和 IL-17 阻滞剂被认为是治疗难治性 SAPHO 患者的潜在治疗选择。已经有使用磷酸二酯酶（PDE）4 抑制剂阿普斯特成功治疗 SAPHO 综合征的报道。PDE4 水解细胞内第二信使 3', 5'- 环磷酸腺苷（cAMP）。细胞内 cAMP 水平的上升抑制 mTORC1、mTORC2、TNF-α 以及 IL-17 的生成。二膦酸盐（尤其是帕米膦酸二钠）有益于治疗骨关节炎性病变。二膦酸盐抑制 IL-1β、IL-6 和 TNF-α 的分泌。在小鼠模型中，IL-1β 诱导的骨吸收与成纤维细胞生长因子 -23（FGF23）的血清水平升高相关，这种作用可通过应用帕米膦酸二钠预处理而消除。现有的数据显示，生物制剂对骨骼炎症显示出可喜的效果，但它们对皮损的疗效还需要更多的证据。

10.4　PAPA 综合征

无菌性化脓性关节炎、坏疽性脓皮病和痤疮三联征以首字母缩写而命名为 PAPA（化脓性关节炎、坏疽性脓皮病和痤疮）综合征，这是一种罕见的常染色体显性遗传性自身炎症疾病（MIM 604416），最初由 Lindor 及其同事于 1997 年描述。

10.4.1 临床

PAPA 综合征的特征是皮肤和关节的无菌性炎症，特别是肘关节、膝关节和踝关节。该疾病通常在儿童期发病，表现为反复发生的、疼痛的无菌性单关节炎，伴有明显的中性粒细胞浸润。创伤可诱发关节炎发作。持续性病程可导致关节糜烂和关节破坏。皮肤症状在年轻人中更加常见且易变。严重的结节囊肿型痤疮和坏疽性脓皮病往往在青春期前后形成，并可能持续到成年期。PAPA 综合征也可能与银屑病或玫瑰痤疮相关。针刺反应是一种常见的现象，轻微创伤即可诱发溃疡及脓疱。外周血白细胞中 IL-1β 和 TNF-α 生成增多。标准实验室检查结果包括白细胞增多、急性期反应物升高（CRP 升高）和滑膜细胞计数升高等反映全身炎症的指标。

10.4.2 发病机制

PAPA 综合征是染色体 15q 上的各种突变影响 *PSTPIP1* 基因导致的，PSTPIP1 编码脯氨酸 - 丝氨酸 - 苏氨酸磷酸酶相互作用蛋白 1。遗传突变在不到 30% 的临床确诊病例中得到证实。最初报道的 *PSTPIP1* 突变（A230T 和 E250Q）增强 PSTPIP1 与 Pyrin 蛋白的结合。PSTPIP1 的突变增加与 Pyrin 结合的亲和力，改变它们的细胞定位，使它们进入加强炎性小体信号传导的区域。PSTPIP1 的突变干扰 PEST 型蛋白酪氨酸磷酸酶 PTP-PEST 与 PSTPIP1 的结合，导致形成 PSTPIP1 过度磷酸化变异体，其对 Pyrin 蛋白具有比未突变形式更高的亲和力。特别是，突变的 PSTPIP1 结合到 Pyrin 的 B-box 结构域并暴露 PYD 区域，允许含有半胱天冬酶募集结构域的凋亡 / 斑点样蛋白（ASC）与 PYD 区域相互作用，导致 ASC 焦亡小体的形成。因此，PSTPIP1 突变体促进炎性小体的组装，随后激活 Caspase-1。Caspase-1 介导 IL-1β 前体裂解成活性 IL-1β，最终促进中性粒细胞介导的炎症反应。预测 Pyrin 蛋白也可与 PSTPIP2 相互作用。这提示，已知的炎性小体功能调节因子 Pyrin 可能与 PAPA 综合征和 SAPHO 综合征的发病机制有关（图 10.4）。

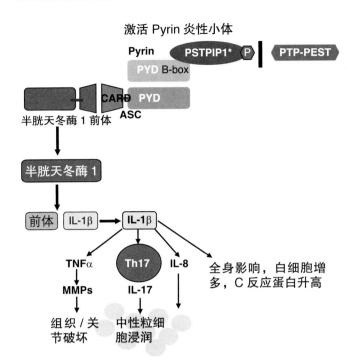

图 10.4　PAPA 综合征中炎性小体的激活。编码脯氨酸 - 丝氨酸 - 苏氨酸磷酸酶相互作用蛋白 1 的 PSTPIP1 (PSTPIP1*) 的 PAPA 突变导致 PSTPIP1* 过度磷酸化，这是由于 PEST 型蛋白酪氨酸磷酸酶 (PTP-PEST) 与 PSTPIP1 * 的结合减少。PSTPIP1* 与 Pyrin 的结合增加了 Pyrin 组装含有 CARD (ASC) 的凋亡相关斑点样蛋白的能力。这种相互作用刺激了 procaspase-1 的组装及其对 caspase-1 的切割，caspase-1 最终将白介素 -1β 前体 (pro-IL-1β) 切割成活性 IL-1β。IL-1β 刺激肿瘤坏死因子 -α (TNF-α) 的生成，而 TNF-α 可激活基质金属蛋白酶 (MMP) 的表达。IL-1β 促进 Th17 细胞分化，IL-17 和 IL-8 的分泌增加可促进中性粒细胞浸润和活化，导致组织破坏和炎症。CARD，半胱天冬酶募集结构域；PYD，pyrin 结构域。Published with kind permission of © Bodo Melnik 2019. All Rights Reserved

10.4.3 治疗

炎性小体的过度活化使 IL-1β 生成增加，因而可以应用 IL-1 拮抗剂 (如阿那白滞素) 和 TNF-α 抑制剂治疗本病。由于本病罕见，患病率 <1∶1 000 000，良好对照的治疗评价研究是不可行的。阿那白滞素在治疗关节症状方面特别有效，但缺乏与 TNF-α 抑制剂的比较研究。其他抗 IL-1 药物如卡那单抗 (一种完全人源化 IgG1 型抗 IL-1β 单克隆抗体) 和利洛纳塞 (一种能结合并中和 IL-1 的二聚体融合蛋白) 可能是进一步的治疗选择。各种免疫抑制剂如糖皮质激素、硫唑嘌呤、柳氮磺胺吡啶、来氟米特和麦考酚酸等，疗效

尚不确定。停用糖皮质激素可能会导致严重的病情反弹。与严重的坏疽性脓皮病相比，痤疮皮损似乎对治疗反应最差。阿那白滞素与口服异维 A 酸联合应用可能是治疗 PAPA 综合征中严重痤疮的不错选择。

10.5　PASH 综合征

2010 年，Hsiao 及其同事发现坏疽性脓皮病、痤疮和化脓性汗腺炎的并存现象。两年后，Braun-Falco 及其同事将这个三联综合征命名为 PASH 综合征。该病的发病率非常低。

10.5.1 临床

在典型病例中，反复发作的疼痛性严重痤疮和化脓性汗腺炎 / 反常性痤疮 / 穿掘性终毛毛囊炎皮损出现于青春期，成年后则出现不伴有关节炎的坏疽性脓皮病。发热并不常见，但常规实验室检查显示有炎症反应迹象。基于已报告的病例，痤疮严重程度不等，通常为轻度至中度，而反常性痤疮 / 穿掘性终毛毛囊炎累及更广泛，累及面部和颈部并不少见，有时皮损类似于坏疽性脓皮病或聚合性痤疮。由于青春期寻常痤疮的发病率很高，痤疮是否是这个综合征的重要组成部分还有待确认。

10.5.2 发病机制

患者皮肤组织中 IL-1β、IL-17 和 TNF-α 及其受体的表达显著高于对照组。IL-8 和 RANTES 也有过表达。在大多数患者中未检测到 PSTPIP1 外显子 1-15 和其他最常受影响的 MEFV、NLRP3 和 TNFRSF1A 基因外显子的突变，而在 PASH 患者中一致发现 PSTPIP1 启动子区域中 CCTG 重复序列数量的增加，并且在具有更严重表型的患者中观察到更长 CCTG 序列的重复。已经在 PASH 患者中鉴定出致病性 PSTPIP1 突变和 nicastrin (NCSTN) 基因的突变，通常见于家族性反常性痤疮。已观察到减肥手术后出现的 PASH 综合征，提示该综合征的发生与肠道菌群和天然免疫之间的相互干扰作用有关。

10.5.3 治疗

PASH 的治疗极具挑战性。对英夫利昔单抗或阿达木单抗等生物制剂的治疗反应可能有很大不同，结

果并不一致。联合应用英夫利昔单抗、环孢素和氨苯砜可能是严重病例的治疗选择。阿达木单抗的疗效不一，在一名患者中效果较差，而在其他患者则表现出长期缓解。联合口服抗生素克林霉素和利福平的疗法对一名 PASH 综合征患者的坏疽性脓皮病有疗效。阿那白滞素似乎疗效不佳。

10.6 其他定义不明的综合征

还有其他被提出的综合征，个案报告表明这些综合征属于自身炎症性疾病。坏疽性脓皮病似乎是所有这些综合征的重要组成部分，而它们与痤疮的关系仍不清楚。

10.6.1 PASS综合征

PASS（坏疽性脓皮病、痤疮、化脓性汗腺炎和血清阴性脊柱关节炎）综合征扩展了自身炎症综合征的病谱。

10.6.1.1 临床

在疾病发作期间，患者出现类似于暴发性痤疮的高热和严重的下背部疼痛，以及炎症活跃的皮损。在发病期间，血浆 IL-1 水平升高，提示其发病机制为自身炎症反应。特征是血清阴性脊柱关节炎，以及骶髂关节和中轴关节的炎症性改变，血清类风湿因子为阴性。

10.6.1.2 发病机制

IL-1 分泌增加的原因尚不清楚。

10.6.1.3 治疗

一例患者使用阿那白滞素治疗后，皮肤和关节症状迅速缓解。依那西普对 TNF-α 的阻断可改善关节症状，但皮损没有改善。英夫利昔单抗可控制风湿病和几乎所有皮肤症状。

10.6.2 PAPASH、PsAPASH和PAC综合征

除了上述综合征之外，还报道了其他特征不明显的自身炎症综合征，如 PAPASH（化脓性关节炎、痤疮、坏疽性脓皮病和化脓性汗腺炎）综合征、PsAPASH（银屑病性关节炎、坏疽性脓疱病、痤疮和化脓性汗腺炎）综合征和 PAC（坏疽性脓皮病、痤疮和溃疡性结肠炎）综合征。已经在 PAPASH 综合征和 PAC 综合征中发现 *PSTPIP1* 基因的突变，但在 PsAPASH 综合征中未发现该基因的突变。这些罕见综合征患者在使用阿那白滞素和阿达木单抗后均能获益。

10.7 Apert 综合征

Apert 综合征（MIM 101200）是罕见的尖头并指趾综合征 I 型，其特征为颅缝早闭、手足以及面部的严重畸形，最初于 1906 年被描述。其发病率估计为 15：1 000 000，约占所有颅缝早闭病例的 4%。Apert 综合征以常染色体显性遗传方式遗传。

10.7.1 临床

Apert 综合征的特征是四肢、椎骨和颅骨的骨缝过早闭合，伴随指（趾）的并指畸形。1970 年，Solomon 描述了几名患有痤疮的 Apert 患者，其皮损分布于非常见部位，并扩展至前臂的背侧区域。中度至重度痤疮是该综合征的皮肤病特征。痤疮始发于青春期早期，可表现为油性皮肤、粉刺、丘疹、脓疱、结节、囊肿或瘢痕。组织学上可见到延伸至真皮中层的扩张的毛囊漏斗部、真皮的毛囊性脓肿和许多较大的皮脂腺小叶。

10.7.2 发病机制

成纤维细胞生长因子受体 2（*FGFR2*）基因 S252W 或 P253R 的两个功能区获得性种系突变，可影响 FGFR2- 配体结合结构域的 D2- 和 D3- 免疫球蛋白样区域之间的连接区域。FGFR2 的两种主要亚型形成剪接变异体：FGFR2b 仅在上皮细胞上表达，而 FGFR2c 仅在真皮和间充质细胞上表达。这些突变的生化改变会导致配体结合亲和力改变，使得间充质配体（如 FGF10）能够激活 FGFR2 的间充质剪接变异体。FGFR2 亚型和它们的特异性配体都参与间充质上皮的信号转导。与 IGF-1 协同作用，这些 FGFR2 突变会增强下游 PI3K/Akt 的信号传导，促进毛囊角质形成细胞的增殖、皮脂生成和炎性细胞因子反应。Apert 综合征的成骨细胞表现出 IL-1α 和 IL-1β 的表达增加。

10.7.3 治疗

Apert 综合征患者的痤疮皮损对口服异维 A 酸治

疗反应良好，剂量范围为 10~40 mg/d。异维 A 酸介导的 p53 上调可减弱雄激素受体和 IGF-1 受体的表达，也可能减弱 FGFR2 的表达，从而减少过度激活的 Akt-mTORC1 信号传导。Apert 综合征的多种临床表现需要跨学科综合治疗。

10.8 Munro 痤疮样痣

1989 年，Munro 及其同事报告了一例 14 岁男孩出现痤疮样痣，该男孩有表皮镶嵌突变，表现为体细胞 S252W FGFR2 突变。据报道，界线明显的线状痤疮皮损从左肩延伸到肘窝，伴有粉刺，粉刺几乎累及每个毛囊。我们在一名患有单侧节段性痤疮的 15 岁男孩中观察到第二例单侧痤疮样痣，并证实 Apert 综合征存在 S252W FGFR2 镶嵌突变。类似于 Apert 综合征，毛囊皮脂腺比正常小，一些出现增生的皮脂腺，位于真皮层的上 1/3 处。其他镶嵌突变导致出现原发性痤疮皮损的疾病包括黑头粉刺样痣、Happle-Tinschert 综合征和表皮痣与痤疮重叠。炎症性痤疮皮损对低剂量异维 A 酸治疗（10 mg/d）反应良好。

10.9 伴有雄激素过多和胰岛素抵抗的痤疮相关综合征

肾上腺或卵巢雄激素分泌过多以及外周组织雄激素信号转导增强，是先天性肾上腺增生和多囊卵巢综合征等综合征疾病谱中出现痤疮的根本原因。雄激素过多的状态通常与胰岛素抵抗相关，这解释了这些综合征的大量重叠。

10.10 非典型先天性肾上腺增生

先天性肾上腺增生（congenital adrenal hyperplasia, CAH）是由一组异质性常染色体遗传性疾病组成，这些疾病可归因于皮质醇和（或）醛固酮（MIM201910）生物合成途径中的酶缺陷，导致糖皮质激素和盐皮质激素缺乏以及雄激素过多。在 CAH 中，皮质醇缺乏导致促肾上腺皮质激素（adrenocorticotropic hormone, ACTH）的分泌增加，这是由于皮质醇介导的垂体 ACTH 分泌负反馈调控受损。ACTH 分泌增加导致肾上腺的过度刺激和增生。雄激素过多影响毛囊皮脂腺单位，促进痤疮、雄激素性脱发和多毛症的发生。皮肤能够将主要由肾上腺来源的雄激素脱氢表雄酮（DHEA）转化为睾酮和二氢睾酮（DHT）。大多数（90%~95%）CAH 可归因于位于染色体 6p21.3 上的 21- 羟化酶基因（CYP21）突变引起的 21- 羟化酶（21-OH）缺乏。

临床病谱从新生儿期酶功能完全丧失导致的典型 CAH 到较轻或非典型的迟发型，以及非典型先天性肾上腺增生（nonclassical congenital adrenal hyperplasia, NCAH），这些疾病均可导致痤疮的发生。经典 CAH 在新生儿的发病率为 1∶15 000，而 21OH-NCAH 更常见，累及约总人口的 1%。基因型与表型不一致的比率很高。

10.10.1 临床

痤疮和多毛症是 CAH 的主要皮肤表现，通常在青春期出现。在典型 CAH（失盐型或单纯男性化型）中，会出现男性化的临床表现，生育能力下降，身材矮小，面部、腋窝和阴部毛发的过早出现，以及由糖皮质激素和盐皮质激素缺乏及雄激素过多引起的痤疮。NCAH 也与高雄激素症状相关，例如痤疮、多毛症、雄激素性脱发或皮脂溢出。严重囊肿性痤疮对抗生素和异维 A 酸的治疗抵抗与 NCAH 有关。一些患有 NCAH 的女性同时患有 PCOS。一项来自希腊的研究发现，107 名患有多毛症和多囊卵巢的女性中有 10% 有 NCAH。NCAH 在有多毛、月经不调、痤疮或雄激素性脱发的西班牙妇女中占 2.2%。最近对 30 名患有顽固性痤疮、多毛症和月经不调的女性进行研究，其中 9 名患者通过 CYP21 基因分型证实存在 PCOS 和 NCAH。在 408 例临床表现为雄激素分泌过多（包括痤疮）的患者中，CAH 占 0.6%，NCAH 占 1.6%。NCAH 女性患者可能存在胰岛素抵抗。在 NCAH 患者中尚未发现胰岛素抵抗与痤疮发生的相关性。痤疮很少是女性和男性 NCAH 的唯一临床表现。NCAH 应与 PCOS、库欣综合征、高泌乳素血症和雄激素分泌性肿瘤进行鉴别。

10.10.2 实验室检查

17- 羟孕酮（17-OH PG）（21-OH 的直接底物）的测定用于生化诊断。对于基础肾上腺类固醇水平正常的轻度 NCAH 患者，建议进行 ACTH 刺激试验。该测试应在清晨并在卵泡早期（月经周期第 3~7 天）进行。如果成人基础 17-OH PG 水平升高（高于 200 ng/dl 或 6.0 nmol/L）和（或）ACTH 刺激的 17-OH PG 超过 1000 ng/dl（30 nmol/L），则考虑 CAH。通过基础

17-OH PG 水平预测儿童和青少年 NCAH 的有效性一直受到质疑。*CYP21* 的基因型分析并不是常规使用的检测方法。

10.10.3 治疗

治疗典型 CAH 是通过皮质醇替代疗法（口服糖皮质激素），以及在醛固酮缺乏时使用氟氢可的松来减少雄激素的过多合成。

NCAH 的治疗取决于患者的主要临床问题，如痤疮或多毛症。对于 NCAH 相关的痤疮的治疗，给予口服糖皮质激素以抵消肾上腺雄激素的产生。睡前口服低剂量泼尼松龙（2.5 ~ 5 mg/d）或低剂量地塞米松（0.25 ~ 0.75 mg），后者导致肾上腺抑制的风险更高。为了确保糖皮质激素的有效性，可监测血清 DHEAS 水平的变化。但在控制不佳的 21- 羟化酶缺乏症患者中，DHEAS 水平也常常出现下降或正常低值。

10.11　SAHA 综合征

SAHA 综合征是由 Orfanos 及其同事定义的，用来描述女性并不少见的皮脂溢出、痤疮、多毛症和（或）雄激素性脱发。但是，SAHA 是真正的综合征，还是一个概括性术语，用来描述由于特发性的、卵巢和肾上腺来源或高泌乳素血症引起的各种雄激素过多导致的痤疮和皮脂溢出，还值得商榷。与其相关的疾病有多囊卵巢、囊性乳腺炎、肥胖、胰岛素抵抗及多囊卵巢综合征（PCOS）相关的不孕症。仅 20% 的 SAHA 综合征患者出现所有四个主要体征，但总是可以观察到皮脂溢出，21% 的患者出现雄激素性脱发，10% 的患者出现痤疮，6% 的患者出现多毛症，使诊断 SAHA 综合征的证据不足。也许放弃这个术语更好，并澄清这些女性出现雄激素信号增强的根本原因。实验室检查应包括 DHEA 硫酸盐、睾酮、游离雄激素指数、17-OH-PG 和催乳素。

治疗方面，减轻体重是必需的。抗雄激素治疗和应用二甲双胍可获益，详见 PCOS 章节。

10.12　多囊卵巢综合征

多囊卵巢综合征（polycystic ovary syndrome, PCOS）由 Stein 和 Leventhal 于 1935 年首次报道，被认为是全世界育龄期女性中最常见的内分泌疾病，累及 5% ~10% 的育龄妇女。PCOS 的临床特征是多囊卵巢、月经稀少、闭经、不孕。临床和实验室表现为高雄激素血症，包括痤疮、多毛、皮赘、黑棘皮病和胰岛素抵抗。除了不孕之外，PCOS 与肥胖、2 型糖尿病、心血管疾病和子宫内膜癌的高风险密切相关。

10.12.1　临床

23% ~ 35% 的 PCOS 患者出现痤疮，而最近的一项研究结果表明，痤疮患者中 PCOS 的患病率为 27%，在其他研究中更高。PCOS 在患有严重痤疮、迟发型痤疮、持续性痤疮和对常规治疗抵抗的女性痤疮患者中更为普遍。一些临床研究发现，作为 PCOS 的临床指征，多毛症比痤疮更具特异性。肥胖、多毛症和生育能力下降对女性 PCOS 患者来说是一个相当大的心理负担，可导致自杀率增加。建议测定包括雄激素在内的内分泌相关指标。胰岛素抵抗是 PCOS 的重要异常表现之一，可分别在 70% ~ 80% 的肥胖 PCOS 患者和 20% ~ 25% 的非肥胖 PCOS 患者中观察到胰岛素抵抗。妇科检查包括记录月经周期、双侧卵巢超声、排卵试验和子宫内膜癌的筛查。

10.12.2　实验室检查

已经提出至少三种不同的诊断标准来定义该疾病。有关卵巢囊肿的形态学证据是否是高雄激素血症诊断的必要条件，目前仍有争议。初步证据表明血清抗苗勒管激素（anti-Mullerian hormone, AMH）是一种有用的诊断标志物。血清总睾酮升高，但通常不超过 150 ng/dl。血清睾酮水平正常不能排除 PCOS，因为应考虑对性激素结合球蛋白（SHBG）水平进行校准。DHEAS 水平可能正常或略升高，一般不超过 800 μg/dl。据报道，5% ~ 30% 的患者存在轻度高泌乳素血症。高泌乳素血症通常是暂时的。只有 3% ~ 7% 的高泌乳素血症 PCOS 患者的泌乳素水平持续升高。黄体生成素（LH）/ 卵泡刺激素（FSH）比例 >2 提示 PCOS，但不是非常敏感或特异，并且可能受口服避孕药的影响。进一步相关的发现是空腹胰岛素水平和 C 肽升高，空腹血糖 ≥110 mg/dl，血清甘油三酯 ≥150 mg/dl，HDL- 胆固醇 <50 mg/dl，血压 130/85 mmHg 及腰围 > 88 cm。口服葡萄糖耐量试验用于测定胰岛素抵抗。由于维生素 D 缺乏与 PCOS 的发病有关，应测定 25- 羟基维生素 D 水平。

10.12.3 发病机制

雄激素、卵泡刺激素（FSH）、抗苗勒管激素（AMH）和雌二醇在卵巢卵泡发育中必不可少。在颗粒细胞内，FSH 和 AMH 信号之间的平衡是维持适量雄激素 - 雌激素转化进而驱动卵泡发育的关键。PCOS 是功能性卵巢高雄激素血症（functional ovarian hyperandrogenism, FOH）的结果。AMH 对 FSH 诱导的芳香酶合成的抑制作用增强，可能导致 PCOS 的高雄激素血症，从而进一步增强胰岛素抵抗。2/3 的 PCOS 患者具有典型的 FOH，其特征是 17- 羟基孕酮对促性腺激素刺激的高反应性。在抑制肾上腺雄激素生成后，2/3 的 PCOS 患者仍可检测到睾酮升高，证实存在 FOH。约 3% 的 PCOS 患者存在相关的单纯的功能性肾上腺高雄激素血症。在 PCOS 患者中，由于内源性雄激素过多使颗粒细胞对 FSH 敏感性增加，导致窦前卵泡生长过度，从而导致 AMH 过度表达。AMH 通过阻断芳香酶对 FSH 产生异常持续抑制作用，干扰窦卵泡生长和分化。

越来越多的证据支持 PCOS 的遗传背景。脂肪与肥胖相关基因（FTO）的基因多态性与 BMI 升高和 2 型糖尿病相关，也与 PCOS 发生风险相关。FTO 是 RNA m^6A 去甲基化酶，它修饰表观遗传调控，并促进转录。FTO 的表达增加增强了 mTORC1 信号传导，这已在 PCOS 患者中检测到。mTORC1 控制着青春期的开始和 LH 分泌。亮氨酸（牛奶蛋白的主要氨基酸）对 mTORC1 的急性活化，可刺激青春期雌性大鼠 LH 的分泌。过度活化的 mTORC1 与痤疮、BMI 升高、胰岛素抵抗以及 2 型糖尿病相关。牛奶（一种 mTORC1 激活剂）可升高 BMI，且可能增加 FTO 的表达。已观察到摄入脱脂牛奶与 PCOS 风险之间存在显著的直接关联。

10.12.4 治疗

肥胖患者降低体重，使用胰岛素增敏剂和口服避孕药是治疗 PCOS 最常用的治疗方法，对治疗 PCOS 患者的痤疮也有益。应根据目前的指南开始痤疮的局部治疗。二甲双胍仍是治疗 PCOS 的超说明书药物，可抑制 mTORC1 并改善胰岛素敏感性。具有确定抗雄激素功效的口服避孕药（如醋酸环丙孕酮或醋酸氯地孕酮）可进一步减弱雄激素的信号传导并减轻雄激素诱发的痤疮和多毛症。维生素 D 缺乏时推荐补充维生素 D，这可以可改善颗粒细胞的类固醇生成并减弱 mTORC1 活性，但其对痤疮的作用尚不清楚。口服异维 A 酸仍然是治疗顽固性痤疮的首选疗法。

10.13 HAIR-AN 综合征

罕见的高雄激素血症（HA）- 胰岛素抵抗（IR）黑棘皮病（AN）综合征是一种定义不明确且可能是异质性的综合征。在女性患者中，它被认为是 PCOS 的独特亚型，具有严重的胰岛素抵抗，并且影响 1%~5% 具有高雄激素血症的年轻女性。许多患有肥胖症、代谢综合征或糖尿病的患者也可以满足此诊断。一些具有胰岛素受体基因突变的罕见综合征也可以显示出相似的多种临床表现。

10.13.1 临床

患者表现为油性皮肤、多毛症、痤疮、黑棘皮病、雄激素性脱发、声音低沉、阴蒂肥大、肌肉质量的变化、肥胖、伴有糖尿病症状的严重的胰岛素抵抗，以及月经不调。已经观察到与其他自身免疫性或内分泌疾病的相关性，如桥本甲状腺炎、Graves 病、白癜风、库欣综合征、Cohen 综合征、肢端肥大症、CAH 和胰岛素瘤。

10.13.2 实验室检查

患者胰岛素水平显著升高，睾酮和雄烯二酮水平升高或达到正常高值，但 LH 和催乳素水平正常。肾上腺功能正常，而病理检查常见卵巢间质增生。

10.13.3 发病机制

HAIR-AN 综合征患者的主要异常是胰岛素抵抗，胰岛素水平有代偿性升高，这可能对卵巢中类固醇生成的调节具有直接的短期影响，继而导致雄激素的过量生成。高胰岛素血症的严重程度与雄激素水平直接相关。高胰岛素血症和高雄激素血症共同刺激上皮细胞增殖和黑色素积聚，并导致黑棘皮病的皮肤改变。在一些 HAIR-AN 综合征患者中发现胰岛素受体明显减少或受体基因突变。通过与 IGF-1 受体结合，高胰岛素血症患者的胰岛素可诱导黑棘皮病和皮脂生成，以及油性皮肤和痤疮。

10.13.4 治疗

HAIR-AN 综合征的治疗类似于 PCOS。二甲双胍和抗雄激素（如螺内酯和氟他胺）也可与口服避孕药联合使用。如果治疗失败，胆胰分流术或双侧卵巢楔形切除术可能会使某些患者获益，但对于大多数患者，高雄激素血症在几个月内可恢复至术前状态。切除卵巢不能改善胰岛素抵抗，因为上述问题主要是由遗传代谢缺陷导致的。手术联合激素抑制促性腺激素可能是目前治疗顽固性病例最有效的方法。

10.14 暴发性痤疮，自身炎症综合征中的成员？

如图 10.5 所示。

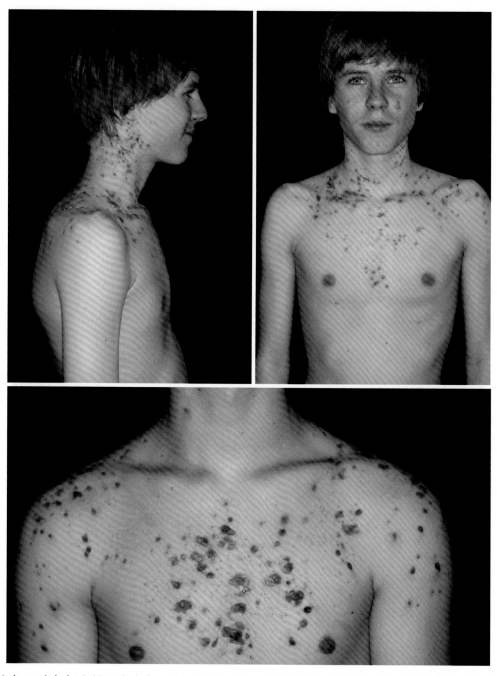

图 10.5　根据这名 14 岁年轻人的三张临床照片即可诊断，再通过实验室和影像学手段进行确诊。典型的皮损是面部、胸部、手臂和肩部突然暴发的炎性丘疹、结节和溃疡。图中友善的微笑并不能掩盖他生病的事实。立即治疗会非常有效，并改善患者的精神状态

10.15　暴发性痤疮

图 10.6 中的这名 14 岁男孩病情严重，出现系统性疾病的临床表现，特别是发热和关节痛。其特征性皮损是严重的炎性结节和斑块，且快速出现化脓性改变。之后遗留污秽的溃疡，溃疡基底部充满凝胶状糊状物。皮损有明显触痛且疼痛，形成广泛的瘢痕。患者表现出典型的弯腰姿势，行走很痛苦。

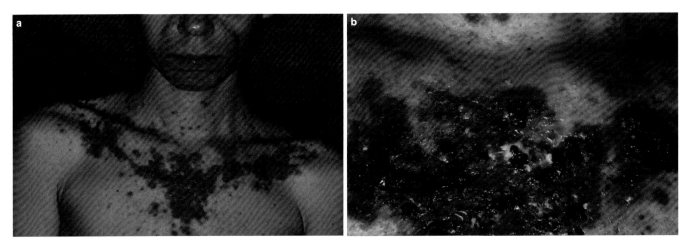

图 10.6　a：出血性和坏死性融合性溃疡，有缓慢上皮化的趋势。鼻唇沟和颏部有窦道。**b：**胸部皮损在几周前暴发时的局部特写照片

10.16　暴发性痤疮

暴发性痤疮是一种影响年轻人的严重疾病（图 10.7）。

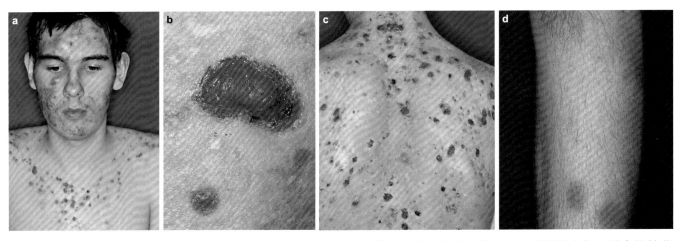

图 10.7　a：从这个男孩的表情可以看出他的痛苦。几周之内，他就会出现发热、关节痛、溃疡性皮损、融合性结节和窦道。**b：**这种胶冻状、容易出血的肉芽组织（特写照片拍摄于患者的左下方皮损）的外观就像生肉一样。**c：**暴发性痤疮正在侵蚀这个年轻人的背部。化脓性肉芽肿样血管增生使他感到非常不舒服。**d：**暴发性痤疮患者有时在胫前可出现结节性红斑

10.17 暴发性痤疮

一旦熟悉该疾病，一眼就可以诊断出这种特别的疾病。图 10.8 展示了一例年轻成年男性患者三个角度的临床表现，都显示出炎症反应对其皮肤的侵蚀。虽然他是一个健壮的男性，但他痛苦的表情显而易见。

图中可观察到典型的皮损区域，患者遭受到聚合性痤疮的折磨：皮损累及面部、胸部的 V 区，尤其是背部。结痂出血性皮损覆盖了他背部的大部分区域，最终遗留瘢痕。治疗有效，几天后就有明显的疗效。

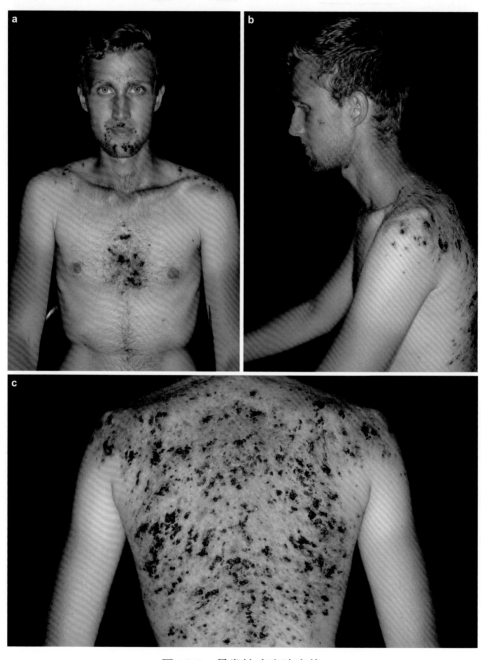

图 10.8　暴发性痤疮治疗前

10.18 暴发性痤疮

图 10.9 为上图中的同一位患者治疗数周后的情况。治疗包括系统性类固醇、系统性抗生素、镇痛药、局部湿敷并外用糖皮质激素。关节痛常常持续很长时间。在这种情况下，需要与风湿科医生合作。

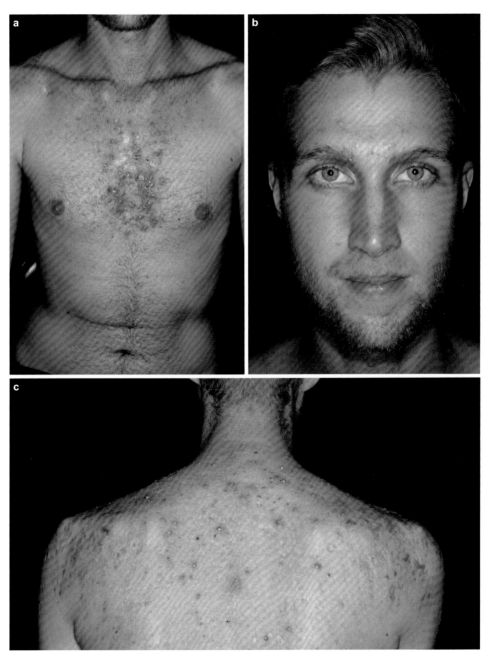

图 10.9 暴发性痤疮治疗后

10.19　暴发性痤疮与 SAPHO 综合征

溃疡是暴发性痤疮的典型特征，先出现皮肤出血。明显和持续的关节痛提示与 SAPHO 综合征有重叠（图 10.10）。

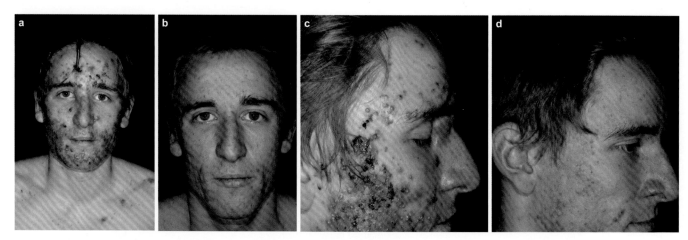

图 10.10　a：这名年轻人看起来病了，并且很沮丧，他正在出汗，还有低热和许多实验室检查异常。他坐下特别是起身时会更疼痛。皮损包括丘疹、脓疱和出血性坏死。**b**：立即住院治疗并给予适当的系统和局部治疗，使他看起来好多了。不幸的是，他的许多关节如锁骨、肩关节、脊柱和骶髂关节的关节炎持续了好几个月。风湿科医生对他的系统治疗有效，但起效缓慢。**c**：面颊被大面积的炎性斑块、丘疹、脓疱、结节和坏死所覆盖。右眼附近的脓肿非常疼痛。**d**：治疗改善了患者的精神状态。通过患者、家属和医生的互动来治疗和护理患者，可取得满意的疗效

10.20　暴发性痤疮：临床与病理的联系

很少对这种暴发性类型患者的增殖性皮损进行活检（图 10.11）。

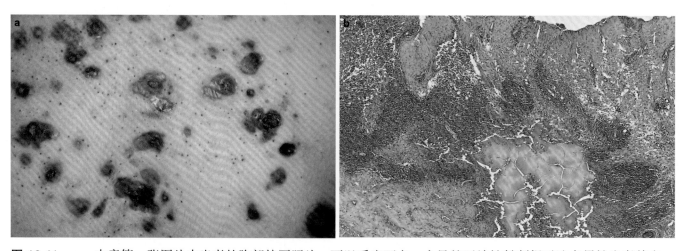

图 10.11　a：本章第一张图片中患者的胸部特写照片。可以看出两点：大量的开放性粉刺提示这名男性患者曾有一段时间患过寻常痤疮。他突然出现暴发性痤疮，饱受折磨，出现特征性的出血和增殖性皮损。在大多数情况下，尤其是在老年患者中，在粉刺形成之前就会出现暴发性痤疮。**b**：组织病理学特征是皮脂腺毛囊的完全破坏，在凝胶状物质（粉红色）周围可见广泛的混合性炎性浸润，并可见出血。没有表皮残留

10.21 PAPA 综合征

这是一种自身炎症性综合征。首字母缩写代表化脓性关节炎、坏疽性脓皮病和痤疮（图 10.12）。本病由 Lindor 于 1997 年首先描述，其后世界各地都报道了该病。应用阿那白滞素成功治疗了化脓性关节炎和坏疽性脓皮病。这种综合征的患者最初可能由风湿科医生、皮肤科医生或许多其他学科的医生诊治，这取决于其主要受累的器官。

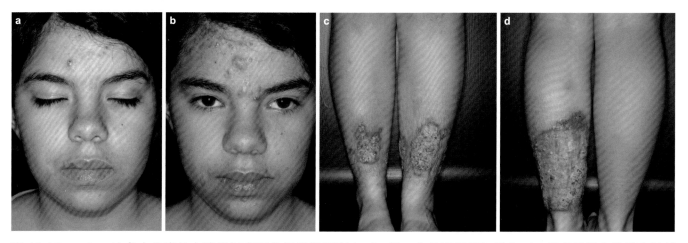

图 10.12　a, b：这名十几岁的女孩最初表现为轻微的痤疮（a），但 1 个月后病情加重（b）。痤疮只是本病例中极其轻微的临床表现。**c, d**：该女孩患有多个关节的疼痛性关节炎，并在儿童风湿病科住院治疗。同时，她出现多发性、进展迅速的坏疽性脓皮病皮损。当她在皮肤科就诊时，基于所有三种临床表现，被诊断为 PAPA 综合征。阿那白滞素治疗关节炎和坏疽性脓皮病的效果良好，且见效快，但对痤疮疗效不佳

10.22 PAPA 综合征

图 10.13 中的患者因为痤疮在我们慕尼黑皮肤病诊所就诊了数十年。20 世纪 80 年代后期，他反复出现关节疼痛，被诊断为非风湿性骨关节炎。进行过十几次外科手术，包括对数个关节进行了关节置换。但小的皮肤溃疡未被注意到，随后缓慢愈合，遗留色素沉着和萎缩性瘢痕。当时还没有 PAPA 综合征这个病名，直到一位风湿病科医生描述了它。

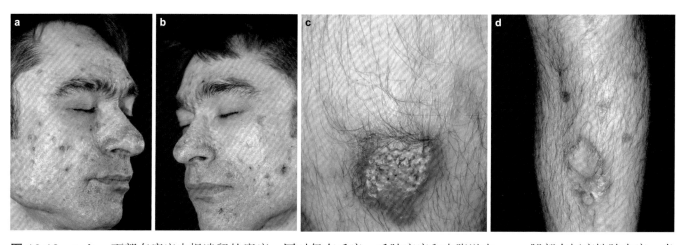

图 10.13　a, b：面部有痤疮皮损遗留的瘢痕，同时仍有丘疹、丘脓疱疹和皮脂溢出。**c**：腿部有坏疽性脓皮病、炎症反应和皮损边缘色素沉着，以及缓慢愈合的表皮岛。**d**：仔细检查他的皮肤，发现了数十个大小不一的萎缩性瘢痕，部分瘢痕可见色素沉着。这些都是之前坏疽性脓皮病的遗留改变

10.23 PAPA 综合征

　　图 10.14 为上图展示的同一患者。在过去数日内形成新的皮损，非常疼痛。另一个未被注意的是下颌关节的肿瘤样肿胀。患者主诉夜间磨牙、张口及咬固体食物困难，过去几个月病情逐渐加重。驼峰样改变是肥大的咬肌，由下颌关节的无菌性关节炎引起。推荐使用肉毒毒素肌肉内注射，可极大缓解患者的病情。痤疮皮损对阿那白滞素没有反应，在其他患者中也观察到这种现象。

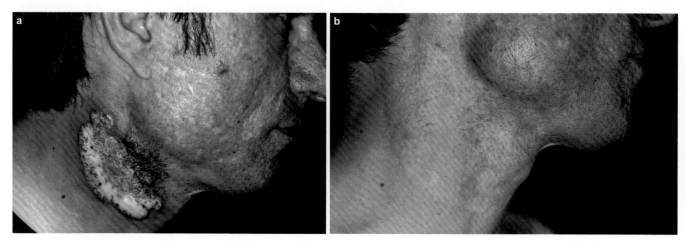

图 10.14　a：颈部的右下颌下部出现快速扩展的溃疡。具有典型的炎性边界，边缘抬高，表浅的溃疡伴有黏稠的纤维蛋白物质。**b**：在不到 3 周的治疗时间内，患者每天注射 100 mg 阿那白滞素，在不使用任何糖皮质激素的情况下，取得了神奇的疗效

10.24 PASH 综合征

　　这是另一种自身炎症综合征，其临床表现与 PAPA 综合征非常相似，但有另外的发现。首字母缩写源自坏疽性脓皮病、痤疮和化脓性汗腺炎（反常性痤疮或穿掘性终毛毛囊炎），但没有化脓性关节炎（图 10.15 ）。

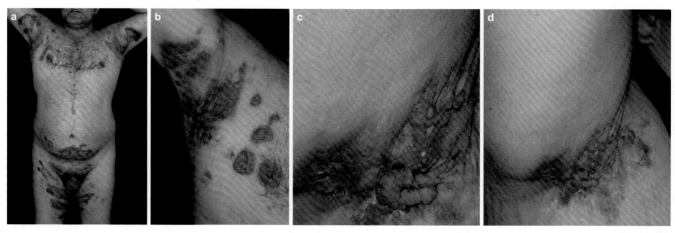

图 10.15　a, b：该患者几十年来遭受三种类型皮损的困扰，现在来我们的诊所就诊。我们做出了正确的诊断。皮损累及腋窝、胸部、腹部、腹股沟和大腿。**c, d**：化脓性汗腺炎 / 反常性痤疮 / 穿掘性终毛毛囊炎的典型特征性表现是长期脓肿、瘘管和增生性瘢痕

10.25　PASH 综合征

图 10.16 中的这名患者受到身心折磨，非常可怜。自身炎症综合征可能很严重。通过早期诊断和现代疗法，可以取得显著改善。患者全身上下都是皮损。肛门生殖器受累的患者存在 HPV 感染诱发的鳞状细胞癌的风险，幸运的是该患者没有发生。建议对患者进行包括活检在内的长期随访，特别是当考虑要使用生物制剂进行治疗时。

本例和前一位（图 10.15）患有自身炎症综合征的患者需要尽早进行定期咨询、足量的药物治疗和外科手术，尽可能得到专家们的帮助。

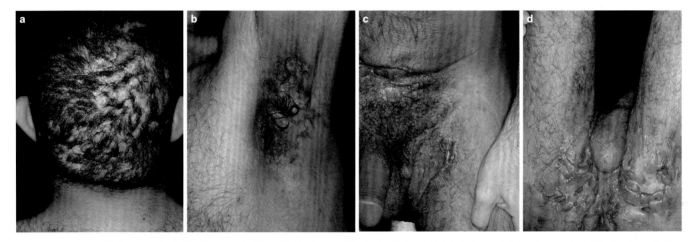

图 10.16　a：头皮可见瘢痕性脱发，这是一种特殊的回状头皮样化脓性汗腺炎 / 反常性痤疮 / 穿掘性终毛毛囊炎。我们首先描述了这种变异型，并由 Lehmann 等证实。**b**：化脓性汗腺炎 / 反常性痤疮 / 穿掘性终毛毛囊炎累及双侧腋窝，这里显示的是左侧。**c**：腹股沟坏疽性脓皮病和化脓性汗腺炎 / 反常性痤疮 / 穿掘性终毛毛囊炎，累及腹部褶皱和耻骨区。**d**：双侧大腿、臀部可见广泛的化脓性汗腺炎，会阴部可见瘘管，以及之前的坏疽性脓皮病遗留的瘢痕

10.26　与成纤维细胞生长因子受体 2（FGFR2）突变相关的痤疮

如图 10.17 所示。

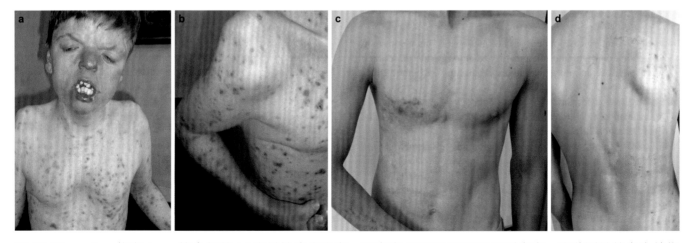

图 10.17　a, b：伴有 Apert 综合征的 16 岁男性痤疮患者，证实有 S252W FGFR2 胚系突变。这种罕见的尖头并指（趾）综合征常伴有延伸到前臂等非痤疮好发部位的皮损。**c, d**：15 岁男孩的 Munro 单侧痤疮样痣伴有节段性 S252W FGFR2 功能获得性突变。Published with kind permission of © Bodo Melnik 2019. All Rights Reserved

参考文献

炎症小体、白介素1家族和自身炎症性皮肤病

Barnes PJ. Anti-inflammatory actions of glucocorticoids: molecular mechanisms. Clin Sci (Lond). 1998; 94:557-72.

Beer HD, Contassot E, French LE. The inflammasomes in autoinflammatory diseases with skin involvement. J Invest Dermatol. 2014; 134:1805-10.

Braun-Falco M, Ruzicka T. Hautbeteiligung bei autoinflammatorischen Syndromen. J Dtsch Dermatol Ges. 2011; 9:232-46.

Chen W, Obermayer-Pietsch B, Hong JB, et al. Acne-associated syndromes: models for better understanding of acne pathogenesis. J Eur Acad Dermatol Venereol. 2011; 25:637-46.

de Torre-Minguela C, Mesa Del Castillo P, Pelegrín P. The NLRP3 and pyrin inflammasomes: implications in the pathophysiology of autoinflammatory diseases. Front Immunol. 2017; 8:43.

Dessinioti C, Katsambas A. Difficult and rare forms of acne. Clin Dermatol. 2017; 35:138-46.

Ding J, Kam WR, Dieckow J, Sullivan DA. The influence of 13-cis retinoic acid on human meibomian gland epithelial cells. Invest Ophthalmol Vis Sci. 2013; 54:4341-50.

Fenini G, Contassot E, French LE. Potential of IL-1, IL-18 and inflammasome inhibition for the treatment of inflammatory skin diseases. Front Pharmacol. 2017; 8:278.

Hong JB, Prucha H, Melnik B, et al. Seltene Akne-assoziierte Syndrome und deren Bedeutung für das Verständnis der Pathogenese der Akne. Hautarzt. 2013; 64:274-9.

Jager J, Grémeaux T, Cormont M, et al. Interleukin-1beta-induced insulin resistance in adipocytes through down-regulation of insulin receptor substrate-1 expression. Endocrinology. 2007; 148:241-51.

Jesus AA, Goldbach-Mansky R. IL-1 blockade in autoinflammatory syndromes. Annu Rev Med. 2014; 65:223-44.

Kim H, Moon SY, Sohn MY, Lee WJ. Insulin-like growth factor-1 increases the expression of inflammatory biomarkers and sebum production in cultured sebocytes. Ann Dermatol. 2017; 29:20-5.

Kistowska M, Gehrke S, Jankovic D, et al. IL-1β drives inflammatory responses to propionibacterium acnes in vitro and in vivo. J Invest Dermatol. 2014; 134:677-85.

Kwak A, Lee Y, Kim H, Kim S. Intracellular interleukin (IL)-1 family cytokine processing enzyme. Arch Pharm Res. 2016; 39:1556-64.

Levine SJ, Benfield T, Shelhamer JH. Corticosteroids induce intracellular interleukin-1 receptor antagonist type I expression by a human airway epithelial cell line. Am J Respir Cell Mol Biol. 1996; 15:245-51.

Lopalco G, Cantarini L, Vitale A, et al. Interleukin-1 as a com-mon denominator from autoinflammatory to autoimmune dis-orders: premises, perils, and perspectives. Mediators Inflamm. 2015; 2015:194864.

Mattii M, Lovászi M, Garzorz N, et al. Sebocytes contribute to skin inflammation by promoting the differentiation of T helper 17 cells. Br J Dermatol. 2018; 178:722-30.

Melnik BC. Linking diet to acne metabolomics, inflammation, and comedogenesis: an update. Clin Cosmet Investig Dermatol. 2015a; 8:371-88.

Moreira A, Torres B, Peruzzo J, et al. Skin symptoms as diagnostic clue for autoinflammatory diseases. An Bras Dermatol. 2017; 92:72-80.

Murthy AS, Leslie K. Autoinflammatory skin disease: a review of concepts and applications to general dermatology. Dermatology. 2016; 232:534-40.

Palomo J, Dietrich D, Martin P, et al. The interleukin (IL)-1 cytokine family-balance between agonists and antagonists in inflammatory diseases. Cytokine. 2015; 76:25-37.

Tack CJ, Stienstra R, Joosten LA, Netea MG. Inflammation links excess fat to insulin resistance: the role of the interleukin-1 family. Immunol Rev. 2012; 249:239-52.

Yang CA, Chiang BL. Inflammasomes and human autoimmunity: a comprehensive review. J Autoimmun. 2015; 61:1-8.

Zouboulis CC. Acne as a chronic systemic disease. Clin Dermatol. 2014; 32:389-96.

暴发性痤疮

Alakeel A, Ferneiny M, Auffret N, Bodemer C. Acne fulminans: case series and review of the literature. Pediatr Dermatol. 2016; 33:e388-92.

Blanc D, Zultak M, Wendling D, Lonchampt F. Eruptive pyogenic granulomas and acne fulminans in two siblings treated with isotretinoin: a possible common pathogenesis. Dermatologica. 1988; 177:16-8.

Burns RE, Colville JM. Acne conglobata with septicemia. Arch Dermatol. 1959; 79:361-3.

Camisa C. Acute arthritis during isotretinoin therapy for acne. J Am Acad Dermatol. 1986; 15:1061-2.

Choi EH, Bang D. Acne fulminans and 13-cis-retinoic acid. J Dermatol. 1992; 19:378-83.

Chua SL, Angus JE, Ravenscroft J, Perkins W. Synovitis, acne, pustulosis, hyperostosis, osteitis (SAPHO) syndrome and acne fulminans: are they part of the same disease spectrum? Clin Exp Dermatol. 2009; 34:e241-3.

Darley CR, Currey HLF, Baker H. Acne fulminans with arthritis in identical twins treated with isotretinoin. J R Soc Med. 1984; 77:328-30.

Dawoud NM, Elnady BM, Elkhouly T, Yosef A. Adalimumab as a successful treatment for acne fulminans and bilateral acute sacroiliitis with hip synovitis complicating isotretinoin therapy. Indian J Dermatol Venereol Leprol. 2018; 84:104-7.

Elías LM, Gómez MI, Torrelo A, et al. Acne fulminans and bilateral seronegative sacroiliitis triggered by isotretinoin. J Dermatol. 1991; 18:366-7.

Engber PB, Marino CT. Acne fulminans with prolonged polyarthralgia. Int J Dermatol. 1980; 19:567-9.

Goldschmidt H, Leyden JJ, Stein KH. Acne fulminans: investigation of acute febrile ulcerative acne. Arch Dermatol. 1977; 113:444-9.

Greywal T, Zaenglein AL, Baldwin HE, et al. Evidence-based recommendations for the management of acne fulminans and its variants. J Am Acad Dermatol. 2017; 77:109-17.

Heydenreich G. Testosterone and anabolic steroids and acne fulminans. Arch Dermatol. 1989; 125:571-2.

Iqbal M, Kolodney MS. Acne fulminans with synovitis-acne-pustu-losis-hyperostosis-osteitis (SAPHO) syndrome treated with inflix-imab. J Am Acad Dermatol. 2005a; 52(5 Suppl 1):S118-20.

Jansen T, Plewig G. Acne fulminans. Int J Dermatol. 1998; 37:254-7.

Jansen T, Romiti R, Plewig G. Acute severe acne in a female patient (acne fulminans?). Br J Dermatol. 1999; 141:945-7.

Jemec GBE, Rasmussen I. Bone lesions of acne fulminans. J Am Acad Dermatol. 1989; 20:353-7.

Karvonen SL. Acne fulminans: report of clinical findings and treatment of twenty-four patients. J Am Acad Dermatol. 1993; 28:572-9.

Kellett JK, Beck MH, Chalmers RJG. Erythema nodosum and circulating immune complexes in acne fulminans after treatment with isotretinoin. Br Med J. 1985; 290:820.

Kraus SL, Emmert S, Schön MP, Haenssle HA. The dark side of beauty: acne fulminans induced by anabolic steroids in a male bodybuilder. Arch Dermatol. 2012; 148:1210-2.

Lages RB, Bona SH, Silva FV, et al. Acne fulminans successfully treated with prednisone and dapsone. An Bras Dermatol. 2012; 87:612-4.

Li AW, Antaya RJ. Isotretinoin-induced acne fulminans without systemic symptoms with concurrent exuberant granulation tissue. Pediatr Dermatol. 2018; 35:257-8.

Massa AF, Burmeister L, Bass D, Zouboulis CC. Acne fulminans: treatment experience from 26 patients. Dermatology. 2017; 233: 136-40.

McAuley D, Miller RA. Acne fulminans associated with inflammatory bowel disease. Report of a case. Arch Dermatol. 1985; 121:91-3.

Moreno GJ, Feliu MM, Camacho F. Pseudo-acne fulminans caused by isotretinoin. Med Cutan Ibero Lat Am. 1988; 16:59-60.

Nault P, Lassonde M, St-Antoine P. Acne fulminans with osteolytic lesions. Arch Dermatol. 1985; 121:662-4.

Oranges T, Insalaco A, Diociaiuti A, et al. Severe osteoarticular involvement in isotretinoin-triggered acne fulminans: two cases successfully treated with anakinra. J Eur Acad Dermatol Venereol. 2017; 31:e277-9.

Pauli SL, Valkeakari T, Räsänen L, et al. Osteomyelitis-like bone lesions in acne fulminans. Eur J Pediatr. 1989; 149:110-3.

Pautrier LM. Acné conglobata avec placards végétants et ulcéreux à type de pyodermites végétantes; abcès torpides, placards fibreux-importance anormale des trajets fistulisés sous-cutanés-mort par septicémie avec larges abcès et décollements osseux. Acta Derm Venereol (Stockh). 1937; 18:565-74.

Placzek M, Degitz K, Schmidt H, Plewig G. Acne fulminans in late-onset congenital adrenal hyperplasia. Lancet. 1999; 354:739-40.

Plewig G, Kligman AM. Acne fulminans (acute febrile ulcerative con-globate acne with polyarthralgia). In: Plewig G, Kligman AM, editors. Acne, morphogenesis and treatment. Berlin: Springer; 1975. p. 196-7, 200, 201.

Posma E, Moes H, Heineman MJ, Faas MM. The effect of testoster-one on cytokine production in the specific and non-specific immune response. Am J Reprod Immunol. 2004; 52:237-43.

Proença NG. Acne fulminans. An Bras Dermatol. 2017; 92(5 Suppl 1):8-10.

Reunala T, Pauli SL, Rasanen L. Musculoskeletal symptoms and bone lesions in acne fulminans. J Am Acad Dermatol. 1990; 22:144-6.

Saint-Jean M, Frenard C, Le Bras M, et al. Testosterone-induced acne fulminans in twins with Kallmann's syndrome. JAAD Case Rep. 2014; 1:27-9.

Seukeran DC, Cunliffe WJ. The treatment of acne fulminans: a review of 25 cases. Br J Dermatol. 1999; 141:307-9.

Sotoodian B, Kuzel P, Brassard A, Fiorillo L. Disfiguring ulcerative neutrophilic dermatosis secondary to doxycycline and isotretinoin in an adolescent boy with acne conglobata. Cutis. 2017; 100:E23-6.

Ström S, Thyresson N, Boström H. Acute febrile ulcerative conglo-bate acne with leukemoid reaction. Acta Derm Venereol (Stockh). 1973; 53:306-12.

Tago O, Nagai Y, Matsushima Y, Ishikawa O. A case of acne fulmi-nans successfully treated with cyclosporin A and prednisolone. Acta Derm Venereol. 2011; 91:337-8.

Wakabayashi M, Fujimoto N, Uenishi T, et al. A case of acne fulminans in a patient with ulcerative colitis successfully treated with pred-nisolone and diaminodiphenylsulfone: a literature review of acne fulminans, rosacea fulminans and neutrophilic dermatoses occur-ring in the setting of inflammatory bowel disease. Dermatology. 2011; 222:231-5.

Wong SS, Pritchard MH, Holt PJA. Familial acne fulminans. Clin Exp Dermatol. 1992; 17:351-3.

SAPHO 综合征

Adamo S, Nilsson J, Krebs A, et al. Successful treatment of SAPHO syndrome with apremilast. Br J Dermatol. 2018; 179:959-62.

Aljuhani F, Tournadre A, Tatar Z, et al. The SAPHO syndrome: a sin-gle-center study of 41 adult patients. J Rheumatol. 2015; 42:329-33.

Amital H, Applbaum YH, Aamar S, et al. SAPHO syndrome treated with pamidronate: an open-label study of 10 patients. Rheumatology. 2004; 43:658-61.

Assmann G, Wagner AD, Monika M, et al. Single-nucleotide poly-morphisms p53 G72C and Mdm2 T309G in patients with pso- riasis, psoriatic arthritis, and SAPHO syndrome. Rheumatol Int. 2010; 30:1273-6.

Berthelot JM, Corvec S, Hayem G. SAPHO, autophagy, IL-1, FoxO1, and Propionibacterium (Cutibacterium) acnes. Joint Bone Spine. 2018; 85:171-6.

Cassel SL, Janczy JR, Bing X, et al. Inflammasome-independent IL-1 β mediates autoinflammatory disease in Pstpip2-deficient mice. Proc Natl Acad Sci USA. 2014; 111:1072-7.

Chamot AM, Benhamou CL, Kahn MF, et al. Le syndrome acné pustulose hyperostose ostéite (SAPHO): résultats d'une enquête nationale-85 observations. Rev Rhum Mal Osteoartic. 1987; 54: 187-96.

Chitu V, Ferguson PJ, de Bruijn R, et al. Primed innate immunity leads to autoinflammatory disease in PSTPIP2-deficient cmo mice. Blood. 2009; 114:2497-505.

Cianci F, Zoli A, Gremese E, Ferraccioli G. Clinical heterogeneity of SAPHO syndrome: challenging diagnose and treatment. Clin Rheumatol. 2017; 36:2151-8.

Colina M, Lo Monaco A, Khodeir M, Trotta F. Propionibacterium acnes and SAPHO syndrome: a case report and literature review. Clin Exp Rheumatol. 2007; 25:457-60.

Dong A, Bai Y, Cui Y, et al. FDG PET/CT in early and late stages of SAPHO syndrome: two case reports with MRI and bone scintigraphy correlation. Clin Nucl Med. 2016; 41:e211-5.

Drobek A, Kralova J, Skopcova T, et al. PSTPIP2, a protein associated with autoinflammatory disease, interacts with inhibitory enzymes SHIP1 and Csk. J Immunol. 2015; 195:3416-26.

Ferguson PJ, Bing X, Vasef MA, et al. A missense mutation in pstpip2 is associated with the murine autoinflammatory disorder chronic multifocal osteomyelitis. Bone. 2006; 38:41-7.

Ferguson PJ, Laxer RM. New discoveries in CRMO: IL-1 β, the neu-trophil, and the microbiome implicated in disease pathogen- esis in Pstpip2-deficient mice. Semin Immunopathol. 2015; 37:407-12.

Firinu D, Barca MP, Lorrai MM, et al. TH17 cells are increased in the peripheral blood of patients with SAPHO syndrome. Autoimmunity. 2014a; 47:389-94.

Firinu D, Murgia G, Lorrai MM, et al. Biological treatments for SAPHO syndrome: an update. Inflamm Allergy Drug Targets. 2014b; 13:199-205.

Firinu D, Garcia-Larsen V, Manconi PE, Del Giacco SR. SAPHO syn-drome: current developments and approaches to clinical treatment. Curr Rheumatol Rep. 2016; 18:35.

Galadari H, Bishop AG, Venna SS, et al. Synovitis, acne, pustulosis, hyperostosis, and osteitis syndrome treated with a combination of isotretinoin and pamidronate. J Am Acad Dermatol. 2009; 61:123-5.

Govoni M, Colina M, Massara A, Trotta F. SAPHO syndrome and infections. Autoimmun Rev. 2009; 8:256-9.

Hayem G, Bouchaud-Chabot A, Benali K, et al. SAPHO syndrome: a long-term follow-up study of 120 cases. Arthritis Rheum. 1999; 29:159-71.

Hurtado-Nedelec M, Chollet-Martin S, Nicaise-Roland P, et al. Characterization of the immune response in the synovitis, acne, pus-tulosis, hyperostosis, osteitis (SAPHO) syndrome. Rheumatology. 2008; 47:1160-7.

Hurtado-Nedelec M, Chollet-Martin S, Chapeton D, et al. Genetic susceptibility factors in a cohort of 38 patients with SAPHO syn-drome: a study of PSTPIP2, NOD2, and LPIN2 genes. J Rheumatol.

2010; 37:401-9.

Iqbal M, Kolodney MS. Acne fulminans with synovitis-acne-pustu-losis-hyperostosis-osteitis (SAPHO) syndrome treated with inflix-imab. J Am Acad Dermatol. 2005b; 52(Suppl):S118-20.

Kahn MF, Khan MA. The SAPHO syndrome. Baillieres Clin Rheumatol. 1994; 8:333-62.

Kahn MF, Bouvier M, Palazzo E, et al. Sternoclavicular pustulotic osteitis (SAPHO). 20-year interval between skin and bone lesions. J Rheumatol. 1991; 18:1104-8.

Kim C. Current knowledge and future prospects for SAPHO syndrome. Drugs Today (Barc). 2014; 50:757-61.

Kotilainen P, Merilahti-Palo R, Lehtonen OP, et al. Propionibacterium acnes isolated from sternal osteitis in a patient with SAPHO syn-drome. J Rheumatol. 1996; 23:1302-4.

Laredo JD, Vuillemin-Bodaghi V, Boutry N, et al. SAPHO syn-drome: MR appearance of vertebral involvement. Radiology. 2007; 242:825-31.

Li N, Ma J, Li K, et al. Different contributions of CDKAL1, KIF21B, and LRRK2/MUC19 polymorphisms to SAPHO syndrome, rheu-matoid arthritis, ankylosing spondylitis, and seronegative spondylo-arthropathy. Genet Test Mol Biomarkers. 2017; 21:122-6.

Liao HJ, Chyuan IT, Wu CS, et al. Increased neutrophil infiltra-tion, IL-1 production and a SAPHO syndrome-like phenotype in PSTPIP2-deficient mice. Rheumatology (Oxford). 2015; 54:1317-26.

Lukens JR, Gross JM, Calabrese C, et al. Critical role for inflamma-some-independent IL-1 β production in osteomyelitis. Proc Natl Acad Sci USA. 2014; 111:1066-71.

Mann B, Shaerf DA, Sheeraz A, et al. SAPHO syndrome presenting as widespread bony metastatic disease of unknown origin. Rheumatol Int. 2012; 32:505-7.

Marzano AV, Borghi A, Meroni PL, Cugno M. Pyoderma gangrenosum and its syndromic forms: evidence for a link with autoinflammation. Br J Dermatol. 2016; 175:882-91.

Mateo L, Sanint J, Rodríguez Muguruza S, et al. SAPHO syndrome presenting as an osteolytic lesion of the neck. Reumatol Clin. 2017; 13:44-7.

Nguyen MT, Borchers A, Selmi C, et al. The SAPHO syndrome. Semin Arthritis Rheum. 2012; 42:254-65.

Olivieri I, Padula A, Palazzi C. Pharmacological management of SAPHO syndrome. Expert Opin Investig Drugs. 2006; 15:1229-33.

Phillips FC, Gurung P, Kanneganti TD. Microbiota and caspase-1/caspase-8 regulate IL-1 β -mediated bone disease. Gut Microbes. 2016; 7:334-41.

Qu C, Bonar SL, Hickman-Brecks CL, et al. NLRP3 mediates osteoly-sis through inflammation-dependent and -independent mechanisms. FASEB J. 2015; 29:1269-79.

Rukavina I. SAPHO syndrome: a review. J Child Orthop. 2015; 9:19-27.

Ruscitti P, Cipriani P, Carubbi F, et al. The role of IL-1 β in the bone loss during rheumatic diseases. Mediators Inflamm. 2015; 2015:782382.

Schaub S, Sirkis HM, Kay J. Imaging for synovitis, acne, pustulosis, hyperostosis, and osteitis (SAPHO) syndrome. Rheum Dis Clin North Am. 2016; 42:695-710.

Takizawa Y, Murota A, Setoguchi K, Suzuki Y. Severe inflammation associated with synovitis, acne, pustulosis, hyperostosis, osteitis (SAPHO) syndrome was markedly ameliorated by single use of minocycline. Mod Rheumatol. 2014; 24:1015-8.

Tan PL, Katz JM, Ames R, et al. Aminobisphosphonate inhibition of interleukin-1-induced bone resorption in mouse calvariae. Arthritis Rheum. 1988; 31:762-8.

Vekic DA, Woods J, Lin P, Cains GD. SAPHO syndrome associated with hidradenitis suppurativa and pyoderma gangrenosum success-fully treated with adalimumab and methotrexate: a case report and review of the literature. Int J Dermatol. 2018; 57:10-8.

Wollheim FA. The SAPHO syndrome and genetics—discoveries in need of replication. Curr Rheumatol Rev. 2013; 9:8-10.

Yamazaki M, Kawai M, Miyagawa K, et al. Interleukin-1-induced acute bone resorption facilitates the secretion of fibroblast growth factor 23 into the circulation. J Bone Miner Metab. 2015; 33:342-54.

Zimmermann P, Curtis N. Synovitis, acne, pustulosis, hyperostosis, and osteitis (SAPHO) syndrome—a challenging diagnosis not to be missed. J Infect. 2016; 72(Suppl):S106-14.

PAPA综合征

Brenner M, Ruzicka T, Plewig G, et al. Targeted treatment of pyoderma gangrenosum in PAPA (pyogenic arthritis, pyoderma gangrenosum and acne) syndrome with the recombinant human interleukin-1 receptor antagonist anakinra. Br J Dermatol. 2009; 161:1199-201.

Caorsi R, Picco P, Buoncompagni A, et al. Osteolytic lesion in PAPA syndrome responding to anti-interleukin 1 treatment. J Rheumatol. 2014; 41:2333-4.

Cortis E, De Benedetti F, Insalaco A, et al. Abnormal production of the tumour necrosis factor (TNF) alpha and clinical efficacy of the TNF inhibitor etanercept in a patient with PAPA syndrome. J Pediatr. 2004; 145:851-5.

Cugno M, Borghi A, Marzano AV. PAPA, PASH and PAPASH syn-dromes: pathophysiology, presentation and treatment. Am J Clin Dermatol. 2017; 18:555-62.

Demidowich AP, Freeman AF, Kuhns DB, et al. Brief report: genotype, phenotype, and clinical course in five patients with PAPA syndrome (pyogenic sterile arthritis, pyoderma gangrenosum, and acne). Arthritis Rheum. 2012; 64:2022-7.

Dierselhuis MP, Frenkel J, Wulffraat NM, Boelens JJ. Anakinra for flares of pyogenic arthritis in PAPA syndrome. Rheumatology (Oxford). 2005; 44:406-8.

Geusau A, Mothes-Luksch N, Nahavandi H, et al. Identification of a homozygous PSTPIP1 mutation in a patient with a PAPA-like syn-drome responding to canakinumab treatment. JAMA Dermatol. 2013; 149:209-15.

Holzinger D, Roth J. Alarming consequences—autoinflammatory dis-ease spectrum due to mutations in proline-serine-threonine phospha-tase-interacting protein 1. Curr Opin Rheumatol. 2016; 28:550-9.

Lindor NM, Arsenault TM, Solomon H, et al. A new autosomal domi-nant disorder of pyogenic sterile arthritis, pyoderma gangrenosum and acne: PAPA syndrome. Mayo Clin Proc. 1997; 72:611-5.

Lindwall E, Singla S, Davis WE, Quinet RJ. Novel PSTPIP1 gene muta-tion in a patient with pyogenic arthritis, pyoderma gangrenosum and acne (PAPA) syndrome. Semin Arthritis Rheum. 2015; 45:91-3.

Löffler W, Lohse P, Weihmayr T, Widenmayer W. Pyogenic arthritis, pyoderma gangrenosum, and acne (PAPA) syndrome: differential diagnosis of septic arthritis by regular detection of exceedingly high synovial cell counts. Infection. 2017; 45:395-402.

Shoham NG, Centola M, Mansfield E, et al. Pyrin binds the PSTPIP1/CD2BP1 protein, defining familial Mediterranean fever and PAPA syndrome as disorders in the same pathway. Proc Natl Acad Sci U S A. 2003; 100:13501-6.

Smith EJ, Allantaz F, Bennett L, et al. Clinical, molecular, and genetic characteristics of PAPA syndrome: a review. Curr Genomics. 2010; 11:519-27.

Tallon B, Corkill M. Peculiarities of PAPA syndrome. Rheumatology. 2006; 45:1140-3.

Vinkel C, Thomsen SF. Autoinflammatory syndromes associated with hidradenitis suppurativa and/or acne. Int J Dermatol. 2017; 56:811-8.

Waite AL, Schaner P, Richards N, et al. Pyrin modulates the intracel-lular distribution of PSTPIP1. PLoS One. 2009; 4:e6147.

Wang D, Höing S, Patterson HC, et al. Inflammation in mice ectopically expressing human pyogenic arthritis, pyoderma gangrenosum, and acne (PAPA) syndrome-associated PSTPIP1 A230T mutant proteins. J Biol Chem. 2013; 288:4594-601.

Wise CA, Gillum JD, Seidman CE, et al. Mutations in CD2BP1 disrupt binding to PTP PEST and are responsible for PAPA syndrome, an autoinflammatory disorder. Hum Mol Genet. 2002; 11:961-9.

Yeon HB, Lindor HM, Seidman JG, Seidman CE. Pyogenic arthritis, pyoderma gangrenosum, and acne syndrome maps to chromosome 15q. Am J Hum Genet. 2000; 66:1443-8.

Yu JW, Wu J, Zhang Z, et al. Cryopyrin and pyrin activate caspase-1, but not NF-kappaB, via ASC oligomerization. Cell Death Differ. 2006; 13:236-49.

PASH综合征

Braun-Falco M, Kovnerystyy O, Lohse P, et al. Pyoderma gangrenosum, acne, and suppurative hidradenitis (PASH)—a new autoinflammatory syndrome distinct from PAPA syndrome. J Am Acad Dermatol. 2012; 66:409-15.

Calderdéron-Castrat X, Bancalari-Diaz D, Román-Curto C, et al. PSTPIP1 gene mutation in a pyoderma gangrenosum, acne and suppurative hidradenitis (PASH) syndrome. Br J Dermatol. 2016; 175:194-8.

Duchatelet S, Miskinyte S, Join-Lambert O, et al. First nicastrin mutation in PASH (pyoderma gangrenosum, acne and suppurative hidradenitis) syndrome. Br J Dermatol. 2015; 173:610-2.

Hsiao JL, Antaya RJ, Berger T, et al. Hidradenitis suppurativa and concomitant pyoderma gangrenosum: a case series and literature review. Arch Dermatol. 2010; 146:1265-70.

Join-Lambert O, Duchatelet S, Delage M, et al. Remission of refractory pyoderma gangrenosum, severe acne, and hidradenitis suppurativa (PASH) syndrome using targeted antibiotic therapy in 4 patients. J Am Acad Dermatol. 2015; 73(5 Suppl 1):S66-9.

Lamiaux M, Dabouz F, Wantz M, et al. Successful combined antibiotic therapy with oral clindamycin and oral rifampicin for pyoderma gangrenosum in patient with PASH syndrome. JAAD Case Rep. 2017; 4:17-21.

Marzano AV, Ishak RS, Colombo A, et al. Pyoderma gangrenosum, acne and suppurative hidradenitis syndrome following bowel bypass surgery. Dermatology. 2012; 225:215-9.

Marzano AV, Ceccherini I, Gattorno M, et al. Association of pyoderma gangrenosum, acne, and suppurative hidradenitis (PASH) shares genetic and cytokine profiles with other autoinflammatory diseases. Medicine (Baltimore). 2014; 93:e187.

Marzano AV, Damiani G, Ceccherini I, et al. Autoinflammation in pyoderma gangrenosum and its syndromic form (pyoderma gangrenosum, acne and suppurative hidradenitis). Br J Dermatol. 2017; 176:1588-98.

Murphy B, Morrison G, Podmore P. Successful use of adalimumab to treat pyoderma gangrenosum, acne and suppurative hidradenitis (PASH syndrome) following colectomy in ulcerative colitis. Int J Colorectal Dis. 2015; 30:1139-40.

Niv D, Ramirez JA, Fivenson DP. Pyoderma gangrenosum, acne, and hidradenitis suppurativa (PASH) syndrome with recurrent vasculitis. JAAD Case Rep. 2017; 3:70-3.

Staub J, Pfannschmidt N, Strohal R, et al. Successful treatment of PASH syndrome with infliximab, cyclosporine and dapsone. J Eur Acad Dermatol Venereol. 2015; 29:2243-7.

Zivanovic D, Masirevic I, Ruzicka T, et al. Pyoderma gangrenosum, acne, suppurative hidradenitis (PASH) and polycystic ovary syndrome: coincidentally or aetiologically connected? Australas J Dermatol. 2017; 58:e54-9.

PASS综合征

Bruzzese V. Pyoderma gangrenosum, acne conglobata, suppurative hidradenitis, and axial spondyloarthritis: efficacy of anti-tumor necrosis factor a therapy. J Clin Rheumatol. 2012; 18:413-5.

Leuenberger M, Berner J, Di Lucca J, et al. PASS syndrome: an IL-1-driven autoinflammatory disease. Dermatology. 2016; 232:254-8.

PAPASH、PsAPASH及PAC综合征

Garzorz N, Papanagiotou V, Atenhan A, et al. Pyoderma gangrenosum, acne, psoriasis, arthritis and suppurative hidradenitis (PAPASH)-syndrome: a new entity within the spectrum of autoinflammatory syndromes? J Eur Acad Dermatol Venereol. 2016; 30:141-3.

Marzano AV, Trevisan V, Gattorno M, et al. Pyogenic arthritis, pyoderma gangrenosum, acne, and hidradenitis suppurativa (PAPASH): a new autoinflammatory syndrome associated with a novel mutation of the PSTPIP1 gene. JAMA Dermatol. 2013; 149:762-4.

Saraceno R, Babino G, Chiricozzi A, et al. PsAPASH: a new syndrome associated with hidradenitis suppurativa with response to tumor necrosis factor inhibition. J Am Acad Dermatol. 2015; 72:e42-4.

Zeeli T, Padalon-Brauch G, Ellenbogen E, et al. Pyoderma gangrenosum, acne and ulcerative colitis in a patient with a novel mutation in the PSTPIP1 gene. Clin Exp Dermatol. 2015; 40:367-72.

Apert综合征

Ahmed Z, Schuller AC, Suhling K, et al. Extracellular point mutations in FGFR2 elicit unexpected changes in intracellular signalling. Biochem J. 2008; 413:37-49.

Apert E. De l'a acrocé phalosyndactylie. Bull Soc Med Hop (Paris). 1906; 23:1310-30.

Benjamin LT, Trowers AB, Schachner LA. Successful acne management in Apert syndrome twins. Pediatr Dermatol. 2005; 22:561-5.

Bissacotti Steglich EM, Steglich RB, Melo MM, de Almeida HL Jr. Extensive acne in Apert syndrome. Int J Dermatol. 2016; 55:e596-8.

Boulet SL, Rasmussen SA, Honein MA. A population-based study of craniosynostosis in metropolitan Atlanta, 1989-2003. Am J Med Genet. 2008; 146A:984-91.

Campanati A, Marconi B, Penna L, et al. Pronounced and early acne in Apert's syndrome: a case successfully treated with oral isotretinoin. Eur J Dermatol. 2002; 12:496-8.

Dolenc-Voljc M, Finzgar-Perme M. Successful isotretinoin treatment of acne in a patient with Apert syndrome. Acta Derm Venereol. 2008; 88:534-5.

Downs AM, Codon CA, Tan R. Isotretinoin therapy for antibiotic refractory acne in Apert's syndrome. Clin Exp Dermatol. 1999; 24:461-3.

Fenwick AL, Bowdin SC, Klatt RE, Wilkie AO. A deletion of FGFR2 creating a chimeric IIIb/IIIc exon in a child with Apert syndrome. BMC Med Genet. 2011; 12:122.

Freiman A, Tessler O, Barankin B. Apert syndrome. Int J Dermatol. 2006; 45:1341-3.

Gilaberte M, Puig L, Alomar A. Isotretinoin treatment of acne in a patient with Apert syndrome. Pediatr Dermatol. 2003; 20:443-36.

Koca TT. Apert syndrome: a case report and review of the literature. North Clin Istanb. 2016; 3:135-9.

Lemonnier J, Haÿ E, Delannoy P, et al. Increased osteoblast apoptosis in Apert craniosynostosis: role of protein kinase C and interleukin-1. Am J Pathol. 2001; 158:1833-42.

Melnik BC. Role of FGFR2-signaling in the pathogenesis of acne. Dermatoendocrinol. 2009; 1:141-56.

Melnik BC, Schmitz G, Zouboulis CC. Anti-acne agents attenu-ate

FGFR2 signal transduction in acne. J Invest Dermatol. 2009; 129:1868-77.

Oldridge M, Zackai EH, McDonald-McGinn DM, et al. De novo alu-element insertions in FGFR2 identify a distinct pathological basis for Apert syndrome. Am J Hum Genet. 1999; 64:446-61.

Ornitz DM, Itoh N. The fibroblast growth factor signaling pathway. Wiley Interdiscip Rev Dev Biol. 2015; 4:215-66.

Solomon LM, Fretzin DF, Pruzansky S. Pilosebaceous abnormalities in Apert's syndrome. Arch Dermatol. 1970; 102:381-5.

Solomon L, Cohen M, Pruzansky S. Pilosebaceous abnormalities in Apert type acrocephalosyndactyly. Birth Defects. 1971; 7:193-5.

Steffen C. The acneiform eruption of Apert's syndrome is not acne vulgaris. Am J Dermatopathol. 1984; 6:213-20.

Wilkie AO, Slaney SF, Oldridge M, et al. Apert syndrome results from localized mutations of FGFR2 and is allelic with Crouzon syndrome. Nat Genet. 1995; 9:165-72.

Munro痤疮样痣

Melnik B, Vakilzadeh F, Aslanidis C, Schmitz G. Unilateral segmental acneiform nevus—a model disorder towards understanding FGFR2 function in acne. Br J Dermatol. 2008; 158:1397-9.

Munro CS, Wilkie AOM. Epidermal mosaicism producing localized acne: somatic mutation in FGFR2. Lancet. 1998; 352:704-5.

Torchia D, Schachner LA, Izakovic J. Segmental acne versus mosaic conditions with acne lesions. Dermatology. 2012; 224:10-4.

先天性肾上腺增生

Caputo V, Fiorella S, Curiale S, et al. Refractory acne and 21-hydroxylase deficiency in a selected group of female patients. Dermatology. 2010; 220:121-7.

Carmina E, Dewailly D, Escobar-Morreale HF, et al. Non-classic congenital adrenal hyperplasia due to 21-hydroxylase deficiency revisited: an update with a special focus on adolescent and adult women. Hum Reprod Update. 2017; 23:580-99.

Degitz K, Placzek M, Arnold B, et al. Congenital adrenal hyperplasia and acne in male patients. Br J Dermatol. 2003; 148:1263-6.

Dessinioti C, Katsambas AD. Congenital adrenal hyperplasia. Dermatoendocrinol. 2009; 1:87-91.

Escobar-Morreale HF, Snachon R, San Millan JL. A prospective study of the prevalence of nonclassical congenital adrenal hyperplasia among women presenting with hyperandrogenic symptoms and signs. J Clin Endocrinol Metab. 2008; 93:5275-83.

Ju Q, Tao T, Hu T, et al. Sex hormones and acne. Clin Dermatol. 2017; 35:130-7.

Karrer-Voegeli S, Rey F, Reymond MJ, et al. Androgen dependence of hirsutism, acne and alopecia in women: retrospective analysis of 228 patients investigated for hyperandrogenism. Medicine (Baltimore). 2009; 88:32-45.

Trakakis E, Rizos D, Loghis C, et al. The prevalence of non-classical congenital adrenal hyperplasia due to 21-hydroxylase deficiency in Greek women with hirsutism and polycystic ovary syndrome. Endocr J. 2008; 55:33-9.

Trakakis E, Basios G, Trompoukis P, et al. An update on 21-hydroxylase deficient congenital adrenal hyperplasia. Gynecol Endocrinol. 2010; 26:63-71.

Witchel SF. Non-classic congenital adrenal hyperplasia. Steroids. 2013; 78:747-50.

Witchel SF. Congenital adrenal hyperplasia. J Pediatr Adolesc Gynecol. 2017; 30:520-34.

SAHA综合征

Bachelot A, Chabbert-Buffet N, Salenave S, et al. Anti-androgen treatments. Ann Endocrinol (Paris). 2010; 71:19-24.

Carmina E, Rosato F, Janni A, et al. Extensive clinical experience: relative prevalence of different androgen excess disorders in 950 women referred because of clinical hyperandrogenism. J Clin Endocrinol Metab. 2006; 91:2-6.

Chen W, Zouboulis CC. Hormones and the pilosebaceous unit. Dermatoendocrinol. 2009; 1:81-6.

Essah PA, Wickham EP, Nunley JR, Nestler JE. Dermatology of androgen-related disorders. Clin Dermatol. 2006; 24:289-98.

Langan EA, Hinde E, Paus RR. Prolactin as a candidate sebotrop(h)ic hormone? Exp Dermatol. 2018; 27:729-36.

Orfanos CE. Antiandró genos en dermatología. Arch Arg Derm. 1982; 32(Suppl. 1):51-5.

Orfanos CE, Adler YA, Zouboulis CC. The SAHA syndrome. Horm Res. 2000; 54:251-8.

Zouboulis CC, Chen W, Thornton MJ, et al. Sexual hormones in human skin. Horm Metab Res. 2007; 39:85-95.

多囊卵巢综合征

Bakhshalizadeh S, Amidi F, Alleyassin A, et al. Modulation of steroidogenesis by vitamin D3 in granulosa cells of the mouse model of polycystic ovarian syndrome. Syst Biol Reprod Med. 2017; 63:150-61.

Belani M, Deo A, Shah P, et al. Differential insulin and steroidogenic signaling in insulin resistant and non-insulin resistant human luteinized granulosa cells-A study in PCOS patients. J Steroid Biochem Mol Biol. 2018; 178:283-92.

Dewailly D, Robin G, Peigne M, et al. Interactions between androgens, FSH, anti-Müllerian hormone and estradiol during folliculogenesis in the human normal and polycystic ovary. Hum Reprod Update. 2016; 22:709-24.

Ewens KG, Stewart DR, Ankener W, et al. Family-based analysis of candidate genes for polycystic ovary syndrome. J Clin Endocrinol Metab. 2010; 95:2306-15.

Garg D, Tal R. The role of AMH in the pathophysiology of polycystic ovarian syndrome. Reprod Biomed Online. 2016; 33:15-28.

Glueck CJ, Goldenberg N, Sieve L, Wang P. An observational study of reduction of insulin resistance and prevention of development of type 2 diabetes mellitus in women with polycystic ovary syndrome treated with metformin and diet. Metabolism. 2008; 57:954-60.

Goodman NF, Cobin RH, Futterweit W, et al. American Association of Clinical Endocrinologists, American College of Endocrinology, and Androgen Excess and PCOS Society Disease State Clinical Review: guide to the best practices in the evaluation and treatment of polycystic ovary syndrome—part 1. Endocr Pract. 2015a; 21:1291-2300.

Goodman NF, Cobin RH, Futterweit W, et al. American Association of Clinical Endocrinologists, American College of Endocrinology, and Androgen Excess and PCOS Society Disease State Clinical Review: guide to the best practices in the evaluation and treatment of polycystic ovary syndrome—part 2. Endocr Pract. 2015b; 21:1415-26.

History of discovery of polycystic ovary syndrome. Adv Clin Exp Med. 2017; 26:555-8.

Kelekci KH, Kelekci S, Incki K, et al. Ovarian morphology and prevalence of polycystic ovary syndrome in reproductive aged women with or without mild acne. Int J Dermatol. 2010; 49:775-9.

Lewandowski KC, Płusajska J, Horzelski W, et al. Limitations of insulin resistance assessment in polycystic ovary syndrome. Endocr Connect. 2018; 7:403-12.

Li X, Cui P, Jiang HY, et al. Reversing the reduced level of endo-metrial GLUT4 expression in polycystic ovary syndrome: a mechanistic study of metformin action. Am J Transl Res. 2015; 7:574-86.

Liu Y, Chen Y. Fat mass and obesity associated gene polymorphism and the risk of polycystic ovary syndrome: a meta-analysis. Iran J Public Health. 2017; 46:4-11.

Liu AL, Liao HQ, Li ZL, et al. New insights into mTOR signal pathways in ovarian-related diseases: polycystic ovary syndrome and ovarian cancer. Asian Pac J Cancer Prev. 2016; 17:5087-94.

Liu AL, Xie HJ, Xie HY, et al. Association between fat mass and obesity associated (FTO) gene rs9939609 A/T polymorphism and polycystic ovary syndrome: a systematic review and meta-analysis. BMC Med Genet. 2017; 18:89.

Liu AL, Liao HQ, Zhou J, et al. The role of FTO variants in the susceptibility of polycystic ovary syndrome and in vitro fer- tilization outcomes in Chinese women. Gynecol Endocrinol. 2018; 34(8):719-23.

Melnik BC. Milk: an epigenetic amplifier of FTO-mediated transcription? Implications for Western diseases. J Transl Med. 2015b; 13:385.

Melnik BC, Schmitz G. Metformin: an inhibitor of mTORC1 signaling. J Endocrinol Diabetes Obes. 2014; 2:1029.

Nardo LG, Patchava S, Laing I. Polycystic ovary syndrome: pathophysiology, molecular aspects and clinical implications. Panminerva Med. 2008; 50:267-78.

Pasquali R, Gambineri A. New perspectives on the definition and management of polycystic ovary syndrome. J Endocrinol Invest. 2018; 41:1123-35.

Rajaeieh G, Marasi M, Shahshahan Z, et al. The relationship between intake of dairy products and polycystic ovary syndrome in women who referred to Isfahan University of Medical Science Clinics in 2013. Int J Prev Med. 2014; 5:687-94.

Rosenfield RL, Ehrmann DA. The pathogenesis of polycystic ovary syndrome (PCOS): the hypothesis of PCOS as functional ovarian hyperandrogenism revisited. Endocr Rev. 2016; 37:467-520.

Rotterdam ESHRE/ASRM-Sponsored PCOS Consensus Workshop Group. Revised 2003 consensus on diagnostic criteria and long- term health risks related to polycystic ovary syndrome (PCOS). Hum Reprod. 2003; 19:41-7.

Salley KE, Wickham EP, Cheang KI, et al. Glucose intolerance in polycystic ovary syndrome—a position statement of the Androgen Excess Society. J Clin Endocrinol Metab. 2007; 92:4546-56.

Stein IF, Leventhal ML. Amenorrhea associated with bilateral polycystic ovaries. Am J Obstet Gynecol. 1935; 29:181-91.

Wehr E, Pilz S, Schweighofer N, et al. Association of hypovitaminosis D with metabolic disturbances in polycystic ovary syndrome. Eur J Endocrinol. 2009; 161:575-82.

Wehr E, Schweighofer N, Möller R, et al. Association of FTO gene with hyperandrogenemia and metabolic parameters in women with polycystic ovary syndrome. Metabolism. 2010; 59:575-80.

Yaba A, Demir N. The mechanism of mTOR (mammalian target of rapamycin) in a mouse model of polycystic ovary syndrome (PCOS).

J Ovarian Res. 2012; 5:38.

Zhao H, Lv Y, Li L, Chen ZJ. Genetic studies on polycystic ovary syndrome. Best Pract Res Clin Obstet Gynaecol. 2016; 37:56-65.

HAIR-AN 综合征

Blomberg M, Jeppesen EM, Skovby F, Benfeldt E. FGFR3 mutations and the skin: report of a patient with a FGFR3 gene mutation, acanthosis nigricans, hypochondroplasia and hyperinsulinemia and review of the literature. Dermatology. 2010; 220:297-305.

Dédjan AH, Chadli A, El Aziz S, Farouqi A. Hyperandrogenism-insulin resistance-acanthosis nigricans syndrome. Case Rep Endocrinol. 2015; 2015:193097.

Elmer KB, George RM. HAIR-AN syndrome: a multisystem challenge. Am Fam Physician. 2001; 63:2385-90.

Giri D, Alsaffar H, Ramakrishnan R. Acanthosis nigricans and its response to metformin. Pediatr Dermatol. 2017; 34:e281-2.

Ingletto D, Ruggiero L, De Sanctis V. HAIR-AN syndrome (hyperandrogenism, insulin resistance, acanthosis nigricans) in an adolescent with Cohen's syndrome. Minerva Pediatr. 2001; 53:493-4.

Karadağ AS, You Y, Danarti R, et al. Acanthosis nigricans and the metabolic syndrome. Clin Dermatol. 2018; 36:48-53.

Macut D, Antić IB, Bjekić-Macut J. Cardiovascular risk factors and events in women with androgen excess. J Endocrinol Invest. 2015; 38:295-301.

Manco M, Castagneto M, Nanni G, et al. Biliopancreatic diver-sion as a novel approach to the HAIR-AN syndrome. Obes Surg. 2005; 15:286-9.

McClanahan KK, Omar HA. Navigating adolescence with a chronic health condition: a perspective on the psychological effects of HAIR-AN syndrome on adolescent girls. Sci World J. 2006; 6:1350-8.

Musso C, Cochran E, Moran SA, et al. Clinical course of genetic diseases of the insulin receptor (type A and Rabson-Mendenhall syndromes): a 30-year prospective. Medicine (Baltimore). 2004; 83:209-22.

Omar HA, Logsdon S, Richards J. Clinical profiles, occurrence, and management of adolescent patients with HAIR-AN syndrome. Sci World J. 2004; 4:507-11.

Pfeifer SL, Wilson RM, Gawkrodger DJ. Clearance of acanthosis nigricans associated with the HAIR-AN syndrome after partial pancreatectomy: an 11-year follow-up. Postgrad Med J. 1999; 75: 421-2.

Rager KM, Omar HA. Androgen excess disorders in women: the severe insulin-resistant hyperandrogenic syndrome, HAIR-AN. Sci World J. 2006; 6:116-21.

Shen Z, Hao F, Wei P. HAIR-AN syndrome in a male adolescent with concomitant vitiligo. Arch Dermatol. 2009; 145:492-4.

Vigouroux C. What have we learned form monogenic forms of severe insulin resistance associated with PCOS/HAIRAN? Ann Endocrinol (Paris). 2010; 71:222-4.

Zemtsov A, Wilson L. Successful treatment of hirsutism in HAIR-AN syndrome using flutamide, spironolactone, and birth control therapy. Arch Dermatol. 1997; 133:431-3.

11 化脓性汗腺炎 / 反常性痤疮 / 穿掘性终毛毛囊炎

丛　林译，杨　森审校

内容提要

- 穿掘性终毛毛囊炎曾被称为化脓性汗腺炎，后改称为反常性痤疮，是一种终末毛囊疾病。毛囊漏斗部上段的断裂与炎症和感染有关。
- 散发性单症状非综合征型累及女性多于男性，肥胖和吸烟是最主要的危险因素。
- 与自身免疫性疾病相关的 Th17 细胞 / 调节性 T 细胞（regulatory T-cell, Treg）比例增加提示一种常见的促炎倾向。
- 在遗传性单症状病例中证实，γ- 分泌酶基因复合物与 Notch 信号传导突变和 Notch 非依赖性通路突变相关。由受损的 Treg 与毛囊干细胞相互作用引起的漏斗部不稳定是其发病机制的关键。
- 根治性手术切除仍然是目前唯一可能治愈的方法。

11.1 引言

我们今天所称的"穿掘性终毛毛囊炎"（dissecting terminal hair folliculitis, DTHF）在文献中有几个同义词，曾称为 Velpeau 病（1839）、Verneuil 病（1854）、化脓性汗腺炎（Pollitzer 1892）、毛囊闭锁三联征（Pillibury、Shelley 和 Kligman 1965）、毛囊闭锁四联征（Plewig 和 Kligman 1975）、反常性痤疮（Plewig 和 Steger 1989）和穿掘性终毛毛囊炎（Chen 和 Plewig 2017）。最著名的反常性痤疮患者是卡尔·马克思。

1975 年，我们在教科书和痤疮图谱中保留了"汗腺炎"这一术语，将藏毛窦作为聚合性痤疮的另一个组成部分，从而构成了毛囊闭锁四联征（acne tetrad）。我们指出，汗腺炎是一个错误的名称，因为顶泌汗腺并未受累。1989 年，Steger 和 Plewig 提出将"反常性痤疮"作为这一组相关疾病的统称，这一名称在 2017 年被 Chen 和 Plewig 重新命名为"穿掘性终毛毛囊炎"（DTHF）。随着我们对组织病理学和分子发病机制的进一步理解，是时候厘清分类学上的混乱了。

11.2 流行病学

不同研究的患病率差异很大。由患者自我报告的问卷调查很容易误判患病率，因为轻微的病例在疾病开始时只有个别或少数的皮损，类似疖、脓肿或发炎的表皮囊肿，并且患者不可能将它们区分开来。我们对自我报告的问卷研究持怀疑态度。基于资料数据库的回顾性研究可能会因不同地区的人口统计、种族背景、医疗保险覆盖范围、疾病分类和不同学科之间的诊断差异而产生偏差。散发病例似乎在增加，而综合征需要更好的定义，其患病率应单独评估。

来自西欧和北欧的基于人群的研究表明，其总体患病率较高，为 1%，但在美国则低得多，为 0.05%～0.1%。美国 10 年来的平均年总发病率为每 10 万人口 8.6 例。儿童病例（＜18 岁）很少见，估计占总人口的 0.003%～0.028%，占住院患者的 1%～2%，在美国最常受累的是 15～17 岁非洲裔女孩。青春期前病例很少见。来自美国的教科书和研究表明，反常性痤疮 /DTHF 与其他毛囊疾病一样，如穿掘性毛囊炎 / 头皮蜂窝织炎、痤疮瘢痕疙瘩 / 项部硬结性毛囊炎和假性毛囊炎等，在非洲裔中更为常见。过去 20 年来，欧洲和北美的文献显示，高加索患者以散发性、单症状、非综合征形式为主。女性与男性患者的比例为（2～3）：1，尤其是在 20～40 岁的年龄段。亚洲人群的患病率似乎要低得多，尤其是女性，她们通常没有肥胖、多毛症、吸烟和使用避孕药等风险因素。考虑到早期诊断能力的提高以及对该病认识的提高，应谨慎解读一些研究中提出的该病在过去几十年里发病率的持续增加。

据报道，与反常性痤疮 /DTHF 有关的合并症包括代谢综合征、2 型糖尿病、多囊卵巢综合征、炎症性肠病，特别是克罗恩病、脊柱关节炎、银屑病、维生素 D 缺乏、重大心脑血管不良事件、贫血以及唐氏综合征、Dowling-Degos 病等罕见疾病。这种关联的流行程度、方式、程度和影响尚不清楚。肥胖是一个共同的特征，但不是主要的致病因素。与某些自身炎症疾病的关联备受关注，特别是生物制剂的药物干预，但这仅仅是在一小群患者中观察到的，因果关系和关联强度需要更好的定义。

不同的分类系统用于评估反常性痤疮 /DTHF 的疾病严重程度。Hurley 分期系统（Ⅰ期、Ⅱ期、Ⅲ期）具有较高的诊断敏感率，但当患者处于Ⅰ期早期伴有初发皮损时，诊断特异性可能会受到质疑。考虑到所有受影响的解剖部位，Sartorius 评分系统提供了该疾病的全面评分，但对于日常实践并不方便。化脓性汗腺炎临床反应（Hidradenitis Suppurativa Clinical Response, HiSCR）主要用于评估药物治疗减轻炎症的疗效。国际化脓性汗腺炎严重程度评分系统（International Hidradenitis Suppurativa Severity Score System, IH4）主要用于临床试验，评估更多的动态活动性皮损，不考虑长期的疾病转归，如瘢痕和挛缩。

11.3 临床

11.3.1 反常性痤疮/穿掘性终毛毛囊炎的诊断

反常性痤疮 /DTHF 由于与疖或脓肿相似，经常被患者忽视或被医生误诊。通常，患者几十年来一直在与这种破坏性疾病做斗争，并且累及多个部位。

其重要的特征包括：

- 主要累及成年人（与寻常痤疮不同，很少累及青少年）
- 继发性粉刺，实际上是瘢痕，有多个开口，连接两个或多个毛囊
- 伴有窦道的脓肿（美国称为穿掘性蜂窝织炎）
- 罕见部位的窦道，深入腹股沟、臀部、肛周、乳房的皮肤，偶尔累及四肢，甚至穿过筋膜和肌肉
- 形成增生性瘢痕和挛缩畸形的倾向，奇形怪状的水肿，尤其在腋窝和腹股沟
- 多处脓肿散发出恶臭，被革兰氏阳性和（或）革兰氏阴性细菌污染
- 心身问题，社交受影响，与伴侣或在工作中发生冲突

反常性痤疮 /DTHF 可以在至少 4 个亚组患者中观察到。最常见的是散发性、单症状、非综合征型的患者，在过去 10 年中其发病率似乎有所上升。散发型与其他慢性炎症性疾病有关，如坏疽性脓皮病、聚合性痤疮、银屑病、无菌性多发性关节炎和炎症性肠病，可能是由于常见的多基因促炎背景。多症状综合征形式无论是散发性的还是家族性的，如 PASH（坏疽性脓皮病、痤疮、化脓性汗腺炎）综合征，目前尚未明确定义。由 γ- 分泌酶基因复合物突变引起的遗传性单基因形式是最少见的。基因突变与某些临床亚型之间的相关性已得到证实，但由于不同亚型之间存在明显的重叠和差异，因而并不具有说服力。男性多表现为臀大肌受累，受累部位向头皮、颈、背、腋窝和骶尾骨等轴向部位延伸，偶尔累及腘窝，而腋窝和乳房下受累多见于女性。男性和女性的腹股沟、耻骨和包括会阴在内的肛门生殖器部位都可能受到影响，男性的阴囊和女性的大阴唇是受累的特殊部位。腋窝和腹股沟经常出现窦道和广泛的组织破坏，伴有巨大的瘢痕，通常伴有水肿。腋窝的挛缩可使手臂无法动弹。从多个病灶排出的脓液会产生难闻的、令人厌恶的气味，这是这种使人衰弱的疾病额外的讨厌之处。在同一患者的不同身体部位，甚至在比较左右侧的对称性时，通常会观察到严重程度的不同。

在罕见病例，整个肛门生殖器部位，包括会阴、臀部、肛门褶皱、阴阜、大阴唇和大腿的邻近部位，可能会被窦道和瘢痕所破坏，引发疼痛和极度不适。肛门褶皱处的窦道可视为藏毛窦或藏毛囊肿的同义词。它可以单独发生，也可见于反常性痤疮 /DTHF。疾病不断发展。窦道可以穿掘进入深部组织，远远超过临床估计。窦道和脓肿可以穿过肌肉和筋膜，并连接双侧腹股沟。这种疾病常常隐匿多年。疼痛和波动的疖病结节标志着疾病新的活动。它们无法愈合，因为它们是迷宫般的窦道的一部分。生殖器也不能幸免。阴茎、阴囊或外阴的象鼻状肿胀完全破坏了生殖器的解剖结构，带来可怕的结果。肛门生殖器部位的转移性克罗恩病是一种罕见但需要重点鉴别的疾病。应考虑到散发性反常性痤疮 /DTHF 与炎症性肠病的共存。只有放射成像技术和手术才能发现大规模的破坏。磁共振成像（MRI）在肌肉和脂肪间隙之间对比良好，可以准确地确定脓肿的范围和深度，显示复杂的瘘管，并评估治疗反应。彩色多普勒超声可以帮助评估手术干预期间的瘘管。

11.3.2 并发症

反常性痤疮 /DTHF 是一种可致残的慢性疾病。患者通常会咨询不同专业的医生，并就病因和治疗收到不同的意见。许多人变得绝望和沮丧。内衣、其他衣物和床上用品的污染，以及令人讨厌的气味，几乎影响到所有社交和性接触。皮肤挛缩和疼痛的炎性结节最终使患者成为被排斥者。排斥是经常发生的，也是可以理解的。《圣经》中约伯所受的苦楚也同样适用于这种痛苦的疾病。这些患者没有一个是健康的，不同程度地遭受疲劳、不适和失眠的折磨。与对照组相比，抑郁症和焦虑症的患病率明显升高。本病以皮肤病生活质量指数（Dermatology Life Quality Index）得分进行评估，显示对患者生活质量有巨大影响。妊娠期的病程因人而异，自发性缓解并不常见。

不同急性期蛋白（如 C 反应蛋白）、细胞因子（如 IL-6、IL-17 和 IL-32）和炎症参数（如中性粒细胞与淋巴细胞比率、脂蛋白 -2 等）的升高已有报道，但它们与严重程度分期的相关性不是疾病特异性的。代谢综合征和心血管疾病被证明是严重的并发症。肥胖应被视为一个主要的混杂因素。与银屑病和炎症性肠病的关系被认为是由于共同的促炎基因背景。新发炎症性肠病的存在和风险值得特别关注。

脊柱关节病偶尔发生，其临床表现与其他血清阴性脊柱关节病相似，但与类风湿因子或 HLA-B27 缺乏相关性。法国一项针对 640 名反常性痤疮 /DTHF 患者的研究发现，近 30% 的患者有肌肉骨骼症状。

在一些患者中，存在明显的皮肤挛缩倾向，特别是在腋窝部位。生殖器淋巴水肿可能是奇形怪状的。丹毒罕见，但可发生在肛门生殖器部位。象皮病鼻孔样肿胀可叠加在慢性进展性病变上。

尽管这种疾病令人恐惧，但很少危及生命。罕见的并发症包括鳞状细胞癌，可能由慢性炎症和致癌性人乳头瘤病毒（HPV）感染引起致命的转移，这是我们在一些患者中见到的可悲结果。其发病机制更为复杂，因为手术切除后复发率和死亡率均高于马乔林（Marjolin）溃疡。自 1959 年以来，文献报道了 80 多个病例，其中大多数发生在有 20 多年长期病史的肛门生殖器或臀部受累的男性。尚不清楚鳞状细胞癌是否会发生在腋窝。HPV 的存在（主要是 HPV16），已在一系列研究中得到证实。长期使用高剂量的生物制剂是否会促进高危 HPV 感染患者发生鳞状细胞癌仍然是一个主要问题。应注意对以前或新出现的尖锐湿疣进行排查。

其他罕见但严重的后果还包括细菌性脑膜炎、支气管炎、肺炎、间质性角膜炎和系统性淀粉样变性。在少数严重的顽固性反常性痤疮 /DTHF 病例中报道了继发于慢性炎症的系统性淀粉样蛋白 A 淀粉样变性，表现为肾受累和肾病综合征。

11.3.3 相关综合征

2012 年首次描述的第一个综合征是 PASH 综合征，它合并坏疽性脓皮病、痤疮和化脓性汗腺炎（反常性痤疮 /DTHF），但没有化脓性关节炎。在随后的报道中，并发化脓性关节炎被称为 PAPASH 综合征，而 PAC 综合征则伴发溃疡性结肠炎。少数患者表现为重度痤疮或聚合性痤疮；相反，大多数患者表现为轻至中度痤疮（寻常痤疮）。反常性痤疮 /DTHF 的皮损通常是广泛的，面部和颈部并不少见，类似于坏疽性脓皮病或聚合性痤疮。与坏疽性脓皮病 - 痤疮 - 化脓性关节炎（PAPA）综合征相反，*PSTPIP1* 外显子 1-15 的突变，以及 MEFV、NLRP3 和 TNFRSF1A 基因的其他最常见的受影响外显子，在大多数诊断为 PASH 综合征的患者中没有检测到，而在一小部分患者中发现与 nicastrin（*NCSTN*）突变有关。单个病例报告发现 *PSTPIP1* 基因在 PAPASH 或 PAC 综合征患者中发生突变。这些综合征是现有疾病谱的变体还是作为不同的病种存在尚待确定。与 PAPA 综合征（OMIM #604416）相比，上述与反常性痤疮 /DTHF 相关的综合征均未获得 OMIM 条目号。

11.4 发病机制

反常性痤疮 /DTHF 是一种终末毛囊疾病，正如痤疮是皮脂腺毛囊疾病一样。终末毛发漏斗部是发病的主要部位。终末毛囊几乎无处不在。终末粗毛位于腋窝、腹股沟、肛门褶皱、阴阜和头皮。这些部位往往富含顶泌汗腺，是顶泌汗腺 - 毛囊皮脂腺单位的一部分。在其他部位，大多数终末毛囊与顶泌汗腺无关。可以理解的是，顶泌汗腺可以在坏死过程中被吞噬。我们将顶泌汗腺受累视为继发性改变。其他较少受累的部位没有顶泌汗腺 - 毛囊皮脂腺。同样的破坏过程可能在没有顶泌汗腺的情况下发生，特别是在头皮上，偶尔也会累及面部的胡须、颈后和四肢部位。

最早的病理变化出现在顶泌汗管与终末毛发漏斗部的交界处。主要有两项发现：顶泌汗腺导管的壶腹部的微粉刺排入毛囊漏斗部，毛囊漏斗部上段上皮轻度增生及节段性海绵水肿。在毛囊皮脂腺交界处检测到毛囊不稳定性，表现为基底膜区变薄。在该部位，可见到 T 细胞的早期浸润。目前还不清楚它们是同时发生的，还是哪个事件先发生。随后毛囊漏斗部下段破裂和毛囊上皮破裂引发了炎症性级联反应。有时病情快速恶化，带来摧枯拉朽般的破坏，从而使顶泌汗腺和外泌汗腺被广泛的炎症所吞噬。

对本病的病因仍知之甚少。怀疑有激素和细胞免疫或体液免疫异常，但从未被证实是主要病因。肥胖在散发性、单症状、非综合征高加索女性患者中很常见，但似乎与严重程度或治疗方案的调整无关。吸烟习惯显示出明显的高风险。大约 1/3 的患者有家族史，但遗传因素的影响尚不明确，在大多数病例中很可能是多基因的。仅在少量非肥胖患者中观察到真正的常染色体显性遗传模式。

在皮肤损伤中发现了 Th17 细胞（Th17）与调节性 T 细胞（Treg）的比例失衡，并被认为会对毛囊干细胞的稳态产生不利影响。Treg 与毛囊干细胞的相互作用受损成为研究的焦点。Tregs 在毛囊再生和毛囊完整性中发挥关键作用。Th17/Treg 平衡的失衡可能会破坏漏斗部毛囊的稳定性，特别是在暴露于更强机械力的间擦部位。肥胖和吸烟是增强 Th17 细胞极化的两个主要危险因素，加重了反常性痤疮/DTHF。在生长期，Tregs 通过 Notch 受体信号与毛囊干细胞通讯，维持毛囊漏斗部和皮脂腺的完整性。在罕见的家族性反常性痤疮中观察到的 Notch 信号突变依赖性缺陷，可以解释 Treg 与毛囊干细胞相互作用的紊乱。与皮脂腺来源的防御素丢失相关的漏斗部上皮破坏和皮脂腺退化，可能最终导致受影响的毛囊被病原菌定殖，从而导致 DTHF 的形成（图 11.1）。

细菌二重感染加重并推动了疾病的发展。已经分离出多种微生物，通常是混合感染，并且来自更深层的病变部位，包括金黄色葡萄球菌、凝固酶阴性葡萄球菌，如路邓葡萄球菌、棒状杆菌属、放线菌属、米勒链球菌群及痤疮丙酸杆菌。在不同的研究中，微生物会发生不可预测的变化，并呈现多样性。在慢性病变中发现细菌生物膜，但在急性病变中未发现。报道的抗生素治疗通常采用低剂量，主要起抗炎作用。

11.4.1 组织病理学

我们研究了 100 多名反常性痤疮/DTHF 患者的组织病理学表现。对照标本取自接受腋窝皮肤手术切除治疗多汗症的患者。逐层切开制作切片，特别注意

早期组织学变化。顶泌汗腺的螺旋分泌部分位于皮下脂肪深处。顶泌汗液通过一条长管道上升，通过壶腹排入到终末毛囊的漏斗部，就在皮脂腺导管入口的上方（漏斗部上段）。与外分泌腺不同，分泌产物不会直接输送到表面。应当注意的是，在反常性痤疮/DTHF 影响的几个身体部位发现了顶泌汗腺的特征，但不是所有部位。这从一开始就混淆了正确的概念。

与寻常痤疮不同的是，反常性痤疮/DTHF 始于终末毛囊，但也观察到了根本性的变化，即漏斗部的致密性角化过度，引起粉刺样角质形成。最早的炎症事件是毛囊上皮的节段性破裂，外源性物质如角质细胞的溢出，细菌及其毒性酶、皮脂产物和毛发进入真皮。外来物质引发粒细胞以及单个核细胞的浸润，最终形成慢性异物肉芽肿。上皮带试图将坏死组织包裹起来，但收效甚微。继发性粉刺和囊肿是该病的典型特征。在患病部位的未受累毛囊中观察到皮脂腺数量和体积减小，但在这些患者未受累的终末毛囊未观察到皮脂腺的变化。众所周知，附着在终末毛囊上的皮脂腺小叶在毛发周期中进行调节。当受到刺激或发炎时，皮脂腺会缩小或几乎暂时消失。

早期不累及顶泌汗腺和外泌汗腺。一旦发生破裂，疾病就会迅速蔓延，把它所经过的一切都液化了。破裂原因和解离过程尚不清楚。一种不稳定的脆性漏斗部上段上皮可能为主要的病理事件。间擦部位的摩擦可能是一个促发因素，但更多的是基于推测，而不是事实。温暖出汗的腋窝、肛门褶皱和腹股沟中的继发性细菌定植肯定会增强及加剧慢性炎症。远端脓肿经真皮穿掘到皮下脂肪，引起小叶和间隔脂膜炎。脓肿吞噬了其前进道路上的一切，包括外泌汗腺和顶泌汗腺。很容易观察到炎性浸润是如何进入汗腺的。脓液通过导管流下，吞没了分泌导管。从那里化脓可以穿掘回皮肤表面。窦道可能会穿过脂肪和肌肉。类似事件也发生在头皮穿掘性毛囊炎/头部脓肿性穿掘性毛囊周围炎和藏毛窦中。

11.4.2 分子机制

在具有常染色体显性遗传的非肥胖患者中，发现有 γ- 分泌酶基因复合物（早老素、nicastrin、早老素增强剂 2 和前咽缺陷蛋白 1）功能缺失突变，这支持一个假设，即 Notch-MKP-1 信号传导受损，这可能在反常性痤疮/DTHF 的发病机制中发挥关键作用。缺乏 γ- 分泌酶/Notch 信号传导可能损害 Treg 促进的毛囊干细胞稳态。小鼠中 γ- 分泌酶的功能性破坏

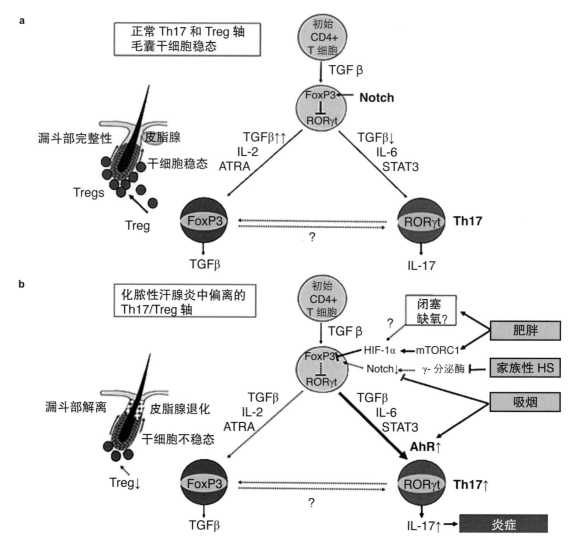

图 11.1 （a）Th17 和 Treg 细胞分化的平衡。足够的 FoxP3+Tregs 支持毛囊干细胞的维持，稳定毛囊漏斗部和皮脂腺。FoxP3 的充分表达减弱了促炎性 Th17 细胞的关键转录因子维 A 酸相关孤儿受体 - γt（ROR γt）的表达。（b）肥胖、吸烟和缺乏 Notch 信号的化脓性汗腺炎常见类型会干扰 Th17/Treg 轴。FoxP3+Tregs 的不适当生成会损害毛囊干细胞的功能。肥胖介导的 mTORC1 活化增强了缺氧诱导因子 1α（HIF-1α）的表达，它控制关键检查点下调 FoxP3 并促进 ROR γt 信号，以及 Th17 细胞分化与促炎性 IL-17 的表达。吸烟可增强芳香烃受体（aryl hydrocarbon receptor, AhR）的表达，并进一步促进 ROR γt 信号传导。γ- 分泌酶复合物组分功能缺失突变减弱了 Notch 信号传导，这是 FoxP3+Treg 分化所必需的。毛囊周围 Treg 功能不足可能会破坏毛囊干细胞活性，从而导致穿掘性毛囊炎、皮脂腺退化、脓肿和窦道。ATRA：全反式维 A 酸；FoxP3：叉头框蛋白 P3；HF：毛囊；HS：化脓性汗腺炎；IL：白介素；mTORC1：雷帕霉素靶蛋白复合物 1；STAT3：信号转导和转录激活因子 3；TGFβ：转化生长因子 β；Published with kind permission of © Bodo Melnik 2019. All Rights Reserved

诱导出类似于人类组织学特征的皮肤变化。体外敲除培养的 HaCaT 角质形成细胞中的 nicastrin 会损害 γ- 分泌酶活性，导致几种 Notch 通路分子的表达降低，进而干扰细胞增殖和分化。在这些患者中，编码 γ- 分泌酶组分的其余野生型等位基因的体外表达足以促进 Notch 信号传导，表明 Notch 非依赖性信号传导机制的潜在作用。迄今为止，编码 γ- 分泌酶复合物的基因中有 20 多种可能的致病突变被报道与反常性痤疮 /DTHF 有关，大多数突变位于 nicastrin 亚基中。这些基因缺陷只在相关的家庭成员中发现，而在未受影响的家庭成员中没有发现，且只有少数散发性、单症状、非综合征患者发现了这种突变。nicastrin 突变患者炎症细胞因子的分布和水平与健康对照组无差异。

从患者的头皮终末毛囊分离的外根鞘角质形成细胞的研究显示，psoriasin、IP-10 和趋化因子（C-C 基序）配体 5（RANTES）的组成性分泌显著增加，提示毛囊角质形成细胞功能性内在缺陷与促炎反应有关，可能与漏斗部上段的脆性断裂有关。

与 PAPA 综合征不同，在该综合征中，脯氨酸 - 丝氨酸 - 苏氨酸磷酸酶相互作用蛋白 1（*PSTPIP1/ CD2BP1*）基因的 15q 染色体上明确发现了突变，与各种各样的反常性痤疮 /DTHF 相关综合征存在不一致的基因突变，例如 PASH、PAPASH、银屑病性关节炎 - 坏疽性脓皮病 - 痤疮 - 化脓性汗腺炎（PsAPASH），以及坏疽性脓皮病 - 痤疮 - 化脓性汗腺炎 - 强直性脊柱炎（PASS）综合征。因为痤疮是一种常见疾病，我们观察到的严重程度通常是轻微的，并且大多数报告的病例都描述模糊，并发这些炎症性疾病是可能的，但它们作为一个独立综合征的存在远没有那么令人信服，与痤疮的关系也值得怀疑。

11.5　治疗

为了阻止这种可怕的疾病的发展或改变其病程，人们用各种各样的治疗方法进行了多种尝试，但通常是徒劳的，包括 X 线，使用腋窝或头皮的脱毛剂量；雌激素、孕激素、抗雄激素等激素；疫苗；全身或局部应用抗生素；糖皮质激素和维 A 酸。这些疗法都疗效不佳，也不能控制疾病的长期发展。

11.5.1　药物治疗

局部使用抗菌药物，如 10%～15% 间苯二酚或抗生素（例如 1% 外用克林霉素）可能有助于控制细菌的重复感染，并缓解炎症和疼痛，但只是姑息性的，可能导致抗生素耐药。抗生素如克林霉素 600 mg 和利福平 600 mg 分两次服用，常用于治疗中度疾病，主要是抗炎作用，抗菌作用较弱，由于担心副作用，通常服用 10～12 周。70%～80% 的患者疗效满意，平均 4 个月后复发率为 60%。由于没有致畸性的证据，在怀孕或哺乳期患者中可以个体化地使用该治疗方案。长期联合使用广谱抗生素治疗本病进展期的失败与反常性痤疮 /DTHF 是一种感染性疾病（病因学上的）的观点相矛盾。一些作者认为，阿维 A ≥0.5 mg/kg 的单药治疗比 0.5～1.2 mg/kg 的异维 A 酸更有效。在一项为期 24 周的初步研究中也证实了阿利维 A 酸的益处。所有这些报告都是基于少数患者，并且缺乏对比研究来证明一种维 A 酸比另一种更有益。在抗生素或维 A 酸的全身治疗中加入氨苯砜或秋水仙碱似乎可以提高疗效，这可能是由于它们的抗炎作用。二甲双胍似乎可以帮助更多的肥胖患者。二甲双胍抑制 mTORC1 活性，这是 Th17 细胞分化的驱动通路。新的抗雄激素药物如非那雄胺在个案病例中的疗效尚需得到验证，药物安全性是妇女和儿童关注的问题。

对于治疗反常性痤疮 /DTHF 的生物制剂，尤其是 TNF-α 阻滞剂，人们越来越感兴趣。随机、双盲、安慰剂对照研究有限，研究设计和结果不一致，证据质量适中。在中度至重度病例中，效果一般且不一致，有 40%～50% 的患者没有效果。根据文献报告，阿达木单抗比其他 TNF-α 阻滞剂显示出更好的效果，但是需要比治疗银屑病更频繁地给药（每周 40 mg）。随着时间的推移，改善呈线性下降。复发率可高达 60%，大多数情况下在停止治疗后 2～3 个月内复发。个体间差异显著，对治疗的反应不可预测。IL-1、IL-12/IL-23 和 IL-17 阻滞剂的益处已在少数重症患者中得到证实，但数据太少且不一致，无法得出结论。常常缺乏长期随访。在我们看来，生物制剂可以被认为是缓解疼痛和炎症的姑息性治疗，用于晚期阶段的短期治疗。生物制剂的干预不仅应关注 Th1/Th17 细胞极化的减弱，还应增强 Treg 分化。它们的益处在综合征患者中似乎更加明显。想知道谁会显示出最好的疗效，仍然是一个挑战。考虑到整个社会的长期巨额医疗支出和患者的安全，医疗成本效益分析是必要的。在用生物制剂长期治疗不同慢性炎症性疾病时，发现了对反常性痤疮 /DTHF 适得其反的作用。在用英夫利昔单抗治疗的患者中观察到关节炎的表现。鼓励患者减轻体重、戒烟，同时也要考虑合并症、治疗反应和病程。

11.5.2　手术治疗

手术是唯一可能治愈的选择，需要坚定的患者和坚定的医生。医生必须既果断又乐观，必须告知患者该疾病的侵袭性和进展性，等待是无用的。手术治疗必须在确诊后尽早进行。应尽早讨论手术计划。使用活检钻孔器进行小型去顶术和使用剪刀或激光进行去顶只适用于轻度疾病。在进展期，无论手术部位在哪里，对病变进行超过活动边界的广泛切除，都是必需的。通常有必要对腋窝、颈部、会阴、耻骨和腹股沟进行分步手术。在肛门生殖器部位建议行蝶形广泛切除术。在广泛的局部切除后，有各种各样的整形修复方法，如允许二次再上皮化的肉芽形成，允许在 7～14 天后进行游离移植（全厚、中厚或网状）形成暂时性肉芽，一期游离移植，旋转皮瓣，甚至肌皮瓣。广泛的局部切除，手术安全切缘达到健康组织，并达到二期愈合，一般认为是决定手术成功与否的最重要因素。长期来看，不同手术入路的平均复发率为 13%～27%，总体上远低于仅用抗生素或生物制剂进行短期药物治疗。对生殖器象皮病进行清创，然后进行整形修复手术，取得了满意的效果。伤口肉芽增生是最常见的并发症，在所有手术中发生率不到 10%。剥脱性 CO_2 激光结合二期愈合可作为手术治疗的替代方案。在经验丰富的术者，手术治疗的效果在美容和生活质量方面都令人满意。瘢痕是不可避免的，但是可以控制。我们必须承认，在一些不幸的患者，特别是那些臀部、大腿后部和肛门 - 生殖器 - 腹股沟部位广泛受累的患者，即使是训练有素的医生也无法进行修复手术。使用冷冻探头插入深层组织的冷冻手术或冷冻消融值得进一步关注，但我们没有个人经验。基于对该病发病机制的认识，我们对激光脱毛或光动力疗法的期望并不高。

11.5.3 术前和术后护理

每天给予异维 A 酸 3～4 个月有利于下一步的手术。该药物具有强大的抗炎活性，可增加 Treg 分化，并能大大减轻化脓和水肿。它还能减少皮脂腺的体积。这种预处理有助于手术切除和修复。该药物具有促进炎症后恢复的作用，也可以术后使用。剂量应个体化，每日从 0.5～1.0 mg/kg 不等。对于育龄期妇女，必须牢记异维 A 酸的致畸性。异维 A 酸通常可改善病情，但停药后复发不可避免。应该权衡使用 TNFα 阻滞剂预防复发的想法，以防治其潜在的副作用。

除异维 A 酸外，我们还对严重受累的患者进行系统性糖皮质激素治疗，作为手术前的另一种低成本抗炎辅助药物。疗程限制在几周内。通常每天给予 0.5～1.0 mg/kg 泼尼松龙。

11.6 预后

许多 DTHF 患者远离社会。这种困境可能导致失业、酗酒、肥胖、离婚、抑郁、性健康受损和自杀企图。在疾病进展过程中使用非手术疗法是在浪费时间，疾病在患者到达手术室之前就会恶化。如果手术不可行，可以在个体化基础上短期使用生物制剂。早期诊断和果断的手术方法带来了令人满意的疗效。

复发通常是由于切除不完全造成的。有些患者在初次手术时未受累的部位出现新的病变。某些患者需要社会心理支持。

11.7 穿掘性蜂窝织炎或头皮毛囊炎 / 头部脓肿性穿掘性毛囊周围炎 / 头皮穿掘性终毛毛囊炎

11.7.1 引言

这种疾病首先由 Ludwig Spitzer 于 1903 年描述为毛囊性皮炎和聚合性毛囊周围炎（dermatitis follicularis et perifollicularis conglobata），之后由 Erich Hofmann 于 1908 年更名为头部脓肿性穿掘性毛囊周围炎（perifolliculitis capitis abscedens et suffodiens，PFCAS），这是目前最常用的术语。

最初报告的患者是在奥地利哈布斯堡王朝时期的高加索人。头皮穿掘性蜂窝织炎最早由 Robert E. Barney 于 1931 年在美国报道，他承认 William A. Pusey 在个人交流中首次使用了这个术语。该术语生动地描述了该疾病晚期的临床表现，但对其发病机制有误导性。

11.7.2 流行病学

真正的患病率尚不清楚。其被认为是一种罕见的疾病，主要影响 20～40 岁的非洲裔男性。亚洲男性的发病率可能被低估了，而高加索人的受影响程度要小得多。尽管众所周知历史上所说的毛囊闭锁三联征或四联征与其他毛囊闭塞性疾病具有关联性，但是迄今为止在个案报告中，仅观察到与聚合性痤疮、反常性痤疮 / DTHF 和（或）藏毛囊肿的共存。妇女、儿童或家族性发病极为罕见。

11.7.3 临床

本病通常始于头顶部的一簇毛囊炎，延伸至头皮中央区或枕部，严重时可迅速发展为结节、脓肿和窦道 / 瘘管。疼痛感因人而异，差异很大，通常没有全身症状或很轻微。顽固性的反复发作会破坏相互连接的导管，并发瘢痕性脱发或瘢痕疙瘩。令人惊讶的是，整个过程就像反常性痤疮 / DTHF 累及的间擦部位一样，有时可以在头皮中飞快地进展。此处隔室效应应该更大，以限制炎症的进展。在罕见情况下，伴有指状出血和脓性窦道，它类似回状头皮，称之为"回状头皮样反常性痤疮"。据观察，这种头皮变异只发生在终末毛囊完好的毛发区域，但在受雄激素性脱发影响的毛囊萎缩的秃发区域则完全没有。最严重的并发症是鳞状细胞癌，我们亲眼见过这样的患者。其他可能的并发症有淋巴水肿、淋巴淤滞象皮病、疣状癌和黏液性腺癌。

11.7.4 发病机制

发病机制尚未完全阐明。组织学上，经常在受累区域的毛发漏斗部观察到角栓，类似于反常性痤疮/DTHF 的情况。随后扩张的毛囊破裂，角蛋白物质释放，导致异物肉芽肿性炎症。细菌感染是一种继发现象，培养物往往是无菌的。我们认为与内生毛发/须部假性毛囊炎相关的致病机制是不合理的，尽管非洲裔男性对这两种疾病都易感，但这种并发可能是巧合。必须证明与坏疽性脓皮病或克罗恩病有关的传闻。另外，与角膜炎-鱼鳞病-耳聋（keratitis-ichthyosis-deafness, KID）综合征或脊椎关节炎/脊椎关节病的关联已在几个病例中被描述，其中一些伴有反常性痤疮/DTHF。常常缺乏有助于确诊的头皮组织学检查。

11.7.5 治疗

头皮的 PFCAS 或 DTHF 的治疗与间擦部位 DTHF 的治疗同样具有挑战性。我们建议在正确诊断的基础上早期积极治疗，以防止不可逆的瘢痕性脱发，尽管长期完全缓解有时是无法实现的。口服异维 A 酸已被反复描述为一种有前途的治疗方法，而系统性应用糖皮质激素、利福平、氨苯砜或阿奇霉素可提高其疗效。缺乏对照研究，治疗失败并不罕见。几十年前，X 线照射是成功的标准治疗方法，但现在由于担心皮肤癌变而被淘汰。现代体外放射治疗技术似乎是一种可行的方法，但需要大量的证据支持。手术切除后植皮（或不植皮）仍然是最佳的治疗方法。与反常性痤疮/DTHF 相比，美容效果通常不令人满意。以我们对其发病机制的理解，激光脱毛或光动力疗法，似乎是无效的。生物制剂的功效同样也只是传闻。

11.8 藏毛病

1833 年，由 Herbert Mayo 首先描述的藏毛病可表现为脓肿、假性囊肿、窦道和瘘管。它是一种慢性复发性炎症，最常见于骶尾部，指间、脐、阴茎和眶/鼻/耳区域为不常累及的部位。病因和发病机制尚不清楚。胚胎残留的先天性起源理论已经过时。流行的假设是毛发侵入和穿透引发炎症过程，这是由骶尾部的机械力导致的，在有色人种中有种族倾向，是第二次世界大战中由于坐、摩擦和出汗而被称为吉普车病的士兵的常见情况。初步证据表明，在发病机制上，藏毛病与反常性痤疮/DTHF 有重叠特征，如终末毛囊增生/角化过度伴毛囊间表皮增生，窦道毛囊上皮细胞角蛋白 17 缺乏表达，提示窦道上皮脆弱、增生过度和未分化。比较两种疾病形态特征的超声表现显示出许多相似之处。所有这些发现都可以解释毛囊闭锁四联征中反常性痤疮/DTHF、PFCAS 和藏毛窦的同时发生。手术治疗方法多种多样，而广泛的局部切除结合创面二期愈合可能是目前临床上较为理想的手术方法。激光脱毛主要是为了防止复发，但长期效果尚不清楚。鳞状细胞癌是一种罕见但致命的并发症。

11.9 鉴别诊断

11.9.1 项部硬结性毛囊炎/颈项部瘢痕性痤疮

项部硬结性毛囊炎也称为头部乳头状皮炎及硬化性项部毛囊炎，是一种慢性、进行性、特发性的炎症反应，发生在颈后的毛囊周围。1869 年，Kaposi 以他原来的姓名 Moriz Kohn，首次用术语"头部乳头状皮炎"描述了 4 例项部硬结性毛囊炎，并由 Carl Heitzmann 绘制了七幅平版画。有趣的是，这 4 名患者都是高加索男性，其他方面都很健康，包括来自下莱茵地区的 30 岁制造商、42 岁的老兵、35 岁的匈牙利地主和 23 岁的熟练裁缝。

11.9.2 流行病学

项部硬结性毛囊炎是一种主要累及有色人种年轻男性的疾病。很少有高加索人或亚洲男性甚至女性会受累。目前还不清楚是由于症状轻微、报道量少，还是真正的低易感性。发病通常在青春期后。非洲后裔的患病率据报道在 1.6%～16.1%。据估计，在美国黑人中患病率为 0.45%；在尼日利亚伊巴丹为 2.7%；而在南非开普敦，患病率为 3.5%。

11.9.3 临床和发病机制

这种疾病的病因不明。它在发病机制上既不是寻常痤疮的一种变异型，在组织学上也不是真正的瘢痕疙瘩。"项部硬结性毛囊炎"这个病名比"颈项部瘢痕性痤疮"或"硬化性项部毛囊炎"更恰当。已有学者提出了细菌感染的观点，但尚未得到证实。很可能需要考虑不同的因素，如短发、剃刮颈部、反复刺激和向内弯曲的毛发，特别是在毛发粗壮、卷曲的有色人种中。瘙痒是常见症状，患者经常剧烈地搔抓患处。许多患者同时患有假性毛囊炎，在流行病学研究中也发现了这种联系，这意味着这两种疾病都有潜在的易感性，但病因关系尚不清楚。有人提出一种与类似于秃发性毛囊炎的原发性瘢痕性脱发。初始过程开始于急性毛囊周围炎，接着在漏斗部下段、峡部或两者的水平处，毛囊壁被削弱，裸露的毛干释放到周围的真皮中引发异物肉芽肿反应。皮脂腺完全消失，峡部毛囊上皮明显变薄，上皮完全破坏。与头部脓肿性穿掘性毛囊周围炎 /DTHF 的鉴别具有挑战性，后者表现为更广泛的脓肿和窦道、更少的瘢痕增生和更严重的疼痛。这两种疾病的共存是可能的，但很少被报道和证实。它们是否属于相同的疾病谱是一个有趣的假设。组织学变化显示出相似性。

代谢综合征的存在特别是高血压，与病变扩展到颈后头皮和枕后头皮有显著相关性。

11.9.4 治疗

治疗项部硬结性毛囊炎是非常困难的。为了减少对枕部的刺激，如穿柔软的或无领的衬衫，避免剪短头发或贴面剃须是重要的预防措施。对于轻度丘疹性皮损，局部抗菌剂、角质松解剂或间歇性使用糖皮质激素有助于抑制炎症，通常是暂时的。激光脱毛是在假定毛发向内生长具有病因学意义的基础上提出的治疗方法。与内生毛发所致假性毛囊炎相比，治疗效果一般不明显，且证据不足。对于晚期或快速进展的病变，可以考虑口服低剂量异维 A 酸。一旦形成瘢痕并发生纤维化，治疗就转向皮损内注射糖皮质激素、激光气化、放射治疗或手术切除。CO_2 激光效果良好。手术切除结合一期缝合或植皮，或者二期愈合，可使晚期患者受益。瘢痕性脱发大多难以避免，复发很常见。

11.10 顶泌汗腺解剖结构

这里介绍顶泌汗腺的特征和组织学结构。顶泌汗腺被错误地认为在反常性痤疮 /DTHF 的发病中起作用（图 11.2 和图 11.3）。

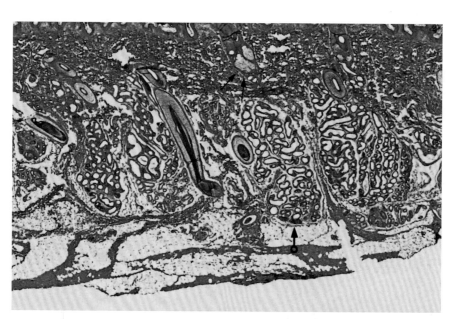

图 11.2 多汗症患者腋下正常皮肤的概况。表皮下是胶原层（染成蓝色）和皮脂腺毛囊（双箭头）。再往下是皮下脂肪组织，粗的终末毛发（染成红色）内嵌有大量顶泌汗腺（粗箭头）和外泌汗腺（三铬酸盐染色）

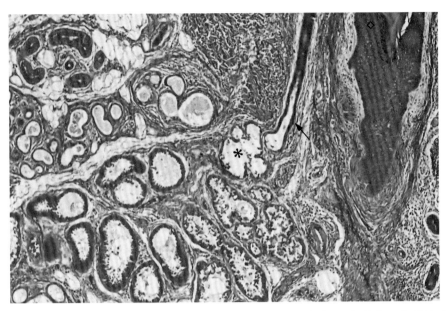

图 11.3　腋窝穿掘性终毛毛囊炎患者顶泌汗腺的特写视图。顶泌汗腺的宽大空腔形成一个引流壶腹（*），它合并成一个直的上升的顶泌汗管（箭头）。该导管与毛囊（菱形）的毛囊管相连。与汗管通过漏斗部上段直接与皮肤表面相连的外泌汗腺不同，顶泌汗腺仅通过毛囊管与皮肤表面间接相连。几乎没有例外（苏木素和伊红染色）

11.11　化脓性汗腺炎/反常性痤疮/穿掘性终毛毛囊炎：正确活检的重要性

与其他疾病一样，人们看到和解释的大部分内容取决于组织病理学标本的选择。取自明显正常皮肤或极早期炎症（几天内）的活组织检查和连续切片是先决条件（图 11.4 和图 11.5）。

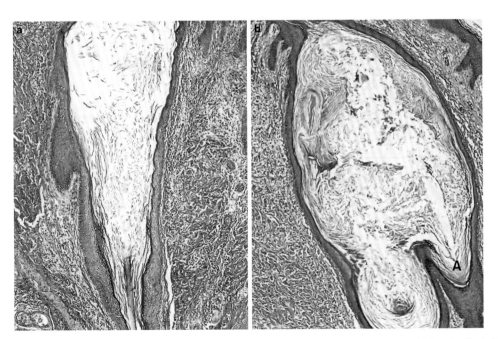

图 11.4　毛囊过度角化。**a**：腋窝有许多终末毛囊，但皮脂腺毛囊很少。可以发现的最早组织学改变是终末毛囊角化物质的微粉刺样嵌塞。底部可见毛发。**b**：进一步的发展是闭合性粉刺样结构，同样在终末毛囊中。右侧（A）可见进入毛囊的顶泌导管角化部分（顶泌汗腺顶端汗管）。未见到炎症

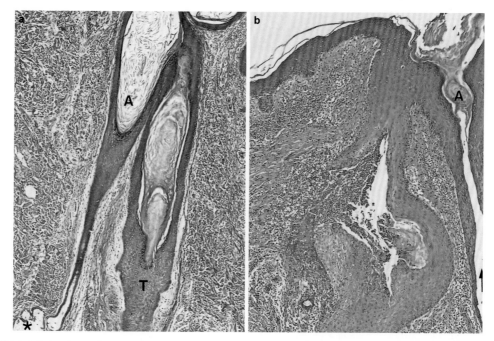

图 11.5　a：顶泌汗腺（ * ）及其引流壶腹和向上延伸的导管进入终末毛囊（T）。角质化的顶端汗管（A）看起来完好无损。**b**：最早的炎症发生在终末毛囊的毛囊上皮，完全裂开。毛囊细胞形成棘突。顶泌汗腺导管（箭头）仍然完好无损，尽管周围有炎症。它与终末毛囊有一个共同的出口（顶泌汗腺顶端汗管，A），是顶泌汗腺的一种罕见的组织学变异

11.12　穿掘性终毛毛囊炎的穿掘现象

晚期 DTHF 药物治疗疗效不佳。一旦形成隧道网络，只有手术才有意义（图 11.6 和图 11.7 ）。

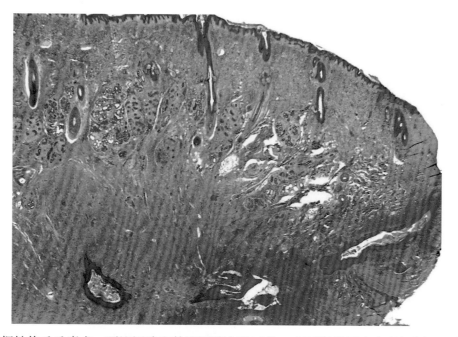

图 11.6　腋窝的穿掘性终毛毛囊炎。顶泌汗腺和外泌汗腺大致正常，在更深的层次出现问题。上皮细胞覆盖的穿掘性管道周围有明显的炎性变化，上皮细胞缺失，导致疾病的慢性化

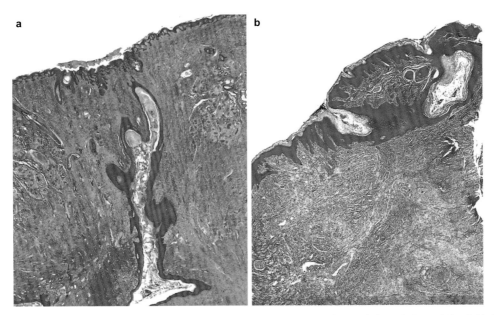

图 11.7　a：腋窝的穿掘性终毛毛囊炎。同样，汗腺未受影响。一个巨大的覆盖不稳定上皮细胞的穿掘性隧道在各个方向上不断生长。附近可见纤维化。患者的污秽分泌物通过这些隧道排向表面。b：阴阜的穿掘性终毛毛囊炎。瘘管及窦道有多个开口，其中两个如图所示。整个真皮形成瘢痕，附属器被完全破坏了

11.13　穿掘性终毛毛囊炎：破坏性炎症

如图 11.8 和图 11.9 所示。

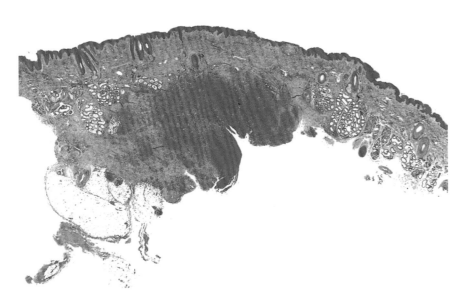

图 11.8　腋窝穿掘性终毛毛囊炎的早期炎症阶段。表皮和真皮上部大致正常。真皮下部和邻近的皮下脂肪可见广泛的、穿掘性脓肿，破坏了所有解剖结构

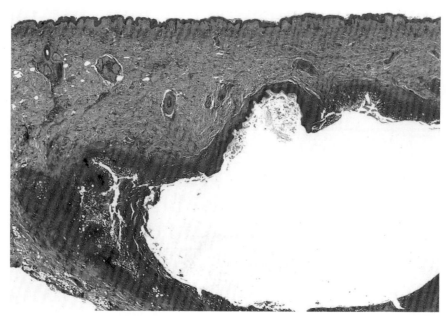

图 11.9　阴阜的穿掘性终毛毛囊炎。整个真皮充满了广泛的脓肿，部分脓肿在制片过程中丢失。部分有衬里的上皮试图包裹脓肿。最终会形成持久的、有瘘管形成的上皮化窦道

11.14　穿掘性终毛毛囊炎的穿掘性窦道

可怕的窦道不在早期出现，而是出现在晚期。看过这样的组织病理学表现后，就可以理解为什么治疗不能仅仅依靠药物（图 11.10 和图 11.11）。

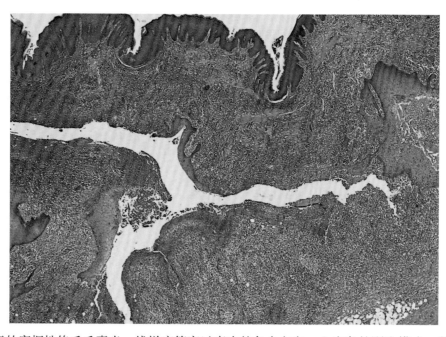

图 11.10　腹股沟区的穿掘性终毛毛囊炎。线样瘘管穿过真皮的各个方向。上皮岛的野生模式，其中一些线样瘘管嵌在出血性脓肿中。所有先前存在的结构都被破坏

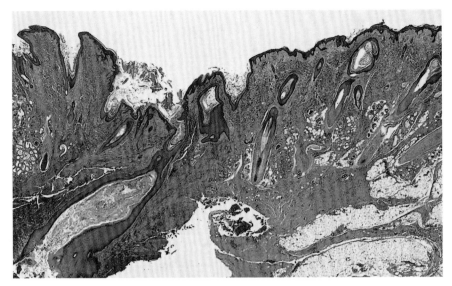

图 11.11 腋窝的穿掘性终毛毛囊炎。仍然可以看到该疾病的最初表现，如毛囊角化过度。覆有上皮衬里的宽通道将皮肤表面与皮下脂肪相连，并延伸到新区域，预示着可能发生间隔性脂膜炎

11.15 穿掘性终毛毛囊炎：严重且泛发

在这个不幸的人身上到处都是，尤其是间擦部位（图 11.12 ）。

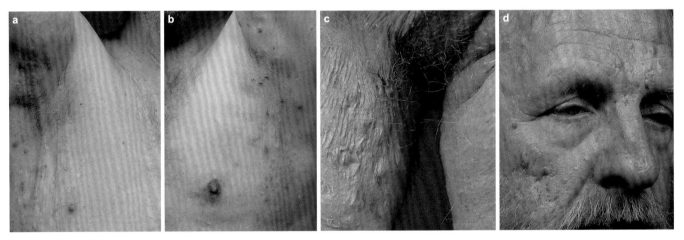

图 11.12 **a、b**：腋窝、上臂和胸部都覆盖着深在的结节、窦道和瘘管状粉刺。幸运的是，目前还没有真皮挛缩。由病原体引起的二重感染会弄脏患者的衣服，并产生令人讨厌的气味。**c**：腹股沟瘢痕性炎性病变是痛苦的。由于炎症后的弹性组织溶解，一些人留下了松弛的萎缩性瘢痕。**d**：面部也不能幸免。结节、丘疹、脓疱、粉刺，最重要的是，多发性瘢痕是该疾病晚期的毁容性后遗症，在这位 49 岁的男性身上持续了 35 年。他看起来那么悲伤

11.16　化脓性汗腺炎 / 反常性痤疮 / 穿掘性终毛毛囊炎：鉴别诊断

如图 11.13 所示。

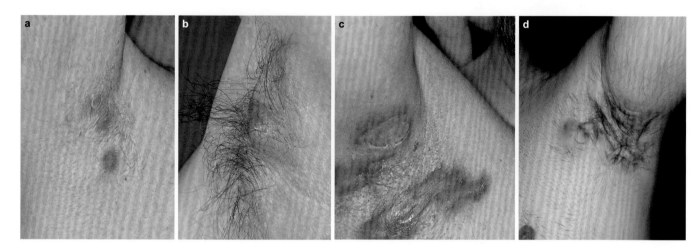

图 11.13　**a**：腋窝有几处小疖，提示为脓皮病。可以从病变中分离出金黄色葡萄球菌，中央坏死脱落，使用抗生素后迅速愈合。**b**：慢性复发性疖肿（疖病）患者腋下的一个有触痛的疖肿。这名男性在其背部也有轻微的痤疮（这里没有显示）。从疖肿中分离出金黄色葡萄球菌。**c, d**：与上面所示的疖肿不同，这是穿掘性终毛毛囊炎（右侧和左侧腋窝）。两侧腋窝有隧道状脓肿和裂开的瘢痕。这种情况需要完全不同的治疗策略。最好的方法是早期外科手术，包括广泛切除、一期缝合或移植

11.17　化脓性汗腺炎 / 反常性痤疮 / 穿掘性终毛毛囊炎

在一些研究中，这种疾病在女性比男性更常见（图 11.14 和图 11.15）。

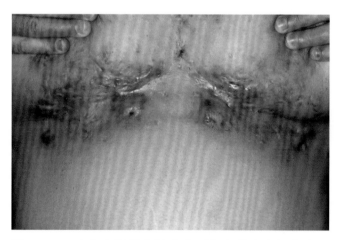

图 11.14　这位土耳其女性乳房下方和乳房之间有广泛的炎性结节及瘘管、窦道。药物治疗可以改善病情，但不能治愈。这类患者应尽早手术，避免疾病向四周及皮下进展

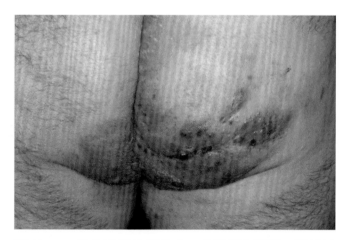

图 11.15　最常受累的部位之一是臀部和臀裂。图示巨大的脓肿斑块、引流瘘管和溃疡。由于疼痛、排便、卫生措施和社交尴尬，患者更像个残疾人。正如图 11.14 患者，药物治疗可以改善病情，但永远无法治愈。为预防此类灾难，应尽早采取外科手术。通常很难甚至难以找到该领域的专家对其进行适当的诊断和治疗

11.18 化脓性汗腺炎 / 反常性痤疮 / 穿掘性终毛毛囊炎

此处和下面的图片是为了展示各种各样的皮肤病变、涉及的身体部位、皮肤破坏的广泛性和程度、治疗试验和鉴别诊断（图 11.16 和图 11.17）。

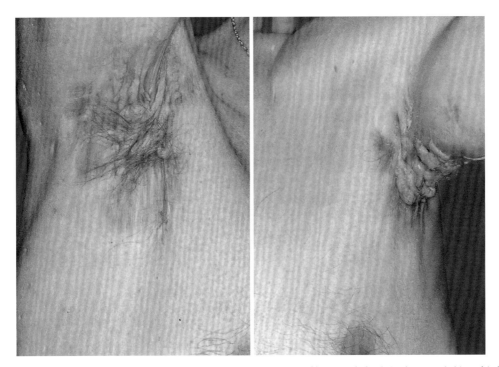

图 11.16 腋窝的瘢痕呈桥状和峡谷状，并从多个开口排出恶臭的液体。皮肤挛缩很广泛。炎性、触痛性病变已存在数十年

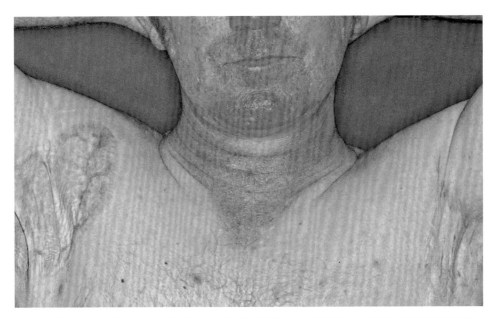

图 11.17 这名患者也有类似的症状。这里显示了广泛切除筋膜的成功结果，术后数年进行了移植。患者重新融入社会（图片由慕尼黑 Birger Konz 博士惠赠）

11.19 化脓性汗腺炎 / 反常性痤疮 / 穿掘性终毛毛囊炎：一种恶性疾病

如图 11.18 和图 11.19 所示。

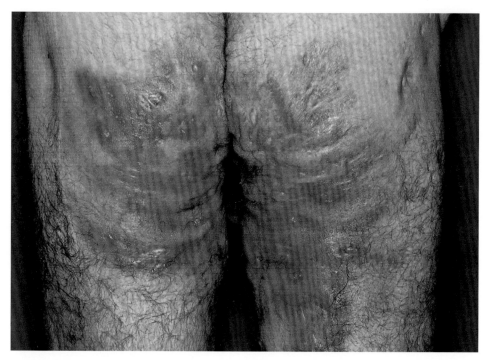

图 11.18 病情最严重的时候。这名 48 岁的男性 30 多年的脓肿从右到左跨越隧道，穿过筋膜和肌肉，一直延伸到大腿深处。系统性淀粉样变和转移性鳞状细胞癌，特别是由致癌的 HPV 感染引起的致命结果，是我们在一些患者中看到的并发症。国际文献中报道了越来越多这样的患者。肿瘤不是马乔林（Marjolin）溃疡（瘢痕癌）

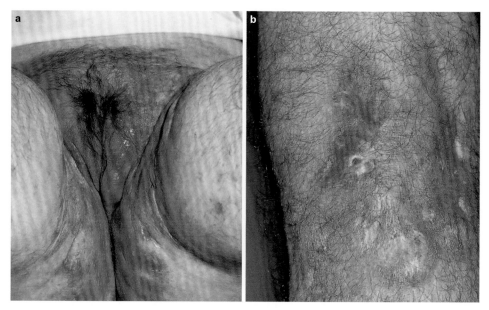

图 11.19 **a**：这名妇女有超过 35 年的持续致残病史，伴有广泛的脓肿，累及耻骨、阴唇、腹股沟皱褶和臀部。**b**：这种疾病可以侵犯身体的任何部位。与图 11.18 是同一个人，显示了腘窝的受累

11.20 化脓性汗腺炎 / 反常性痤疮 / 穿掘性终毛毛囊炎：果断的手术方法

如图 11.20 和图 11.21 所示。

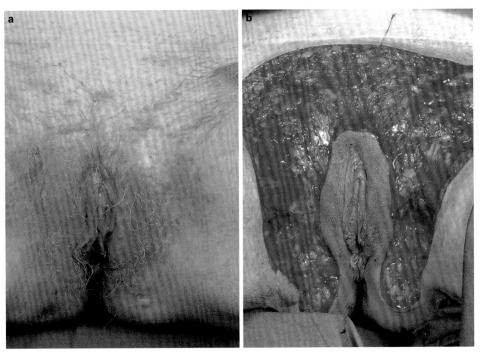

图 11.20　腋窝、生殖器和腹股沟受累可以通过深达脂肪组织的广泛的手术切除和二期愈合成功治疗。这一组照片是手术前（a）和手术结束时（b）拍摄的

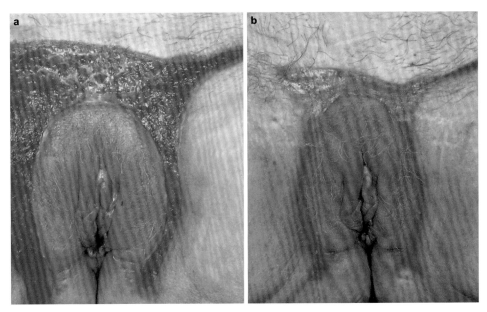

图 11.21　术后 3 周（a）和 6 周（b）（图片由杜塞尔多夫海因里希·海涅大学皮肤科 Michael Steger 博士惠赠）

11.21 化脓性汗腺炎 / 反常性痤疮 / 穿掘性终毛毛囊炎：生殖器受累

图 11.22 中的这名男性经常被取笑，因为他的裤子上有明显的鼓包。人们并不知道，他有一种非常不寻常的慢性炎症，伴有严重的阴囊和阴茎水肿。不仅在这里，在腹股沟、肛门皱褶、臀部和双侧腋下都发现有广泛的穿掘性终毛毛囊炎。一系列重建手术帮助

阴茎恢复了位置，并消除了从其身体和衣服上散发出来的令人讨厌的臭味。几年后的随访显示，他恢复成一个快乐的、完全适应社会的人（图片由德国慕尼黑大学皮肤科 Birger Konz 博士、Axel Grösser 博士和泌尿外科 Manfred Hofstetter 教授惠赠）

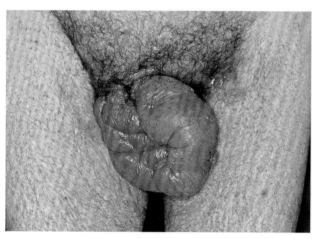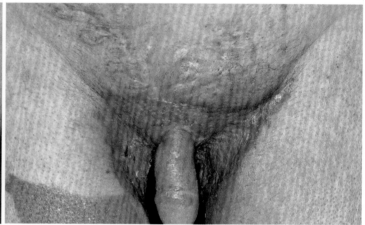

图 11.22　生殖器受累

11.22 化脓性汗腺炎 / 反常性痤疮 / 穿掘性终毛毛囊炎：鳞状细胞癌，转移且致命

患者和他的临床照片（图 11.23 和图 11.24）发表在以下文献中：Plewig G. Die sogenannten rezidivierenden Schweißdrüsenabszesse und ihre chirurgische Behandlung. In: Schweiberer l (editor) Chirurgische und plastische-

chirur-gische Aspekte bei Infektionen und inizierten Defekte der Körperoberläche, der Extremitäten und der Analregion. pp17-25, 1983 (figure 3). Zuckschwert, München.

图 11.23　这名患者的其他照片在第 10 章的最后一部分展示，他有 PASH 综合征，这是一种自身炎症性疾病。图中他的臀部、会阴和大腿背侧显示了可怕而痛苦的穿掘性病变和瘘管，这是伴有化脓性汗腺炎的 PASH 综合征的主要病变之一。该病的晚期后遗症可导致鳞状细胞癌，由致癌的 HPV 引起。马乔林（Marjolin）溃疡或淀粉样变性之前被认为与这种疾病相关，但最近在几名患者中发现病毒与发病有因果关系。在就诊和治疗时，没有发现癌症，但建议仔细随访

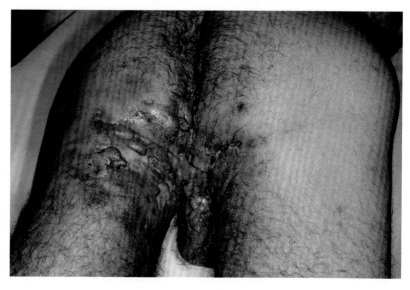

图 11.24　在 20 世纪 70 年代中期，此人被 Gerd Plewig 发现、诊断并治疗，他的疾病持续了很长一段时间。当时给出的适当诊断是化脓性汗腺炎。反常性痤疮这个病名是 1989 年提出的。该患者是第一个被组织病理学证实继发鳞状细胞癌的患者。不幸的是，他很快就去世了。当时还不知道 HPV 可致癌

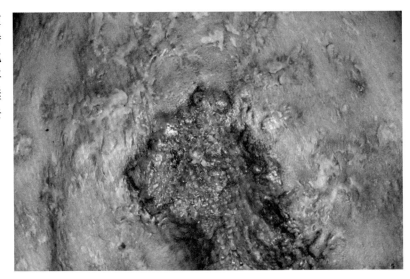

11.23　化脓性汗腺炎 / 反常性痤疮 / 穿掘性终毛毛囊炎：令人同情的疾病

如图 11.25 所示。

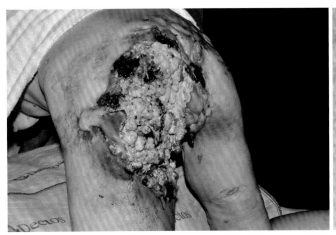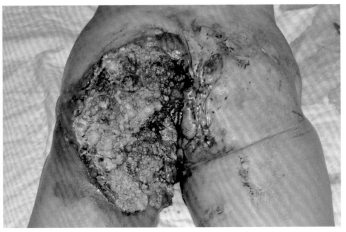

图 11.25　这位 63 岁的妇女患这种疾病已有 25 年之久。臀部、腹股沟、臀裂和大腿均受累。突出表现为巨大的破坏性溃疡。多次活检证实了鳞状细胞癌的诊断。石蜡包埋物 PCR 检测 HPV 基因型 6、11、16、18、33 均为阴性。MRI 和 PET/CT 显示淋巴结、肌肉和其他器官有多处转移。患者很快就去世了。据说，对这种并发症的首次描述发表于 1958 年（图片由德国波鸿鲁尔大学皮肤性病及变态反应科、皮肤外科中心的 Falk G. Bechara 教授惠赠。Hessam S, Sand M, Bechara FG. Wenn Entzündung in Malignität übergeht: Ausgedehntes Plattenepitelkarzinom bei einer Patientin mit Hidradenitis suppurativa/Acne inversa. J Dtsch Dermatol Ges. 2017;7:8689. ）

11.24 头部脓肿性穿掘性毛囊周围炎 / 穿掘性蜂窝织炎 / 头皮毛囊炎 / 头皮穿掘性终毛毛囊炎

如图 11.26 和图 11.27 所示。

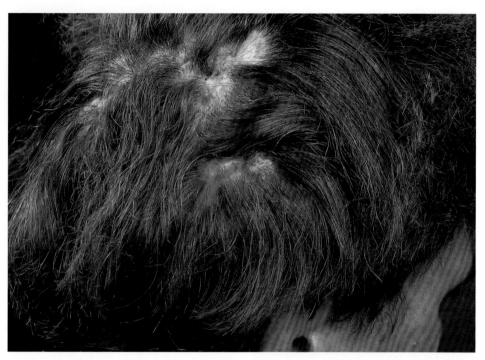

图 11.26　头皮穿掘性终毛毛囊炎是一种可怕的破坏性疾病，包括多种病变。波动的结节和脓肿导致硬化性脱发，伴有出血性化脓以及从一个变形的毛孔中冒出的一簇毛发。这种情况相当痛苦。按压头皮的任何一点都会释放出难闻的分泌物。最终的结果是破坏性的纤维化，伴有瘢痕

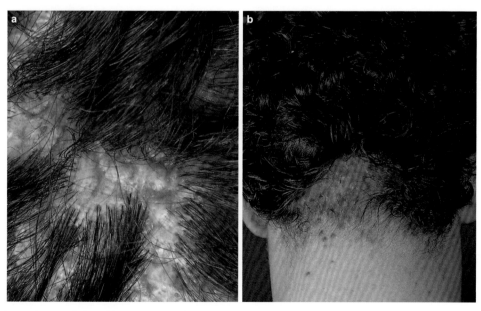

图 11.27　**a**：穿掘性终毛毛囊炎的特写视图，可见坚硬的、纤维化的、奇形怪状的瘢痕。**b**：这名男性的颈部有穿掘性终毛毛囊炎，仍在发炎，周围有新的卫星病变。伴有头皮穿掘性终毛毛囊炎（此图未显示）以及躯干的隐匿性痤疮

11.25 颈项部瘢痕性痤疮（项部瘢痕疙瘩性毛囊炎）

项部瘢痕疙瘩性毛囊炎也称为头部乳头状皮炎及硬化性项部毛囊炎，是一种慢性、进行性、特发性的炎症反应，发生在颈后的毛囊周围（图 11.28）。

1869 年，Kaposi 首次描述了它。它主要见于非洲裔人。奇怪的是，Kaposi 描述的第一批患者都是欧洲人。

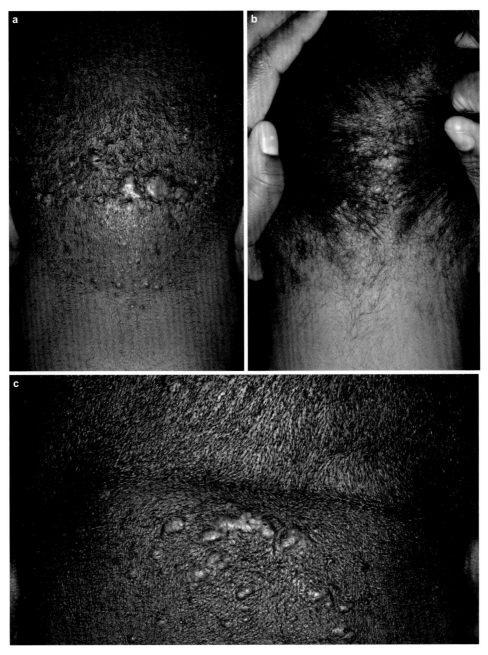

图 11.28　a：丘疹性和结节性增生性瘢痕破坏了大部分长有毛发的项部。炎症仍在继续。这是一种不会随时间挺移而减轻的痛苦状态。**b**：早期和散在的瘢痕，在后发际线处有色素沉着的瘢痕。**c**：纤维化、增生性瘢痕和融合的瘢痕疙瘩

11.26　化脓性汗腺炎 / 反常性痤疮 / 穿掘性终毛毛囊炎

图 11.29 中的这名男性最初被误诊了。头皮上的病变看起来像回状头皮，但胡须部位及颈项部受累给我们一些提示。我们将其命名为"回状头皮样穿掘性终毛毛囊炎"，这个病名很拗口，但有文献报道过类似的情况（Feldmann K 等，2003）。

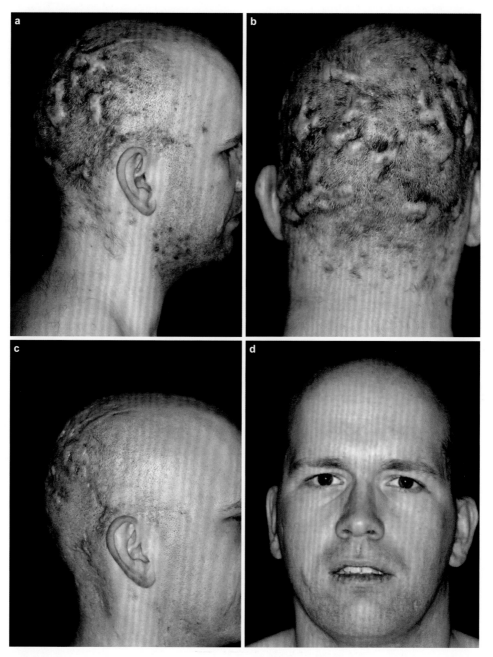

图 11.29　a, b：剃掉所有头发后的侧面视图。相互连接的、隆起的和疼痛的脑回样病变，在轻微压力下从大量瘘管开口排出出血性和脓性物质。项部和胡须部位的炎性皮损使我们做出正确诊断，即"化脓性汗腺炎 / 反常性痤疮 / 穿掘性终毛毛囊炎"。另一个线索来自发生于雄激素性脱发的后移的发际线。这里没有皮损，没有炎症，没有瘘管。本病仅发生于完整的终末期毛囊，而不发生于萎缩的毛囊或皮脂腺毛囊（治疗前）。**c, d**：在几个疗程中，仅使用局部麻醉，术前和术后系统性使用糖皮质激素和异维 A 酸，患者病情明显改善，尽管不得不戴帽子，但他回到了工作岗位，并很高兴再次融入社会

参考文献

Abdennader S, Vignon-Pennamen MD, Hatchuel J, Reygagne P. Alopecic and aseptic nodules of the scalp (pseudocyst of the scalp): a prospective clinicopathological study of 15 cases. Dermatology. 2011; 222:31-5.

Acquacalda E, Roux CH, Albert C, et al. New onset of articular inflammatory manifestations in patients with hidradenitis suppurativa under treatment with infliximab. Joint Bone Spine. 2015; 82:362-4.

Alexis A, Heath CR, Halder RM. Folliculitis keloidalis nuchae and pseudofolliculitis barbae: are prevention and effective treatment within reach? Dermatol Clin. 2014; 32:183-91.

Ali N, Rosenblum MD. Regulatory T cells in skin. Immunology. 2017; 152:372-81.

Ali N, Zirak B, Rodriguez RS, et al. Regulatory T cells in skin facilitate epithelial stem cell differentiation. Cell. 2017; 169:1119-29.e11.

Alzaga Fernandez AG, Demirci H, Darnley-Fisch DA, Steen DW. Interstitial keratitis secondary to severe hidradenitis suppurativa: a case report and literature review. Cornea. 2010; 29:1189-91.

Badaoui A, Reygagne P, Cavelier-Balloy B, et al. Dissecting cellulitis of the scalp: a retrospective study of 51 patients and review of literature. Br J Dermatol. 2016; 174:421-3.

Barney RF. Dissecting cellulitis of the scalp (perifolliculitis capitis abscedens et suffodiens). Arch Dermatol Syph. 1931; 23:503-18.

Baumgärtner MA. Acne inversa. Genotypische und phänotypische Einflussfaktoren unter besonderer Berücksichtigung der molekulargenetischen Untersuchung der γ-Sekretase. Thesis, Medizinsche Fakulät der Ludwig-Maximilians Universität. München; 2017.

Blok JL, Li K, Brodmerkel C, et al. Ustekinumab in hidradenitis suppurativa: clinical results and a search for potential biomarkers in serum. Br J Dermatol. 2016; 174:839-46.

Boer J, Weltevreden EF. Hidradenitis suppurativa or acne inversa. A clinicopathological study of early lesions. Br J Dermatol. 1996; 135:721-5.

Bolz S, Jappe U, Hartschuh W. Erfolgreiche kombinierte Isotretinoin und Dapson-Therapie bei Perifolliculitis capitis abscedens et suffodiens. J Dtsch Dermatol Ges. 2008; 6:44-7.

Brandt HR, Malheiros AP, Teixeira MG, Machado MC. Perifolliculitis capitis abscedens et suffodiens successfully controlled with infliximab. Br J Dermatol. 2008; 159:506-7.

Brănişteanu DE, Molodoi A, Ciobanu D, et al. The importance of histopathologic aspects in the diagnosis of dissecting cellulitis of the scalp. Rom J Morphol Embryol. 2009; 50:719-24.

Braun-Falco M, Kovnerystyy O, Lohse P, Ruzicka T. Pyoderma gangrenosum, acne, and suppurative hidradenitis (PASH)--a new autoinflammatory syndrome distinct from PAPA syndrome. J Am Acad Dermatol. 2012; 66:409-15.

Calderón-Castrat X, Bancalari-Diaz D, Román-Curto C, et al. PSTPIP1 gene mutation in a pyoderma gangrenosum, acne and suppurative hidradenitis (PASH) syndrome. Br J Dermatol. 2016; 175:194-8.

Chen S, Mattei P, You J, et al. γ-Secretase mutation in an African American family with hidradenitis suppurativa. JAMA Dermatol. 2015; 151:668-70.

Chen W, Plewig G. Should hidradenitis suppurativa/acne inversa best be renamed as "dissecting terminal hair folliculitis"? Exp Dermatol. 2017; 26:544-7.

Chinnaiyan P, Tena LB, Brenner MJ, Welsh JS. Modern external beam radiation therapy for refractory dissecting cellulitis of the scalp. Br J Dermatol. 2005; 152:777-9.

Coggshall K, Farsani T, Ruben B, et al. Keratitis, ichthyosis, and deafness syndrome: a review of infectious and neoplastic complications. J Am Acad Dermatol. 2013; 69:127-34.

Cosmatos I, Matcho A, Weinstein R, et al. Analysis of patient claims data to determine the prevalence of hidradenitis suppurativa in the United States. J Am Acad Dermatol. 2013; 68:412-9.

Curry SS, Gaither DH, King LE Jr. Squamous cell carcinoma arising in dissecting perifolliculitis of the scalp. A case report and review of secondary squamous cell carcinomas. J Am Acad Dermatol. 1981; 4:673-8.

Danby FW, Jemec GB, Marsch WC, von Laffert M. Preliminary findings suggest hidradenitis suppurativa may be due to defective follicular support. Br J Dermatol. 2013; 168:1034-9.

Danby FW, Hazen PG, Boer J. New and traditional surgical approaches to hidradenitis suppurativa. J Am Acad Dermatol. 2015; 73(5 Suppl 1):S62-5.

De Vita V, Melnik BC. Activated mTORC1 signaling: the common driving force of type 2 diabetes and hidradenitis suppurativa. J Am Acad Dermatol. 2018; 78:e121.

Denny G, Anadkat MJ. The effect of smoking and age on the response to first-line therapy of hidradenitis suppurativa: An institutional retrospective cohort study. J Am Acad Dermatol. 2017; 76:54-9.

Dessinioti C, Zisimou C, Tzanetakou V, et al. Oral clindamycin and rifampicin combination therapy for hidradenitis suppurativa: a prospective study and 1-year follow-up. Clin Exp Dermatol. 2016; 41:852-7.

Duchatelet S, Miskinyte S, Join-Lambert O, et al. First nicastrin mutation in PASH (pyoderma gangrenosum, acne and suppurative hidradenitis) syndrome. Br J Dermatol. 2015; 173:610-2.

East-Innis ADC, Stylianou K, Paolino A, Ho JD. Acne keloidalis nuchae: risk factors and associated disorders - a retrospective study. Int J Dermatol. 2017; 56:828-32.

Egeberg A, Gislason GH, Hansen PR. Risk of major adverse cardiovascular events and all-cause mortality in patients with hidradenitis suppurativa. JAMA Dermatol. 2016; 152:429-34.

Egeberg A, Jemec GBE, Kimball AB, et al. Prevalence and risk of inflammatory bowel disease in patients with hidradenitis suppurativa. J Invest Dermatol. 2017; 137:1060-4.

Esmat SM, Abdel Hay RM, Abu Zeid OM, Hosni HN. The efficacy of laser-assisted hair removal in the treatment of acne keloidalis nuchae; a pilot study. Eur J Dermatol. 2012; 22:645-50.

Fahrni GT, Vuille-Dit-Bille RN, Leu S, et al. Five-year follow-up and recurrence rates following surgery for acute and chronic pilonidal disease: a survey of 421 cases. Wounds. 2016; 28:20-6.

Faivre C, Villani AP, Aubin F, et al. Hidradenitis suppurativa: an unrecognized paradoxical effect of biologic agents used in chronic inflammatory diseases. J Am Acad Dermatol. 2016; 74:1153-9.

Feldmann K, Chatelain R, Kunte C, Plewig G. Cutis vertices gyrataartige Acne inversa. In: Plewig G, Prinz J, editors. Fortschritte der praktischen Dermatologie und Venerologie 2002. Berlin: Springer; 2003. p. 657-9.

Frew JW, Vekic DA, Woods J, Cains GD. A systematic review and critical evaluation of reported pathogenic sequence variants in hidradenitis suppurativa. Br J Dermatol. 2017; 177:987-98.

Garg A, Kirby JS, Lavian J, et al. Sex- and age-adjusted population analysis of prevalence estimates for hidradenitis suppurativa in the United States. JAMA Dermatol. 2017a; 153:760-4.

Garg A, Lavian J, Lin G, et al. Incidence of hidradenitis suppurativa in the United States: a sex- and age-adjusted population analysis. J Am Acad Dermatol. 2017b; 77:118-22.

Garg A, Papagermanos V, Midura M, Strunk A. Incidence of hidradenitis suppurativa among tobacco smokers: a population-based retrospective analysis in the U.S.A. Br J Dermatol. 2018a; 178:709-14.

Garg A, Wertenteil S, Baltz R, et al. Prevalence estimates for hidradenitis suppurativa among children and adolescents in the United States:

a gender and age adjusted population analysis. J Invest Dermatol. 2018b; 138:2152-6.

Georgala S, Korfitis C, Ioannidou D, et al. Dissecting cellulitis of the scalp treated with rifampicin and isotretinoin: case reports. Cutis. 2008; 82:195-8.

Glenn MJ, Bennett RG, Kelly AP. Acne keloidalis nuchae: treatment with excision and second-intention healing. J Am Acad Dermatol. 1995; 33:243-6.

Gloster HM Jr. The surgical management of extensive cases of acne keloidalis nuchae. Arch Dermatol. 2000; 136:1376-9.

Gold DA, Reeder VJ, Mahan MG, Hamzavi IH. The prevalence of metabolic syndrome in patients with hidradenitis suppurativa. J Am Acad Dermatol. 2014; 70:699-703.

Hoffman E. Perifolliculitis capitis abscedens et suffodiens: case presentation. Dermatol Z. 1908; 15:122-3.

Holzinger D, Fassl SK, de Jager W, et al. Single amino acid charge switch defines clinically distinct proline-serine-threonine phosphatase-interacting protein 1 (PSTPIP1)-associated inflammatory diseases. J Allergy Clin Immunol. 2015; 136:1337-45.

Hotz C, Boniotto M, Guguin A, et al. Intrinsic defect in keratinocyte function leads to inflammation in hidradenitis suppurativa. J Invest Dermatol. 2016; 136:1768-80.

Ingram JR, Woo PN, Chua SL, et al. Interventions for hidradenitis suppurativa: a Cochrane systematic review incorporating GRADE assessment of evidence quality. Br J Dermatol. 2016; 174:970-8.

Ingram JR, Jenkins-Jones S, Knipe DW, et al. Population-based Clinical Practice Research Datalink study using algorithm modelling to identify the true burden of hidradenitis suppurativa. Br J Dermatol. 2018; 178:917-24.

Janjua SA, Iftikhar N, Pastar Z, Hosler GA. Keratosis follicularis spinulosa decalvans associated with acne keloidalis nuchae and tufted hair folliculitis. Am J Clin Dermatol. 2008; 9:137-40.

Kantor GHR, Ratz JL, Wheeland RG. Treatment of acne keloidalis nuchae with carbon dioxide laser. J Am Acad Dermatol. 1986; 14:263-7.

Kelly G, Sweeney CM, Fitzgerald R, et al. Vitamin D status in hidradenitis suppurativa. Br J Dermatol. 2014; 170:1379-80.

Khanna A, Rombeau JL. Pilonidal disease. Clin Colon Rectal Surg. 2011; 24:46-53.

Khumalo NP, Jessop S, Gumedze F, Ehrlich R. Hairdressing and the prevalence of scalp disease in African adults. Br J Dermatol. 2007; 157:981-98.

Kohn M. Über die sogenannte Framboesia und mehrere andere Arten von papillären Neubildungen der Haut. Vier Fälle von Dermatitis papillomatosa capilliti. (Framboesia non syphilitica capillitii). Arch Dermatol Syph. 1869; 1:382-423.

Kouris A, Platsidaki E, Christodoulou C, et al. Quality of life and psychosocial implications in patients with hidradenitis suppurativa. Dermatology. 2016; 232:687-91.

Kurokawa I, Nishijima S, Kusumoto K, et al. Immunohistochemical study of cytokeratins in hidradenitis suppurativa (acne inversa). J Int Med Res. 2002a; 30:131-6.

Kurokawa I, Nishijima S, Suzuki K, et al. Cytokeratin expression in pilonidal sinus. Br J Dermatol. 2002b; 146:409-13.

Kurokawa I, Hayashi N, Japan Acne Research Society. Questionnaire surveillance of hidradenitis suppurativa in Japan. J Dermatol. 2015; 42:747-9.

Lavogiez C, Delaporte E, Darras-Vercambre S, et al. Clinicopathological study of 13 cases of squamous cell carcinoma complicating hidradenitis suppurativa. Dermatology. 2010; 220:147-53.

Lehmann P. Cutis verticis gyrata-like acne inversa. Kombinierte medikamentöse und chirurgische Therapie. Hautarzt. 2009; 60:328-30.

Lim DT, James NM, Hassan S, Khan MA. Spondyloarthritis associated with acne conglobata, hidradenitis suppurativa and dissecting cellulitis of the scalp: a review with illustrative cases. Curr Rheumatol Rep. 2013; 15:346.

Lindor NM, Arsenault TM, Solomon H, et al. A new autosomal dominant disorder of pyogenic sterile arthritis, pyoderma gangrenosum, and acne: PAPA syndrome. Mayo Clin Proc. 1997; 72:611-5.

Losanoff JE, Sochaki P, Khoury N, et al. Squamous cell carcinoma complicating chronic suppurative hidradenitis. Am Surg. 2011; 77:1449-53.

Maryanovich M, Frenette PS. T-Regulating hair follicle stem cells. Immunity. 2017; 46:979-81.

Marzano AV, Trevisan V, Gattorno M, et al. Pyogenic arthritis, pyoderma gangrenosum, acne, and hidradenitis suppurativa (PAPASH): a new autoinflammatory syndrome associated with a novel mutation of the PSTPIP1 gene. JAMA Dermatol. 2013; 149:762-4.

McMillan K. Hidradenitis suppurativa: number of diagnosed patients, demographic characteristics, and treatment patterns in the United States. Am J Epidemiol. 2014; 179:1477-83.

Mehdizadeh A, Hazen PG, Bechara FG, et al. Recurrence of hidradenitis suppurativa after surgical management: a systematic review and meta-analysis. J Am Acad Dermatol. 2015; 73(5 Suppl 1):S70-7.

Melnik BC, Plewig G. Impaired Notch-MKP-1 signalling in hidradenitis suppurativa: an approach to pathogenesis by evidence from translational biology. Exp Dermatol. 2013; 22:172-7.

Melnik BC, John SM, Chen W, Plewig G. Th17/Treg imbalance in hidradenitis suppurativa/acne inversa: the link to hair follicle dissection, obesity, smoking, and autoimmune comorbidities. Br J Dermatol. 2018; 179:260-72.

Miller IM, Ellervik C, Vinding GR, et al. Association of metabolic syndrome and hidradenitis suppurativa. JAMA Dermatol. 2014; 150:1273-80.

Moran B, Sweeney CM, Hughes R, et al. Hidradenitis suppurativa is characterized by dysregulation of the Th17:Treg cell axis, which is corrected by anti-TNF therapy. J Invest Dermatol. 2017; 137:2389-95.

Mota F, Machado S, Selores M. Hidradenitis suppurativa in children treated with finasteride-a case series. Pediatr Dermatol. 2017; 34:578-83.

Murao K, Fukumoto D, Kubo Y. Squamous cell carcinoma of the scalp associated with human papillomavirus type 16. Eur J Dermatol. 2011; 21:1005-6.

Navarini AA, Trüeb RM. 3 Cases of dissecting cellulitis of the scalp treated with adalimumab: control of inflammation within residual structural disease. Arch Dermatol. 2010; 146:517-20.

Ogunbiyi A, Adedokun B. Perceived aetiological factors of folliculitis keloidalis nuchae (acne keloidalis) and treatment options among Nigerian men. Br J Dermatol. 2015; 173 Suppl 2:22-5.

Pagliarello C, Fabrizi G, Feliciani C, Di Nuzzo S. Cryoinsufflation for Hurley stage II hidradenitis suppurativa: a useful treatment option when systemic therapies should be avoided. JAMA Dermatol. 2014; 150:765-6.

Perng P, Zampella JG, Okoye GA. Management of hidradenitis suppurativa in pregnancy. J Am Acad Dermatol. 2017; 76:979-89.

Pillsbury DM, Shelley WB, Kligman AM. A manual of cutaneous medicine. Philadelphia: Saunders; 1965.

Plewig G, Kligman AM. Acne. Morphogenesis and treatment. Berlin: Springer; 1975.

Plewig G, Steger M. Acne inversa (alias acne triad, acne tetrad or hidradenitis suppurativa). In: Marks R, Plewig G, editors. Acne and related disorders. London: Dunitz; 1989. p. 345-57.

Pollitzer S. Hidradenitis destruens suppurativa. J Cutan Genitourin Di. 1892; 10:9-24.

Posch C, Monshi B, Quint T, et al. The role of wide local excision for the treatment of severe hidradenitis suppurativa (Hurley grade III): setrospective analysis of 74 patients. J Am Acad Dermatol. 2017; 77:123-129.e5.

Reeder VJ, Mahan MG, Hamzavi IH. Ethnicity and hidradenitis suppurativa. J Invest Dermatol. 2014; 134:2842-3.

Revuz JE, Canoui-Poitrine F, Wolkenstein P, et al. Prevalence and factors associated with hidradenitis suppurativa: results from two casecontrol studies. J Am Acad Dermatol. 2008; 59:596-601.

Sbidian E, Hotz C, Seneschal J, et al. Antitumour necrosis factor-α therapy for hidradenitis suppurativa: results from a national cohort study between 2000 and 2013. Br J Dermatol. 2016; 174:667-70.

Scheinfeld N. Dissecting cellulitis (perifolliculitis capitis abscedens et suffodiens): a comprehensive review focusing on new treatments and findings of the last decade with commentary comparing the therapies and causes of dissecting cellulitis to hidradenitis suppurativa. Dermatol Online J. 2014; 20:22692.

Scheinfeld N. Hidradenitis suppurativa in prepubescent and pubescent children. Clin Dermatol. 2015; 33:316-9.

Schneider MR, Paus R. Deciphering the functions of the hair follicle infundibulum in skin physiology and disease. Cell Tissue Res. 2014; 358:697-704.

Schrader AM, Deckers IE, van der Zee HH, et al. Hidradenitis suppurativa: a retrospective study of 846 Dutch patients to identify factors associated with disease severity. J Am Acad Dermatol. 2014; 71:460-7.

Shahi V, Alikhan A, Vazquez BG, et al. Prevalence of hidradenitis suppurativa: a population-based study in Olmsted County, Minnesota. Dermatology. 2014; 229:154-8.

Shalom G, Freud T, Harman-Boehm I, et al. Hidradenitis suppurativa and metabolic syndrome: a comparative cross-sectional study of 3207 patients. Br J Dermatol. 2015; 173:464-70.

Shalom G, Freud T, Ben Yakov G, et al. Hidradenitis suppurativa and inflammatory bowel disease: a cross-sectional study of 3, 207 patients. J Invest Dermatol. 2016; 136:1716-8.

Shavit E, Dreiher J, Freud T, et al. Psychiatric comorbidities in 3207 patients with hidradenitis suppurativa. J Eur Acad Dermatol Venereol. 2015; 29:371-6.

Shuster S. The nature and consequence of Karl Marx's skin disease. Br J Dermatol. 2008; 158:1-3.

Sonbol H, Duchatelet S, Miskinyte S, et al. PASH syndrome a disease with genetic heterogeneity. Br J Dermatol. 2018; 178:e17-8.

Sperling LC, Homoky C, Pratt L, Sau P. Acne keloidalis is a form of primary scarring alopecia. Arch Dermatol. 2000; 136:479-84.

Spitzer L. Dermatitis follicularis et perifollicularis conglobata. (Hierzu Taf. III, IV). Dermatol Z. 1903; 10:109-20.

Su HJ, Cheng AY, Liu CH, et al. Primary scarring alopecia: a retrospective study of 89 patients in Taiwan. J Dermatol. 2018; 45:450-5.

Thomi R, Cazzaniga S, Seyed Jafari SM, et al. Association of hidradenitis suppurativa with T helper 1/T helper 17 phenotypes: a semantic map analysis. JAMA Dermatol. 2018; 154:592-5.

Tzanetakou V, Kanni T, Giatrakou S, et al. Safety and efficacy of anakinra in severe hidradenitis suppurativa: a randomized clinical trial. JAMA Dermatol. 2016; 152:52-9.

Tzellos T, Zouboulis CC, Gulliver W, et al. Cardiovascular disease risk factors in patients with hidradenitis suppurativa: a systematic review and meta-analysis of observational studies. Br J Dermatol. 2015; 173:1142-55.

van der Zee HH, de Winter K, van der Woude CJ, Prens EP. The prevalence of hidradenitis suppurativa in 1093 patients with inflammatory bowel disease. Br J Dermatol. 2014; 171:673-5.

Vazquez BG, Alikhan A, Weaver AL, et al. Incidence of hidradenitis suppurativa and associated factors: a population-based study of Olmsted County, Minnesota. J Invest Dermatol. 2013; 133:97-103.

Verdolini R, Clayton N, Smith A, et al. Metformin for the treatment of hidradenitis suppurativa: a little help along the way. J Eur Acad Dermatol Venereol. 2013; 27:1101-8.

von Laffert M, Stadie V, Ulrich J, et al. Morphology of pilonidal sinus disease: some evidence of its being a unilocalized type of hidradenitis suppurativa. Dermatology. 2011; 223:349-55.

Wortsman X, Castro A, Figueroa A. Color Doppler ultrasound assessmen of morphology and types of fistulous tracts in hidradenitis suppurativa (HS). J Am Acad Dermatol. 2016; 75:760-7.

Wortsman X, Castro A, Morales C, et al. Sonographic comparison of morphologic characteristics between pilonidal cysts and hidradenitis suppurativa. J Ultrasound Med. 2017; 36:2403-18.

Xiao X, He Y, Li C, et al. Nicastrin mutations in familial acne inversa impact keratinocyte proliferation and differentiation through the Notch and phosphoinositide 3-kinase/AKT signalling pathways. Br J Dermatol. 2016; 174:522-32.

Xu H, Xiao X, Hui Y, et al. Phenotype of 53 Chinese individuals with nicastrin gene mutations in association with familial hidradenitis suppurativa (acne inversa). Br J Dermatol. 2016; 174:927-9.

Xu H, He Y, Hui Y, et al. NCSTN mutations in hidradenitis suppurativa/acne inversa do not influence cytokine production by peripheral blood mononuclear cells. Br J Dermatol. 2017; 176:277-9.

Zeeli T, Padalon-Brauch G, Ellenbogen E, et al. Pyoderma gangrenosum, acne and ulcerative colitis in a patient with a novel mutation in the PSTPIP1 gene. Clin Exp Dermatol. 2015; 40:367-72.

Zhang X, Sisodia SS. Acne inversa caused by missense mutations in NCSTN is not fully compatible with impairments in Notch signaling. J Invest Dermatol. 2015; 135:618-20.

Zouboulis CC, Desai N, Emtestam L, et al. European S1 guideline for the treatment of hidradenitis suppurativa/acne inversa. J Eur Acad Dermatol Venereol. 2015; 29:619-44.

Zouboulis CC, Tzellos T, Kyrgidis A, et al. Development and validation of the International Hidradenitis Suppurativa Severity Score System (IHS4), a novel dynamic scoring system to assess HS severity. Br J Dermatol. 2017; 177:1401-9.

12 玫瑰痤疮的流行病学与遗传学

殷旭峰 译，周炳荣 审校

内容提要

- 玫瑰痤疮是一种常见的慢性炎症性皮肤病，主要累及成人面部皮肤，女性发病率高于男性。

- 北欧国家玫瑰痤疮患病率高，亦可见于亚裔、西班牙人和非洲裔人群。

- 相比深肤色地中海型（Fitzpatrick IV 和 V 型）人群，玫瑰痤疮更常见于凯尔特人种皮肤类型和浅肤色（Fitzpatrick I 型和 II 型）患者。

- 超过 80% 的患者年龄大于 30 岁，女性 61～65 岁患病率最高，而男性 76～80 岁患病率最高。

- 玫瑰痤疮罕见于儿童。

- 与无玫瑰痤疮者相比，患者常有阳性家族史。与异卵双胞胎相比，同卵双胞胎的玫瑰痤疮患病率更高，据估计遗传因素占玫瑰痤疮发病因素的 50%。

- 玫瑰痤疮与调节炎症、内质网（endoplasmic reticulum，ER）应激和皮肤色素沉着的各种遗传位点有关，这些遗传位点包括 IRF4、IL13、HLADRA、HLA-DRB1、位于 PSMB9 和 HLA-DMB 之间的一段 HLA 基因区域、HERC2-OCA2、SLC45A2、位于 NRXN3 和 DIO2 之间的一段基因区域、被 OVOL1 和 SNX32 夹在中间的一段 HLA 基因区域、MC1R、TACR3、NOD2/ CARD15、GSTT1 及 GSTM1。

- 玫瑰痤疮与炎症性肠病、神经退行性疾病、多发性硬化症、1 型糖尿病、类风湿关节炎、心血管疾病、神经胶质瘤、甲状腺癌和基底细胞癌的风险增加相关，这些疾病都有内质网（ER）应激信号的增强。

12.1 流行病学

玫瑰痤疮是一种慢性炎症性皮肤病，影响近 1600 万美国人。在美国社区人群中，约 6% 患玫瑰痤疮。

浅肤色年长白种人（Fitzpatrick I ～ III 型）更易患玫瑰痤疮。英国一项涵盖 60 042 例玫瑰痤疮患者的最大规模流行病学调查报告显示此病年发病率为 1.65‰。一项针对 90 880 名公司职员的德国注册研究报告显示玫瑰痤疮患病率为 2.3%。瑞典一项针对 809 名公司职员的研究报告显示女性患病率为 14%，男性患病率为 5%。爱沙尼亚一项研究调查了 348 名 30 岁以上的员工，患病率为 22%。最近的一项研究显示，德国玫瑰痤疮的发病率为 12.3%，俄罗斯为 5.0%。在以 IV 和 V 型皮肤类型为主的突尼斯，医院就诊者中玫瑰痤疮的患病率为 0.2%。虽然高加索人更常被诊断玫瑰痤疮，该病也出现在黑人、亚裔和西班牙裔人中。有色人种患者很少被诊断玫瑰痤疮，即使他们有症状支持此诊断。玫瑰痤疮累及眼部并不少见，据报道发生率为 3% ～ 58%。尽管罕见，但要知道儿童也可发生玫瑰痤疮。儿童玫瑰痤疮更易累及眼部，这可能是此年龄段玫瑰痤疮患者的唯一表现。

玫瑰痤疮的患病率在 30 岁以上人群中明显上升。玫瑰痤疮家族遗传史及浅肤色（凯尔特人种皮肤类型）是此病的易感危险因素。光暴露程度与红斑毛细血管扩张亚型的发生和严重程度相关。而一项研究报道显示，丘疹脓疱型玫瑰痤疮患病率与光损伤或紫外线照射没有明显的关系。

12.2 易感遗传因素

在俄亥俄州特温斯堡举行的年度双胞胎节上，皮肤科专家根据国家玫瑰痤疮协会（National Rosacea Society, NRS）评分系统对 233 对同卵双胞胎和 42 对异卵双胞胎的玫瑰痤疮进行评分。同卵双胞胎 NRS 玫瑰痤疮评分均值为 2.46，异卵双胞胎 NRS 玫瑰痤疮评分均值为 0.75，这清楚地表明遗传因素在玫瑰痤疮发病中的作用。相比于环境因素，遗传因素的影响高达 46%。较高的 NRS 评分也与年龄、终身紫外线照射、体重指数、吸烟、饮酒量、合并心血管疾病和合并皮肤癌密切相关。

根据我们的一位作者（Bodo Melnik）最近提出的一项假说，增强的内质网（ER）应激反应可激活未折叠蛋白反应（unfolded protein response, UPR），从而在玫瑰痤疮的发病中发挥重要作用。ER应激是众所周知的炎症诱因，也是玫瑰痤疮的关键标志。ER应激刺激抗菌肽 cathelicidin（antimicrobial peptide cathelicidin, CAMP）的产生，其裂解产物生物活性肽LL-37在玫瑰痤疮的发病中发挥关键作用（将在第13章详细介绍）。

一项在欧洲玫瑰痤疮人群中进行的大样本全基因组关联研究中，发现两种与玫瑰痤疮有关的单核苷酸多态性：一个是 rs763035［位于 HLADRA 基因和 BTNL2（嗜乳脂蛋白样蛋白2）基因之间］，另一个是 rs111314066。有证据表明，与 rs763035 相关的基因在玫瑰痤疮皮肤中表达。另外，含 HLA-DRB1*、HLA-DQB1* 和 HLA-DQA1* 的 MHC Ⅱ 类等位基因也与玫瑰痤疮有关。HLADRA 位点与炎症性肠病有关，包括溃疡性结肠炎、克罗恩病和乳糜泻，这些都与ER应激增强有关。有报道发现艾滋病相关肠病患者中，肠上皮细胞内 HLADRA 表达增加与ER应激和炎症增强相关。HLA-DRB1* 等位基因是高加索人多发性硬化症的主要危险因素，其表达受到维生素D受体（vitamin D receptor, VDR）调控。全表型组关联研究的最新证据表明，与多发性硬化症有关的 HLA-DRB1* 的遗传变异也与玫瑰痤疮有关。多发性硬化症的发病机制也与ER应激增强有关。因此，HLADRA 和 HLA-DRB1* 的多态性可能加重ER应激诱发的炎症。

ER应激诱导活化转录因子4（activating transcription factor 4, ATF4），ATF4在ER应激介导的 Toll 样受体2（Toll-like receptor 2, TLR2）表达中起重要作用。玫瑰痤疮患者表皮中 TLR2 显著上调。速激肽受体3（Tachy kinin receptor 3, TACR3）基因多态性 rs3733631 G 等位基因与丘疹脓疱型玫瑰痤疮发生有关。TACR3 是一种G蛋白偶联受体，主要由速激肽神经激肽B激活，并在帕金森病中发挥作用。TACR3 多态性位于 TLR2 基因位点 4q25 附近，可能会增加 TLR2 表达，从而促进促炎信号传导。

最大样本、最新的包含有玫瑰痤疮症状严重程度信息的全基因组关联研究（包括来自 73 265 名欧洲人研究参与者的数据）显示，有7个位点的遗传变异在全基因组显著性水平上与玫瑰痤疮相关。高度相关的基因区域或效应基因包括干扰素调节因子4（interferon regulatory factor 4, IRF4），位于 PSMB9 和 HLA-DMB 之间的一段 HLA 基因区域，HERC2-OCA2，SLC45A2，白介素13（IL13），NRXN3 和 DIO2 之间的一段基因区域，OVOL1 和 SNX32 之间的一段基因区域。位于黑素皮质素1受体（MC1R）的 rs1805007 的效应值略低于显著性阈值。

除 HLA 位点外，所有与玫瑰痤疮相关的位点都是新发现的。其中，HERC-OCA2 和 SLC45A2 这两个基因位点之前就被认为与皮肤表型和色素有关。IL13 和 PSMB9-HLA-DMA 这两个基因位点与炎症表型有关，而 IRF4 基因位点与以上两种表型均有关。

IRF4 是促进 Th17 细胞分化的重要转录因子，且与多种自身免疫性疾病有关。IL-13 诱发活性氧生成，增强ER应激并增强 CYP27B1 和 CAMP/LL-37 的表达。CYP27B1 酶将 25-（OH）维生素 D3 转化为其活性代谢物 1, 25-（OH）$_2$ 维生素 D3，结合并激活维生素 D 受体（VDR），从而促进 CAMP 的表达。LL-37 是一种具有生物活性的 CAMP 裂解产物，可增强 Th17 细胞的极化作用。由于玫瑰痤疮随年龄增长而进展，故衰老相关基因可能与之相关。一项全基因组关联研究显示，与皮肤衰老有关的调节皮肤色素的基因包括 SLC45A2、IRF4 和 MC1R，这些基因与玫瑰痤疮严重程度相关。MC1R 上有一些与红色毛发/低色素相关的等位基因，这也许可以解释为什么皮肤白皙的凯尔特人更易患玫瑰痤疮。IRF4 和 MC1R 的遗传变异也会导致衰老过程中面部色斑数量增多。皮肤色素减少会增强紫外线辐射的影响，而紫外线是表皮ER应激的重要诱因。

ER应激激活ER应激传感器肌醇需求酶 1α（inositol-requiring enzyme 1α, IRE1α），也激活促炎转录因子核因子 κB（nuclear factor κ B, NF-κB）。一旦激活，IRE1α 将 TNF 受体相关因子2（TNF receptor-associated factor 2, TRAF2）募集到内质网膜，这是激活 IκBα 激酶（IκBα kinase, IKK）的关键步骤，引发 IκBα 磷酸化和降解，从而促进 NF-κB 的信号传导。ER应激通过 NF-κB 通路引发炎症反应。TLR2 及核苷酸结合寡聚化结合域（nucleotide-binding oligomerization domain, NOD）样受体 NOD1 和 NOD2 都与ER应激性炎症有关。NOD1 和 NOD2 包含 TRAF2 介导的、促炎性 NF-κB 信号所需的主要 TRAF2 结合基序。因此，NOD1 和 NOD2 信号传导可促进ER应激介导的炎症。NOD2/CARD15 R702W 多态性与肉芽肿性玫瑰痤疮和克罗恩病有关。在白种人中，NOD2/CARD15 的 R702W 多态性与克罗恩病的易感性有很强的关联性。

ER 应激与活性氧（reactive oxygen species, ROS）的形成有关，并且活性氧是未折叠蛋白反应（UPR）所必需的。反之亦然，ROS 是 ER 应激的诱导者。IL-13 通过激活 ROS 生成酶 NADPH 氧化酶 1（NOX-1）、NOX-4 和 DUOX-2，从而成为 ROS 的强诱导剂。由于蛋白质折叠高度依赖于氧化还原，ER 应激和氧化应激之间的融合是必不可少的。活性氧生成和氧化应激是 UPR 的一部分，由不同类型的 ER 应激源诱发。长期以来，ROS 生成增加一直被认为是玫瑰痤疮发病机制的一种标志。一项遗传学研究表明，谷胱甘肽巯基转移酶（glutathione S-transferase, GST）多态性可能与玫瑰痤疮有潜在关联。GST 在细胞抵御亲电性化学物质和 ROS 方面起主要作用。已经发现 *GSTT1* 和（或）*GSTM1* 缺失基因型与玫瑰痤疮有显著相关性。这种 GST 多态性可能削弱 ER 应激过程中产生的 ROS 的有效分解代谢（表 12.1）。

另一个抗氧化基因家族编码对氧磷酶 PON1、PON2 和 PON3。其中 PON1 与玫瑰痤疮发病有关。PON1 物理上与高密度脂蛋白（high-density lipoproteins, HDL）结合，在 HDL 保护其他脂蛋白和生物膜免受氧化损伤中发挥作用。在玫瑰痤疮患者中发现 HDL 中 PON1 活性下降。有实验显示叙利亚仓鼠在高脂血症诱发的 ER 应激中 PON1 活性降低，这与 HDL 功能异常有关。相反，PON2 和 PON3 的过度活化被证明可保护机体免受 ER 应激。

表 12.1 玫瑰痤疮相关遗传变异及其与 ER 应激介导的炎症增强的潜在关联

遗传变异	促炎性ER应激信号的潜在作用
rs763035（HLADRA）	HLADRA相关的ER应激信号增强
rs3733631（TACR3）	TLR2介导的ER应激信号增强
NOD2/CARD15 R702W多态性	NOD2介导的ER应激信号增加
GSTT1和（或）GSTM1的缺失基因型	ER应激介导的ROS信号的增强
IL13	ROS生成和对ER应激诱导作用的增强

12.3 与内质网应激有关的玫瑰痤疮并发症

玫瑰痤疮患者尤其是女性，表现出一系列自身免疫性疾病，包括 1 型糖尿病、乳糜泻、多发性硬化症和类风湿关节炎，这些疾病均与易感位点 IRF4 和 ER 应激信号增强有关。这些疾病的发病机制均与自身免疫、炎症和 ER 应激增强有关。

12.4 炎症性肠病

遗传学和流行病学研究表明，玫瑰痤疮与胃肠道疾病之间存在病因学联系。一项基于人群的队列研究包括 49 475 例玫瑰痤疮患者和 4 312 213 例对照者，结果显示，乳糜泻、克罗恩病、溃疡性结肠炎、幽门螺杆菌感染、小肠细菌过度生长和肠易激综合征的患病率较高。校正后的风险比显示，玫瑰痤疮分别和乳糜泻、克罗恩病、溃疡性结肠炎及肠易激综合征显著相关，但与幽门螺杆菌感染或小肠细菌过度生长无关。一项韩国研究证实，玫瑰痤疮与炎症性肠病之间存在关联。一项基于人群的病例对照研究包括 80 957 例玫瑰痤疮患者和 80 957 例对照者，结果显示克罗恩病和溃疡性结肠炎的发病率较高。严重克罗恩病和溃疡性结肠炎的患者发生玫瑰痤疮的风险较高。一项台湾地区全部人口的队列研究包括了 89 356 例玫瑰痤疮患者和 178 712 例匹配对照者，结果表明玫瑰痤疮患者中炎症性肠病的发病率较高。

实验研究表明，上皮 ER 应激参与克罗恩病和溃疡性结肠炎的发病方式为诱导肠上皮细胞凋亡、破坏黏膜屏障功能和诱发肠道炎症反应。LL-37 在克罗恩病和溃疡性结肠炎患者黏膜细胞中过表达也与发病密切相关。在克罗恩病患者中，LL-37 和促炎细胞因子以浓度依赖性方式随细菌 DNA 的增加而增加，其中 NOD2/CARD15 在该反应中起调节作用。乳糜泻是一种肠道炎症，常见于暴露于饮食性小麦醇溶蛋白的遗传易感人群。乳糜泻患者中可观察到 ER 应激增加。醇溶蛋白肽通过 Ca^{2+} 动员来激活组织转谷氨酰胺酶并诱导 ER 应激。

最近发现的基因 *IRF4* 和 *IL13* 与玫瑰痤疮的严重程度相关，且均与 Th17 细胞分化和炎症性肠病进展密切相关。

12.5 神经炎症和神经退行性疾病

玫瑰痤疮的特点是神经血管反应性增加、神经源性炎症和神经血管失调。玫瑰痤疮与偏头痛、多发性硬化症、阿尔兹海默病、帕金森病及痴呆风险增加有关。

一项包括 53 927 例病例和 53 927 例对照者的报道显示，50 岁及以上女性偏头痛患者发生玫瑰痤疮的风险略有增高。一项丹麦大样本研究显示，对照组偏头痛的基线患病率为 7.3%，玫瑰痤疮患者则为 12.1%。而偏头痛的患病风险在鼻赘型玫瑰痤疮患者中没有增加，在眼玫瑰痤疮患者中则明显增加。50 岁及以上患者的患病风险比年轻患者高，并且这种风险仅在女性中显著增高。在同一项丹麦队列研究中，玫瑰痤疮患者发生痴呆和阿尔兹海默病的风险也有所增加。流行病学证据表明了玫瑰痤疮和帕金森病之间的联系。在丹麦的全国队列研究中，玫瑰痤疮构成了帕金森病的独立危险因素；在眼玫瑰痤疮患者中，患帕金森病的风险增加了两倍。由于自主神经失调，帕金森病患者的皮肤会出现玫瑰痤疮的一项临床特征，即面部潮红。一项基于人群的丹麦病例对照研究包含 6759 名玫瑰痤疮患者和 33 795 名对照受试者，结果表明玫瑰痤疮患者多发性硬化症的患病风险增加，早前一项全表型组关联研究也已经发现了此现象。

大部分神经退行性疾病（如阿尔兹海默病和帕金森病）的共同潜在特征包括错误折叠蛋白（β- 淀粉样蛋白和 α- 突触核蛋白）积累，这导致引发 ER 应激和 UPR 刺激。阿尔兹海默病是进行性痴呆最常见的类型，其发病机制与 ER 应激增强有关。在许多神经退行性疾病中，引发 ER 应激的疾病特异性错误折叠蛋白的积聚与早期病理事件相关。当应激超过 ER 应激传感器最大阈值水平时，就会启动凋亡信号。所有真核细胞对内质网中未折叠蛋白积聚的响应，都通过一种称为 UPR 适应性信号通路做出反应。在 ER 应激中，UPR 起着保护作用，但长期持续的 ER 应激会触发 UPR 介导的凋亡途径，最终导致神经元细胞死亡。ER 应激及 UPR 在许多髓鞘和成髓鞘胶质细胞疾病中有重要作用，包括多发性硬化症，其也被认为是玫瑰痤疮的危险因素。ILF4 驱动、Th17 细胞介导的神经炎症和增强的 ER 应激信号之间存在密切关联，尤其在多发性硬化症中。

12.6 1 型糖尿病

玫瑰痤疮还与 1 型糖尿病风险增加有关，主要发生于女性。1 型糖尿病是一种慢性自身免疫性疾病，其特征是高血糖，是由于进行性免疫介导的对产生胰岛素的胰岛 β 细胞的破坏所致。与非分泌细胞相比，分泌功能使胰岛 β 细胞处于更高水平的 ER 应激。许多与 1 型糖尿病发病相关的环境触发因素进一步增强了胰岛 β 细胞中的固有 ER 应激。ER 应激在自身免疫介导的 β 细胞破坏中发挥作用，并调节 1 型糖尿病期间与自身免疫进展相关的免疫细胞功能。IRF4 在自身免疫性糖尿病的发病机制中起重要作用。IGF4 的单倍体缺失可保护易患糖尿病的自身免疫性 NOD 小鼠免于发生自身免疫性糖尿病。

12.7 类风湿关节炎

玫瑰痤疮患者类风湿关节炎的发病率也有所增加。ER 应激相关基因在类风湿关节炎滑膜和滑膜细胞中有高表达。内质网应激分子伴侣 GRP78 在类风湿关节炎发病中发挥作用。GRP78 参与抗体生成、T 细胞增殖和促炎细胞因子生成。LL-37 是 cathelicidin 的生物活性裂解产物。LL-37 在类风湿关节炎、寻常型银屑病、红斑狼疮和动脉粥样硬化的发病中发挥作用。最近一项全基因组关联分析将 IRF4 位点与类风湿关节炎易感性联系起来。

12.8 代谢综合征和心血管疾病

玫瑰痤疮还与代谢综合征和心血管疾病有关。玫瑰痤疮与心血管疾病的关系和死亡率仍存在争议。尽管一项小型土耳其病例对照研究和中国台湾一项大规模病例对照研究（包括 33 553 名玫瑰痤疮患者和 67 106 名年龄及性别匹配的对照受试者）指出，玫瑰痤疮患者患心血管疾病的风险有所增加，但丹麦的全国性队列研究（包括 4948 名玫瑰痤疮患者和 23 823 名匹配的对照受试者）发现玫瑰痤疮与不良心血管疾病后果或死亡没有关联。相应的，一项倾向值匹配的病例对照研究发现，玫瑰痤疮与心血管疾病之间没有关联。相反，双胞胎研究则观察到，NRS 评分较高与心血管疾病风险增加之间有相关性。血管内皮在心血管稳态中发挥作用。血管内皮细胞功能障碍是心血管疾病的一个特征，并且与 ER 应激增加有关。在动脉粥样硬化斑块中检测到 cathelicidin 裂解肽 LL-37 水平增加，这表明 ER 应激与 LL-37 表达之间存在潜在联系。

12.9 癌症

丹麦的全国性队列研究发现，玫瑰痤疮患者患胶质瘤的风险增加。ER 应激增强和 UPR 紊乱对胶质瘤的发病有一定影响。ER 应激传感器 PERK 可刺激多形胶质母细胞瘤生长。护士健康研究 Ⅱ 期研究（Nurses' Health Study Ⅱ，1991—2011）发现玫瑰痤疮病史与甲状腺癌和基底细胞癌存在关联（译者注：护士健康研究是美国进行的关于女性重大慢性病危险因素的最大的前瞻性研究之一）。据报道，甲状腺癌细胞中 ER 应激增加可保护其免受电离辐射诱导的细胞凋亡。尽管紫外线暴露会引起表皮角质形成细胞中的 ER 应激，并且无疑会促进玫瑰痤疮的进展，但 ER 应激在基底细胞癌发病机制中的作用尚未得到详细阐述。内质网蛋白 29（endoplasmic protein 29，ER p29）被证实在浸润性基底细胞癌中表达增强。ER p29 与胰岛 β 细胞中 ER 应激上调有关，而且在甲状腺细胞的主要分泌产物甲状腺球蛋白的折叠 / 分泌中发挥至关重要的作用（表 12.2）。

已证实 ER 应激在玫瑰痤疮发病机制中具有重要作用，并将在下一章中（第 13 章）详细介绍。迄今所有报道的玫瑰痤疮相关合并症均将 ER 应激增强视为常见致病特征。ER 应激会诱发角质形成细胞（玫瑰痤疮）、肠上皮细胞（乳糜泻、克罗恩病和溃疡性结肠炎）、神经元（阿尔兹海默病和帕金森病）、神经胶质细胞（多发性硬化症）、滑膜细胞（类风湿关节炎）和血管内皮细胞（心血管疾病）产生 LL-37 和促炎细胞因子。玫瑰痤疮对于鉴别不平衡的 ER 应激稳态及 ER 应激活化阈值降低的个体具有重要的临床意义。一些环境诱因，如紫外线辐射、与年龄相关的退化导致的蛋白质降解及微生物威胁，都可能使 ER 应激反应在 ER 应激敏感性增强的个体内持续存在。玫瑰痤疮及其相关合并症均为年龄相关疾病，会随着时间推移而发展。下调 ER 应激阈值的遗传易感性和持续的环境 ER 应激源共同参与疾病的表现和进一步发展。IRF4 和 IL13 是增强自身免疫、炎症和 ER 应激的潜在基因，玫瑰痤疮及其合并症均与此相关。

表 12.2　所有与玫瑰痤疮相关的合并症都有极高的 ER 应激

玫瑰痤疮相关合并症	靶细胞	ER应激
乳糜泻	肠黏膜细胞	增加
克罗恩病	回肠黏膜细胞	增加
溃疡性结肠炎	结肠黏膜细胞	增加
阿尔兹海默病	神经细胞	增加
帕金森病	神经细胞	增加
多发性硬化症	胶质细胞	增加
1型糖尿病	胰岛β细胞	增加
类风湿关节炎	滑膜细胞	增加
心血管疾病	血管内皮细胞	增加
胶质瘤	胶质细胞	增加
甲状腺癌	甲状腺上皮细胞	增加
基底细胞癌	毛母细胞	增加

12.10 内质网应激上调：玫瑰痤疮的遗传易感因素？

ER 应激刺激强效抗菌裂解肽 LL-37 的表达，该抗菌肽在针对多种威胁生命的病原体的皮肤防御中发挥重要作用，这些病原体包括结核分枝杆菌、A 族链球菌、耐甲氧西林金黄色葡萄球菌、单纯疱疹病毒、牛痘病毒和白念珠菌。CAMP 启动子由维生素 D 依赖性转录因子（维生素 D 受体 / 类视黄醇 X 受体）和维生素 D 非依赖性转录因子（C/EBPα 和 NFκB）调节。CAMP 的最大表达有赖于充足的维生素 D，而北欧的冬季则缺乏维生素 D。根据我们的一位作者（Bodo Melnik）最近的一项假说，ER 应激阈值降低会导致 C/EBPα 和 NFκB 信号传导上调，这可补偿维生素 D 在北欧冬季期间不足而引起的 CAMP 表达不足，从而维持皮肤的抗菌防御能力。在北欧凯尔特人维生素 D 缺乏的进化压力下，ER 应激介导的 CAMP 可能会为产生抗菌肽 LL-37（凯尔特人的潜在生存因子）提供另一种不依赖于维生素 D 的途径。最近发现的玫瑰痤疮严重度基因 *IL-13* 在这方面备受关注，因为 IL-13 可诱导 ER 应激并增强 CYP27B1 表达，而 CYP27B1 增强 1, 25（OH）$_2$ 维生素 D3 生物活性物的局部合成并促进维生素 D 介导的 CAMP 表达（图 12.1）。

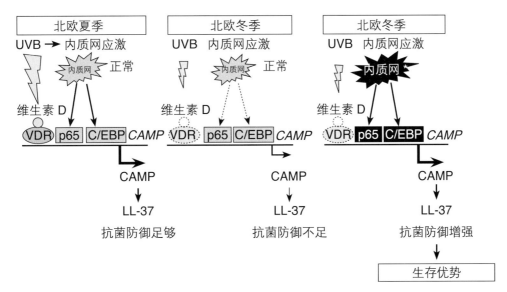

图 12.1　ER 应激信号传导增强：玫瑰痤疮的遗传易感性。在北欧的夏季，充足的中波紫外线（UV-B）通过维生素 D 受体激活 CAMP 的启动子，同时通过 p65 和 C/EBPα 激活紫外线触发的 ER 应激。在冬季，维生素 D 合成不足会影响 CAMP 及其蛋白水解片段 LL-37 的产生，从而增加感染风险。在玫瑰痤疮人群中，以维生素 D 非依赖性方式上调的 ER 应激维持足够的 CAMP/LL-37，从而提高冬季的宿主防御（玫瑰痤疮患者的潜在生存优势）。C/EBPα：CCAAT/ 增强子结合蛋白 -α，p65：核因子 κ B 的 p65 成分，VDR：维生素 D 受体。Published with kind permission of © Bodo Melnik 2019. All Rights Reserved

参考文献

流行病学

Abram K, Silm H, Oona M. Prevalence of rosacea in an Estonian working population using a standard classification. Acta Derm Venereol. 2010a; 90:269-73.

Al-Dabagh A, Davis SA, McMichael AJ, Feldman SR. Rosacea in skin of color: not a rare diagnosis. Dermatol Online J. 2014; 20:10.

Alexis AF. Rosacea in patients with skin of color: uncommon but not rare. Cutis. 2010; 86:60-2.

Augustin M, Herberger K, Hintzen S, et al. Prevalence of skin lesions and need for treatment in a cohort of 90880 workers. Br J Dermatol. 2011; 165:865-73.

Bae YI, Yun SJ, Lee JB, et al. Clinical evaluation of 168 Korean patients with rosacea: the sun exposure correlates with the erythematotelangiectatic subtype. Ann Dermatol. 2009; 21:243-9.

Chamaillard M, Mortemousque B, Boralevi F, et al. Cutaneous and ocular signs of childhood rosacea. Arch Dermatol. 2008; 144:167-71.

Egeberg A, Hansen PR, Gislason GH, Thyssen JP. Clustering of autoimmune diseases in patients with rosacea. J Am Acad Dermatol. 2016; 74:667-72.

Gether L, Overgaard LK, Egeberg A, Thyssen JP. Incidence and prevalence of rosacea: a systematic review and meta-analysis. Br J Dermatol. 2018; 179:282-9.

Hong E, Fischer G. Childhood ocular rosacea: considerations for diagnosis and treatment. Australas J Dermatol. 2009; 50:272-5.

Khaled A, Hammami H, Zeglaoui F, et al. Rosacea: 244 Tunisian cases. Tunis Med. 2010; 88:597-601.

Kroshinsky D, Glick SA. Pediatric rosacea. Dermatol Ther. 2006; 19:196-201.

Kyriakis KP, Palamaras I, Terzoudi S, et al. Epidemiologic aspects of rosacea. J Am Acad Dermatol. 2005; 53:918-9.

McAleer MA, Fitzpatrick P, Powell FC. Papulopustular rosacea: prevalence and relationship to photodamage. J Am Acad Dermatol. 2010; 63:33-9.

Moustafa F, Hopkinson D, Huang KE, Feldman S. Prevalence of rosacea in community settings. J Cutan Med Surg. 2015; 19:149-52.

Spoendlin J, Voegel JJ, Jick SS, Meier CR. A study on the epidemiology of rosacea in the U.K. Br J Dermatol. 2012; 167:598-605.

Tan J, Berg M. Rosacea: current state of epidemiology. J Am Acad Dermatol. 2013; 69(6 Suppl 1):S27-35.

Tan J, Schöfer H, Araviiskaia E, et al. Prevalence of rosacea in the general population of Germany and Russia-the RISE study. J Eur Acad Dermatol Venereol. 2016; 30:428-34.

遗传易感因素

Agliardi C, Guerini FR, Saresella M, et al. Vitamin D receptor (VDR) gene SNPs influence VDR expression and modulate protection from multiple sclerosis in HLA-DRB1*15-positive individuals. Brain Behav Immun. 2011; 25:1460-7.

Aponte JL, Chiano MN, Yerges-Armstrong LM, et al. Assessment of rosacea symptom severity by genome-wide association study and expression analysis highlights immuno-inflammatory and skin pigmentation genes. Hum Mol Genet. 2018; https://doi.org/10.1093/hmg/ddy184. [Epub ahead of print].

Awosika O, Oussedik E. Genetic predisposition to rosacea. Dermatol Clin. 2018; 36:87-92.

Chang AL, Raber I, Xu J, et al. Assessment of the genetic basis of rosacea by genome-wide association study. J Invest Dermatol. 2015; 135:1548-55.

Delmotte P, Sieck GC. Interaction between endoplasmic/sarcoplasmic reticulum stress (ER/SR stress), mitochondrial signaling and Ca(2+) regulation in airway smooth muscle (ASM). Can J Physiol Pharmacol. 2015; 93:97-110.

Glasmacher E, Agrawal S, Chang AB, et al. A genomic regulatory element that directs assembly and function of immune-specific AP-1-IRF complexes. Science. 2012; 338:975-80.

Hebbring SJ. The challenges, advantages and future of phenome-wide association studies. Immunology. 2014; 141:157-65.

Hebbring SJ, Schrodi SJ, Ye Z, et al. A PheWAS approach in studying HLA-DRB1*1501. Genes Immun. 2013; 14:187-91.

Huber M, Lohoff M. IRF4 at the crossroads of effector T-cell fate decision. Eur J Immunol. 2014; 44:1886-95.

Jacobs LC, Hamer MA, Gunn DA, et al. A genome-wide association study identifies the skin color genes IRF4, MC1R, ASIP, and BNC2 influencing facial pigmented spots. J Invest Dermatol. 2015; 135:1735-42.

Karpouzis A, Avgeridis P, Tripsianis G, et al. Assessment of tachykinin receptor 3' gene polymorphism rs3733631 in rosacea. Int Sch Res Notices. 2015; 2015:469402.

Keestra-Gounder AM, Byndloss MX, Seyffert N, et al. NOD1 and NOD2 signalling links ER stress with inflammation. Nature. 2016; 532:394-7.

Kim SH, Yang IY, Kim J, et al. Antimicrobial peptide LL-37 promotes antigen-specific immune responses in mice by enhancing Th17-skewed mucosal and systemic immunities. Eur J Immunol. 2015; 45:1402-13.

Law MH, Medland SE, Zhu G, et al. Genome-wide association shows that pigmentation genes play a role in skin aging. J Invest Dermatol. 2017; 137:1887-94.

Maggi CA. The mammalian tachykinin receptors. Gen Pharmacol. 1995; 26:911-44.

Mahnke J, Schumacher V, Ahrens S, et al. Interferon regulatory factor 4 controls TH1 cell effector function and metabolism. Sci Rep. 2016; 6:35521.

Maingat F, Halloran B, Acharjee S, et al. Inflammation and epithelial cell injury in AIDS enteropathy: involvement of endoplasmic reticulum stress. FASEB J. 2011; 25:2211-20.

Mandal D, Fu P, Levine AD. REDOX regulation of IL-13 signaling in intestinal epithelial cells: usage of alternate pathways mediates distinct gene expression patterns. Cell Signal. 2010; 22:1485-94.

Nalbant A, Eskier D. Genes associated with T helper 17 cell differentiation and function. Front Biosci (Elite Ed). 2016; 8:427-35.

Okada S, Mori K, Kai H. Endoplasmic reticulum stress increases the expression and function of toll-like receptor-2 in epithelial cells. Biochem Biophys Res Commun. 2010; 402:235-40.

Palleschi GM, Torchia D. Rosacea in a monozygotic twin. Australas J Dermatol. 2007; 48:132-3.

Park K, Ikushiro H, Seo HS, et al. ER stress stimulates production of the key antimicrobial peptide, cathelicidin, by forming a previously unidentified intracellular S1P signaling complex. Proc Natl Acad Sci U S A. 2016; 113:E1334-42.

Popkin DL. Genetic vs environmental factors that correlate with rosacea: a cohort-based survey of twins. JAMA Dermatol. 2015; 151:1213-9.

Schrumpf JA, van Sterkenburg MA, Verhoosel RM, et al. Interleukin 13 exposure enhances vitamin D-mediated expression of the human cathelicidin antimicrobial peptide 18/LL-37 in bronchial epithelial cells. Infect Immun. 2012; 80:4485-94.

Staudt V, Bothur E, Klein M, et al. Interferon-regulatory factor 4 is essential for the developmental program of T helper 9 cells. Immunity. 2010; 33:192-202.

van Steensel MA, Badeloe S, Winnepenninckx V, et al. Granulomatous rosacea and Crohn's disease in a patient homozygous for the Crohn-associated NOD2/CARD15 polymorphism R702W. Exp Dermatol.

2008; 17:1057-8.

Takci Z, Bilgili SG, Karadag AS, et al. Decreased serum paraoxonase and arylesterase activities in patients with rosacea. J Eur Acad Dermatol Venereol. 2015; 29:367-70.

Wang X, Yang X, Li Y, et al. Lyn kinase represses mucus hypersecretion by regulating IL-13-induced endoplasmic reticulum stress in asthma. EBioMedicine. 2017; 15:137-49.

Yamasaki K, Di Nardo A, Bardan A, et al. Increased serine protease activity and cathelicidin promotes skin inflammation in rosacea. Nat Med. 2007; 13:975-80.

Yamasaki K, Kanada K, Macleod DT, et al. TLR2 expression is increased in rosacea and stimulates enhanced serine protease production by keratinocytes. J Invest Dermatol. 2011; 131:688-97.

Yazici AC, Tamer L, Ikizoglu G, et al. GSTM1 and GSTT1 null genotypes as possible heritable factors of rosacea. Photodermatol Photoimmunol Photomed. 2006; 22:208-10.

玫瑰痤疮相关合并症

Abram K, Silm H, Maaroos HI, Oona M. Risk factors associated with rosacea. J Eur Acad Dermatol Venereol. 2010b; 24:565-71.

Akin Belli A, Ozbas Gok S, Akbaba G, et al. The relationship between rosacea and insulin resistance and metabolic syndrome. Eur J Dermatol. 2016; 26:260-4.

Almeida R, Ricaño-Ponce I, Kumar V, et al. Fine mapping of the celiac disease-associated LPP locus reveals a potential functional variant. Hum Mol Genet. 2014; 23:2481-9.

Bagcchi S. Link between rosacea and glioma in nationwide cohort. Lancet Oncol. 2016; 17:e94.

Battson ML, Lee DM, Gentile CL. Endoplasmic reticulum stress and the development of endothelial dysfunction. Am J Physiol Heart Circ Physiol. 2017; 312:H355-67.

Cai Y, Arikkath J, Yang L, Guo ML, et al. Interplay of endoplasmic reticulum stress and autophagy in neurodegenerative disorders. Autophagy. 2016; 12:225-44.

Cao SS. Epithelial ER stress in Crohn's disease and ulcerative colitis. Inflamm Bowel Dis. 2016; 22:984-93.

Cao SS, Luo KL, Shi L. Endoplasmic reticulum stress interacts with inflammation in human diseases. J Cell Physiol. 2016; 231:288-94.

Caruso R, Núñez G. Innate immunity: ER stress recruits NOD1 and NOD2 for delivery of inflammation. Curr Biol. 2016; 26:R508-11.

Cheretis C, Dietrich F, Chatzistamou I, et al. Expression of ERp29, an endoplasmic reticulum secretion factor in basal-cell carcinoma. Am J Dermatopathol. 2006; 28:410-2.

Cimellaro A, Perticone M, Fiorentino TV, et al. Role of endoplasmic reticulum stress in endothelial dysfunction. Nutr Metab Cardiovasc Dis. 2016; 26:863-71.

Ciornei CD, Tapper H, Bjartell A, et al. Human antimicrobial peptide LL-37 is present in atherosclerotic plaques and induces death of vascular smooth muscle cells: a laboratory study. BMC Cardiovasc Disord. 2006; 6:49.

Cunnea P, Mháille AN, McQuaid S, et al. Expression profiles of endoplasmic reticulum stress-related molecules in demyelinating lesions and multiple sclerosis. Mult Scler. 2011; 17:808-18.

Duman N, Ersoy Evans S, Atakan N. Rosacea and cardiovascular risk factors: a case control study. J Eur Acad Dermatol Venereol. 2014; 28:1165-9.

Egeberg A, Fowler JF Jr, Gislason GH, Thyssen JP. Nationwide assessment of cause-specific mortality in patients with rosacea: a cohort study in Denmark. Am J Clin Dermatol. 2016b; 17:673-9.

Egeberg A, Hansen PR, Gislason GH, Thyssen JP. Assessment of the risk of cardiovascular disease in patients with rosacea. J Am Acad Dermatol. 2016c; 75:336-9.

Egeberg A, Hansen PR, Gislason GH, Thyssen JP. Patients with rosacea have increased risk of dementia. Ann Neurol. 2016d; 79:921-8.

Egeberg A, Hansen PR, Gislason GH, Thyssen JP. Exploring the association between rosacea and Parkinson disease: a Danish nationwide cohort study. JAMA Neurol. 2016e; 73:529-34.

Egeberg A, Hansen PR, Gislason GH, Thyssen JP. Clustering of autoimmune diseases in patients with rosacea. J Am Acad Dermatol. 2016f; 74:667-72.

Egeberg A, Ashina M, Gaist D, et al. Prevalence and risk of migraine in patients with rosacea: a population-based cohort study. J Am Acad Dermatol. 2017a; 76:454-8.

Egeberg A, Weinstock LB, Thyssen EP, et al. Rosacea and gastrointestinal disorders: a population-based cohort study. Br J Dermatol. 2017b; 176:100-6.

Gutiérrez A, Holler E, Zapater P, et al. Antimicrobial peptide response to blood translocation of bacterial DNA in Crohn's disease is affected by NOD2/CARD15 genotype. Inflamm Bowel Dis. 2011; 17:1641-50.

Haber R, El Gemayel M. Comorbidities in rosacea: a systematic review and update. J Am Acad Dermatol. 2018; 78:786-92.

Holmes AD, Spoendlin J, Chien AL, et al. Evidence-based update on rosacea comorbidities and their common physiologic pathways. J Am Acad Dermatol. 2018; 78:156-66.

Hua TC, Chung PI, Chen YJ, et al. Cardiovascular comorbidities in patients with rosacea: a nationwide case-control study from Taiwan. J Am Acad Dermatol. 2015; 73:249-54.

Huang HC, Tang D, Lu SY, Jiang ZF. Endoplasmic reticulum stress as a novel neuronal mediator in Alzheimer's disease. Neurol Res. 2015; 37:366-74.

Kim M, Choi KH, Hwang SW, et al. Inflammatory bowel disease is associated with an increased risk of inflammatory skin diseases: a population-based cross-sectional study. J Am Acad Dermatol. 2017; 76:40-8.

Li WQ, Zhang M, Danby FW, et al. Personal history of rosacea and risk of incident cancer among women in the US. Br J Cancer. 2015; 113:520-3.

López-Isac E, Martín JE, Assassi S, et al. Brief report: IRF4 newly identified as a common susceptibility locus for systemic sclerosis and rheumatoid arthritis in a cross-disease meta-analysis of genome-wide association studies. Arthritis Rheumatol. 2016; 68:2338-44.

Luo K, Cao SS. Endoplasmic reticulum stress in intestinal epithelial cell function and inflammatory bowel disease. Gastroenterol Res Pract. 2015; 2015:328791.

Marré ML, James EA, Piganelli JD. β cell ER stress and the implications for immunogenicity in type 1 diabetes. Front Cell Dev Biol. 2015; 3:67.

McMahon JM, McQuaid S, Reynolds R, FitzGerald UF. Increased expression of ER stress- and hypoxia-associated molecules in grey matter lesions in multiple sclerosis. Mult Scler. 2012; 18:1437-47.

Meier CR. Rosacea, inflammatory bowel disease and the value of big data and of epidemiological studies. Br J Dermatol. 2017; 176:9-10.

Melnik BC. Endoplasmic reticulum stress: key promoter of rosacea pathogenesis. Exp Dermatol. 2014; 23:868-73.

Melnik BC. Rosacea: the blessing of the Celts - an approach to pathogenesis through translational research. Acta Derm Venereol. 2016; 96:147-56.

Mercado G, Castillo V, Soto P, Sidhu A. ER stress and Parkinson's disease: pathological inputs that converge into the secretory pathway. Brain Res. 2016; 1648:626-32.

Navid F, Colbert RA. Causes and consequences of endoplasmic reticulum stress in rheumatic disease. Nat Rev Rheumatol. 2017; 13:25-40.

Park YJ, Yoo SA, Kim WU. Role of endoplasmic reticulum stress in rheumatoid arthritis pathogenesis. J Korean Med Sci. 2014; 29:2-11.

Peñaranda Fajardo NM, Meijer C, Kruyt FA. The endoplasmic reticulum stress/unfolded protein response in gliomagenesis, tumor progression and as a therapeutic target in glioblastoma. Biochem Pharmacol. 2016; 118:1-8.

Rainer BM, Kang S, Chien AL. Rosacea: epidemiology, pathogenesis, and treatment. Dermatoendocrinology. 2017; 9:e1361574.

Roussel BD, Kruppa AJ, Miranda E, et al. Endoplasmic reticulum dysfunction in neurological disease. Lancet Neurol. 2013; 12:105-18.

Sha Y, Markovic-Plese S. Activated IL-1RI signaling pathway induces Th17 cell differentiation via interferon regulatory factor 4 signaling in patients with relapsing-remitting multiple sclerosis. Front Immunol. 2016; 7:543.

Spoendlin J, Voegel JJ, Jick SS, Meier CR. Migraine, triptans, and the risk of developing rosacea: a population-based study within the United Kingdom. J Am Acad Dermatol. 2013; 69:399-406.

Spoendlin J, Karatas G, Furlano RI, et al. Rosacea in patients with ulcerative colitis and Crohn's disease: a population-based case-control study. Inflamm Bowel Dis. 2016; 22:680-7.

Stone S, Lin W. The unfolded protein response in multiple sclerosis. Front Neurosci. 2015; 9:264.

Sun L, Wang W, Xiao W, Yang H. The roles of cathelicidin LL-37 in inflammatory bowel disease. Inflamm Bowel Dis. 2016; 22:1986-91.

Vera N, Patel NU, Seminario-Vidal L. Rosacea comorbidities. Dermatol Clin. 2018; 36:115-22.

Wingo TS. Parkinson disease risk in patients with rosacea. JAMA Neurol. 2016; 73:501-2.

Wood H. Parkinson disease: new evidence for a pathogenic link between rosacea and Parkinson disease. Nat Rev Neurol. 2016; 12:250-1.

Wu CY, Chang YT, Juan CK, et al. Risk of inflammatory bowel disease in patients with rosacea: results from a nationwide cohort study in Taiwan. J Am Acad Dermatol. 2017; 76:911-7.

Zavorins A, Voicehovska J, Kisis J, Lejnieks A. Overlaps in the pathogenesis of rosacea and atherosclerosis. Proc Natl Acad Sci B. 2018; 72:152-9.

Zhong J, Rao X, Xu JF, et al. The role of endoplasmic reticulum stress in autoimmune-mediated beta-cell destruction in type 1 diabetes. Exp Diabetes Res. 2012; 2012:238980.

13 玫瑰痤疮的发病机制

殷旭峰 译，周炳荣 审校

内容提要

- 内质网（endoplasmic reticulum, ER）应激在玫瑰痤疮发病机制中发挥关键作用。

- 玫瑰痤疮皮脂腺脂质组成的变化导致表皮屏障紊乱，促进玫瑰痤疮患者面部皮肤 ER 应激。

- ER 应激可增加玫瑰痤疮患者皮肤产生 cathelicidin 抗菌肽（cathelicidin antimicrobial peptide, CAMP），CAMP 是生物活性蛋白水解片段 LL-37 的前体。

- 紫外线照射、热和辛辣食物等玫瑰痤疮的临床触发因素均为 ER 应激源。

- 玫瑰痤疮皮肤中上调的 ER 应激传感器包括 Toll 样受体 2（Toll-like receptor 2, TLR2）、NLR 家族 pyrin 结构域蛋白 3（NLR family pyrin domain containing protein 3, NLRP3）和瞬时受体电位香草酸受体家族（transient receptor potential vanilloid, TRPV）通道，尤其是 TRPV1。

- LL-37 是一种强效抗菌肽，主要参与各种宿主防御，是免疫系统的警报素，可活化肥大细胞并促进 Th17 细胞极化、血管生成和纤维化，也是玫瑰痤疮的常见标记。

- 与富含皮脂腺的健康皮肤相比，玫瑰痤疮皮肤中胸腺基质淋巴细胞生成素（thymic stromal lymphopoietin, TSLP）的表达减少。TSLP 激活调节性 T 细胞，从而减弱 Th17 细胞极化。

- ER 应激介导的 CAMP/LL-37 的生成不依赖于维生素 D，维生素 D 通过结合其受体促进 CAMP 表达。

玫瑰痤疮的发病机制涉及多种因素，例如表皮屏障功能紊乱、cathelicidin 抗菌肽（CAMP）介导的炎症伴有炎性小体活化、血管反应性异常、固有免疫增强、神经源性炎症、血管生成、纤维化和蠕形螨过多定植。由于缺乏合适的玫瑰痤疮动物模型，突显了玫瑰痤疮发病机制转化性研究的重要性。

本章提出了一个基于 ER 应激增强的统一概念，该概念整合了与玫瑰痤疮发病有关的所有公认的临床触发因素、细胞传感器和上调的细胞效应因子。

近 10 年来，对 ER 应激和未折叠蛋白反应（unfolded protein response, UPR）在上皮细胞内稳态中的作用及其在慢性炎症性疾病发病机制中重要功能的认识取得了长足进展。了解 ER 应激在玫瑰痤疮发病中的作用，有助于了解 ER 应激信号传导的基本通路、增强 CAMP 表达、激活 NLRP3 炎性小体、促进 Th1/Th17 细胞分化、诱导血管生成和皮肤纤维化。这些都是玫瑰痤疮的生化、免疫和组织病理学特征。

13.1 内质网应激和未折叠蛋白反应

UPR 是在内质网中处理的一种细胞应激反应，在各种刺激下激活，包括上皮屏障功能紊乱、微生物防御、内质网内腔中错误折叠蛋白积累相关的细胞损伤。UPR 的主要目标是通过增加参与蛋白质折叠以及此过程中所需的活性氧（ROS）生成的分子伴侣的产生，消除或者重新折叠错误折叠的蛋白质。如果在一定时间内没有实现此目标，UPR 会导向凋亡。内质网膜内的三个主要腔内传感器介导 ER 应激：①蛋白激酶 RNA 样内质网应激激酶（PERK）；②肌醇激酶 1（IRE1）；③活化转录因子 6（ATF6）。活化的 PERK 可磷酸化并激活 p38 MAPK 酶，并诱导活化转录因子 4（ATF4）的表达，后者会增强 C/EBP 同源蛋白（C/EBP homologous protein, CHOP）、TLR2 和血管内皮生长因子（VEGF）的表达。活化的肌醇激酶 1 激活转录因子 X-box 结合蛋白 1（X-box binding protein 1, XBP1）。在玫瑰痤疮患者表皮中，CAMP、丝氨酸蛋白酶激肽释放酶 5（kallikrein 5, KLK5）及其蛋白水解片段 LL-37 均呈过表达。ER 应激上调 CAMP 表达，而 CAMP 是高生物活性抗菌肽 LL-37 的前体蛋白。LL-37 在维持皮肤炎症、肥大细胞活化、Th17 细胞极化、血管生成和纤维化中发挥重要作用。

13.2 皮脂腺和表皮屏障功能紊乱

大量研究报道，与健康人相比，玫瑰痤疮患者面部角质层含水量减少，皮肤经表皮失水率增加，这表明玫瑰痤疮皮肤的表皮屏障功能受损。有确凿证据表明，外部屏障紊乱诱导表皮 ER 应激，并与细胞内 Ca^{2+} 排出和 XBP1 激活相关。

关于玫瑰痤疮主要累及面部皮肤及表皮屏障功能紊乱促进 ER 应激的原因，有两个关键问题。虽然玫瑰痤疮发生在皮脂腺较多的面部区域，但与健康对照组相比，玫瑰痤疮患者的总皮脂分泌量无显著变化。不过，有研究者已观察到皮脂脂质的组成成分有所改变，并认为这会对表皮屏障稳态产生负面影响。与健康对照组相比，丘疹脓疱型玫瑰痤疮患者肉豆蔻酸（C14:0）的皮脂浓度较高，长链脂肪酸花生四烯酸（C20:0）、山嵛酸（C22:0）、二十三烷酸（C23:0）和二十四烷酸（C24:0）及顺 -11- 二十烷酸皮脂水平较低。这些局部脂肪酸异常与面部表皮屏障功能障碍有关。肉豆蔻酸是皮肤渗透性的强效增强剂，会损害表皮屏障功能。

皮脂腺参与调节局部皮肤免疫。与组成性表达胸腺基质淋巴细胞生成素（thymic stromal lympho-poietin, TSLP）的皮脂腺丰富的健康皮肤相比，丘疹脓疱型玫瑰痤疮患者皮肤的 TSLP 水平降低，这与 IL-17/ 干扰素 -γ 细胞因子环境中炎性树突状细胞和 T 细胞大量涌入有关。ER 应激介导的 CAMP/LL-37 增加可能解释了玫瑰痤疮皮肤中 TSLP 浓度降低。皮脂腺细胞能产生包括 CAMP 在内的大量抗菌肽。青春期前，因皮脂腺发育不成熟，玫瑰痤疮较少见；而低剂量口服异维 A 酸后，皮脂和 CAMP 产生减少，这些都证实了皮脂腺功能障碍在玫瑰痤疮发病机制中的作用。

眼玫瑰痤疮主要与干眼症有关。据报道，眼玫瑰痤疮患者中泪膜异常与睑板腺功能障碍呈正相关关系。睑板腺是睑板内侧眼睑边缘的一种特殊皮脂腺，负责分泌睑脂。睑脂这种油性物质可防止泪膜蒸发，还可防止泪水溅到面颊，将眼泪保留在睑脂边缘与眼球之间，并保持眼睑闭合时的密封性。泪膜破裂时间

缩短与睑脂脂质成分异常有关（图 13.1）。

13.3 玫瑰痤疮诱因

13.3.1 紫外线辐射

玫瑰痤疮最关键的诱因是慢性紫外线暴露。急性 UV-B 辐射会引起以炎症和血管功能亢进为特征的疾病发作。紫外线辐射会诱发人表皮 ER 应激。UV-B 上调角质形成细胞中 ER 应激标志物热休克 70-KD 蛋白 5（heat shock 70-kD protein 5, HSPA5），并激活 NFκB，NFκB 是促炎细胞因子基因表达（包括 CAMP）的关键转录因子。皮肤成纤维细胞受 UV-A 辐射也会激活 ER 应激反应，这与诱导纤维化有关，纤维化是玫瑰痤疮皮肤中的早期组织病理学发现。

UV-B 辐射诱导神经酰胺转化成生物活性脂质介质鞘氨醇 -1- 磷酸（sphingosine-1-phosphate, S1P）。S1P 是激活 NFκB 并促进 CAMP 表达的信号复合体的一部分。LL-37 增加了 UV-B 介导的炎性小体活化和血管生成。紫外线辐射是一种强效的 ER 应激触发因素，可诱发炎症、血管生成和纤维化。而面部则是人一生中暴露于紫外线辐射最多的皮肤区域。

13.3.2 热、刺激、机械、营养和心理等诱发因素

玫瑰痤疮是一种皮肤高度敏感的皮肤病，易对温度变化（热和冷）、化学刺激物（酸和表面活性剂）、机械刺激、辛辣食物（辣椒素）、红酒（白藜芦醇）和心理压力（P 物质）产生炎症反应。这些刺激由瞬时受体电位香草酸受体亚家族（TRPV）通道感知。TRPV1-4 通道和瞬时受体电位锚蛋白 1（TRP ankyrin 1, TRPA1）可表达于神经、角质形成细胞、免疫细胞和肥大细胞。感觉神经元密度在红斑毛细血管扩张型玫瑰痤疮中有中度增加。在所有玫瑰痤疮亚型中均能观察到感觉神经元、血管和免疫细胞上 TRP 离子通道密度增加。TRPV1、TRPV2 和 TRPV3 在红斑毛细血管扩张型玫瑰痤疮皮肤中表达显著增加，而丘疹脓疱型玫瑰痤疮则表现出 TRPV2 和 TRPV4 免疫反应性增强。在鼻赘型玫瑰痤疮中，TRPV3 和 TRPV4 的皮肤免疫染色及 TRPV1 和 TRPV3 的基因表达也有增强。

有大量证据表明 TRPVs 参与 ER 应激反应。ER

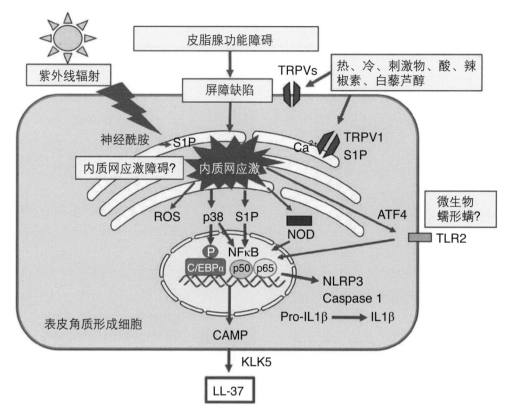

图 13.1　玫瑰痤疮发病机制的 ER 应激模型。玫瑰痤疮的所有临床诱发因素均诱导 ER 应激，其通过释放鞘氨醇 -1-磷酸（S1P）和活化 MAP 激酶 p38 而激活核因子 κB（NFκB），从而促进表达 cathelicidin（CAMP）。CAMP 被激肽释放酶 5（KLK5）水解切割成生物活性片段 LL-37。皮肤脂质改变可能会扰乱诱导 ER 应激的表皮屏障功能。紫外线辐射促进神经酰胺释放 S1P，从而促进进一步的 ER 应激。热、皮肤刺激物、辣椒素和白藜芦醇等物质可激活瞬时受体电位香草酸受体（TRPV）通道，并可激活 ER 应激信号。ER 应激上调 Toll 样受体 2（TLR2）、核苷酸结合寡聚化结构域蛋白（NOD）、NLRP3 炎性小体和活性氧（ROS）的形成。ER 应激介导的 S1P 释放使 TRPV 敏感，从而增强了各种 TRPV 激动剂的活性。NLRP3 炎性小体介导的半胱天冬酶 -1（caspase-1）活化促进了促炎白介素 -1β（IL-1β）的生成。Published with kind permission of © Bodo Melnik 2019. All Rights Reserved

应激信号的启动有赖于内质网腔内 Ca²⁺ 的变化。经辣椒素经典活化的 TRPV1 是位于质膜和内质网膜中的唯一 TRPV 亚型。激活后，TRPV1 从内质网 Ca²⁺ 库中释放出 Ca²⁺。内质网中对 TRPV1 的激动刺激增加 Ca²⁺ 流入内质网，从而激活 ER 应激反应。ER 应激来源的 S1P 进一步增强了 TRPV1 的功能。ER 因此对激活 TRPV1 的外部刺激敏感。

玫瑰痤疮皮肤对温度变化异常敏感，尤其是热刺激。感觉神经元对疼痛性热刺激的感知主要由 TRPV1 介导。ER 应激来源的 S1P 作用于 G 蛋白偶联受体，后者表达于感觉神经元，通过 p38 激活使 TRPV1 通道对热刺激敏感。ER 应激来源的 S1P 可增强 TRPV1 活性，这也解释了玫瑰痤疮皮肤的高敏感性。

潮红和血管扩张是早期玫瑰痤疮的标志性表现。TRPV1 可调节微循环血管张力。位于血管壁外层感

觉神经末梢的 TRPV1 活化后可诱导皮肤血管舒张。S1P 调节血管、血管内皮细胞和平滑肌细胞中的血管张力。ER 应激来源的 S1P 和 TRPV1 活性是增加血管反应性的关键因素。

摄入红酒和辛辣食物也会加重玫瑰痤疮。红酒中的膳食芪类化合物白藜芦醇会诱导 ER 应激。白藜芦醇通过 NFκB 和 C/EBPα 依赖性机制刺激释放 S1P 并促进生成 CAMP。红辣椒的活性成分辣椒素是辛辣食物的常见成分。辣椒素（主要的 TRPV1 激动剂）和 S1P（已知的 TRPV1 敏化剂）以协同方式上调 ER 应激和神经元炎症，这解释了为什么服用红酒和辛辣食物后会促使玫瑰痤疮发作。

此外，TRPV1 在伤害性感受、机械敏感性和心理应激反应中均发挥关键作用。在玫瑰痤疮皮肤中上调的蛋白酶激活受体 2（protease-activated receptor

2，PAR2）通过激活 TRPV1 来增强伤害性信号传递。P 物质（中枢皮肤原型应激相关神经肽）也会增强 TRPV1 活性。

玫瑰痤疮会随年龄增长而发展。已有研究表明，自然老化和光老化均会增加人皮肤中 TRPV1 的表达。随年龄增长而表达上调的 TRPV1 增强了 ER 应激信号传导，这可以解释玫瑰痤疮为何随着年龄的增长而发展。

13.4 炎症

玫瑰痤疮是一种炎症性皮肤病。Yamasaki 及其同事于 2007 年首次报道（后来经其他研究证实），玫瑰痤疮患者面部皮肤表皮的 CAMP 和胰蛋白酶样丝氨酸蛋白酶激肽释放酶 5（kallikrein 5，KLK5）的表达水平异常升高，KLK5 将 CAMP 分解成生物活性片段 LL-37。除了 CAMP 表达和 KLK5 活化增加外，TLR2 也存在过表达。TLR2 增加角质形成细胞的丝氨酸蛋白酶生成并增加生物活性 CAMP 肽（尤其是 LL-37）的释放。TLR2 并非玫瑰痤疮中唯一上调的病原体模式识别受体。细胞内核苷酸结合寡聚化结构域蛋白 2（nucleotide-binding oligomerization domain protein 2，NOD2）的 R702W 突变也与玫瑰痤疮的发病有关。TLR2 和 NOD2 均会激活 NFκB，后者上调促炎细胞因子的表达。玫瑰痤疮皮肤中白介素 -1β（IL-1β）、IL-8、肿瘤坏死因子 -α（TNFα）、NLRP3 和 caspase-1 的表达水平升高。这些促炎介质增强了 ER 应激，从而上调 ATF4，并诱导 TLR2 进一步表达。

NOD1 和 NOD2 等细胞内传感器会促进 ER 应激和炎症反应。ER 应激激活 NLRP3 炎性小体，随后释放 IL-1β，并增加活性氧（ROS）的生成，玫瑰痤疮皮肤中的 ROS 会有所增加。ROS 是 UPR 所必需的，且是 NLRP3 炎性小体的关键共激活因子。因此可以推断，ROS 分解酶［如谷胱甘肽 S- 转移酶（GSTT1 和 / 或 GSTM1 无效基因型）］的功能丧失突变或多态性会促进玫瑰痤疮中 NLRP3 炎性小体的活化。在 ER 应激增加期间产生的 ROS 和 LL-37 会激活 NLRP3 炎症小体。LL-37 激活 caspase-1，这是炎性小体的关键效应器，可促使活性 IL-1β 及 IL-18 释放。在角质形成细胞中已证明 LL-37 增强了紫外线诱导的 IL-1β 分泌。

皮肤内中性粒细胞浸润会导致玫瑰痤疮形成脓疱。LL-37 刺激 IL-8 生成，后者在中性粒细胞趋化及中性粒细胞介导的 ROS 生成中发挥关键作用。玫瑰痤疮中 T 细胞反应主要由 Th1-/Th17 极化的免疫细胞主导，如干扰素 -γ 和 IL-17 显著上调所证明的。LL-37 激活 MAP 激酶 p38，后者促进 Th17 细胞分化。在树突状细胞中，ER 应激产生的转录因子 CHOP 促进 IL-23 表达，后者增强 Th17 细胞分化和 IL-17 分泌。

在玫瑰痤疮皮肤中发现数量增多的肥大细胞，其促进 Th17 细胞扩增。TRPV4 激活肥大细胞和 CAMP 表达。据报道，丘疹脓疱型玫瑰痤疮患者皮肤中 TSLP 表达减少。LL-37 抑制 TSLP 的产生，从而诱导 FoxP3。FoxP3 是调节性 T 细胞的主要转录因子，可减弱 Th17 细胞的分化（图 13.2）。

13.5 血管高反应性

玫瑰痤疮的发作常伴潮红，后期出现持久性红斑，这明确表明微血管张力失调参与了玫瑰痤疮的发病机制。ER 应激诱导物 TRPV1 对血管张力的调节作用已获得广泛认可。玫瑰痤疮患者中，烟酸直接激活 TRPV1 而导致潮红和皮肤血管扩张。TRPV1 通道还参与介导血管对酸碱变化的反应。紫外线辐射和 ER 应激期间产生的 S1P 增强了 TRPV1 的功能，从而将 ER 应激与 TRPV1 介导的潮红及血管舒张联系起来。S1P 通过激活其特异性 S1P 受体来调节血管张力，在血管内皮细胞和平滑肌细胞中均有 S1P 受体表达。神经元和非神经元组织上有 TRPV1 和 TRPA1 受体表达。它们的活化刺激释放神经肽，如 P 物质和降钙素基因相关肽（calcitonin gene-related peptide，CGRP）。P 物质诱发血管扩张、血管通透性和水肿，并刺激肥大细胞释放炎性介质。P 物质还可以诱导白细胞释放蛋白酶和 ROS。CGRP 使动脉松弛并增加皮肤血流量。在红斑毛细血管扩张型玫瑰痤疮皮肤中显著上调的 P 物质增强了 TRPV1 的表达。活化的 PAR2 也会与 TRPV1 相互作用并增加皮肤血管扩张。此外，LL-37 通过肥大细胞活化增加皮肤内血管的通透性，这与肥大细胞中 MAP 激酶 p38 及 ERK 磷酸化增加有关。

13.6 皮肤高敏感性

皮肤高敏感性、疼痛阈值降低和面部皮肤刺痛是玫瑰痤疮患者的临床特征。ER 应激介导的伤害感受系统兴奋性调节可为理解 ER 应激在玫瑰痤疮高敏感性皮肤发生中的作用提供新的思路。在动物模型中，ER 应激信号转导产生了一种即时但持久且痛点局限的疼痛表型。相反，抑制 ER 应激或提高环氧二十碳

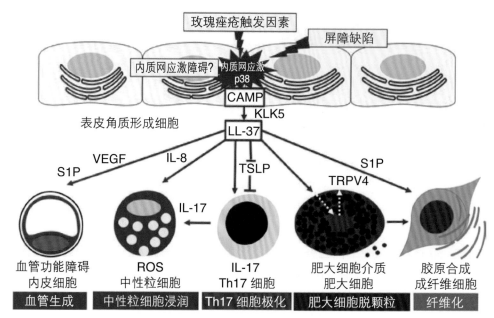

图 13.2 ER 应激介导的玫瑰痤疮发病机制概要。ER 应激驱动的 LL-37 生成增加激活了参与玫瑰痤疮发病机制中的各种细胞群。LL-37 刺激 Th17 细胞的极化，而 Th17 细胞可促进中性粒细胞的侵袭。LL-37 拮抗胸腺基质淋巴细胞生成素（TSLP），后者抑制 Th17 分化。LL-37 通过上调瞬时受体电位香草酸受体 4（TRPV4）激活肥大细胞。LL-37 通过上调白介素 8（IL-8）促进中性粒细胞浸润，中性粒细胞是产生活性氧（ROS）的主要来源。LL-37 直接刺激纤维化，纤维化也可由活化的肥大细胞诱导。LL-37 通过上调血管内皮生长因子（VEGF）促进血管生成。Published with kind permission of © Bodo Melnik 2019. All Rights Reserved

三烯酸水平会使疼痛快速减轻。环氧二十碳三烯酸由只表达细胞色素 P450 酶 CYP2B12 的皮脂腺细胞合成。单加氧酶将长链脂肪酸花生四烯酸环氧化成抗炎镇痛的环氧二十碳三烯酸。据报道，玫瑰痤疮皮脂中花生四烯酸和其他长链脂肪酸的含量降低。

13.7 血管生成和淋巴管生成

面部红斑和毛细血管扩张通常与玫瑰痤疮的红斑血管扩张亚型相关。血管内皮生长因子（VEGF）和 IL-8 在玫瑰痤疮患者皮肤中表达增高。ER 应激在血管生成中发挥重要作用。IRE1、PERK 和 ATF6 在各种应激条件下均能刺激 VEGF 表达。来自 UPR 所有三个通路（ATF4、XBP1 和 ATF6）的转录因子在 VEGF 的启动子上具有共有位点并刺激其转录。ER 应激增强缺氧诱导因子 -1 的活性，该因子促进 VEGF 的表达，从而诱导血管生成和淋巴管生成。

LL-37 上调 IL-8 表达。玫瑰痤疮皮肤中的 IL-8 是一种重要的促血管生成细胞因子，可增强内皮细胞增殖和毛细血管形成。ER 应激增强了 IL-8 表达。ER 应激实验模型证实了 IL-8 和 VEGF 的上调。PAR-2 增强了 VEGF 表达。此外，LL-37 通过在内皮细胞上表达的类甲酰肽受体 1 诱导血管生成。年龄相关的 ER 应激增强可能促进了玫瑰痤疮中毛细血管扩张的形成。

13.8 纤维化

玫瑰痤疮皮肤中肥大细胞和成纤维细胞数量增加。组织学研究表明，即使没有明显的临床表现，早期仍可出现纤维化。在疾病发展的后期，玫瑰痤疮会出现明显的面部纤维化改变，如赘生物，这表明慢性炎症过程与皮肤纤维化存在紧密联系，特别是鼻赘，纤维化起着主要作用。促纤维化细胞因子如转化生长因子 -β1（transforming growth factor-β1，TGFβ1）和 TGFβ2 被认为在鼻赘的病理生理过程中发挥作用。纤维化是 ER 应激的一个特征。ER 应激激活的转录因子 ATF4 促进了胶原合成，且 ER 应激相关纤维化发生于各种慢性疾病。抑制 ER 应激可阻断 TGFβ 并减少皮肤纤维化。在肺成纤维细胞和肝纤维化中，已证实 ER 应激在 TGFβ 信号的激活中有直接的促纤维化作用。

S1P 是 ER 应激的关键脂质介质，已确定为人类皮肤纤维化的重要诱因。S1P 和 TLR2 信号传导在促炎细胞因子产生及肌成纤维细胞分化中起协同作用，并以 S1P 依赖的方式促使皮肤成纤维细胞迁移。转化医学证据表明，玫瑰痤疮中增加的 ER 应激信号在纤维化的形成中发挥关键作用。

13.9　蠕形螨

纤维化增强和基质金属蛋白酶活化调节玫瑰痤疮粗糙的皮肤结构，并为蠕形螨提供了有利的寄生条件。一项反射共聚焦显微镜研究表明，与对照组每个毛囊平均螨虫数（0.13±0.23）相比，红斑毛细血管扩张型玫瑰痤疮及丘疹脓疱型玫瑰痤疮的每个毛囊平均螨虫数增加到（0.57±0.63）和（1.77±0.90）。蠕形螨微生物群 16S rRNA 克隆文库分析法总共鉴定出 86 种蠕形螨，其中 36 种为蠕形螨特异性种群。在丘疹脓疱型玫瑰痤疮中，变形菌门和厚壁菌门比例增加，而放线菌门比例减少。内共生菌、蠕形螨相关细菌蛋白和蠕形螨排泄物可能进一步增强 ER 应激，从而吸引中性粒细胞。可见，ER 应激诱导的玫瑰痤疮皮肤变化可能导致微生物群变化，这可能进一步导致疾病进展。我们认为，蠕形螨及其微生物群不是玫瑰痤疮的原因，而是其自然病程的结果。

13.10　小结

玫瑰痤疮发病机制的 ER 应激模型说明了 ER 应激反应性上调导致了玫瑰痤疮。促使玫瑰痤疮发作或疾病进展的所有临床促发因素均与 ER 应激增强相关。玫瑰痤疮皮肤中上调的所有细胞感受器，如 TLR2、NODs 和 TRPVs，均会增加 ER 应激，这解释了 CAMP 及其生物活性介质 LL-37 的增加，后者激活 Th17 细胞、肥大细胞、中性粒细胞、血管内皮细胞、周围感觉神经元和成纤维细胞。值得注意的是，所有报道的玫瑰痤疮合并症，如炎症性肠病综合征，均与上皮 ER 应激反应增强紧密相关，这表明固有的上皮缺陷使玫瑰痤疮患者易出现 ER 应激增加和 ER 应激相关的疾病表现。

参考文献

Addor FA. Skin barrier in rosacea. An Bras Dermatol. 2016; 91:59-63.

Binet F, Sapieha P. ER stress and angiogenesis. Cell Metab. 2015; 22:560-75.

Blumberg PM. To not be hot when TRPV1 is not. Temperature (Austin). 2015; 2:166-7.

Bronner DN, Abuaita BH, Chen X, et al. Endoplasmic reticulum stress activates the inflammasome via NLRP3- and caspase-2-driven mitochondrial damage. Immunity. 2015; 43:451-62.

Buhl T, Sulk M, Nowak P, et al. Molecular and morphological characterization of inflammatory infiltrate in rosacea reveals activation of Th1/Th17 pathways. J Invest Dermatol. 2015; 135:2198-208.

Casas C, Paul C, Lahfa M, et al. Quantification of Demodex folliculorum by PCR in rosacea and its relationship to skin innate immune activation. Exp Dermatol. 2012; 21:906-10.

Chen W, Plewig G. Are Demodex mites principal, conspirator, accomplice, witness or bystander in the cause of rosacea? Am J Clin Dermatol. 2015; 16:67-72.

Chen X, Niyonsaba F, Ushio H, et al. Human cathelicidin LL-37 increases vascular permeability in the skin via mast cell activation, and phosphorylates MAP kinases p38 and ERK in mast cells. J Dermatol Sci. 2006; 43:63-6.

Chen X, Takai T, Xie Y, et al. Human antimicrobial peptide LL-37 modulates proinflammatory responses induced by cytokine milieus and double-stranded RNA in human keratinocytes. Biochem Biophys Res Commun. 2013; 433:532-7.

Chen Y, Moore CD, Zhang JY, et al. TRPV4 moves toward center-fold in rosacea pathogenesis. J Invest Dermatol. 2017; 137:801-4.

Ci X, Li H, Yu Q, et al. Avermectin exerts anti-inflammatory effect by downregulating the nuclear transcription factor kappa-B and mitogen-activated protein kinase activation pathway. Fundam Clin Pharmacol. 2009; 23:449-55.

Dajnoki Z, Béke G, Kapitány A, et al. Sebaceous gland-rich skin is characterized by TSLP expression and distinct immune surveillance which is disturbed in rosacea. J Invest Dermatol. 2017; 137:1114-25.

Degouy A, Mengeaud V, Ginisty H, et al. Quantification of Demodex folliculorum by PCR in rosacea and its relationship to skin innate immune activation. Exp Dermatol. 2012; 21:906-10.

Gallo RL, Granstein RD, Kang S, et al. Standard classification and pathophysiology of rosacea: the 2017 update by the National Rosacea Society Expert Committee. J Am Acad Dermatol. 2018; 78:148-55.

Gerber PA, Buhren BA, Steinhoff M, Homey B. Rosacea: the cytokine and chemokine network. J Investig Dermatol Symp Proc. 2011; 15:40-7.

Ghosh R, Lipson KL, Sargent KE, et al. Transcriptional regulation of VEGF-A by the unfolded protein response pathway. PLoS One. 2010; 5:e9575.

Gomaa AH, Yaar M, Eyada MM, Bhawan J. Lymphangiogenesis in non-phymatous rosacea. J Cutan Pathol. 2007; 34:748-53.

Goodall JC, Wu C, Zhang Y, et al. Endoplasmic reticulum stress-induced transcription factor, CHOP, is crucial for dendritic cell IL-23 expression. Proc Natl Acad Sci U S A. 2010; 107:17698-703.

Guzman-Sanchez DA, Ishiuji Y, Patel T, et al. Enhanced skin blood flow and sensitivity to noxious heat stimuli in papulopustular rosacea. J Am Acad Dermatol. 2007; 57:800-5.

Heindryckx F, Binet F, Ponticos M, et al. Endoplasmic reticulum stress enhances fibrosis through IRE1α-mediated degradation of miR-150 and XBP-1 splicing. EMBO Mol Med. 2016; 8:729-44.

Helfrich YR, Maier LE, Cui Y, et al. Clinical, histologic, and molecular analysis of differences between erythematotelangiectatic rosacea and telangiectatic photoaging. JAMA Dermatol. 2015; 151:825-36.

Holmes AD, Steinhoff M. Integrative concepts of rosacea pathophysiology, clinical presentation and new therapeutics. Exp Dermatol. 2017; 26:659-67.

Igarashi J, Michel T. Sphingosine-1-phosphate and modulation of vascular tone. Cardiovasc Res. 2009; 82:212-20. Inceoglu B, Bettaieb A, Trindade da Silva CA, et al. Endoplasmic reticulum stress in the peripheral nervous system is a significant driver of neuropathic pain. Proc Natl Acad Sci U S A. 2015; 112:9082-7.

Ivic I, Solymar M, Pakai E, et al. Transient receptor potential vanilloid-1 channels contribute to the regulation of acid- and base-induced vasomotor responses. J Vasc Res. 2016; 53:279-90.

Jeong SK, Kim YI, Shin KO, et al. Sphingosine kinase 1 activation enhances epidermal innate immunity through sphingosine-1-phosphate stimulation of cathelicidin production. J Dermatol Sci. 2015; 79:229-34.

Keestra-Gounder AM, Byndloss MX, Seyffert N, et al. NOD1 and NOD2 signalling links ER stress with inflammation. Nature. 2016; 532:394-7.

Kim JY, Kim YJ, Lim BJ, et al. Increased expression of cathelicidin by direct activation of protease-activated receptor 2: possible implications on the pathogenesis of rosacea. Yonsei Med J. 2014a; 55:1648-55.

Kim S, Joe Y, Jeong SO, et al. Endoplasmic reticulum stress is sufficient for the induction of IL-1β production via activation of the NF-ϰB and inflammasome pathways. Innate Immun. 2014b; 20:799-815.

Kim SH, Yang IY, Kim J, et al. Antimicrobial peptide LL-37 promotes antigen-specific immune responses in mice by enhancing Th17-skewed mucosal and systemic immunities. Eur J Immunol. 2015; 45:1402-13.

Koczulla R, von Degenfeld G, Kupatt C, et al. An angiogenic role for the human peptide antibiotic LL-37/hCAP-18. J Clin Invest. 2003; 111:1665-72.

Komori R, Taniguchi M, Ichikawa Y, et al. Ultraviolet A induces endoplasmic reticulum stress response in human dermal fibroblasts. Cell Struct Funct. 2012; 37:49-53.

Langeslag M, Quarta S, Leitner MG, et al. Sphingosine 1-phosphate to p38 signaling via S1P1 receptor and Gαi/o evokes augmentation of capsaicin-induced ionic currents in mouse sensory neurons. Mol Pain. 2014; 10:74.

Lee YM, Kim YK, Chung JH. Increased expression of TRPV1 channel in intrinsically aged and photoaged human skin in vivo. Exp Dermatol. 2009; 18:431-6.

Lee YM, Kang SM, Chung JH. The role of TRPV1 channel in aged human skin. J Dermatol Sci. 2012; 65:81-5.

Lee SE, Takagi Y, Nishizaka T, et al. Subclinical cutaneous inflammation remained after permeability barrier disruption enhances UV sensitivity by altering ER stress responses and topical pseudoceramide prevents them. Arch Dermatol Res. 2017; 309; 541-50.

Leichner TM, Satake A, Harrison VS, et al. Skin-derived TSLP systemically expands regulatory T cells. J Autoimmun. 2017; 79:39-52.

Lumley EC, Osborn AR, Scott JE, et al. Moderate endoplasmic reticulum stress activates a PERK and p38-dependent apoptosis. Cell Stress Chaperones. 2017; 22:43-54.

Ma L, Lee BH, Mao R, et al. Nicotinic acid activates the capsaicin receptor TRPV1: potential mechanism for cutaneous flushing. Arterioscler Thromb Vasc Biol. 2014; 34:1272-80.

Margalit A, Kowalczyk MJ, Żaba R, Kavanagh K. The role of altered cutaneous immune responses in the induction and persistence of rosacea. J Dermatol Sci. 2016; 82:3-88.

Mascarenhas NL, Wang Z, Chang YL, Di Nardo A. TRPV4 mediates mast cell activation in cathelicidin-induced rosacea inflammation. J Invest Dermatol. 2017; 137:972-5.

McMahon F, Banville N, Bergin DA, et al. Activation of neutrophils via IP3 pathway following exposure to Demodex-associated bacterial proteins. Inflammation. 2016; 39:425-33.

Melnik BC. Endoplasmic reticulum stress: key promoter of rosacea pathogenesis. Exp Dermatol. 2014; 23:868-73.

Melnik BC. Rosacea: the blessing of the Celts—an approach to

pathogenesis through translational research. Acta Derm Venereol. 2016; 96:147-56.

Mera K, Kawahara K, Tada K, et al. ER signaling is activated to protect human HaCaT keratinocytes from ER stress induced by environmental doses of UVB. Biochem Biophys Res Commun. 2010; 397:350-4.

Meyer-Hoffert U, Schröder JM. Epidermal proteases in the pathogenesis of rosacea. J Investig Dermatol Symp Proc. 2011; 15:16-23.

Mrozkova P, Spicarova D, Palecek J. Hypersensitivity induced by activation of spinal cord PAR2 receptors is partially mediated by TRPV1 receptors. PLoS One. 2016; 11:e0163991.

Murillo N, Aubert J, Raoult D. Microbiota of Demodex mites from rosacea patients and controls. Microb Pathog. 2014; 71-72:37-40.

Muto Y, Wang Z, Vanderberghe M, et al. Mast cells are key mediators of cathelicidin-initiated skin inflammation in rosacea. J Invest Dermatol. 2014; 134:2728-36.

Ní Raghallaigh S, Bender K, Lacey N, et al. The fatty acid profile of the skin surface lipid layer in papulopustular rosacea. Br J Dermatol. 2012; 166:279-87.

O'Reilly N, Bergin D, Reeves EP, et al. Demodex-associated bacterial proteins induce neutrophil activation. Br J Dermatol. 2012; 166:753-60.

Palamar M, Degirmenci C, Ertam I, Yagci A. Morphological and functional evaluation of meibomian gland dysfunction in rosacea patients. Curr Eye Res. 2017; 42:325.

Park K, Elias PM, Shin KO, et al. A novel role of a lipid species, sphingosine-1-phosphate, in epithelial innate immunity. Mol Cell Biol. 2013a; 33:752-62.

Park K, Elias PM, Hupe M, et al. Resveratrol stimulates sphingosine-1-phosphate signaling of cathelicidin production. J Invest Dermatol. 2013b; 133:1942-9.

Park K, Ikushiro H, Seo HS, et al. ER stress stimulates production of the key antimicrobial peptide, cathelicidin, by forming a previously unidentified intracellular S1P signaling complex. Proc Natl Acad Sci U S A. 2016; 113:E1334-42.

Park K, Lee SE, Shin KO, Uchida Y. Insight into the role of endoplasmic reticulum stress in skin function and associated diseases. FEBS J. 2019; 286:413-25.

Pereira ER, Frudd K, Awad W, Hendershot LM. Endoplasmic reticulum (ER) stress and hypoxia response pathways interact to potentiate hypoxia-inducible factor 1 (HIF-1) transcriptional activity on targets like vascular endothelial growth factor (VEGF). J Biol Chem. 2014; 289:3352-64.

Peric M, Koglin S, Kim SM, et al. IL-17A enhances vitamin D3-induced expression of cathelicidin antimicrobial peptide in human keratinocytes. J Immunol. 2008; 181:8504-12.

Picardo M, Ottaviani M. Skin microbiome and skin disease: the example of rosacea. J Clin Gastroenterol. 2014; 48(Suppl 1):S85-6. Powell FC. Rosacea and the pilosebaceous follicle. Cutis. 2004; 74(3 Suppl):9-12, 32-34.

Reinholz M, Ruzicka T, Steinhoff M, et al. Pathogenesis and clinical presentation of rosacea as a key for a symptom-oriented therapy. J Dtsch Dermatol Ges. 2016; 14(Suppl 6):4-15.

Rodríguez-Martínez S, Cancino-Diaz JC, Vargas-Zuñiga LM, Cancino-Diaz ME. LL-37 regulates the overexpression of vascular endothelial growth factor (VEGF) and c-IAP-2 in human keratinocytes. Int J Dermatol. 2008; 47:457-62.

Salzer S, Kresse S, Hirai Y, et al. Cathelicidin peptide LL-37 increases UVB-triggered inflammasome activation: possible implications for rosacea. J Dermatol Sci. 2014; 76:173-9.

Sattler EC, Hoffmann VS, Ruzicka T, et al. Reflectance confocal microscopy for monitoring the density of Demodex mites in patients with rosacea before and after treatment. Br J Dermatol. 2015; 173:

69-75.

Schwab VD, Sulk M, Seeliger S, et al. Neurovascular and neuroimmune aspects in the pathophysiology of rosacea. J Investig Dermatol Symp Proc. 2011; 15:53-62.

Shimasaki S, Koga T, Shuto T, et al. Endoplasmic reticulum stress increases the expression and function of toll-like receptor-2 in epithelial cells. Biochem Biophys Res Commun. 2010; 402:235-40.

Smith JR, Lanier VB, Braziel RM, et al. Expression of vascular endothelial growth factor and its receptors in rosacea. Br J Ophthalmol. 2007; 91:226-9.

Steinhoff M, Buddenkotte J, Aubert J, et al. Clinical, cellular, and molecular aspects in the pathophysiology of rosacea. J Investig Dermatol Symp Proc. 2011; 15:2-11.

Sukumaran P, Schaar A, Sun Y, Singh BB. Functional role of TRP channels in modulating ER stress and autophagy. Cell Calcium. 2016; 60:123-32.

Sulk M, Seeliger S, Aubert J, et al. Distribution and expression of non-neuronal transient receptor potential (TRPV) ion channels in rosacea. J Invest Dermatol. 2012; 132:1253-62.

Suurmond J, Habets KL, Dorjée AL, et al. Expansion of Th17 cells by human mast cells is driven by inflammasome-independent IL-1β. J Immunol. 2016; 197:4473-81.

Takahashi T, Asano Y, Nakamura K, et al. A potential contribution of antimicrobial peptide LL-37 to tissue fibrosis and vasculopathy in systemic sclerosis. Br J Dermatol. 2016; 175:1195-203.

Tam AB, Mercado EL, Hoffmann A, Niwa M. ER stress activates NF-κB by integrating functions of basal IKK activity, IRE1 and PERK. PLoS One. 2012; 7:e45078.

Thibaut de Ménonville S, Rosignoli C, Soares E, et al. Topical treatment of rosacea with ivermectin inhibits gene expression of cathelicidin innate immune mediators, LL-37 and KLK5, in reconstructed and ex vivo skin models. Dermatol Ther (Heidelb). 2017; 7:213-25.

Tjabringa GS, Ninaber DK, Drijfhout JW, et al. Human cathelicidin LL-37 is a chemoattractant for eosinophils and neutrophils that acts via formyl-peptide receptors. Int Arch Allergy Immunol. 2006; 140:103-12.

Turgut Erdemir A, Gurel MS, Koku Aksu AE, et al. Demodex mites in acne rosacea: reflectance confocal microscopic study. Australas J Dermatol. 2017; 58:e26-30.

van Zuuren EJ. Rosacea. N Engl J Med. 2017; 377:1754-64.

Yamasaki K, Gallo RL. Rosacea as a disease of cathelicidins and skin innate immunity. J Investig Dermatol Symp Proc. 2011; 15:12-5.

Yamasaki K, Schauber J, Coda A, et al. Kallikrein-mediated proteolysis regulates the antimicrobial effects of cathelicidins in skin. FASEB J. 2006; 20:2068-80.

Yamasaki K, Di Nardo A, Bardan A, et al. Increased serine protease activity and cathelicidin promotes skin inflammation in rosacea. Nat Med. 2007; 13:975-80.

Yazici AC, Tamer L, Ikizoglu G, et al. GSTM1 and GSTT1 null genotypes as possible heritable factors of rosacea. Photodermatol Photoimmunol Photomed. 2006; 22:208-10.

Zhang X, Song Y, Xiong H, et al. Inhibitory effects of ivermectin on nitric oxide and prostaglandin E2 production in LPS-stimulated RAW 264.7 macrophages. Int Immunopharmacol. 2009; 9:354-9.

Zhang YY, Yu YY, Zhang YR, et al. The modulatory effect of TLR2 on LL-37-induced human mast cells activation. Biochem Biophys Res Commun. 2016; 470:368-74.

Zheng Y, Niyonsaba F, Ushio H, et al. Cathelicidin LL-37 induces the generation of reactive oxygen species and release of human alpha-defensins from neutrophils. Br J Dermatol. 2007; 157:1124-31.

Zhou M, Xie H, Cheng L, Li J. Clinical characteristics and epidermal barrier function of papulopustular rosacea: a comparison study with acne vulgaris. Pak J Med Sci. 2016; 32:1344-8.

14 玫瑰痤疮的临床与分类

芦桂青　陈奇权　译，周炳荣　审校

内容提要

- 玫瑰痤疮是一种面中部慢性炎症性皮肤病，其特点是频发面部潮红、持续性红斑和毛细血管扩张，并伴有肿胀、丘疹、脓疱，结节少见。
- 临床诱发因素有紫外线照射、热刺激和情绪应激。
- 最常见的玫瑰痤疮类型为红斑毛细血管扩张型玫瑰痤疮和丘疹脓疱型玫瑰痤疮，对生活质量造成了很大的负面影响。
- 肥大增生型玫瑰痤疮在年龄较大的男性中更常见，主要表现为鼻赘。
- 本章讨论的其他特殊类型玫瑰痤疮有：眼玫瑰痤疮、狼疮样或肉芽肿性玫瑰痤疮、聚合性玫瑰痤疮、暴发性玫瑰痤疮、卤素玫瑰痤疮、革兰氏阴性玫瑰痤疮、持续水肿性玫瑰痤疮以及儿童玫瑰痤疮。
- 玫瑰痤疮的鉴别诊断包括：寻常痤疮、蠕形螨病、脂溢性皮炎、口周皮炎、慢性盘状红斑狼疮、梅毒、结核、结节病、丹毒、上腔静脉阻塞、二尖瓣狭窄、红细胞增多症、多形性日光疹、变应性或光毒性皮炎、光化性网状细胞增生症、痤疮样药疹、类癌综合征和 Haber 综合征。

玫瑰痤疮（rosacea）是一种影响面中部的慢性皮肤病，其特征是频发面部潮红、持续性红斑、毛细血管扩张，并伴有炎症反应，表现为肿胀、丘疹和脓疱，结节少见。"rosacea"这个词来源于拉丁语的形容词，意思是"玫瑰样的"。"玫瑰痤疮"（acne rosacea）和"成人痤疮"（adult acne）这两个术语具有误导性，且已经过时。痤疮和玫瑰痤疮是两个独立的疾病，尽管它们有时可能共存。

玫瑰痤疮会影响容貌，给多数患者带来困扰并降低生活质量。许多患者因此失去自信心，在社交场合感到尴尬。

14.1 临床表现

玫瑰痤疮是一种面中部皮肤病，好发于鼻部、脸颊、颏部、前额和眉间部位，不发生于眶周和口周区域是其典型特征。较少发生且通常被忽视的部位有颈部、胸部的 V 形区域、背部、秃发区域和上臂。面部以外皮损通常发生在复杂而严重的病例，但有时也可能伴有轻微的面部皮损。虽然皮损通常是对称分布，但也可出现一侧更严重的情况，甚至有时只发生在单侧。

玫瑰痤疮的演变可历经数十年，临床表现多种多样，主要表现为暗红色斑和毛细血管扩张，先是潮红，随后出现丘疹和丘脓疱疹。不伴有黑头粉刺。如果出现黑头粉刺，是来源于其他皮肤病，例如日光性黑头粉刺（Favre-Racouchot 病）或接触性痤疮（化妆品痤疮）。在严重的病例，大量丘疹可融合在一起。在罕见情况下，也可能出现结节。后期可出现肉芽肿样改变，往往会有一些特殊的命名，如狼疮样玫瑰痤疮。在男性，鼻赘和其他部位的肥大增生，包括颏部肥大增生（下颏）、耳部肥大增生（耳）、前额肥大增生（前额）和眼睑肥大增生（眼睑）是玫瑰痤疮最终的组织反应。女性很少发生肥大增生。女性的主观症状通常轻微，尽管可能会出现令人不适的烧灼感。

14.2 分类

玫瑰痤疮可分期和分级，并可逐渐发展。分期和分级不是绝对的，但很少有患者经历完整的病程。在大多数病例，本病的进展终止于第 II 期（表 14.1）。

表 14.1 玫瑰痤疮：分级和主要特征

典型表现

- 前兆期：可逆性阵发性红斑（玫瑰痤疮倾向），需要与羞耻红斑（erythema pudoris）（由交感神经系统介导，pudoris 为拉丁语，意思为尴尬）或围绝经期或绝经后潮热相鉴别
- Ⅰ期：持续性中度红斑伴散在的毛细血管扩张（红斑毛细血管扩张型玫瑰痤疮）
- Ⅱ期：持续性红斑，大量毛细血管扩张，伴有丘疹和脓疱（丘疹脓疱型玫瑰痤疮）。
- Ⅲ期：持续性深红斑，密集的毛细血管扩张，血管呈放射状分布，尤其好发于鼻部，伴有丘疹、脓疱，甚至有不同程度的斑块状肿胀和结节

特殊类型

- 肥大增生型玫瑰痤疮（包括鼻部肥大增生、颏部肥大增生、前额肥大增生、眼睑肥大增生）
- 眼玫瑰痤疮
- 狼疮样或肉芽肿性玫瑰痤疮
- 聚合性玫瑰痤疮
- 暴发性玫瑰痤疮
- 卤素玫瑰痤疮
- 类固醇玫瑰痤疮
- 革兰氏阴性玫瑰痤疮
- 持续水肿性玫瑰痤疮
- 儿童玫瑰痤疮

14.3 阵发性红斑（玫瑰痤疮体质）

玫瑰痤疮患者的特点是面部中央区域出现红斑，少数发生在颈部和胸部 V 形区域。患者具有明显容易脸红和潮红的倾向，易被各种非特异性刺激物诱发，如紫外线照射、热刺激、冷刺激、化学刺激、情绪应激、酒精饮料、热饮、辛辣饮食等。有人误认为这些患者会因摄入茶和咖啡等饮料中的咖啡因而出现潮红，这种观点是错误的。事实上，这是由于热刺激所致。冷茶、咖啡和咖啡因本身（200 mg）不会引起面部潮红。辛辣饮食会诱发脸红，但不同种族间有差异。关于吸烟和饮酒的影响存在不一致的结果，并且缺乏定量对照研究。相比于对照组，玫瑰痤疮患者的面部潮红发作更频繁且更严重。

14.4 Ⅰ期玫瑰痤疮

正常人脸红几分钟后就会消退。玫瑰痤疮患者的红斑往往持续数小时或数天，有时呈紫罗兰色，被称为充血性红斑（erythema congestivum）。用玻片压诊红斑区域会变白。如果红斑只持续几分钟，就不是玫瑰痤疮。毛细血管扩张进行性发展，并变得越来越明显，首先累及鼻部，然后累及鼻唇沟、面颊，之后可累及眉间和颏部，有时延伸到颏下，但很少累及颈部。这些患者在使用各种化妆品、香水和某些防晒霜后，大多感到皮肤敏感，有刺痛或烧灼感。玫瑰痤疮患者的皮肤极度敏感，对化学刺激物的反应非常强烈。

14.5 Ⅱ期玫瑰痤疮

Ⅱ期玫瑰痤疮皮损表现为小而坚实的炎症性丘疹和脓疱，持续发展数周，有些丘疹表现为中央坏死，也可出现较大的水肿性丘疹，顶端可见小脓疱，即丘脓疱疹。与痤疮相比，这种皮损不是源自毛囊。不会出现粉刺。较深的炎性皮损愈合后可遗留轻微的浅表瘢痕。面部毛孔粗大而明显。过度的日光照射使光损伤所致的红斑（即弹性组织变性和日光性粉刺）与玫瑰痤疮的皮损叠加在一起。丘脓疱疹出现越来越频繁。最后，玫瑰痤疮可蔓延至整个面部，甚至头皮，尤其是一些秃顶患者的头皮。头皮典型的皮损为瘙痒性脓疱。细菌学检查显示为正常菌群或无菌。皮损也可能会累及颈侧、耳后和胸骨前区。丘疹脓疱型玫瑰痤疮很少发生于背部，也容易被忽视。对玫瑰痤疮患者进行全身皮肤检查是有帮助的，甚至手掌也会出现持续性红斑。

14.6 Ⅲ期玫瑰痤疮

少部分玫瑰痤疮会进展至最严重的阶段，即Ⅲ期玫瑰痤疮，表现为大的炎症结节、疖肿样浸润和组织增生。皮损尤其好发于面颊和鼻部，较少出现在颏部、前额或耳朵上。面部轮廓变得粗糙、增厚且不规则。最后，皮肤变厚、水肿伴毛孔粗大，呈橘皮样改变（peau d'orange），为蠕形螨的定植创造了环境。

皮肤粗糙是由于炎症浸润、结缔组织增生和胶原团块状沉积。由于弥漫性皮脂腺增生，皮脂腺过度生长，面颊、前额、颞部和鼻部可出现多达数十个黄色脐状丘疹。增厚的褶皱和皮脊造就一个怪异的外观，类似于麻风病或白血病的狮脸貌。肥大增生是最终出现的畸形外观，典型表现是鼻赘。

14.7 玫瑰痤疮的肥大增生期

肥大增生（phymas，来源于希腊语 phyma，有肿胀、肿块、球状的意思）可发生在面部和耳朵等各个部位，其中最常见的是鼻赘。

其他部位的肥大增生

- gnathophyma（gnathos，希腊语指下颌）表示额部肥大增生。

- metophyma（Metopon，希腊语指前额）指鼻梁上方的前额部位出现类似垫样肥大增生。

- otophyma（Oto，希腊语指耳朵）指菜花样的耳垂肥大增生。

- blepharophyma（blepharon，希腊语指眼睑）是指眼睑的慢性肥大增生，主要是由于睑板腺增生，也可能是 Zeis 腺增生所致。

14.8 鼻赘

除了非常罕见的病例，鼻赘（rhinophyma，rhinos，希腊语指鼻子）几乎只发生在 40 岁以上的男性中，而且只有少数玫瑰痤疮患者发展形成鼻赘。公众可能会认为鼻赘是过量饮酒所致，例如喜剧演员 W.C. Fields 的鼻子。经过多年的发展，由于皮脂腺和邻近结缔组织长期进行性增生、血管扩张和慢性深部炎症，鼻部出现不规则的小叶状增厚，颜色从亮红色至紫红色不等。最先累及鼻部下端，在某些情况下，也会累及邻近鼻子的面颊部。鼻赘常见于 III 期玫瑰痤疮。在某些玫瑰痤疮患者中，鼻赘可以是玫瑰痤疮的唯一表现，而面部其他部位的症状相当轻微。鼻赘尤其好发于玫瑰痤疮和脂溢性皮炎并发的患者，但严重的脂溢性皮炎可发生在无鼻赘的玫瑰痤疮患者中。有报道称鼻赘期患者鼻部基底细胞癌的发病率远高于无鼻赘的患者，但此结论尚有争议。鼻赘不会自行消退。在 Clark 和 Hanke 对鼻赘大体形态描述的基础上，鼻赘的临床分型得到了进一步的完善（表 14.2）。

鼻赘可分为四型。临床与组织病理学的相关性并

表 14.2　鼻赘的分级（Clark 和 Hanke，1990）

等级	特征描述
1	累及鼻尖——"小叶状鼻"
2	累及鼻下半部、鼻尖和鼻翼
3	累及鼻下半部、鼻尖和鼻翼，可见结节
4	累及整个鼻部，包括鼻梁和鼻唇沟

不十分明确。腺型（glandular form）可见鼻部变大，主要是由于巨大的皮脂腺小叶增生。表面凹凸不平，有深深的凹痕和轻度扭曲的毛孔，鼻部的增生物往往是不对称的，且大小不一，会出现隆起和凹槽。皮脂分泌增加，指压鼻赘可产生一种白色糊状物，这些糊状物主要含有角质细胞、皮脂、细菌，有时有毛囊蠕形螨。

纤维增生型（fibrous form）主要是结缔组织的弥漫性增生，可见数量不定的皮脂腺增生。纤维血管瘤型（fibroangiomatous form）的鼻部呈铜红色或暗红色，变得很大、肿胀，表面覆盖着大面积扩张的静脉网，常常可见到脓疱。在光化型（actinic form）中，弹力纤维组织增生导致的结节状增生使鼻子变形。这与在皮肤光老化明显的老年人中发生的结节性弹力纤维病很相似，主要见于易被晒伤和晒黑的凯尔特人。

14.9 眼玫瑰痤疮

令人惊讶的是，眼玫瑰痤疮并不少见。此病可以始发于眼睛，但因长期被误诊，导致治疗不当。许多理论指出了眼部损害与皮损的相关性，但都是基于推测。眼部受累可能是由于玫瑰痤疮患者面部内眦静脉温度调节不良所致。皮肤皮脂腺和睑板腺（Meibomian 腺）的功能不全以及眼睑皮脂腺的改变，可能在玫瑰痤疮的发病机制中起一定作用。干眼症在玫瑰痤疮中很常见，对构成三层泪膜任何一部分的干扰，都可能会导致干眼症的发生。Schirmer 试验对于鉴别玫瑰痤疮患者是否伴有泪液缺乏非常有用。睑板腺功能障碍或缺失并不少见。玫瑰痤疮的眼科表现多种多样，包括睑缘炎、结膜炎、虹膜炎、虹膜睫状体炎、前房虹膜炎，甚至角膜炎。这些表现在玫瑰痤疮患者中很常见，应尽早诊断（表 14.3）。

单侧眼病的存在并不能排除眼玫瑰痤疮的诊断。一项研究显示，眼玫瑰痤疮患者中先出现皮肤变化的占 53%，先出现眼睛变化的占 20%，而 27% 的患者

表 14.3　玫瑰痤疮的眼部表现

部位	表现
眼睑	睑缘炎
	睑腺炎（麦粒肿）
	睑结膜睑板腺炎（睑板炎）
结膜	结膜充血
	结膜炎
	干燥性角结膜炎
巩膜	巩膜炎、巩膜外层炎
虹膜	虹膜炎、虹膜睫状体炎、前房虹膜炎
角膜	浅表性角膜炎
	角膜变薄、溃疡、穿孔
	角膜新生血管形成、瘢痕
	失明
主观症状	眼睛烧灼感、撕裂感、畏光、异物感

同时出现皮肤和眼睛的损害。在一些患者中，眼部病变可先于皮损出现长达 30 年。眼玫瑰痤疮的确切发病率尚不清楚，但在一项异维 A 酸治疗玫瑰痤疮的临床试验中，眼科医生发现超过半数的患者患有某种炎症性眼病。睑缘炎和结膜炎最为常见。与睑板腺功能障碍有关的后睑缘炎是玫瑰痤疮的典型症状。当只出现睑缘炎，特别是前睑缘炎时，往往是脂溢性皮炎的表现，而非玫瑰痤疮。眼部并发症的发生与玫瑰痤疮的严重程度无关，但脸部易潮红的倾向和眼睛受累的程度之间有很强的关联性。虽然玫瑰痤疮角膜炎比睑缘炎或结膜炎更少见，但往往提示预后不良，在一些严重的病例，可导致角膜混浊、瘢痕、穿孔，甚至失明。体检时最常见的是睑缘慢性炎症，伴有脱屑和结痂。幸运的是，许多患者只停留在这个阶段。可以出现疼痛和畏光。对于玫瑰痤疮患者，询问其眼睛对阳光的反应是很有意义的。因此，所有的玫瑰痤疮患者都应该由眼科医生进行全面检查，以发现任何其他亚临床眼部症状。

14.10 狼疮样或肉芽肿性玫瑰痤疮

　　1970 年，Mullanax 和 Kierland 呼吁注意一种特殊类型的玫瑰痤疮，其特征是面颊、前额和颏部出现了狼疮样肉芽肿。大部分情况下，它们主要分布在面部周围、口周和眶周区域。其他作者也有提到这种疾病，例如早在 1916 年，Lewandowsky 在他那本插图丰富的《皮肤结核》一书中就有提及，并将此病诊断为"播散性粟粒性狼疮"，同时做了细致的描绘。尽管来自智利的一个小组报道了 Tbc 基因组（基于 PCR 检测）与两名中年女性的症状有关，但这种与临床相关的基因表达显然不是皮肤结核的现象。其他所有患者对治疗的反应以及没有进一步的结核病表现都支持我们的观点。其他作者后来也将其称为 Gianotti 型非典型性口周皮炎（atypical perioral dermatitis of type Gianotti）、面部非洲加勒比儿童发疹（facial Afro-Caribbean childhood eruption, FACE），或肉芽肿性玫瑰痤疮。也有一些作者将颜面播散性粟粒性狼疮称为面部特发性肉芽肿伴退行性变（facial idiopathic granulomas with regressive evolution, FIGURE），认为它是一种独立的疾病，不同于玫瑰痤疮，该病没有面部潮红，但伴有毛囊退化，对治疗更抵抗，并在 12～24 个月内皮损自发消退，常遗留难看的瘢痕。

　　我们暂时把 Lewandowsky 描述的发疹归类为狼疮样玫瑰痤疮，因为我们的几位患者同时出现了面部潮红和面中部红斑等玫瑰痤疮的典型症状，并且对治疗口周皮炎有效的局部及系统治疗出现了治疗抵抗。此类玫瑰痤疮很少见，表现为在弥漫性发红且增厚的皮肤上出现许多棕红色的丘疹或小结节，常常累及下睑。玻片压诊显示狼疮样浸润。病程呈慢性持续性。有人怀疑蠕形螨在本病中发挥了作用，但我们认为蠕形螨没有参与本病的发生。有报道他克莫司局部治疗玫瑰痤疮诱发了肉芽肿性玫瑰痤疮。本病需与继发性蠕形螨病相鉴别。在组织学上，具有多个异物型巨细胞的非干酪性上皮样肉芽肿符合狼疮样玫瑰痤疮。过去，这种组织学上的改变曾令人困惑，但这种病变不再被认为跟结核有关。肉芽肿性玫瑰痤疮已被证明是皮肤分型为 V、Ⅵ型非洲患者的主要组织学改变。本病的鉴别诊断包括类固醇玫瑰痤疮、小丘疹和结节性结节病、罕见的皮肤 B 细胞淋巴瘤和皮肤白血病，但不包括肉芽肿性口周皮炎。

　　总之，我们认为上文提及的狼疮样玫瑰痤疮、肉芽肿性玫瑰痤疮、Lewandowsky 玫瑰痤疮样结核疹和颜面播散性粟粒性狼疮均为同一种类型的玫瑰痤疮，但更倾向于使用狼疮样玫瑰痤疮这一术语。

14.11 聚合性玫瑰痤疮

　　很少有重度玫瑰痤疮患者出现类似聚合性痤疮的反应，如出血性结节性脓肿和在明显红斑基底上的硬结性斑块。聚合性玫瑰痤疮病程是慢性的。

14.12 暴发性玫瑰痤疮

这种可怕的疾病最初在 1940 年被 O'Leary 和 Kierland 称为面部脓皮病（pyoderma faciale）。1982 年，Massa 和 SU 报告了 29 例患者。1992 年，我们团队报告了另外 20 例，同时重新定义了该病的名称及分类，因该病类似于痤疮病程中凶险的暴发性痤疮，因此提出了暴发性玫瑰痤疮这一病名。与暴发性痤疮不同的是，暴发性玫瑰痤疮主要好发于青春期后妇女，而很少发生在男性。病因尚不清楚。多数患者有玫瑰痤疮或面部潮红病史，但并不明显。大多认为本病与严重的情绪应激有关，比如家庭成员的死亡或离婚，也有患者没有情绪应激的情况。一项与妊娠相关的研究发现，暴发性痤疮患者中伴有妊娠的占到了 1/3，提示激素的变化是诱发因素。有使用干扰素 α2b 和利巴韦林治疗或服用大剂量维生素 B 补充剂而诱发本病的报道。

暴发性玫瑰痤疮进展迅速，在数天或数周之内出现皮疹的暴发。皮损常有触痛，表现为巨大的融合结节，呈紫色，几乎遍及整个面部。结节内部有融合性窦道，产生恶臭的分泌物，可以是浆液性、脓血性或者是黏液性的。痈样结节上可见由多个脓疱形成的成熟脓肿。主要好发于额部、脸颊、前额和鼻部。有时出现只累及脸颊、下巴或一侧脸颊的局部形式。如果出现发生在下颌下颈部和躯干的皮损，往往是孤立的，并且数量很少。红到发紫的颜色和面部肿胀是本病突出的表现。皮脂溢出是暴发性玫瑰痤疮一个不变的特征，但容易被忽略。详细询问病史时会发现，暴发前患者会有皮肤极端油腻的情况。与暴发性痤疮不同，不会出现如疲劳、不适、肌肉痛、发热、贫血、白细胞增多、红细胞沉降率升高等全身反应。与其他类型玫瑰痤疮不同的是，其很少累及眼部。细菌培养往往是阴性的。奇怪的是，暴发性痤疮一旦得到控制，就不会再复发，就好像患者已经被某种未知抗原所免疫了一样。

14.13 类固醇玫瑰痤疮

本病可进一步分为两个亚型：类固醇治疗导致的玫瑰痤疮恶化（rosacea exacerbated by steroid treatment）和类固醇诱发的玫瑰痤疮样皮炎（rosacea-like dermatitis induced by steroid use）。1974 年，Leyden 和他的同事们报道了这种医源性的或自己造

成的皮质类固醇的皮肤副作用，引起了我们的注意。当玫瑰痤疮患者长期不恰当地外用皮质类固醇治疗时，就不可避免地会发生类固醇引起的萎缩，出现皮肤变薄，同时伴有毛细血管扩张明显增加。肤色呈铜红色，且很快布满圆形、深在的毛囊性丘脓疱疹，质地坚实的结节，甚至出现继发性粉刺。整张脸变成火红色，布满了丘疹和鳞屑，令人触目惊心。皮损分布可达局部类固醇所应用的整个范围，常常延伸到发际线。类固醇玫瑰痤疮是一种可怜的但可避免的疾病，除了毁容之外，同时伴有严重的不适感和疼痛。

第二种亚型是由于长期非选择性使用类固醇治疗面部湿疹诱发的玫瑰痤疮样皮炎，先前存在或伴发玫瑰痤疮。这种情况与持续使用皮质类固醇导致的口周皮炎类似。有报道外用他克莫司软膏或全身使用表皮生长因子抑制剂也可诱发玫瑰痤疮样皮炎。许多患者的蠕形螨数量明显增加，因而可看作是一种继发性人类蠕形螨病。

14.14 卤素玫瑰痤疮

在系统使用碘化物或溴化物后，可以出现玫瑰痤疮样发疹。其临床表现类似于聚合性玫瑰痤疮，有时像伴有蕈样坏死结节的暴发性玫瑰痤疮。在某些文献中，它也曾被称为痤疮样发疹或卤素痤疮。由于缺乏原发性粉刺，且皮损局限在面部，很少像聚合性痤疮那样出现在躯干，我们倾向于称之为卤素玫瑰痤疮。氯痤疮（chloracne）最初由 Herxheimer 命名并错误地认为与氯有关，实际上是由氯化芳烃（二噁英）引起的，严格意义上说并不属于卤素痤疮的范畴。需要引起重视的是，氯化芳烃除了存在于一些含碘的造影剂或溴化钾（治疗小儿难治性癫痫）或氢溴酸右美沙芬（治疗咳嗽或不自主情绪表达障碍）等药物中，极有可能来源于一些被忽视的制剂和产品，如维生素矿物质补充剂和含溴的软饮料。碘疹和溴疹是一种部分由卤素活化中性粒细胞介导的迟发型超敏反应，脱离卤素后症状会随之改善。

许多文献使用类玫瑰痤疮样皮炎或玫瑰痤疮样皮炎来描述包括卤素类药物在内的一些局部或系统药物引起的丘脓疱疹样发疹。其中，部分根据发病机制应命名为继发性丘疹脓疱性蠕形螨病（secondary papulopustular demodicosis）。由于缺乏面部潮红和背景红斑，将其称之为玫瑰痤疮会混淆概念。我们认为，将这种丘脓疱疹样发疹归类为医源性痤疮样皮肤病或药物 / 营养剂诱发的痤疮样皮损更合适。

14.15 革兰氏阴性玫瑰痤疮

这是最近命名的一种新的革兰氏阴性菌感染性疾病，检测到革兰氏阴性菌才能被确诊。1993 年版的《痤疮和玫瑰痤疮》第 437 页有提及，第 460 页有图解。临床上类似 II 期或 III 期玫瑰痤疮。当出现多发的黄色小脓疱或聚合性玫瑰痤疮样的结节叠加在原有的或正在恶化的玫瑰痤疮上时，应该高度怀疑此病。局部外用抗生素和甲硝唑治疗无效，诊断依赖于脓疱内容物革兰氏阴性菌的阳性培养结果。该病在发病机制上类似于革兰氏阴性毛囊炎，有时是在使用抗生素治疗寻常痤疮的过程中发生。致病菌与革兰氏阴性毛囊炎相同：克雷伯菌、变形杆菌、大肠埃希菌、假单胞菌及不动杆菌等。我们认为长期的抗生素治疗或局部抗菌药物的使用改变了局部微生态。

14.16 持续水肿性玫瑰痤疮

持续性水肿并不是玫瑰痤疮的常见特征，而且常常被漏诊。事实上，文献中很少提到这种类型。有被报道称为玫瑰痤疮性淋巴水肿（rosaceous lymphedema）、淋巴水肿性玫瑰痤疮（lymphedematous rosacea）、慢性上面部红斑水肿（chronic upper facial erythematous edema）或 Morbihan 病。坚实的非凹陷性水肿主要出现在前额、眉部、鼻部或面颊上。这种不常见的临床表现可能会导致误诊，比如误诊为链球菌所致的丹毒而延误恰当的治疗。有时，这种水肿症状会在晨起时更明显，沿眼睑边缘分布，伴有间歇性视力障碍。除了面部轮廓变形外，主观症状轻微。组织病理学检查显示真皮的中层和深层有轻度水肿、淋巴管扩张，血管周围可见散在或密集的淋巴组织细胞浸润、纤维化，增厚的真皮中可见大量的肥大细胞。尽管很罕见，这种表现也可出现在极少数痤疮和肉芽肿性腮腺炎（Melkersson-Rosentha 综合征）患者中。水肿的发病机制尚不明确，但可能与各种原因引起的慢性炎症有关，导致了淋巴管阻塞及肥大细胞增生而引起纤维化。病程慢性，常持续多年，反复发作，有时可部分消退。

14.17 儿童玫瑰痤疮

近年来，儿童玫瑰痤疮越来越受到关注。脸红在儿童中很常见，在这一年龄段诊断玫瑰痤疮具有挑战性。可有眼部受累，主要表现为睑板腺囊肿（霰粒肿）和睑结膜炎，可先于皮疹多年发生。特发性面部无菌性肉芽肿（idiopathic facial aseptic granuloma，IFAG）表现为一个或几个炎性结节，很少发生在儿童期，易被误诊为疖肿或脓肿。其发病机制尚不清楚，但被认为可能是儿童玫瑰痤疮的一种早期表现。常伴有反复发作的睑板腺囊肿和结膜炎。病程良性，无须进行积极的外科手术治疗，即可在几个月内消退。

14.18 组织病理学

组织病理学改变因疾病的分期和进展程度而异。由于跟其他慢性皮肤病的病理表现类似，它们通常不具有诊断价值。但具备皮肤光损伤的共同特征，日光性弹力组织变性明显。不同于寻常痤疮，玫瑰痤疮不只局限于皮脂腺毛囊，实际上是一种血管疾病。

I 期玫瑰痤疮：主要表现为扩张的小静脉和淋巴管，轻度水肿，血管周围散在淋巴细胞浸润。弹性组织中度增生，可见较多卷曲、增粗的弹性纤维。

II 期玫瑰痤疮：血管周围和毛囊周围炎症浸润增多，除了淋巴细胞，还含有组织细胞、少量中性粒细胞和浆细胞。出现脓疱时，毛囊内可见大量中性粒细胞聚集。静脉增粗、扩张明显，弹性纤维变性也更显著。

III 期玫瑰痤疮：结缔组织弥漫性增生，伴有皮脂腺毛囊增生，毛囊导管长而扭曲，皮脂腺腺泡大而不规则。上皮化的隧道破坏增生性组织，其中充满了各种炎性碎片。弹性纤维变性非常显著，通常表现为退化弹性组织的无定形物质。

毛囊蠕形螨（demodex folliculorum）见于各种类型的玫瑰痤疮，常见于毛囊漏斗部、皮脂腺导管内，有时还见于毛囊外的脓肿中。

在暴发性玫瑰痤疮中，可见广泛的炎性浸润，主要分布在血管周围和毛囊周围，但也可累及其他皮肤附属器及皮下组织。毛囊皮脂腺附属器周围结缔组织广泛坏死，引起毛囊和皮脂腺的退化变性。炎性浸润主要由淋巴细胞、组织细胞、多形核白细胞组成。当出现肉芽肿表现时，常可见嗜酸性粒细胞浸润。

14.19 实验室检查

玫瑰痤疮没有特征性的实验室检查。部分患者的皮肤表真皮交界处可见免疫球蛋白和补体的沉积，可能与长期紫外线照射所致的慢性损伤及炎症通路激活有关。

14.20 鉴别诊断

许多疾病可与玫瑰痤疮混淆，这取决于玫瑰痤疮的分期，包括寻常痤疮、蠕形螨病、脂溢性皮炎、慢性盘状红斑狼疮、梅毒、结核、结节病、口周皮炎、面部真菌病、上腔静脉阻塞、二尖瓣狭窄、红细胞增多症、类癌脸红综合征、多形性日光疹、光敏性或光毒性皮炎及类固醇诱发的毛囊炎。另外需要鉴别的有嗜中性皮脂腺炎，这是一种病因不明的罕见皮肤病，可发生在患有皮脂腺异位症的生殖器上，但更常见于日晒后出现环状丘疹和斑块的面部。玫瑰痤疮的面部红斑需与狼疮颧部红斑及绝经后红斑相鉴别，但有难度。也可与这两种疾病共同发生，但确切的发病率尚不清楚。

Haber 综合征由 Sanderson 和 Wilson 于 1965 年首次描述，为了纪念他们的同事 Haber 而命名。Haber 收集了一些组织学病例，但由于意外生病去世而未能完成他的工作。Haber 综合征是一种非常罕见的家族遗传性玫瑰痤疮样皮肤病，早期即出现持续性面部红斑、毛细血管扩张、疣状丘疹和萎缩性凹陷性瘢痕。在皱褶部位出现网状色素沉着引发了对该疾病性质的探讨，尤其是在日本患者，是否存在与 Dowling-Degos 病 /Kitamura 网状色素沉着症相重叠的情况。有报道本病与 Dowling-Degos 病一样，为常染色体显性遗传病，但其分子遗传学仍未确定。组织学上，纤维化的真皮内可见未分化皮脂腺的特异性分枝状增生。临床上，患者面部皮肤干燥明显，躯干部皮肤也呈不同程度的干燥。掌跖角化症也很常见。主诉包括烧灼感和局部发烫。与玫瑰痤疮发病较晚不同，该病的面部皮损主要见于二十多岁的年轻人。

14.21 玫瑰痤疮的临床特征

图 14.1 中的女士具备了玫瑰痤疮的典型特征，从发际线到颏部可见多个小的炎性丘疹和丘脓疱疹。她避免了所有可能的诱发因素，但仍容易出现面部红斑和潮红。现代的局部或系统用药可使这类患者受益。

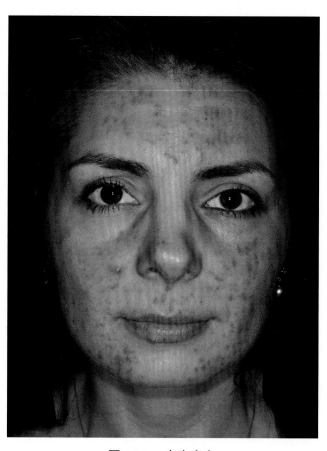

图 14.1　玫瑰痤疮

14.22　玫瑰痤疮

玫瑰痤疮分为不同的等级和亚型，以下展示其中的四种（图 14.2 ）。

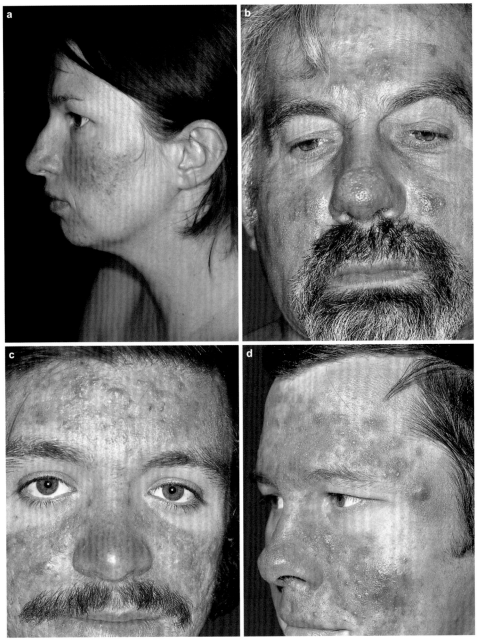

图 14.2　**a**：玫瑰痤疮 I 级。年轻女性，经常面部潮红，可见铜红色轻度扩张的毛细血管，面颊、颊部和前额上散在丘疹。**b**：玫瑰痤疮 II 级。毛细血管扩张，面中部丘疹、脓疱、毛孔粗大、皮肤油腻，这些是 II 级玫瑰痤疮的典型表现。**c**：玫瑰痤疮，该年轻男性患者的面部具备了玫瑰痤疮的所有特征，两颊部皮肤毛孔明显粗大。**d**：玫瑰痤疮 III 级。可见弥漫性皮肤炎症、融合性丘疹和深在的疼痛性结节，为严重的面部皮肤病，符合聚合性玫瑰痤疮

14.23　面部和面部外玫瑰痤疮

如图 14.3 所示。

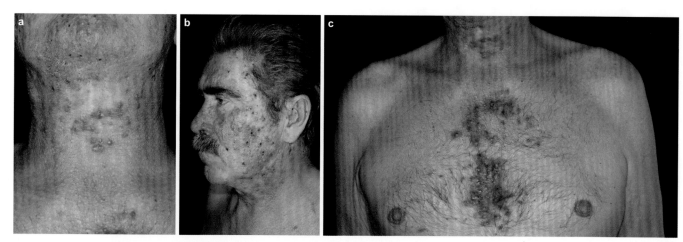

图 14.3　a：玫瑰痤疮，丘疹从颏部延伸至颈部及上胸部。**b**：大面积的丘疹、结节，累及前额、鼻部、耳朵、颏部和颈部，包括发际线，表现为丘疹脓疱性结痂性皮损。紫红色的鼻子是玫瑰痤疮的典型表现。**c**：颈部和胸部玫瑰痤疮的斑块状皮损。若不进行全身皮肤检查，面部外玫瑰痤疮容易被漏诊

14.24　面部外玫瑰痤疮

虽然玫瑰痤疮特征性地主要累及面中部，但由于很少检查全身皮肤，其他部位的发生率可能比我们认为的要高（图 14.4 和图 14.5）。

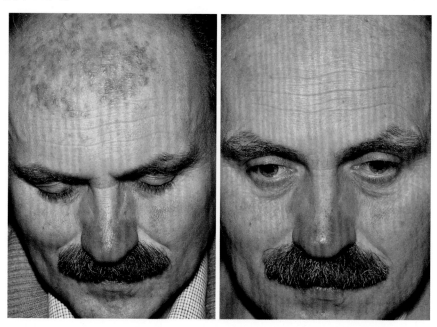

**图 14.4　**红鼻子及面中部皮损是玫瑰痤疮的典型表现。该患者的不同之处为前额及裸露的头皮上密集分布的丘疹。使用甲硝唑外用制剂后，皮损基本消退（图片由德国弗莱堡 Eckehard Haneke 教授惠赠）

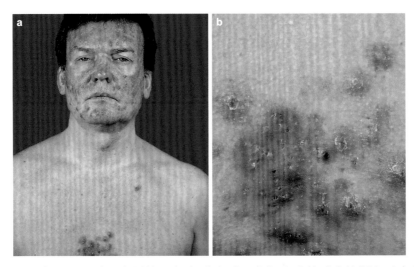

图 14.5 严重的聚合性玫瑰痤疮，导致这名男性面部变形（a）。胸部大片的融合性深在丘疹和结节也是聚合性玫瑰痤疮的表现（b）

14.25 鼻赘的多形性

不同位置和大小的鼻赘都可以手术治疗（图 14.6）。

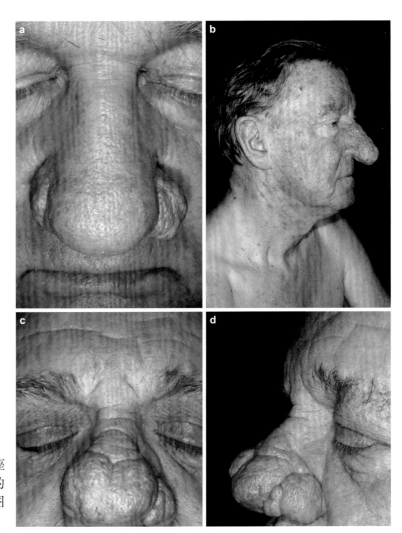

图 14.6 **a**：两侧鼻翼赘生物生长。**b**：玫瑰痤疮累及面部、耳垂和颈部多个部位，伴有突出的鼻赘。**c**,**d**：多叶状鼻赘的正面图（c）和侧面图（d），面部毛孔明显粗大

14.26 玫瑰痤疮患者的毁容性鼻赘

侧面、正面和下方图片显示了赘生物的大小，伴面部玫瑰痤疮、皮脂溢出、毛孔粗大和毛细血管扩张。鼻赘完全可以通过外科手术得到很大改善，玫瑰痤疮的其他症状可以使用局部和（或）系统性药物治疗（图 14.7）。

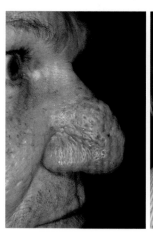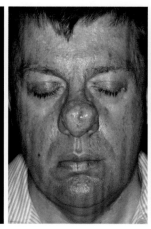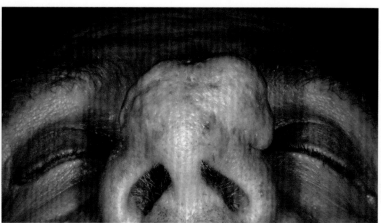

图 14.7　鼻赘

14.27 玫瑰痤疮的过度生长

多种组织成分增生是玫瑰痤疮的典型表现（图 14.8 和图 14.9）。

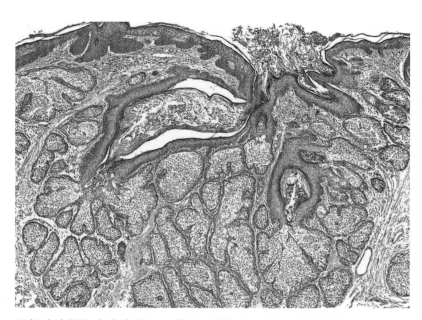

图 14.8　皮脂腺增生。局部或弥漫性皮脂腺增生，常见于老年人面部，尤其好发于玫瑰痤疮患者。大量的皮脂腺小叶通过皮脂腺导管，最后汇入漏斗部，临床上可见类似脐窝的中央孔

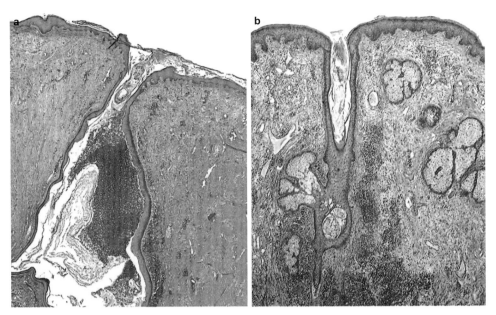

图 14.9 鼻赘。**a**：海绵状毛囊上皮充满疏松的角化细胞，不会形成痤疮中那样致密的粉刺。可见毛囊内脓肿，也就是脓疱，毛囊周围炎性浸润。可见大量的胶原增生、血管扩张及间质水肿。**b**：鼻赘的多种特征性组织病理学改变：扩张的小静脉和淋巴管，水肿，弥漫性皮脂腺增生以及血管周围和附属器周围炎性浸润

14.28 玫瑰痤疮伴眼部受累：眼玫瑰痤疮

眼部炎症是一种公认的玫瑰痤疮并发症，但常被忽视（图 14.10）。这意味着在儿童或青少年时期发病会被漏诊，直到出现面部皮损。病史可以提供线索。这类患者大多数容易出现面部潮红。四环素类药物，尤其是低剂量多西环素，即使是隔日使用，仍然有效，并且可以预防患者严重的视力下降甚至失明。9岁以下儿童禁用四环素类药物。

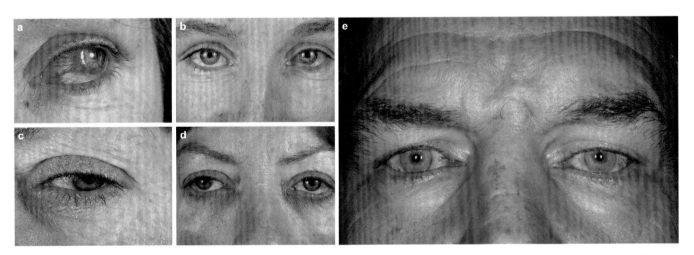

图 14.10 **a、b**：这名女性左眼严重受累，出现结膜充血、畏光、眼睑炎和角膜混浊以及典型的面部玫瑰痤疮。口服米诺环素后，所有皮损很快得到控制。眼玫瑰痤疮容易复发，往往需要长期用药。**c、d**：慢性眼睑炎、水肿以及结膜炎导致典型的红眼病。玫瑰痤疮的面部皮损使医生做出正确诊断。**e**：该患者可见眼玫瑰痤疮的多种眼部问题，包括肉芽肿性眼睑炎、结膜炎及畏光

14.29 狼疮样或肉芽肿性玫瑰痤疮

这是一种罕见但有特点的变异型，表现为广泛的暗红色丘疹和脓疱，部分融合，可累及前额到上睑、鼻梁、脸颊以及口腔周围区域和颏部（图 14.11），用玻片压诊可见肉芽肿表现（图 14.12）。不过目前关于

该亚型的争论还在继续：它到底是颜面播散性粟粒性狼疮，还是结核性皮肤病（但患者本身没有结核），抑或是玫瑰痤疮的狼疮样变异型。

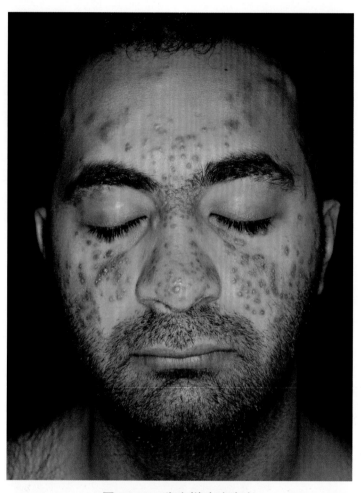

图 14.11 狼疮样玫瑰痤疮

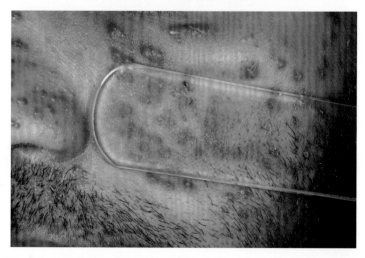

图 14.12 上一幅图中的狼疮样玫瑰痤疮患者，玻片压诊可见肉芽肿样浸润

14.30 暴发性玫瑰痤疮

如图 14.13 所示。

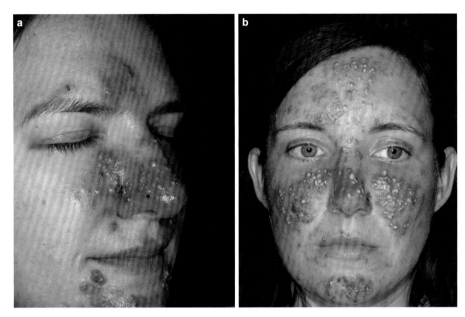

图 14.13　**a**：只需与两种疾病鉴别，即聚合性玫瑰痤疮和暴发性玫瑰痤疮。诊断为后者是正确的。一位有面部反复潮红病史的年轻女性 1 周前出现皮疹暴发，皮疹局限于面部，既往没有痤疮病史，表现为面中部大量融合性脓肿，且有明显的皮脂溢出。患者身体其他部位的皮肤是正常的。最佳治疗包括口服和外用糖皮质激素、口服避孕药（抗雄激素类）和异维 A 酸（需在做好充足预防措施的前提下使用）。**b**：这位年轻女性表现为一种罕见的暴发性玫瑰痤疮变异型。典型表现是面部迅速出现异常密集分布的脓疱。卤素性玫瑰痤疮和革兰氏阴性玫瑰痤疮被排除了

14.31 暴发性玫瑰痤疮的初期

图 14.14 中年轻女性的面部在数周内由于玫瑰痤疮的暴发而损容。这种皮损和分布在女性中非常具有特征性，可以立即得出诊断。悲伤的表情是可以理解的。

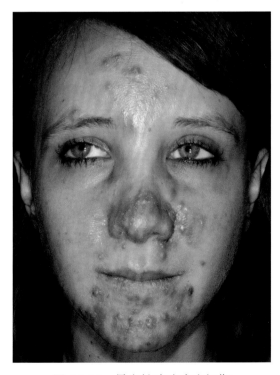

图 14.14　暴发性玫瑰痤疮初期

14.32 玫瑰痤疮最糟糕的状态，即暴发性玫瑰痤疮

其主要特征有（图14.15）：

- 年轻女性
- 数周内暴发
- 只有面部受累
- 密集分布的丘疹、脓疱及融合性结节
- 玫瑰痤疮的"红鼻子"

很多此类患者正在避孕或者在妊娠期。有效的治疗可以帮助这些深受困扰的患者。有疗效不错的局部和全身药物可供使用。

14.33 暴发性玫瑰痤疮的组织病理学

令人惊讶的是，文献中关于这种疾病的活检报道非常少。陈旧皮损的组织病理学常常只能提供非特异性继发改变的信息。图14.16显示的是皮损早期改变，取自一位25岁暴发性玫瑰痤疮女性患者出现大概72h左右的皮损。

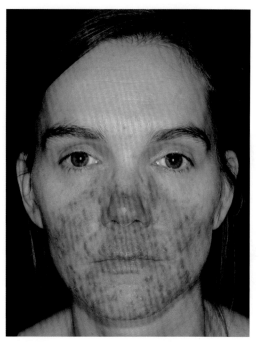

图14.15　暴发性玫瑰痤疮初期

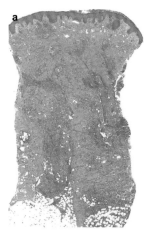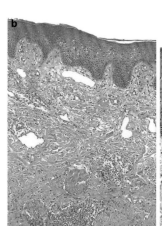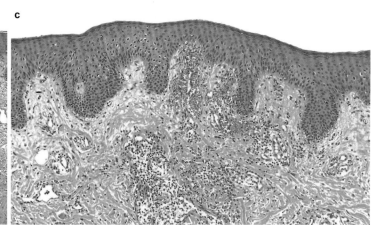

图14.16　**a**：低倍镜下全景显示真皮层上部毛细血管扩张，真皮中下部血管周围致密浸润，炎症细胞溢出到皮下脂肪的小叶中。**b**：玫瑰痤疮皮损更高倍的镜下改变：静脉和小静脉毛细血管扩张、淋巴管扩张、水肿，混合有淋巴细胞，也有嗜酸性粒细胞，少量粒细胞分布在血管周围，混杂着少量上皮样肉芽肿，还有富含胶原蛋白的细胞。**c**：临床表现为出血性结节的病理特征是大量红细胞外溢，如视野中央所示。毛细血管扩张、水肿、上皮样肉芽肿病灶、弥漫性的淋巴组织细胞浸润遍布整个视野

14.34 暴发性玫瑰痤疮

至今仍不清楚为什么几乎只有女性会患上这种通常只局限于面中部的严重疾病（图 14.17）。化脓及穿刺引流使患者饱受折磨。

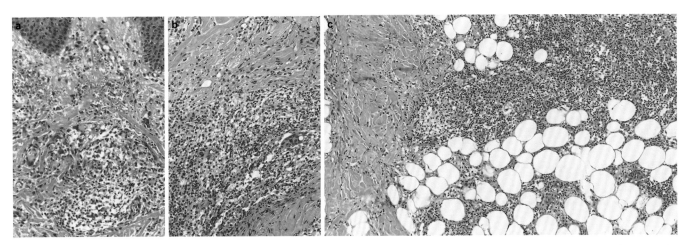

图 14.17　a：镜下细胞多种多样，包括小的上皮样肉芽肿、朗格汉斯样多核巨细胞、淋巴细胞和红细胞外溢。粒细胞非常稀少，无白细胞碎裂。**b**：可见淋巴细胞、组织细胞和少量嗜酸性粒细胞混合性致密浸润，并深入真皮下层。**c**：炎症扩散到皮下脂肪，可见小叶性和间隔性脂膜炎

14.35　持续水肿性玫瑰痤疮：Morbihan 病

有一种非常罕见的情况，即部分玫瑰痤疮患者会出现持续性水肿表现，这实际上是一种非凹陷性纤维化，非常令人痛苦。痤疮也会出现类似的情况。水肿或纤维化的原因至今仍不清楚。该病通常不被认为是玫瑰痤疮的亚型，而需要与多种疾病进行鉴别诊断。这种情况最初在痤疮患者中被描述，后来也在玫瑰痤疮患者中被报道。显然，即使没有痤疮或玫瑰痤疮，它也能发生（图 14.18）。

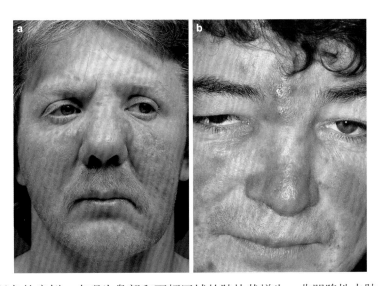

图 14.18　a：这是一个复杂的病例，表现为鼻部和面颊区域的肿块状增生、非凹陷性水肿、面部毛孔粗大、睑缘炎及前额纤维化。质硬的肿块实际上是赘生物。**b**：一位年轻人的玫瑰痤疮，表现为损容性的鼻梁、眉间和上颌区域的非凹陷性纤维化

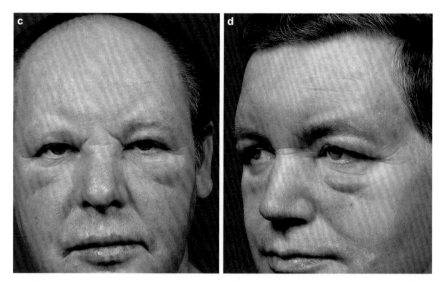

图 14.18（续） c, d：两例患者最初均表现为 Ⅱ 级玫瑰痤疮，在前额、上下眼睑有持续性非凹陷性水肿。低剂量异维 A 酸可清除玫瑰痤疮皮疹，但不能完全消除纤维化。尽管给予足够剂量异维 A 酸治疗 6 个月，也只有轻微的改善。4 例患者均有特征性的上下眼睑水肿和眼睛下方的袋状水肿

14.36 玫瑰痤疮的鉴别诊断

如图 14.19 所示。

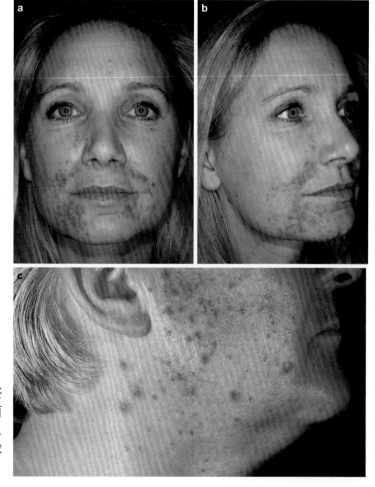

图 14.19 a, b：典型部位的口周皮炎，口周可见苍白圈。**c：**一名成年男性的毛囊炎很像玫瑰痤疮。面部可见散在的毛囊性丘脓疱疹。没有粉刺。皮损已在数周内反复发作。反复分离到凝固酶阳性葡萄球菌。口服抗生素迅速起效，治愈后未再复发

参考文献

Asai Y, Tan J, Baibergenova A, et al. Canadian clinical practice guidelines for rosacea. J Cutan Med Surg. 2016; 20:432-45.

Awais M, Anwar MI, Iftikhar R, et al. Rosacea—the ophthalmic perspective. Cutan Ocul Toxicol. 2015; 34:161-6.

Baroni A, Russo T, Faccenda F, Piccolo V. Idiopathic facial aseptic granuloma in a child: a possible expression of childhood rosacea. Pediatr Dermatol. 2013; 30:394-5.

Barzilai A, Feuerman H, Quaglino P, et al. Cutaneous B-cell neoplasms mimicking granulomatous rosacea or rhinophyma. Arch Dermatol. 2012; 148:824-31.

Bettoli V, Mantovani L, Boccia S, Virgili A. Rosacea fulminans related to pegylated interferon alpha-2b and ribavirin therapy. Acta Derm Venereol. 2006; 86:258-9.

Bonnar E, Eustace P, Powell FC. The *Demodex* mite population in rosacea. J Am Acad Dermatol. 1993; 28:443-8.

Brubaker DB, Hellstrom RH. Carcinoma occurring in rhinophyma. Arch Dermatol. 1977; 113:847-8.

Cabral F, Lubbe LC, Nóbrega MM, et al. Morbihan disease: a therapeutic challenge. An Bras Dermatol. 2017; 92:847-50.

Chamaillard M, Mortemousque B, Boralevi F, et al. Cutaneous and ocular signs of childhood rosacea. Arch Dermatol. 2008; 144:167-71.

Chen DM, Crosby DL. Periorbital edema as an initial presentation of rosacea. J Am Acad Dermatol. 1997; 37:346-8.

Chen W, Plewig G. Human demodicosis: revisit and a proposed classification. Br J Dermatol. 2014; 170:1219-25.

Clark DP, Hanke CW. Electrosurgical treatment of rhinophyma. J Am Acad Dermatol. 1990; 22(5 Pt 1):831-7.

Conlledo R, Guglielmetti A, Sobarzo M, et al. Lewandowsky's rosaceiform eruption: a form of cutaneous tuberculosis confirmed by PCR in two patients. Dermatol Ther (Heidelb). 2014; 5:67-76.

Cuétara MS, Aguilar A, Martin L, et al. Erlotinib associated with rosacea-like folliculitis and Malassezia sympodialis. Br J Dermatol. 2006; 155:477-9.

Cunliffe WJ, Dodman B, Binner JG. Clonidine and facial flushing in rosacea. Br Med J. 1977; 1:105.

de Morais e Silva FA, Bonassi M, Steiner D, da Cunha TV. Rosacea fulminans in der Schwangerschaft mit okulärer perforation. J Dtsch Dermatol Ges. 2011; 9:542-3.

Del Rosso JQ, Tanghetti EA, Baldwin HE, et al. The burden of illness of erythematotelangiectatic rosacea and papulopustular rosacea: findings from a web-based survey. J Clin Aesthet Dermatol. 2017; 10:17-31.

Dev T, Thami T, Longchar M, Sethuraman G. Lupus miliaris disseminatus faciei: a distinctive facial granulomatous eruption. BMJ Case Rep. 2017; 2017. pii: bcr-2017-221118.

Dlova NC, Mosam A. Rosacea in black South Africans with skin phototypes V and VI. Clin Exp Dermatol. 2017; 42:670-3.

Drolet B, Paller AS. Childhood rosacea. Pediatr Dermatol. 1992; 9:22-6.

Dupont C. How common is extrafacial rosacea? J Am Acad Dermatol. 1986; 14:839.

Erzurum SA, Feder RS, Greenwald MJ. Acne rosacea with keratitis in childhood. Arch Ophthalmol. 1993; 111:228-30.

Forton F, Seys B. Density of Demodex folliculorum in rosacea: a casecontrol study using standardized skin-surface biopsy. Br J Dermatol. 1993; 128:650-9.

Fujiwara S, Okubo Y, Irisawa R, Tsuboi R. Rosaceiform dermatitis associated with topical tacrolimus treatment. J Am Acad Dermatol. 2010; 62:1050-2.

Gallo RL, Granstein RD, Kang S, et al. Standard classification and pathophysiology of rosacea: the 2017 update by the National Rosacea Society Expert Committee. J Am Acad Dermatol. 2018; 78:148-55.

Georgouras K, Kocsard E. Micropapular sarcoidal facial eruption in a child: Gianotti-type perioral dermatitis. Acta Derm Venereol. 1978; 58:433-6.

Gianotti F, Ermacora E, Bennelli MG, Caputo R. Particulière dermatite péri-orale infantile. Observations sur 5 cas. Bull Soc Fr Dermatol Syphiligr. 1970; 77:341.

Goel NS, Burkhart CN, Morrell DS. Pediatric periorificial dermatitis: clinical course and treatment outcomes in 222 patients. Pediatr Dermatol. 2015; 32:333-6.

Gudmundsen KJ, O'Donnell BF, Powell FC. Schirmer testing for dry eyes in patients with rosacea. J Am Acad Dermatol. 1992; 26:211-4.

Harper J, Del Rosso JQ, Ferrusi IL. Cross-sectional survey of the burden of illness of rosacea by erythema severity. J Drugs Dermatol. 2018; 17:150-8.

Harvey DT, Fenske NA, Glass LF. Rosaceous lymphedema: a rare variant of a common disorder. Cutis. 1998; 61:321-4.

Helm KF, Menz J, Gibson LE, Dicken CH. A clinical and histopathologic study of granulomatous rosacea. J Am Acad Dermatol. 1991; 25:1038-43.

Hu L, Alexander C, Velez NF, et al. Severe tacrolimus-induced granulomatous rosacea recalcitrant to oral tetracyclines. J Drugs Dermatol. 2015; 14:628-30.

Jansen T, Plewig G. An historical note on pyoderma faciale. Br J Dermatol. 1993; 129:594-6.

Jansen T, Plewig G. The treatment of rosaceous lymphedema. Clin Exp Dermatol. 1997; 22:57.

Jansen T, Plewig G. Clinical and histological variants of rhinophyma, including nonsurgical treatment modalities. Facial Plast Surg. 1998; 14:241-53.

Jansen T, Plewig G, Kligman AM. Diagnosis and treatment of rosacea fulminans. Dermatology. 1993; 188:193-6.

Jansen T, Romiti R, Kreuter A, Altmeyer P. Rosacea fulminans triggered by high-dose vitamins B6 and B12. J Eur Acad Dermatol Venereol. 2001; 15:484-5.

Jansen T, Melnik BC, Schadendorf D. Steroid-induced periorificial dermatitis in children—clinical features and response to azelaic acid. Pediatr Dermatol. 2010; 27:137-42.

Kellen R, Silverberg NB. Pediatric periorificial dermatitis. Cutis. 2017; 100:385-8.

Kikuchi I, Saita B, Inoue S. Haber's syndrome. Report of a new family. Arch Dermatol. 1981; 117:321-4.

Kim TG, Noh SM, Do JE, et al. Rosacea fulminans with ocular involvement. Br J Dermatol. 2010; 163:877-9.

Kligman AM. Ocular rosacea: current concepts and therapy. Arch Dermatol. 1997; 133:89-90.

Lazzeri D, Agostini T, Pantaloni M, Spinelli G. Rhinophyma and non-melanoma skin cancer: an update. Ann Chir Plast Esthet. 2012; 57:183-4.

Lee WJ, Jung JM, Won KH, et al. Clinical evaluation of 368 patients with nasal rosacea: subtype classification and grading of nasal rosacea. Dermatology. 2015; 230:177-83.

Lee WJ, Jung JM, Lee YJ, et al. Histopathological analysis of 226 patients with rosacea according to rosacea subtype and severity. Am J Dermatopathol. 2016; 38:347-52.

Lehmann P. Klinik und Klassifikation der Rosazea. Hautarzt. 2013; 64:489-93.

Lewandowsky F. Die Tuberkulose der Haut (plate IV). Berlin: Springer; 1916.

Lewandowsky F. Über rosaceaähnliche Tuberkulide des Gesichtes. Correpondenz-Blatt für Schweizer Ärzte. 1917; 47:1280-2.

Leyden JJ, Thew AM, Kligman AM. Steroid rosacea. Arch Dermatol.

1974; 110:619-22.

Lloyd KM. Surgical correction of rhinophyma. Arch Dermatol. 1990; 126:721-3.

Mattessich S, Ferenczi K, Shahriari M. Persistent malar erythema with atrophy in a young woman. JAMA Dermatol. 2018; 154:1215-16.

Machalińska A, Zakrzewska A, Markowska A, et al. Morphological and functional evaluation of meibomian gland dysfunction in rosacea patients. Curr Eye Res. 2016; 41:1029-34.

Markou AG, Alessandrini V, Muray JM, et al. Rosacea fulminans during pregnancy. Clin Exp Obstet Gynecol. 2017; 44:157-9.

Marks R, Wilson Jones E. Disseminated rosacea. Br J Dermatol. 1969; 81:16-28.

Massa MC, Su WP. Pyoderma faciale: a clinical study of twenty-nine patients. J Am Acad Dermatol. 1982; 6:84-91.

McCormack CJ, Cowen P. Haber's syndrome. Australas J Dermatol. 1997; 38:82-4.

Mullanax MG, Kierland RR. Granulomatous rosacea. Arch Dermatol. 1970; 101:206-11.

Murad A, Fortune A, O'Keane C, Ralph N. Granulomatous rosacea-like facial eruption in an elderly man: leukaemia cutis. BMJ Case Rep. 2016; 2016. pii: bcr2016215568.

Nishizawa A, Nakano H, Satoh T, et al. Haber's syndrome may be a clinical entity different from Dowling-Degos disease. Br J Dermatol. 2009; 160:215-7.

O'Leary PA, Kierland RR. Pyoderma faciale. Arch Dermatol Syph. 1940; 41:451-62.

Oussedik E, Bourcier M, Tan J. Psychosocial burden and other impacts of rosacea on patients' quality of life. Dermatol Clin. 2018; 36:103-13.

Ozek D, Evren Kemer Ö, Artüz F. Assessment of tear functions in patients with acne rosacea without meibomian gland dysfunction. Ocul Immunol Inflamm. 2018; 13:1-4.

Palamar M, Degirmenci C, Ertam I, Yagci A. Evaluation of dry eye and meibomian gland dysfunction with meibography in patients with rosacea. Cornea. 2015; 34:497-9.

Plewig G, Kligman AM. Gram-negative rosacea. In: Acne and Rosacea. Berlin, Heidelberg: Springer; 1993. p. 437 and 460.

Plewig G, Jansen T, Kligman AM. Pyoderma faciale. A review and report of 20 additional cases: is it rosacea? Arch Dermatol. 1992; 128:1611-7.

Prey S, Ezzedine K, Mazereeuw-Hautier J, et al. IFAG and childhood rosacea: a possible link? Pediatr Dermatol. 2013; 30:429-32.

Quarterman MJ, Johnson DW, Abele DC, et al. Ocular rosacea: signs, symptoms, and tear studies before and after treatment with doxycycline. Arch Dermatol. 1997; 133:49-54.

Ramelet AA. Rosacea: a reactive pattern associated with ocular lesions and migraine? Arch Dermatol. 1994; 130:1448.

Reinholz M, Ruzicka T, Steinhoff M, et al. Pathogenesis and clinical presentation of rosacea as a key for a symptom-oriented therapy. J Dtsch Dermatol Ges. 2016; 14 Suppl 6:4-15.

Rocas D, Kanitakis J. Lulus miliaris disseminatus faciei: report of a case and brief literature review. Dermatol Online J. 2013; 19:4.

Sanderson KV, Wilson HT. Haber's syndrome. Familial rosacealike eruption with intraepidermal epithelioma. Br J Dermatol. 1965;

77:1-8.

Schüürmann M, Wetzig T, Wickenhauser C, et al. Histopathology of rhinophyma—a clinical-histopathologic correlation. J Cutan Pathol. 2015; 42:527-35.

Skowron F, Causeret AS, Pabion C, et al. F.I.GU.R.E.: facial idiopathic granulomas with regressive evolution. is "lupus miliaris disseminatus faciei" still an acceptable diagnosis in the third millenium? Dermatology. 2000; 201:287-9.

Sobye P. Aetiology and pathogenesis of rosacea. Acta Derm Venereol (Stockh). 1950; 30:137-40.

Spoendlin J, Voegel JJ, Jick SS, Meier CR. Migraine, triptans, and the risk of developing rosacea: a population-based study within the United Kingdom. J Am Acad Dermatol. 2013; 69:399-406.

Steinhoff M, Schmelz M, Schauber J. Facial erythema of rosacea—aetiology, different pathophysiologies and treatment options. Acta Derm Venereol. 2016; 96:579-86.

Tan J, Almeida LM, Bewley A, et al. Updating the diagnosis, classification and assessment of rosacea: recommendations from the global ROSacea COnsensus (ROSCO) panel. Br J Dermatol. 2017; 176:431-8.

Tan J, Berg M, Gallo RL, et al. Applying the phenotype approach for rosacea to practice and research. Br J Dermatol. 2018; 179:741-6.

Tempark T, Shwayder TA. Perioral dermatitis: a review of the condition with special attention to treatment options. Am J Clin Dermatol. 2014; 15:101-13.

Teraki Y, Hitomi K, Sato Y, Izaki S. Tacrolimus-induced rosacea-like dermatitis: a clinical analysis of 16 cases associated with tacrolimus ointment application. Dermatology. 2012; 224:309-14.

Toda-Brito H, Aranha JMP, Tavares ES. Lupus miliaris disseminatus faciei. An Bras Dermatol. 2017; 92:851-3.

Tüzün Y, Wolf R, Kutlubay Z, et al. Rosacea and rhinophyma. Clin Dermatol. 2014; 32:35-46.

Two AM, Wu W, Gallo RL, Hata TR. Rosacea: part I. Introduction, categorization, histology, pathogenesis, and risk factors. J Am Acad Dermatol. 2015; 72:749-58.

van Zuuren EJ. Rosacea. N Engl J Med. 2017; 377:1754-64.

Vanstreels L, Megahed M. Lupoide Rosazea als Sonderform der Rosazea. Einblick in die Pathogenese und Therapieoptionen. Hautarzt. 2013; 64:886-8.

Walsh RK, Endicott AA, Shinkai K. Diagnosis and treatment of rosacea fulminans: a comprehensive review. Am J Clin Dermatol. 2018; 19:79-86.

Webster G, Schaller M. Ocular rosacea: a dermatologic perspective. J Am Acad Dermatol. 2013; 69(6 Suppl 1):S42-3.

Williams HC, Ashworth J, Pembroke AC, Breathnach SM. FACE—facial Afro-Caribbean childhood eruption. Clin Exp Dermatol. 1990; 15:163-6.

Xie HF, Huang YX, He L, et al. An observational descriptive survey of rosacea in the Chinese population: clinical features based on the affected locations. Peer J. 2017; 5:e3527.

Zeichner JA, Eichenfield LF, Feldman SR, et al. Quality of life in individuals with erythematotelangiectatic and papulopustular rosacea: findings from a web-based survey. J Clin Aesthet Dermatol. 2018; 11:47-52.

15 玫瑰痤疮的治疗

芦桂青 译，周炳荣 审校

内容提要

- 玫瑰痤疮的预防在于避免促进内质网应激的刺激因素，治疗的目标是降低下游内质网的应激信号。
- 预防措施包括：涂防晒霜、戴宽沿帽以减少紫外线照射，避热避寒，使用保湿润肤剂改善皮肤屏障功能，避免皮肤刺激物、情绪应激和过度运动。
- 有三种被批准用于治疗丘疹脓疱型玫瑰痤疮的外用药物包括甲硝唑、壬二酸和伊维菌素。
- 局部外用溴莫尼定或羟甲唑啉或系统使用卡维地洛可减轻面部红斑。
- 口服多西环素或米诺环素是重症丘疹脓疱型玫瑰痤疮系统抗炎治疗的主要药物，可联合局部治疗以提高疗效。
- 小剂量口服异维 A 酸对重度玫瑰痤疮非常有效，但属于超说明书用药。
- 小剂量口服多西环素和外用阿奇霉素治疗眼玫瑰痤疮有效。
- 所有治疗玫瑰痤疮的药物均能抑制下游内质网应激 /cathelicidin/LL-37 信号通路。
- 脉冲染料或二极管激光治疗可改善毛细血管扩张，CO_2 激光治疗可作为手术切除鼻赘的替代疗法或联合疗法。

首先要规避玫瑰痤疮的触发因素并进行适当的皮肤护理，如使用防晒霜和保湿剂，这是治疗和预防玫瑰痤疮的重要的第一步。药物治疗包括局部外用药及系统用药，理想的药物选择取决于每位患者的症状和严重程度。玫瑰痤疮发病机制的内质网（endoplasmic reticulum, ER）应激模型的建立（见第 12 章），为控制这种慢性皮肤病的预防和治疗提供了新思路。本章介绍了预防措施和药物干预，可以协同减轻玫瑰痤疮

皮肤内增强的 ER 应激。

为了控制玫瑰痤疮，必须要减少环境因素对 ER 应激的激发。预防措施包括：充分的紫外线防护和避免长时间的日晒，避免热饮及过冷过热的环境，充足的皮肤保湿以改善皮肤屏障功能，避免皮肤刺激物如乳酸、化学剥脱剂或强力清洁剂，限制辛辣饮食，减少酒精摄入（尤其是红酒），避免过度运动。在药物治疗前，医生应强调这些预防措施可以减轻玫瑰痤疮的发作及其症状。

目前有多种用于玫瑰痤疮治疗的局部和系统药物，这些药物已在临床应用了几十年。玫瑰痤疮的治疗将在减弱 ER 应激信号传导的背景下介绍。有关玫瑰痤疮治疗的医学适应证、药代动力学、药物不良反应和禁忌证的更多信息，建议读者们查询由制造商和监管部门提供的各自药品特点的资料。

15.1 局部治疗

15.1.1 甲硝唑

甲硝唑外用制剂是一种有效治疗玫瑰痤疮的硝基咪唑类药物。这是第一个被批准单独用于治疗玫瑰痤疮的局部外用药物，至今仍然是治疗玫瑰痤疮的基础药物。浓度有 0.75% 和 1%，剂型有霜剂、凝胶或乳液，用法为每日 1~2 次外涂于患处。其通过减少活性氧的生成和清除活性氧而达到抗炎作用。活性氧是一种可以激活促炎转录因子核因子 κB 和 NLRP3 炎性小体的高反应性介质。活性氧的产生总是伴随着 ER 应激反应，并且是未折叠蛋白反应（unfolded protein response, UPR）中蛋白质重折叠所必需的。在丘疹脓疱型玫瑰痤疮中，中性粒细胞是活性氧产物的丰富来源，甲硝唑可以清除活性氧产物。抗氧化剂抑制紫外线照射下的人角质形成细胞中活性氧生成，从而阻止了 Ca^{2+} 的释放，并减轻 ER 应激反应。因此可以认为，甲硝唑是通过拮抗活性氧信号、减轻 ER 应

激反应来治疗玫瑰痤疮的。有少数甲硝唑引起变应性接触性皮炎的个案报道。

15.1.2 壬二酸

壬二酸（azelic acid, AzA）是一种 C9- 二羧酸，通过抗炎作用治疗玫瑰痤疮。15% 凝胶或 20% 乳膏可用于玫瑰痤疮的局部治疗，每日 2 次。对于丘疹脓疱型玫瑰痤疮，15% 壬二酸凝胶每日使用 2 次与 1% 甲硝唑每日使用 1 次具有相同的疗效。壬二酸可直接抑制体外培养的角质形成细胞的激肽释放酶 5（kallikrein 5, KLK5），并抑制小鼠皮肤中 KLK5、Toll 样受体 2（TLR2）和 cathelicidin 抗菌肽（cathelicidin antimicrobial peptide, CAMP）的基因表达。玫瑰痤疮患者接受壬二酸凝胶治疗后，CAMP 和 KLK5 mRNA 明显减少。壬二酸降低了 ER 应激传感器 TLR2 的表达，并降低了 ER 应激效应因子 CAMP 和 KLK5 的表达，而 CAMP 和 KLK5 是形成具有生物活性的促炎症肽 LL-37 所必需的。壬二酸能显著减少中性粒细胞所产生的活性氧。壬二酸可能是通过减弱玫瑰痤疮皮肤中增强的 ER 应激信号（位于 ER 应激信号级联的多个关键点），从而达到治疗玫瑰痤疮的临床疗效（图 15.1）。

壬二酸引起的皮肤刺激反应在治疗的起始阶段并不少见。但使用 15% 壬二酸凝胶大约 2 周后，通过测量经表皮水分丢失及角质层含水量，并未发现皮肤屏障受损的证据。

15.1.3 伊维菌素

经欧洲有关部门和美国 FDA 批准，1% 伊维菌素乳膏可每日 1 次外用治疗炎症性丘疹脓疱型玫瑰痤疮。这种治疗是基于蠕形螨属的寄生虫在玫瑰痤疮发病中起作用的假说。伊维菌素（22, 23- 二氢阿维菌素 B1a+22, 23- 二氢阿维菌素 B1b）属于大环内酯类阿维菌素衍生物，具有抗炎以及广谱抗寄生虫活性。每日 1 次外用 1% 伊维菌素乳膏，较每日 2 次外用 0.75% 甲硝唑乳膏疗效略佳，但与高浓度的甲硝唑乳膏（1% 或 2%）的疗效相比尚不清楚。治疗 6 周和 12 周后，蠕形螨的平均密度明显降低。使用其他非杀螨制剂改善炎症后也观察到这种情况。伊维菌素降低了维生素 D 衍生物骨化三醇刺激正常人表皮角质形成细胞中 LL-37 和 IL-8 的表达，并抑制了 CAMP 和 KLK5 基因的表达。伊维菌素抑制 ER 应激激酶 p38 的活化以及随后被活化的促炎转录因子 NFκB（图 15.1），从而抑制 CAMP 基因的表达和 LL-37 的生成。

最常见的不良反应有皮肤灼热感、瘙痒、皮肤干

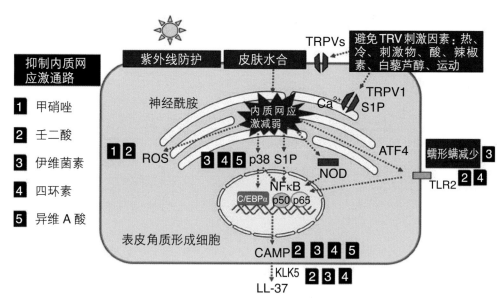

图 15.1　与内质网（ER）应激相关的玫瑰痤疮防治。通过避免玫瑰痤疮的外部和内部激发因素来预防 ER 应激的发生。药物干预可减弱下游 ER 应激信号，从而减少 CAMP 表达，减少激肽释放酶（KLK5）、Toll 样受体 2（TLR-2）和 LL-37 的表达。ATF4：激活转录因子 4，C/EBPα：CCAAT 增强子结合蛋白 -α，LL-37：cathelicidin 生物活性蛋白裂解产物，NOD：核苷酸结合寡聚化结构域，NFκB：核因子 κB，p38：核因子活化蛋白激酶 p38，p50/p65：核因子 κB 组分，ROS：活性氧，S1P：1- 磷酸鞘氨醇，TRPV1：瞬时受体电位香草酸受体亚型 1。Published with kind permission of © Bodo Melnik 2019. All Rights Reserved

燥及皮肤刺激感，这可能会加剧玫瑰痤疮的表皮屏障功能损伤。根据我们的经验，在玫瑰痤疮红斑期不推荐使用伊维菌素乳膏，因其可能会使病情恶化。

15.1.4 溴莫尼定和羟甲唑啉

2013 年，FDA 批准了 0.33% 溴莫尼定凝胶外用制剂，用于治疗玫瑰痤疮面部持久性红斑。酒石酸溴莫尼定是一种高度选择性的具有血管收缩活性的 α-2 肾上腺素能受体激动剂。α-2 受体位于神经末梢突触前膜，以及血管平滑肌和内皮细胞壁内的突触后膜。暂时性或持久性面部红斑是玫瑰痤疮所有皮肤亚型中最常见的主要特征。丘疹或脓疱的周围红斑是以炎症浸润引起的持续血管扩张和血浆外渗为基础的。玫瑰痤疮红斑被认为是皮肤血管舒缩功能异常所致。在 ER 应激过程中产生的 1- 磷酸鞘氨醇能诱导 α-1B 肾上腺素能受体内化、脱敏，从而促进血管舒张。TRPV1 通道在玫瑰痤疮中被上调并促进 ER 应激反应，对抗 α 肾上腺素能受体介导的血管收缩作用而使血管舒张。α-2 肾上腺素能受体抑制伤害性感受器的突触前膜 TRPV1 通道。在 Balb/c 小鼠实验中，外用溴莫尼定凝胶后，LL-37 诱导的皮肤炎症得到了改善。这与炎症细胞的明显减少有关，尤其是含有肥大细胞酶的肥大细胞。

每日 1 次外用 0.33% 溴莫尼定凝胶可以快速控制患者的面部红斑（在数小时内），并可显著改善玫瑰痤疮患者的持久性面部红斑。一项随机、基质对照研究显示，联合使用 1% 伊维菌素乳膏和 0.33% 溴莫尼定凝胶治疗中、重度丘疹脓疱型玫瑰痤疮合并持久性红斑，发现红斑和炎症皮损明显减少，说明联合治疗有相加作用。

10% ~ 20% 的患者使用 0.33% 溴莫尼定凝胶后，面部红斑出现可逆性加重，通常表现为用药后不久出现反常性红斑，或在最终失去药效（快速抗药反应）或停药后出现反弹性红斑。曾有几例变应性接触性皮炎的病例报告。

1% 盐酸羟甲唑啉乳膏是 FDA 批准用于治疗成人玫瑰痤疮的新型外用药。它是一种 α-1a 激动剂，通过收缩血管减轻红斑。血管张力的维持发生于交感神经和血管壁之间的连接部位。α-1 受体位于血管平滑肌突触后膜区域。最近的研究表明，羟甲唑啉在安全性和有效性上与溴莫尼定相似。尽管羟甲唑啉上市后的临床经验仍然有限，但 1% 羟甲唑啉乳膏的临床试验表明，它出现面部红斑加重或反弹的风险低到可以忽略不计。为了确定羟甲唑啉在玫瑰痤疮治疗中的作

用，有必要进行长期研究和直接比较研究。总之，使用这些局部神经调节药物可以使持久性红斑患者受益，但对于面部潮红（阵发性可逆性红斑）或丘疹脓疱期的疗效、使用频率（长期或定期）和使用疗程以及长期疗效仍有待确定。

15.2 阿奇霉素和环孢素外用制剂

眼玫瑰痤疮是一种面部玫瑰痤疮常见的伴发表现，表现为睑缘炎和干眼症。目前的治疗方法包括人工泪液、眼睑清洁和系统使用多西环素。阿奇霉素滴眼液（1.0% 和 1.5%）已经成功用于眼玫瑰痤疮的抗炎治疗。白介素 -1β（IL-1β）、IL-8 和基质金属蛋白酶 -9（matrix metalloproteinase 9，MMP-9）mRNA 在治疗过程中被抑制，但在阿奇霉素停药 4 周后恢复到治疗前水平。外用 1% 阿奇霉素抑制了促炎介质的表达，恢复了转化生长因子 -β1（TGF-β1），继而促进调节性 T 细胞的分化，同时抑制 Th17 细胞的极化。

对 38 例患者长达 3 个月的初步研究发现，局部应用 0.05% 环孢素 A 乳膏治疗眼玫瑰痤疮的疗效优于口服多西环素。长期安全性尚不清楚，比如感染风险、与蠕形螨睑缘炎并发或诱发蠕形螨睑缘炎等。

15.3 系统疗法

40 mg 规格的多西环素胶囊是唯一被 FDA 批准用于治疗玫瑰痤疮的口服制剂，其他非 FDA 批准的口服药物也可考虑应用，包括其他四环素类、大环内酯类、甲硝唑和异维 A 酸。

15.3.1 四环素类

口服四环素类药物可以有效治疗丘疹脓疱型玫瑰痤疮和眼玫瑰痤疮。多西环素（50 ~ 100 mg/d）和米诺环素（50 ~ 100 mg/d）是治疗重症丘疹脓疱型玫瑰痤疮的首选四环素类药物。我们不推荐使用传统的盐酸四环素，因其具有较高的潜在光毒性。40 mg 规格的多西环素也有缓释剂型（一水多西环素），但售价较高。在适当的防晒措施下，一水多西环素与普通多西环素具有同样的疗效和耐受性，考虑到患者的自付费用和总体治疗费用，建议使用较便宜的产品。

口服多西环素与局部外用甲硝唑、壬二酸、伊维菌素联合治疗具有明显的抗炎作用。多西环素通过减弱 ER 应激信号传导过程中上调的多种效应机制而发

挥治疗作用。一项多中心、随机、双盲、安慰剂对照研究显示，40 mg 多西环素缓释胶囊治疗丘疹脓疱型玫瑰痤疮，可观察到患者角质层标本中 CAMP 表达和蛋白酶活性均降低。多西环素可降低在 ER 应激过程中上调的 MAP 激酶 p38 的表达。这已经在人中性粒细胞与黄嘌呤 - 黄嘌呤氧化酶系统（非细胞研究）中被阐明，多西环素减少了在 ER 应激反应中发挥作用的活性氧（ROS）的产生。米诺环素已被证明能抑制 TLR2（TLR2 在玫瑰痤疮皮肤 ER 应激过程中表达增加），并通过激活 KLK5 将 CAMP 裂解为生物活性肽 LL-37。多西环素介导的 p38 抑制作用减弱了在玫瑰痤疮皮肤中上调的 Th17 细胞极化和 IL-17 的分泌。此外，四环素类药物抑制了与皮肤重塑和组织破坏有关的金属蛋白酶（MMPs）的活性。

15.3.2 异维A酸

异维 A 酸是全反式维 A 酸（all-trans retinoic acid, ATRA）的 13 顺式异构体，1981 年就有异维 A 酸系统用药成功治疗玫瑰痤疮的报道。2015 年基于 Cochrane 数据库的一篇系统评价显示，低剂量口服异维 A 酸（5 ~ 20 mg/d）的超说明书用药，被认为比口服多西环素（50 ~ 100 mg/d）更为有效。口服异维 A 酸显著降低了痤疮患者皮肤中单核细胞 CAMP 和 TLR2 的表达。异维 A 酸异构化后成为全反式维 A 酸，可减弱 ER 应激并抑制 MAPK p38 的表达。超说明书使用低剂量异维 A 酸治疗玫瑰痤疮的临床经验显示，即使是隔天交替服用，疗效也很明显。由于异维 A 酸的致畸作用，其在女性中的使用受到严格限制。

15.4 特殊适应证

文献报道了一些超说明书治疗方法，我们不建议常规使用。局部钙调神经磷酸酶抑制剂他克莫司（0.03% 和 1%）和吡美莫司（0.1%），通过抑制 T 细胞和 T 细胞来源的促炎细胞因子而发挥治疗作用，但可引起面部潮红，并可能诱发玫瑰痤疮样皮炎或继发蠕形螨病。对于个别类固醇诱发的玫瑰痤疮患者，短期使用局部钙调神经磷酸酶抑制剂或许有帮助。在少数患者的研究中，外用阿达帕林（0.1% 凝胶）对丘疹脓疱型玫瑰痤疮有良好的治疗作用。外用抗生素如 1% 克林霉素和 2% 红霉素，虽能发挥抗炎作用，但因为会导致细菌耐药，不推荐使用。

15.4.1 儿童期和妊娠期的玫瑰痤疮

阿奇霉素、红霉素、罗红霉素、克拉霉素等大环内酯类药物是不能耐受口服四环素类药物患者的替代药物。这些大环内酯类药物可以用于孕妇和 8 岁以下儿童。我们更推荐口服阿奇霉素，成人阿奇霉素剂量可从每次 500 mg、每周 3 次开始共 1 个月，第 2 个月用量为每次 250 mg、每周 3 次。阿奇霉素能减少 ROS，外用阿奇霉素可成功治疗眼玫瑰痤疮。红霉素和罗红霉素均已成功用于 8 岁以下玫瑰痤疮患者的治疗。

15.4.20 眼玫瑰痤疮

多达 50% 的玫瑰痤疮患者同时有眼部受累。早期非对照的临床研究发现，多西环素对控制和抑制复发非常有效，可以非常有效地预防玫瑰痤疮患者出现严重的眼部副作用，例如偶见的失明。小剂量多西环素 40 ~ 50 mg/d，每日或隔日 1 次，或每周 2 次或 3 次，是治疗成人眼玫瑰痤疮有效和安全的方法。根据我们的经验，阿奇霉素滴眼液（每日 2 次）与口服米诺环素联合使用，逐渐减量至最低临床有效剂量（从 50 mg 每日 1 次减到 50 mg 每周 2 次）是一种能有效控制眼玫瑰痤疮的联合治疗。伊维菌素外用制剂治疗眼玫瑰痤疮在一项初步研究中被证实有效。

15.4.3 暴发性玫瑰痤疮

不推荐局部使用类固醇治疗玫瑰痤疮，因为可诱发类固醇玫瑰痤疮。只有高度炎性变异型玫瑰痤疮，如暴发性玫瑰痤疮，需要口服泼尼松龙 0.5 mg/（kg·d），连续数周，随后口服异维 A 酸或口服多西环素或阿奇霉素替代。我们建议口服类固醇 1 ~ 2 周，然后口服低剂量异维 A 酸（10 ~ 20 mg/d），注意所有禁忌证并采取预防措施。

15.4.4 Morbihan病

Morbihan 病被归类为独特的疾病或一种玫瑰痤疮或痤疮的特殊类型，因为它可以单独发病，也可以发生于玫瑰痤疮或痤疮患者。其表现为持久性面部红斑和与淋巴管明显受累相关的实质性水肿，伴有明显的肥大细胞肉芽肿性浸润。有系统口服异维 A 酸成功治疗该病的病例报告。文献中提及的进一步治疗方案包括系统使用糖皮质激素、口服四环素、沙利度胺、酮替芬和氯法齐明。Morbihan 病常常对治疗抵抗，有时可演变成奇怪的形式。

15.4.5 面部潮红和持久性红斑

治疗玫瑰痤疮患者的持久性红斑和阵发性潮红仍然是一种临床挑战。可乐定是一种经典药物，但疗效仍有争议。溴莫尼定之类的 α-2 肾上腺素能受体激动剂，理论上可以调节大脑中枢和皮肤外围的血管反应。普萘洛尔是一种非选择性 β 受体阻滞剂，也曾尝试应用过，但是缺乏良好的对照研究。另一种非选择性 β 受体阻滞剂卡维地洛可同时阻断 α-1 肾上腺素能受体，在至少 6 个月内每天 2 次逐渐加量至 12.5 mg，已被证明可减轻面部潮红和持久性红斑，并且耐受性良好。激光治疗和肉毒毒素也已被推广用于缓解持久性难治性红斑，但缺乏循证医学证据。

15.4.6 玫瑰痤疮毛细血管扩张

在同时有明显的背景红斑及毛细血管扩张的患者，激光 / 光疗治疗毛细血管扩张可以改善面部红斑。激光治疗可能会刺激玫瑰痤疮患者高度敏感的皮肤，

因此在进行任何激光或光疗前应先给予抗炎治疗。已有报道应用脉冲染料激光、二极管激光或磷酸钛氧钾（KTP）激光多次治疗有效，但缺乏对照研究，远期疗效尚不清楚。

15.4.7 鼻赘和其他形式的增生物

鼻赘是一种损容的鼻部软组织增生，手术切除是首选疗法。大多数患者对术后疗效满意。手术切除鼻赘提高了患者的生活质量。报道的复发率约为 38%。手术包括电外科术或磨削术，是治疗鼻赘非常有效的方法。经验丰富的皮肤科医生用 CO_2 激光烧蚀鼻赘，效果良好，可作为手术治疗的替代疗法或辅助治疗。新的治疗方式包括射频疗法，但缺乏随机、前瞻性对照研究。

口服异维 A 酸适合治疗所有形式的增生物，通常比痤疮治疗剂量低，以缩小增生物体积。手术切除前，可口服高剂量的异维 A 酸［1.0 mg/（kg·d）］数月以缩小鼻赘。

15.5 可怕的暴发性玫瑰痤疮

严重的玫瑰痤疮可以导致毁容。这种凶险的玫瑰痤疮在女性中很少见（图 15.2）。

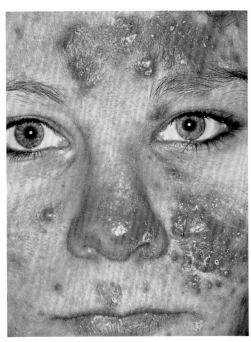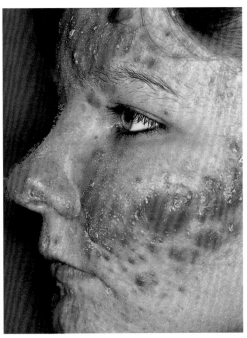

图 15.2　暴发性玫瑰痤疮。聚合性出血性结节，呈不常见的非对称分布，持续数月，最初诊断为聚合性玫瑰痤疮，但最终确诊为暴发性玫瑰痤疮。丘疹、脓疱、结节和融合的斑块散布于面部。其他部位未见皮损

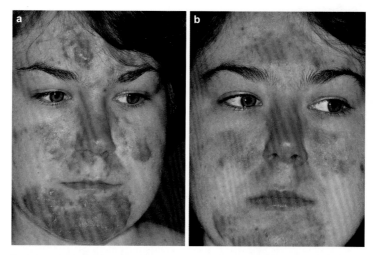

图 15.2（续）　a：暴发性玫瑰痤疮，与暴发性痤疮类似，骤然发生在这名年轻女性的面部。几周内，面部布满了出血性斑块，其上有脓疱，在颏部尤其明显。她看起来很焦虑。**b**：口服糖皮质激素和异维 A 酸两个月，病情得到了改善。遗留少量的皮损和鼻部玫瑰痤疮的特征性红斑

15.6　玫瑰痤疮是可治疗的疾病

如图 15.3 所示。

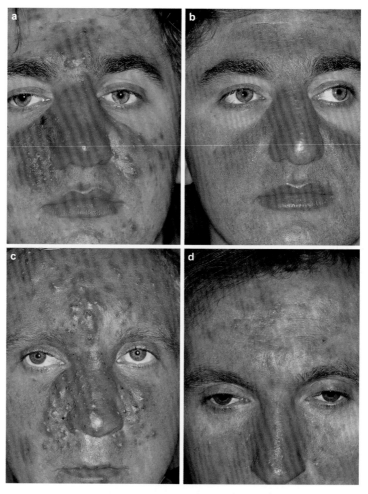

图 15.3　a，b：聚合性玫瑰痤疮，鼻部和脸颊可见水肿性斑块（a），口服异维 A 酸 12 周明显见效（b）。该患者有 Morbihan 病的早期中央纤维化。**c，d**：照片可以看出患者的忧伤。玫瑰痤疮会进展并使人烦恼。症状严重时（c），需要立即口服糖皮质激素和异维 A 酸治疗。异维 A 酸给药 8 周（d），大部分炎症消退

15.7 异维A酸可改善玫瑰痤疮

异维A酸是治疗严重的难治性玫瑰痤疮的首选药物。遗憾的是，该药在德国并没有将玫瑰痤疮作为适应证，尽管对其治疗玫瑰痤疮进行了长期观察且有令人信服的多中心研究。对于严重的玫瑰痤疮和暴发性玫瑰痤疮，异维A酸通常是超说明书用药。活检来自同一位患者前额的对称区域（图15.4）。

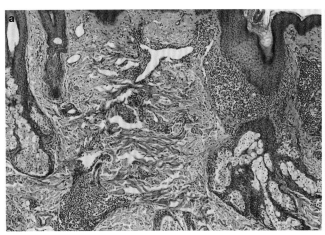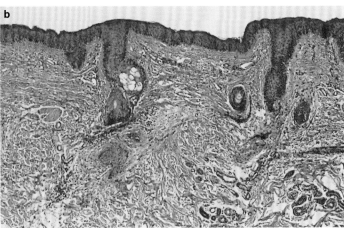

图 15.4　**a**：面部活检取自一位长期玫瑰痤疮病史的患者。病理特征为棘层轻度增厚、轻度海绵水肿、明显的静脉和淋巴管扩张、水肿、血管周围和附属器周围淋巴细胞浸润，偶见粒细胞。毳毛的皮脂腺和皮脂腺毛囊都很大。**b**：异维A酸治疗8周完全改变了皮损。皮脂腺消失了，除了一根毳毛残存于毛囊中（图片中央）。炎性浸润减少了90%以上。扩张的血管减少，直径变小，胶原不再因水肿而分离。表皮和毛囊上皮未见海绵水肿

参考文献

Akamatsu H, Komura J, Asada Y, et al. Inhibitory effect of azelaic acid on neutrophil functions: a possible cause for its efficacy in treating pathogenetically unrelated diseases. Arch Dermatol Res. 1991; 283:162-6.

Akamatsu H, Asada M, Komura J, et al. Effect of doxycycline on the generation of reactive oxygen species: a possible mechanism of action of acne therapy with doxycycline. Acta Derm Venereol. 1992; 72:178-9.

Akhyani M, Ehsani AH, Ghiasi M, Jafari AK. Comparison of efficacy of azithromycin vs. doxycycline in the treatment of rosacea: a randomized open clinical trial. Int J Dermatol. 2008; 47:284-8.

Alikhan A, Kurek L, Feldman SR. The role of tetracyclines in rosacea. Am J Clin Dermatol. 2010; 11:79-87.

Anderson MS, Nadkarni A, Cardwell LA, et al. Spotlight on brimonidine topical gel 0.33% for facial erythema of rosacea: safety, efficacy, and patient acceptability. Patient Prefer Adherence. 2017; 11:1143-50.

Arman A, Demirseren DD, Takmaz T. Treatment of ocular rosacea: comparative study of topical cyclosporine and oral doxycycline. Int J Ophthalmol. 2015; 8:544-9.

Bakar O, Demirçay Z, Yuksel M, et al. The effect of azithromycin on reactive oxygen species in rosacea. Clin Exp Dermatol. 2007; 32:197-200.

Balakirski G, Baron JM, Megahed M. Morbus Morbihan als Sonderform der Rosazea: Einblick in die Pathogenese und neue Therapieoptionen. Hautarzt. 2013; 64:884-6.

Bassi A, Campolmi P, Dindelli M, et al. Laser surgery in rhinophyma. G Ital Dermatol Venereol. 2016; 151:9-16.

Borovaya A, Dombrowski Y, Zwicker S, et al. Isotretinoin therapy changes the expression of antimicrobial peptides in acne vulgaris.

Arch Dermatol Res. 2014; 306:689-700.

Castro ML, Franco GC, Branco-de-Almeida LS, et al. Downregulation of proteinase-activated receptor-2, interleukin-17, and other proinflammatory genes by subantimicrobial doxycycline dose in a rat periodontitis model. J Periodontol. 2016; 87:203-10.

Chakraborty S, Elvezio V, Kaczocha M, et al. Presynaptic inhibition of transient receptor potential vanilloid type 1 (TRPV1) receptors by noradrenaline in nociceptive neurons. J Physiol. 2017; 595:2639-60.

Ci X, Li H, Yu Q, et al. Avermectin exerts anti-inflammatory effect by downregulating the nuclear transcription factor kappa-B and mitogen-activated protein kinase activation pathway. Fundam Clin Pharmacol. 2009; 23:449-55.

Coda AB, Hata T, Miller J, et al. Cathelicidin, kallikrein 5, and serine protease activity is inhibited during treatment of rosacea with azelaic acid 15% gel. J Am Acad Dermatol. 2013; 69:570-7.

Crispin MK, Hruza GJ, Kilmer SL. Lasers and energy-based devices in men. Dermatol Surg. 2017; 43(Suppl 2):S176-84.

Deeks ED. Ivermectin: a review in rosacea. Am J Clin Dermatol. 2015; 16:447-52.

Del Rosso JQ. Topical α-agonist therapy for persistent facial erythema of rosacea and the addition of oximetazoline to the treatment armamentarium: where are we now? J Clin Aesthet Dermatol. 2017; 10:28-32.

Del Rosso JQ, Webster GF, Jackson M, et al. Two randomized phase III clinical trials evaluating anti-inflammatory dose doxycycline (40-mg doxycycline, USP capsules) administered once daily for treatment of rosacea. J Am Acad Dermatol. 2007; 56:791-802.

Del Rosso JQ, Thiboutot D, Gallo R, et al. Consensus recommendations from the American Acne & Rosacea Society on the management of rosacea, part 3: a status report on systemic therapies. Cutis. 2014a; 93:18-28.

Del Rosso JQ, Thiboutot D, Gallo R, et al. Consensus recommendations from the American Acne & Rosacea Society on the management of rosacea, part 5: a guide on the management of rosacea. Cutis. 2014b; 93:134-8.

Di Nardo A, Holmes AD, Muto Y, et al. Improved clinical outcome and biomarkers in adults with papulopustular rosacea treated with doxycycline modified-release capsules in a randomized trial. J Am Acad Dermatol. 2016; 74:1086-92.

Dispenza MC, Wolpert EB, Gilliland KL, et al. Systemic isotretinoin therapy normalizes exaggerated TLR-2-mediated innate immune responses in acne patients. J Invest Dermatol. 2012; 132:2198-205.

Doan S, Gabison E, Chiambaretta F, et al. Efficacy of azithromycin 1.5% eye drops in childhood ocular rosacea with phlyctenular blepharokeratoconjunctivitis. J Ophthalmic Inflamm Infect. 2013; 3:38.

Draelos ZD. Noxious sensory perceptions in patients with mild to moderate rosacea treated with azelaic acid 15% gel. Cutis. 2004; 74:257-60.

El-Heis S, Buckley DA. Rosacea-like eruption due to topical pimecrolimus. Dermatol Online J. 2015; 21:5.

Fowler JF Jr. Combined effect of anti-inflammatory dose doxycycline (40-mg doxycycline, usp monohydrate controlled-release capsules) and metronidazole topical gel 1% in the treatment of rosacea. J Drugs Dermatol. 2007; 6:641-5.

Fowler J, Jarratt M, Moore A, et al. Once-daily topical brimonidine tartrate gel 0.5% is a novel treatment for moderate to severe facial erythema of rosacea: results of two multicentre, randomized and vehicle-controlled studies. Br J Dermatol. 2012; 166:633-41.

Fowler J Jr, Jackson M, Moore A, et al. Efficacy and safety of oncedaily topical brimonidine tartrate gel 0.5% for the treatment of moderate to severe facial erythema of rosacea: results of two randomized, double-blind, and vehicle-controlled pivotal studies. J Drugs Dermatol. 2013; 2:650-6.

Gallo RL, Granstein RD, Kang S, et al. Standard classification and pathophysiology of rosacea: the 2017 update by the National Rosacea Society Expert Committee. J Am Acad Dermatol. 2018; 78:148-55.

Goetze S, Hiernickel C, Elsner P. Phototoxicity of doxycycline: a systematic review on clinical manifestations, frequency, cofactors, and prevention. Skin Pharmacol Physiol. 2017; 30:76-80.

Gold LS, Papp K, Lynde C, et al. Treatment of rosacea with concomitant use of topical ivermectin 1% cream and brimonidine 0.33% gel: a randomized, vehicle-controlled study. J Drugs Dermatol. 2017; 16:909-16.

Gollnick H, Blume-Peytavi U, Szabó EL, et al. Systemisches Isotretinoin in der Behandlung der Rosazea—Doxycyclin- und plazebokontrollierte, randomisierte Studie. J Dtsch Dermatol Ges. 2010; 8:505-15.

Gonser LI, Gonser CE, Deuter C, et al. Systemic therapy of ocular and cutaneous rosacea in children. J Eur Acad Dermatol Venereol. 2017; 31:1732-8.

Hofmann MA, Lehmann P. Physikalische Methoden zur Behandlung der Rosazea. J Dtsch Dermatol Ges. 2016; 14(Suppl 6):38-43.

Holmes AD, Waite KA, Chen MC, et al. Dermatological adverse events associated with topical brimonidine gel 0.33% in subjects with erythema of rosacea: a retrospective review of clinical studies. J Clin Aesthet Dermatol. 2015; 8:29-35.

Hoover RM, Erramouspe J. Role of topical oxymetazoline for management of erythematotelangiectatic rosacea. Ann Pharmacother. 2018; 52:263-7.

Hoyt JC, Ballering J, Numanami H, et al. Doxycycline modulates nitric oxide production in murine lung epithelial cells. J Immunol. 2006; 176:567-72.

Hsu CC, Lee JY. Carvedilol for the treatment of refractory facial flushing and persistent erythema of rosacea. Arch Dermatol. 2011; 147:1258-60.

Hu SW, Robinson M, Meehan SA, Cohen DE. Morbihan disease. Dermatol Online J. 2012; 18:27.

Ilkovitch D, Pomerantz RG. Brimonidine effective but may lead to significant rebound erythema. J Am Acad Dermatol. 2014; 70:e109-10.

Iovieno A, Lambiase A, Micera A, et al. In vivo characterization of doxycycline effects on tear metalloproteinases in patients with chronic blepharitis. Eur J Ophthalmol. 2009; 19:708-16.

Jackson JM, Knuckles M, Minni JP, et al. The role of brimonidine tartrate gel in the treatment of rosacea. Clin Cosmet Investig Dermatol. 2015; 8:529-38.

Jang YH, Sim JH, Kang HY, et al. Immunohistochemical expression of matrix metalloproteinases in the granulomatous rosacea compared with the non-granulomatous rosacea. J Eur Acad Dermatol Venereol. 2011; 25:544-8.

Jones DA. Rosacea, reactive oxygen species, and azelaic acid. J Clin Aesthet Dermatol. 2009; 2:26-30.

Kanada KN, Nakatsuji T, Gallo RL. Doxycycline indirectly inhibits proteolytic activation of tryptic kallikrein-related peptidases and activation of cathelicidin. J Invest Dermatol. 2012; 132:1435-42.

Kim MB, Kim GW, Park HJ, et al. Pimecrolimus 1% cream for the treatment of rosacea. J Dermatol. 2011a; 38:1135-9.

Kim JH, Oh YS, Choi EH. Oral azithromycin for treatment of intractable rosacea. J Korean Med Sci. 2011b; 26:694-69.

Kim M, Kim J, Jeong SW, et al. Inhibition of mast cell infiltration in an LL-37-induced rosacea mouse model using topical brimonidine tartrate 0.33% gel. Exp Dermatol. 2017; 26:1143-5.

Korting HC, Schöllmann C. Tetracycline actions relevant to rosacea treatment. Skin Pharmacol Physiol. 2009a; 22:287-94.

Korting HC, Schöllmann C. Current topical and systemic approaches to treatment of rosacea. J Eur Acad Dermatol Venereol. 2009b; 23:876-82.

Layton AM, Schaller M, Homey B, et al. Brimonidine gel 0.33% rapidly improves patient-reported outcomes by controlling facial erythema of rosacea: a randomized, double-blind, vehicle-controlled study. J Eur Acad Dermatol Venereol. 2015; 29:2405-10.

Liu PT, Krutzik SR, Kim J, Modlin RL. Cutting edge: all-trans retinoic acid down-regulates TLR2 expression and function. J Immunol. 2005; 174:2467-70.

Liu RH, Smith MK, Basta SA, Farmer ER. Azelaic acid in the treatment of papulopustular rosacea: a systematic review of randomized controlled trials. Arch Dermatol. 2006; 142:1047-52.

Longo CM, Adam AP, Wladis EJ. Rosacea and the eye: a recent review. Expert Rev Ophthalmol. 2018; 13:57-64.

Lowe NJ. Use of topical metronidazole in moderate to severe rosacea. Adv Ther. 2003; 20:177-90.

Lowe E, Lim S. Paradoxical erythema reaction of long-term topical brimonidine gel for the treatment of facial erythema of rosacea. J Drugs Dermatol. 2016; 15:763-5.

Maddin S. A comparison of topical azelaic acid 20% cream and topical metronidazole 0.75% cream in the treatment of patients with papulopustular rosacea. J Am Acad Dermatol. 1999; 40:961-5.

Mantelli F, Di Zazzo A, Sacchetti M, et al. Topical azithromycin as a novel treatment for ocular rosacea. Ocul Immunol Inflamm. 2013; 21:371-7.

Melnik BC. Endoplasmic reticulum stress: key promoter of rosacea pathogenesis. Exp Dermatol. 2014; 23:868-73.

Melnik BC. Rosacea: the blessing of the Celts—an approach to pathogenesis through translational research. Acta Derm Venereol. 2016; 96:147-56.

Micali G, Gerber PA, Lacarrubba F, Schäfer G. Improving treatment of erythematotelangiectatic rosacea with laser and/or topical therapy through enhanced discrimination of its clinical features. J Clin Aesthet Dermatol. 2016; 9:30-9.

Mizoguchi S, Iwanishi H, Arita R, et al. Ocular surface inflammation impairs structure and function of meibomian gland. Exp Eye Res. 2017; 163:78-84.

Modi S, Harting M, Rosen T. Azithromycin as an alternative rosacea therapy when tetracyclines prove problematic. J Drugs Dermatol. 2008; 7:898-9.

Monk E, Shalita A, Siegel DM. Clinical applications of non-antimicrobial tetracyclines in dermatology. Pharmacol Res. 2011; 63:130-45.

Morizane S, Yamasaki K, Kabigting FD, Gallo RL. Kallikrein expression and cathelicidin processing are independently controlled in keratinocytes by calcium, vitamin D(3), and retinoic acid. J Invest Dermatol. 2010; 130:1297-306.

Narayanan S, Hünerbein A, Getie M, et al. Scavenging properties of metronidazole on free oxygen radicals in a skin lipid model system. J Pharm Pharmacol. 2007; 59:1125-30.

Nikolowski J, Plewig G. Orale Behandlung der Rosazea mit 13-cis-Retinsäure. Hautarzt. 1981; 32:575-84.

Ong HS, Patel KV, Dart JK, Praestegaard M. Topical cyclosporin A as a steroid-sparing agent for ocular rosacea. Acta Ophthalmol. 2017; 95:e158-9.

Patel NU, Shukla S, Zaki J, Feldman SR. Oxymetazoline hydrochloride cream for facial erythema associated with rosacea. Expert Rev Clin Pharmacol. 2017; 10:1049-54.

Pfeffer I, Borelli C, Zierhut M, Schaller M. Behandlung der Ophthalmo-Rosazea mit 40 mg Doxycyclin in teilretardierter Form. J Dtsch Dermatol Ges. 2011; 9:904-7.

Pietschke K, Schaller M. Long-term management of distinct facial flushing and persistent erythema of rosacea by treatment with carvedilol. J Dermatolog Treat. 2018; 29:310-3.

Rademaker M. Very low-dose isotretinoin in mild to moderate papulopustular rosacea; a retrospective review of 52 patients. Australas J Dermatol. 2018; 59:26-30.

Reinholz M, Tietze JK, Kilian K, et al. Rosacea—S1 guideline. J Dtsch Dermatol Ges. 2013; 11:768-80.

Sanchez J, Somolinos AL, Almodóvar PI, et al. A randomized, doubleblind, placebo-controlled trial of the combined effect of doxycycline hyclate 20-mg tablets and metronidazole 0.75% topical lotion in the treatment of rosacea. J Am Acad Dermatol. 2005; 53:791-7.

Santos CX, Tanaka LY, Wosniak J, Laurindo FR. Mechanisms and implications of reactive oxygen species generation during the unfolded protein response: roles of endoplasmic reticulum oxidoreductases, mitochondrial electron transport, and NADPH oxidase. Antioxid Redox Signal. 2009; 11:2409-27.

Schaller M, Dirschka T, Kemény L, et al. Superior efficacy with ivermectin 1% cream compared to metronidazole 0.75% cream contributes to a better quality of life in patients with severe papulopustular rosacea: a subanalysis of the randomized, investigator-blinded ATTRACT study. Dermatol Ther (Heidelb). 2016; 6:427-36.

Schaller M, Gonser L, Belge K, et al. Dual anti-inflammatory and antiparasitic action of topical ivermectin 1% in papulopustular rosacea. J Eur Acad Dermatol Venereol. 2017; 31:1907-11.

Schechter BA, Katz RS, Friedman LS. Efficacy of topical cyclosporine for the treatment of ocular rosacea. Adv Ther. 2009; 26:651-9.

Schweinzer K, Kofler L, Spott C, et al. Surgical treatment of rhinophyma: experience from a German cohort of 70 patients. Eur J Dermatol. 2017; 27:281-5.

Siddiqui K, Stein Gold L, Gill J. The efficacy, safety, and tolerability of ivermectin compared with current topical treatments for the inflammatory lesions of rosacea: a network meta-analysis. Springerplus. 2016; 5:1151.

Sobolewska B, Doycheva D, Deuter C, et al. Treatment of ocular rosacea with once-daily low-dose doxycycline. Cornea. 2014; 33:257-60.

Steinhoff M, Schmelz M, Schauber J. Facial erythema of rosacea—aetiology, different pathophysiologies and treatment options. Acta Derm Venereol. 2016a; 96:579-86.

Steinhoff M, Vocanson M, Voegel JJ, et al. Topical ivermectin 10 mg/g and oral doxycycline 40 mg modified-release: current evidence on the complementary use of anti-inflammatory rosacea treatments. Adv Ther. 2016b; 33:1481-501.

Strand M, Bergqvist G, Griffith S, Bergqvist E. The effect of recurrent pulsed dye laser treatments in rosacea patients. J Cosmet Laser Ther. 2017; 19:160-4.

Taieb A, Ortonne JP, Ruzicka T, et al. Superiority of ivermectin 1% cream over metronidazole 0.75% cream in treating inflammatory lesions of rosacea: a randomized, investigator-blinded trial. Br J Dermatol. 2015; 172:1103-10.

Teraki Y, Hitomi K, Sato Y, Izaki S. Tacrolimus-induced rosacea-like dermatitis: a clinical analysis of 16 cases associated with tacrolimus ointment application. Dermatology. 2012; 224:309-14.

Thibaut de Ménonville S, Rosignoli C, Soares E, et al. Topical treatment of rosacea with ivermectin inhibits gene expression of cathelicidin innate immune mediators, LL-37 and KLK5, in reconstructed and ex vivo skin models. Dermatol Ther (Heidelb). 2017; 7:213-25.

Thiboutot DM, Fleischer AB, Del Rosso JQ, Rich P. A multicenter study of topical azelaic acid 15% gel in combination with oral doxycycline as initial therapy and azelaic acid 15% gel as maintenance monotherapy. J Drugs Dermatol. 2009; 8:639-48.

Tong LX, Moore AY. Brimonidine tartrate for the treatment of facial flushing and erythema in rosacea. Expert Rev Clin Pharmacol. 2014; 7:567-77.

Two AM, Wu W, Gallo RL, Hata TR. Rosacea: part II. Topical and systemic therapies in the treatment of rosacea. J Am Acad Dermatol. 2015; 72:761-70.

van der Linden MMD, van Ratingen AR, van Rappard DC, et al. DOMINO, doxycycline 40 mg vs. minocycline 100 mg in the treatment of rosacea: a randomized, single-blinded, noninferiority trial, comparing efficacy and safety. Br J Dermatol. 2017; 176:1465-74.

van Zuuren EJ, Fedorowicz Z, Carter B, et al. Interventions for rosacea. Cochrane Database Syst Rev. 2015; (4):CD003262.

Webster G, Schaller M. Ocular rosacea: a dermatologic perspective. J Am Acad Dermatol. 2013; 69(6 Suppl 1):S42-3.

Wirth PJ, Henderson Berg MH, Sadick N. Real-world efficacy of azelaic acid 15% gel for the reduction of inflammatory lesions of rosacea. Skin Therapy Lett. 2017; 22:5-7.

Wolf JE Jr, Del Rosso JQ. The CLEAR trial: results of a large community-based study of metronidazole gel in rosacea. Cutis. 2007; 79:73-80.

Wolf JE Jr, Kerrouche N, Arsonnaud S. Efficacy and safety of oncedaily metronidazole 1% gel compared with twice-daily azelaic acid 15% gel in the treatment of rosacea. Cutis. 2006; 77(4 Suppl):3-11.

Yamasaki K, Kanada K, Macleod DT, et al. TLR2 expression is increased in rosacea and stimulates enhanced serine protease production by keratinocytes. J Invest Dermatol. 2011; 131:688-97.

Zhang X, Song Y, Xiong H, et al. Inhibitory effects of ivermectin on nitric oxide and prostaglandin E2 production in LPS-stimulated RAW 264.7 macrophages. Int Immunopharmacol. 2009; 9:354-9.

Zhang L, Su Z, Zhang Z, et al. Effects of azithromycin on gene expression profiles of proinflammatory and anti-inflammatory mediators in the eyelid margin and conjunctiva of patients with meibomian gland disease. JAMA Ophthalmol. 2015; 133:1117-23.

Zip CM. Innovative use of topical metronidazole. Dermatol Clin. 2010; 28:525-34.

16 蠕形螨与蠕形螨病

芦桂青 译，冉玉平 审校

内容提要

- 毛囊蠕形螨和皮脂蠕形螨是寄生在不同皮脂腺毛囊微环境（包括眼睑板腺和乳晕乳腺）中唯一永久性人类体表寄生虫。
- 原发性蠕形螨病的特征是成群非对称性分布于面部，往往容易漏诊。
- 继发性蠕形螨病往往发生在有炎症或免疫抑制的情况下（局部或系统性）。
- 杀螨剂是首选疗法，如氯菊酯或伊维菌素。蠕形螨是否为共生微生物仍有待确定。
- 动物体内有各种蠕形螨，对哺乳动物更有侵袭性甚至可致命。新型药物具有潜在神经毒性。

16.1 人类和动物蠕形螨

16.1.1 简介

人类皮肤给细菌、酵母菌和螨虫的生长提供了良好的栖息地。这些大多是共生者，在毛囊中自我滋养和生长，但奇怪的是，它们不存在于汗腺和其末端汗管中，可能是 IgA 分泌到末端汗管中以及抗菌肽（如 dermcidin 蛋白）的组成性表达提供了保护作用。人体蠕形螨与人类可能存在某种互惠的相互作用，这是基于以下推测：蠕形螨可通过清除多余的皮脂及蛋白质，或以居住在同一皮脂腺毛囊中的痤疮丙酸杆菌为食，而发挥清道夫的作用。我们的皮肤可以比作为一个植物园和动物园，支持着物种多样性。

毛囊蠕形螨（*Demodex folliculorum*）最早由解剖学家 Henle 于 1841 年在耳垢中发现。1842 年，皮肤科医生 Simon 首次对其做了非常详细的描述，并命名为毛囊螨（*Acarus folliculorum*）。他的书中有漂亮的钢版画。1843 年，动物学家 Owen 创立了通用名蠕形螨（*Demodex*）。1963 年，Akbulatova 区分为

毛囊蠕形螨（*Demodex folliculorum*）和皮脂蠕形螨（*Demodex brevis*）两种，该物种到目前为止已鉴定出包括种和亚种在内超过 140 种蠕形螨，可感染许多其他哺乳动物，包括狗、马、羊、猫、猪和仓鼠。狗似乎很特殊，因为某些品种的幼犬中普遍存在严重的不明原因的蠕形螨病，不治疗可能会致命。Toll 样受体 2（Toll-like receptor 2, TLR2）基因表达的上调与 TLR4 和 TLR6 基因表达的下调，在犬全身蠕形螨病中发挥至关重要的作用。实验发现免疫缺陷转基因小鼠的毛囊蠕形螨（*Demodex musculi*）数量增多，表现为溃疡性皮炎和睑结膜炎。蠕形螨的区分与分类通常基于形态学，但现在可以通过系统发育研究和分子分析来完成。同一种蠕形螨可呈现出不同的形态，因此，即使是基于分子序列数据分析，要解释两种人体蠕形螨的形态学仍会有问题。最近的分子研究表明，人体蠕形螨早在 8700 万年前就已经进化为两个种系，并且有不同的人类传播进化史。相比于毛囊蠕形螨，皮脂蠕形螨表现出更多的地理和种内结构的多样性，且与狗相关的螨虫种系接近。毛囊蠕形螨的系统发育分析表明，不同地区的宿主具有不同的螨虫谱系，并且这些联系可在新的地理区域世代持续，而个体间的传播则需要密切接触。

经过仔细检查，成年人身上几乎都可以发现蠕形螨，但在儿童身上往往不常见或找不到，而且在油性皮肤的青少年和年轻人身上也少得出奇。在接下来的三四十年里，蠕形螨的数量会不断增加。老年人患病率接近 100%，尽管其种群密度因人而异。

毛囊蠕形螨长 0.3～0.4 mm，腹部细长，有条纹。其与皮脂腺关系密切，栖居在皮脂腺毛囊开口处、皮脂腺导管和皮脂腺小叶中。皮脂蠕形螨比毛囊蠕形螨短，顾名思义，它通常寄生于皮脂腺和睑板腺中。螨虫喜欢皮脂分泌多的地方。有证据表明皮脂中的胆固醇酯和碱性环境尤其适合蠕形螨的生长。它们多见于前额、脸颊、鼻部和鼻唇沟，但也可以出现在头皮、外耳、睫毛毛囊和睑板腺以及上胸部。在一些老年人

的面部，成群的毛囊蠕形螨可感染皮脂腺毛囊。但不是每个毛囊都有螨虫，定植并不均匀，原因不明。毛囊蠕形螨移动时主要是头部向下，与皮脂流向相反，部分原因是由于它们具有负趋光性。通常，整个螨虫家系（包括父母和子孙数代在内多达 20 多个螨虫）居住在皮脂腺毛囊的各种管道里。

16.1.2 诊断技术

皮肤表面活检技术是目前推荐用于检测螨虫的标准方法，尤其是当它们藏匿在毛囊漏斗部上段时。最好的检测方法是在玻璃载玻片上滴一滴氰基丙烯酸酯，将其接触可疑区域 30 ~ 60 s，快速将其拉起，用浸油固定，在光学显微镜下用 10 倍或 20 倍物镜检查。一般情况下，皮损中螨虫数超过 5 个 /cm² 即被认为具有致病性，尽管这个数字是任意确定的。对于大规模感染，通过显微镜下观察皮脂腺毛囊内容物、皮肤刮片或粘贴胶带上的螨虫，很容易做出诊断。除了慢性肉芽肿型蠕形螨病外，很少需要组织学检查。使用快速无创的现代在体检测技术，如反射共聚焦显微镜和光学相干断层扫描技术进行检测，常可发现大量蠕形螨。

16.2 蠕形螨病

16.2.1 流行病学

蠕形螨病的患病率目前尚不清楚，当然这取决于诊断方法和疾病定义。原发性蠕形螨病被认为是一种独特的罕见疾病，但患病率极有可能被低估。与局部或系统性疾病相关的继发性蠕形螨病则并不少见，最好的例子是丘疹脓疱型玫瑰痤疮和类固醇诱发的玫瑰痤疮样皮炎继发蠕形螨感染。尽管缺乏流行病学数据，我们怀疑该病更常见于温暖潮湿的地区。原发性蠕形螨病没有发现性别差异。血液系统恶性肿瘤或 HIV 感染者，尤其是儿童，对继发性蠕形螨病具有更高的易感性。

16.2.2 发病机制

蠕形螨在多种皮肤病发病机制中的作用仍然存在争议。大多数皮肤科医生认为它们只是寄居者，因为在正常成人皮肤上几乎总能找到蠕形螨，在患病的皮肤上也偶然存在。需要强调的是，只有当大量的螨虫群居于毛囊时才可能致病，并导致海绵样水肿和角化不全。正常的皮肤菌群，也就是现在所说的皮肤微生物群，和某些炎症性皮肤病之间的因果关系，可以用经典的亨利 - 科赫法则（Henle-Koch's principal）来检测，Fredericks 和 Relman 的分子学标准可以用来检测不可培养的微生物，而 Hill 标准可用于流行病学分析。众所周知的例子是马拉色菌属和脂溢性皮炎之间、痤疮丙酸杆菌和痤疮之间，或蠕形螨和玫瑰痤疮之间的关系。显然，蠕形螨作为致病病原体并不能满足不同的标准。随着对宿主与寄生虫多层次相互作用（例如细菌与寄生虫之间的共生和内共生）的理解加深，在这种"先有鸡还是先有蛋"的问题上，将取得重大突破。

人体蠕形螨由互惠共生转化为机会性致病螨的诱因仍不清楚。从狗或伴有皮脂溢出的老年人身上采集的蠕形螨中并未发现内共生体沃尔巴克氏体。玫瑰痤疮与蔬菜芽孢杆菌（*Bacillus oleronius*）、蜡样芽孢杆菌（*Bacillus cereus*）、短小芽孢杆菌（*Bacillus pumilus*）或五日热巴尔通体（*Bartonella quintana*）之间的因果关联尚缺乏充足依据。蠕形螨微生物群的初步分析显示了 36 种特异性的螨虫微生物群，变形菌门（沃尔巴克氏体和巴尔通体都属于 α 变形杆菌属）和厚壁菌门增加，但是丘疹脓疱型玫瑰痤疮中的放线菌则减少。人体蠕形螨通常是怎么逃避免疫监视，什么时候启动炎症级联反应，被认为是宿主 - 寄生虫相互作用的范例。皮肤固有免疫被激活，如玫瑰痤疮患者中出现抗菌肽 LL-37 和 TLR2 的表达升高，但是否直接归因于蠕形螨尚无定论。

16.2.3 临床

人蠕形螨病可以根据病因或临床表现进行分类。符合以下标准的可以定义为原发性蠕形螨病：

- 没有先前存在的或同时存在的炎症性皮肤病如痤疮、玫瑰痤疮或口周皮炎。
- 皮损处检测到螨虫定植数量异常增加。
- 只有经局部或系统性杀螨剂 / 杀虫剂充分的治疗才能缓解病情。

继发性蠕形螨病指在已有的皮肤疾病或系统性疾病基础上，与之相关的蠕形螨异常增多。明显的免疫抑制者，如患有白血病或 HIV 感染者，或那些接受免疫抑制剂包括局部或系统性类固醇治疗者，都容易感染蠕形螨。尚不明确蠕形螨感染是否与某些炎症性皮肤病、表皮生长因子受体抑制剂治疗、慢性肾衰竭和紫外线光疗有关。许多作者提出蠕形螨是玫瑰痤疮的致病原因。我们不赞成这种观点，我们认为玫瑰痤疮是一种多因素疾病。Rothman 充分病因模型表明，在丘疹脓疱型玫瑰痤疮中，蠕形螨不是必要的致病原因，没有充分的因果关系。

根据临床皮损的形态，原发性和继发性蠕形螨病可以分为以下几种：棘状、丘疹脓疱性、斑块状、结节状、聚合性、结痂状和暴发型。棘状蠕形螨病（spinulate demodicosis）也被称为毛囊蠕形螨性糠疹（pityriasis folliculorum），往往是蠕形螨病的初发表现，容易被漏诊。由于蠕形螨的尾部（后体）突出于皮脂腺毛囊，临床上表现为毛囊性角化过度性针样皮损，伴或不伴有轻微的红斑。随后如何发生炎症仍不清楚。螨虫数量与炎症的严重程度并不相关。皮损分布明显不对称，通常累及腔口周围（眶周、口周、耳周）区域。通常无症状，但有时会很痒。暴发型蠕形螨病是指大量皮损呈暴发性发疹。头皮、眼睛和耳朵也会受到影响。眼蠕形螨病常见，但容易被忽视，可表现为慢性睑缘炎、睑板腺功能障碍、复发性睑板腺囊肿和难治性角膜结膜炎。毛囊蠕形螨常常引起慢性前睑缘炎，而皮脂蠕形螨常引起后睑缘炎。睑板腺功能障碍、角膜炎及眼蠕形螨病被证实与皮脂蠕形螨密切相关。

虽然原发性丘疹脓疱性蠕形螨病和丘疹脓疱型玫瑰痤疮看上去很像，但缺乏面部潮红和弥漫性背景红斑以及皮损的非对称分布更倾向诊断为原发性蠕形螨病。若把二者当成同一个疾病，则无助于进一步阐明疾病真相。

16.2.4 组织病理学

基本上，蠕形螨病的组织病理学表现是非特异性的。它的特点是毛囊漏斗内有大量密集的蠕形螨，毛囊周围和血管周围有淋巴组织细胞密集浸润，大量的中性粒细胞伴漏斗部脓疱常见于丘疹脓疱性蠕形螨病。偶见多核组织细胞，伴或不伴异物巨细胞。肉芽肿性蠕形螨病趋向于组织学诊断，表现为化脓性

非干酪性肉芽肿，临床上没有肉眼可见的脓疱，且更难治。

16.2.5 治疗

人蠕形螨病的治疗与其他两种体外寄生虫病即虱病和疥疮类似，是基于共识和以疾病为导向的证据，而不是基于以患者为中心的随机对照试验。伊维菌素是主要的杀螨剂，被证明是最为有效的系统用药。治疗人蠕形螨病推荐的单次口服剂量为 0.2 mg/kg，必要时，7～10 天后可重复 1 次，对于犬全身蠕形螨病，推荐每天口服 0.3～0.6 mg/kg，共 12 周。最佳的杀螨剂 / 杀虫剂的剂量还有待确定，尽管这可能会因缺乏理想的蠕形螨培养模型而受阻。其他杀疥虫剂，如 5% 氯菊酯、10%～25% 苯甲酸苄酯、10% 克罗米通、1% 林丹或 0.5% 马拉硫磷也曾被用于治疗蠕形螨病，但证明其有效性的证据非常有限。用于治疗丘疹脓疱型玫瑰痤疮的 15%～20% 壬二酸或 0.75～2% 甲硝唑主要是通过发挥抗炎作用，而杀灭蠕形螨所需的浓度可能要更高。根据我们的经验，低剂量口服异维 A 酸 0.3 mg/（kg·d），共 4～6 周，是一种有前景的替代治疗，这可能是因为其具有抑制皮脂的作用，并且可以缩小感染范围。茶树油（如含萜烷 -4- 醇成分的 5% 软膏）已被证明在治疗眼蠕形螨病方面很有前景。吡虫啉 / 莫西汀、多拉菌素、异恶唑啉类如氟雷拉纳、沙罗拉纳和洛替拉纳等药物治疗犬全身蠕形螨病的研究进展，对于那些对伊维菌素治疗无效的难治性病例，看起来很有前景，但需警惕其潜在的对人类的神经毒性。

16.3 蠕形螨与皮肤

毛囊蠕形螨在老年人中常见，但也偶见于年轻人中。痤疮好发年龄的人群不太会出现毛囊蠕形螨，只偶尔见于痤疮患者，在玫瑰痤疮患者中更常见（图 16.1 和图 16.2）。

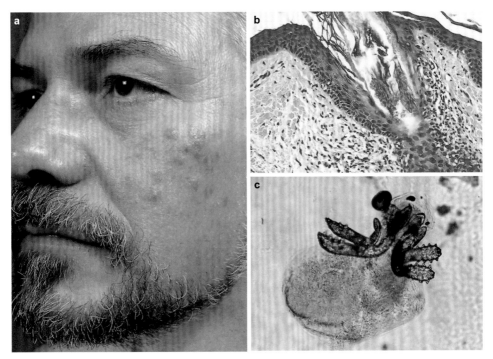

图 16.1 a：蠕形螨病是一种特殊的原发性疾病。临床表现类似玫瑰痤疮，通常是单侧分布，就像这位男性患者，标准的玫瑰痤疮治疗对他无效。其诊断有赖于大量螨虫的发现。b，c：一些螨虫聚集在毛囊漏斗部上段。特征性病理改变是海绵样水肿和毛囊周围淋巴组织细胞浸润（顶部）。通过氰基丙烯酸酯皮肤表面活检，一群毛囊蠕形螨可以随着毛囊微丝的碎片被一并带出。螨虫总是头朝下。未染色的标本，上面覆盖着浸油

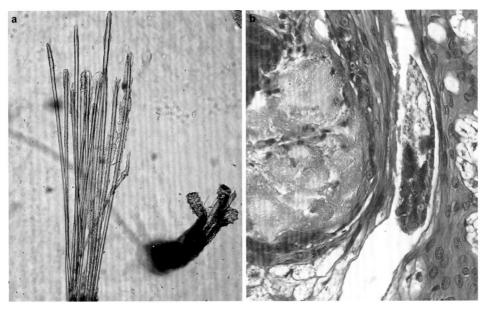

图 16.2 a：面颊的氰基丙烯酸酯取材标本。一个毛囊中大约有 10 根毛发（小棘毛壅病），另一个毛囊可见 3 个毛囊蠕形螨。b：显而易见，螨虫以蛋白质、氨基酸和皮脂为食。有些螨虫见于腺体深部；有一个在皮脂腺导管内，头部朝下

16.4 无痤疮或玫瑰痤疮表现的成人蠕形螨病

如图 16.3 所示。

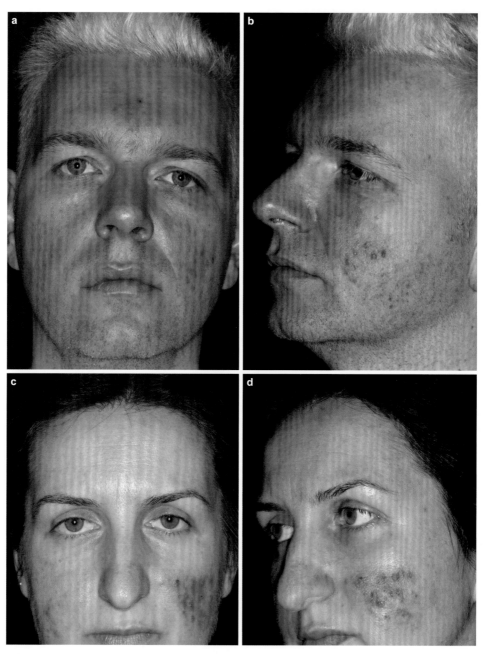

图 16.3   **a, b**：面部皮损相当分散。无粉刺，无弥漫性红斑。左侧面颊和前额中央有小的群集性炎性丘疹，非对称分布，据此可做出正确的诊断。证实有大量的蠕形螨。患者经局部治疗后，皮疹迅速消退。**c, d**：这位女士没有脸红和潮红症状，因此不符合玫瑰痤疮。皮损分布明显不对称，左侧面颊上可见明显的群集性炎性丘疹，右侧脸颊只有少量皮损。发现了大量蠕形螨。局部治疗可以彻底清除蠕形螨

16.5　女性原发性蠕形螨病的多种表现

如图 16.4 所示。

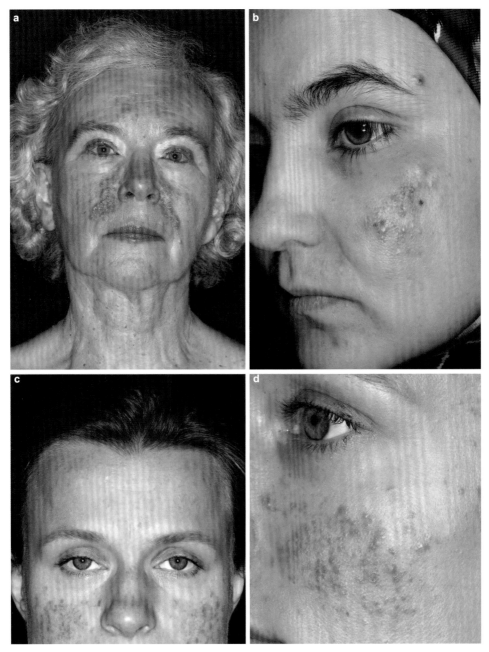

图 16.4　a：这位女士的初步诊断并不容易。她曾被怀疑是脓疱疮，但隐藏在前额、鼻子、鼻唇沟和颏部红斑区域的大量蠕形螨，揭示了正确的诊断。眼睑边缘、上下眼睑及轻度结膜炎并不罕见。局部药物治疗不足以治愈本病，因此选择了口服伊维菌素以彻底清除蠕形螨。**b：**群集性炎性丘疹和脓疱非对称性地分布在左侧脸颊，左侧口周和眶周区域有散在的皮损。检测出蠕形螨。**c，d：**蠕形螨呈对称性不典型分布。检测出蠕形螨，患者对系统性伊维菌素治疗反应好且持久。当时还没有外用伊维菌素制剂

16.6 诊断挑战：原发性蠕形螨病

如图 16.5 所示。

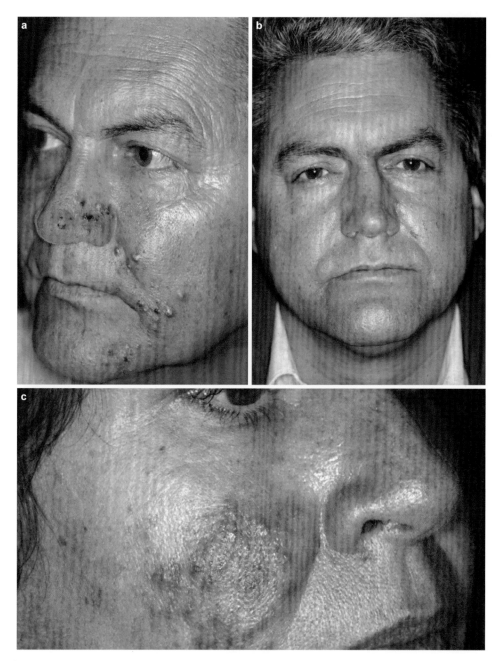

图 16.5　a：长期误诊为革兰氏阳性脓皮病或革兰氏阴性毛囊炎，最后证明是蠕形螨所致。不对称分布是一个有助于诊断的线索。**b**：伊维菌素是系统治疗的首选药物。最新的伊维菌素外用制剂可作为替代药物（在患者患病的时代尚未上市）。**c**：这位女士的右侧面颊上有一个相当大的炎性斑块，上面布满了丘疹和脓疱，提示为蠕形螨病，而事实确实如此。不对称分布是一个有帮助的诊断特征。伊维菌素系统治疗清除了蠕形螨感染

16.7 雌雄毛囊蠕形螨的局部解剖学

这些轮廓图说明了螨从卵到幼虫 I 期和 II 期以及成虫的不同阶段（图 16.6）。

成年螨的侧面放大图显示了颚状体、足状体（有双足）和后体三个部分。可以对照看 Gustav Simon 于 1848 年绘制的漂亮的历史插图，见第 18 章第 18.16 部分。

借助于轮廓图更容易理解以下 4 幅扫描电子显微镜插图。

致谢：扫描电子显微镜、寄生虫学和艺术工作领域的专家，以及所有为制作这些插图提供帮助的同

事，谨此致谢：

医学博士 Sibylle Borgo，慕尼黑大学皮肤科医生编外讲师，医学博士 Elke Sattler，慕尼黑大学皮肤科医生

Klaus Macknapp 先生，慕尼黑德意志博物馆，光学系

Heidrun Schöl 女士，经验丰富的技术助理，慕尼黑大学兽医病理学系

Luitgard Kellner 女士，慕尼黑自由艺术家

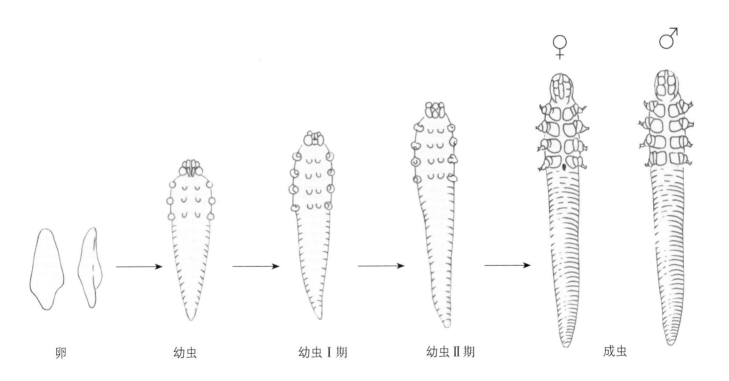

卵　　　　　幼虫　　　　　幼虫 I 期　　　　　幼虫 II 期　　　　　成虫

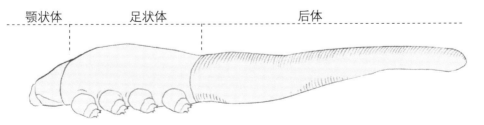

图 16.6

16.8 蠕形螨各期扫描电镜图及轮廓图

如图 16.7 所示。

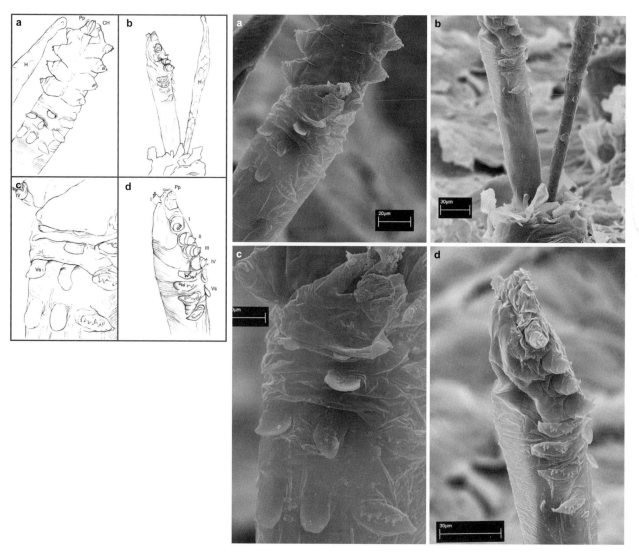

图 16.7 a：雌性蠕形螨的蜕皮。H= 皮脂腺毛囊的毛发；Pp= 须肢；CH= 螯角；4 对足。**b**：蠕形螨的侧面图。H= 伴有重叠的多层皮质细胞的皮脂腺毛囊毛发。毛发和蠕形螨伸出了漏斗管，该管是由皮脂腺毛囊分层脱落的角化细胞包裹而成。**c**：须肢特写；Vs= 腹鳞；Ⅳ = 第四条足。**d**：p= 须肢；Ⅰ ~ Ⅳ= 成对的足

16.9 蠕形螨：头部、幼虫、雌性成虫；右（扫描电子显微镜），左（轮廓图）

如图 16.8 所示。

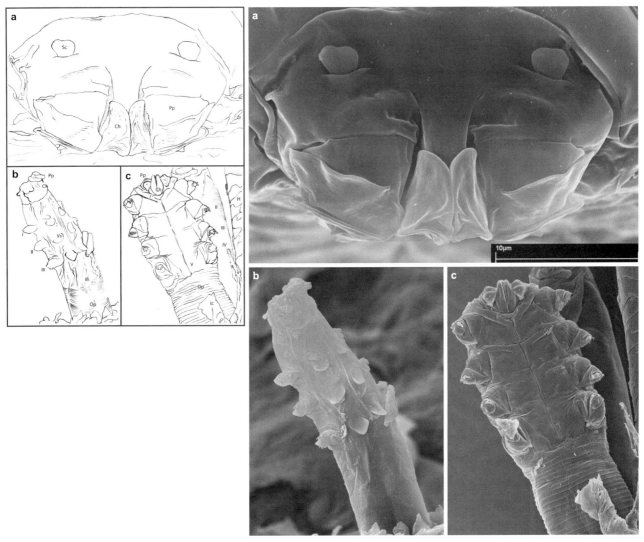

图 16.8 **a**：成年蠕形螨头部。Ch= 螯角；Pp= 须肢；Sc= 背基刺。**b**：幼虫。Ⅰ～Ⅲ= 成对的足；Op= 后体；Vs= 腹鳞；Ⅰc= 皮脂腺毛囊漏斗管，包裹蠕形螨家族。**c**：雌性蠕形螨，背面图。Pp= 须肢；Ch= 螯角；Ⅰ～Ⅳ= 成对的足；Op= 后体；H= 毛发；Ic= 皮脂腺毛囊漏斗管，蠕形螨家族的"公寓或生活区"；Ⅴ= 外阴

16.10 蠕形螨：后体、幼虫和成虫；右（扫描电子显微镜），左（轮廓图）

如图 16.9 所示。

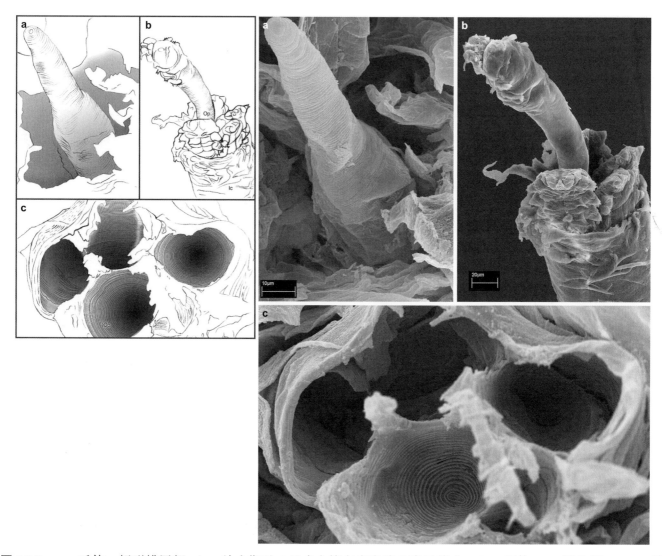

图 16.9 a：后体，蠕形螨尾部。**b**：幼虫期及 4 只成虫挤在皮脂腺毛囊导管内。Op= 后体；Ic= 漏斗管。**c**：一模一样的 4 个蠕形螨后体，挤在漏斗管中；IOp= 后体的痕迹（或足迹）

16.11　蠕形螨：雄性成虫和卵；右（扫描电子显微镜），左（轮廓图）

如图 16.10 所示。

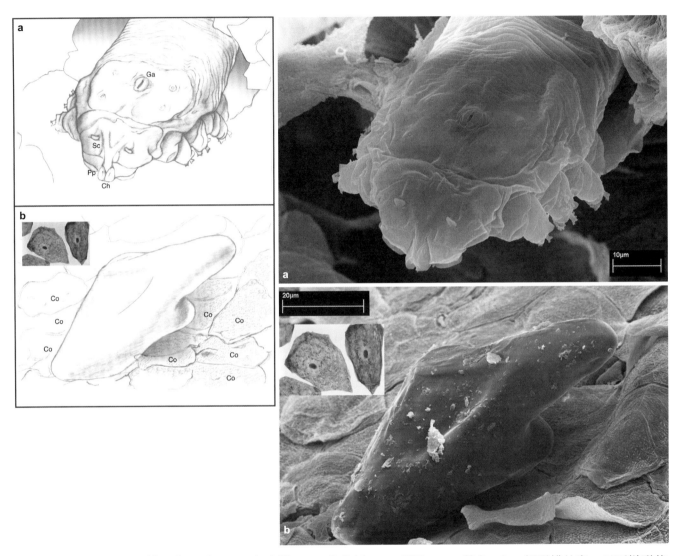

图 16.10　**a**：雄性蠕形螨，背面图。Ga= 生殖器；Sc= 背基刺；Pp= 须肢；Ch= 螯角。**b**：蠕形螨的卵。巨石样形状，就像海底的鲨鱼或是亨利摩尔的雕塑，位于脱落的漏斗部角化细胞堆积而成的床型结构上（Co）。其大小、形状、表面结构与来源于皮脂腺毛囊的粉刺的角化细胞比较：形状不规则，直径 50 ~ 70 μm 大小，有时可见残留的细胞核。见第 4 章第 4.7 部分

参考文献

Annam V, Yelikar BR, Inamadar AC, et al. Clinicopathological study of itchy folliculitis in HIV-infected patients. Indian J Dermatol Venereol Leprol. 2010; 76:259-62.

Arsenović M, Pezo L, Vasić N, et al. The main factors influencing canine demodicosis treatment outcome and determination of optimal therapy. Parasitol Res. 2015; 114:2415-26.

Becskei C, Cuppens O, Mahabir SP. Efficacy and safety of sarolaner against generalized demodicosis in dogs in European countries: a non-inferiority study. Vet Dermatol. 2018; 29:203-e72.

Borgo SN, Sattler EC, Hogardt M, et al. PCR analysis for Wolbachia in human and canine Demodex mites. Arch Dermatol Res. 2009; 301:747-52.

Burian M, Schittek B. The secrets of dermcidin action. Int J Med Microbiol. 2015; 305:283-6.

Casas C, Paul C, Lahfa M, et al. Quantification of Demodex folliculorum by PCR in rosacea and its relationship to skin innate immune activation. Exp Dermatol. 2012; 21:906-10.

Chen W, Plewig G. Human demodicosis: revisit and a proposed classification. Br J Dermatol. 2014; 170:1219-25.

Chen W, Plewig G. Are Demodex mites principal, conspirator, accomplice, witness or bystander in the cause of rosacea? Am J Clin Dermatol. 2015; 16:67-72.

Cheng AM, Sheha H, Tseng SC. Recent advances on ocular Demodex infestation. Curr Opin Ophthalmol. 2015; 26:295-300.

de Rojas M, Riazzo C, Callejon R, et al. Morphobiometrical and molecular study of two populations of Demodex folliculorum from humans. Parasitol Res. 2012; 110:227-33.

Demirdağ HG, Özcan H, Gürsoy Ş, et al. The effects of sebum configuration on Demodex spp. density. Turk J Med Sci. 2016; 46:1415-21.

Dheilly NM, Poulin R, Thomas F. Biological warfare: microorganisms as drivers of host-parasite interactions. Infect Genet Evol. 2015; 34:251-9.

Ferreira D, Sastre N, Ravera I, et al. Identification of a third feline Demodex species through partial sequencing of the 16S rDNA and frequency of Demodex species in 74 cats using a PCR assay. Vet Dermatol. 2015; 26:239-e53.

Forton FM. Papulopustular rosacea, skin immunity and Demodex: pityriasis folliculorum as a missing link. J Eur Acad Dermatol Venereol. 2012; 26:19-28.

Gunning K, Pippitt K, Kiraly B, Sayler M. Pediculosis and scabies: treatment update. Am Fam Physician. 2012; 86:535-41.

Kumari P, Nigam R, Choudhury S, et al. Demodex canis targets TLRs to evade host immunity and induce canine demodicosis. Parasite Immunol. 2018; 40(3).

Lacey N, Delaney S, Kavanagh K, Powell FC. Mite-related bacterial antigens stimulate inflammatory cells in rosacea. Br J Dermatol. 2007; 157:474-81.

Liang L, Liu Y, Ding X, et al. Significant correlation between meibomian gland dysfunction and keratitis in young patients with Demodex brevis infestation. Br J Ophthalmol. 2018; 102:1098-102.

Maier T, Sattler E, Braun-Falco M, et al. High-definition optical coherence tomography for the in vivo detection of demodex mites. Dermatology. 2012; 225:271-6.

Mehlhorn H. Human parasites. 8th ed. Heidelberg: Springer; 2016a.

Mehlhorn H. Encyclopedia of parasitology, vol. 3. 4th ed. Heidelberg: Springer; 2016b.

Mehlhorn B, Mehlhorn H, Walldorf V. Schach! den Blutsaugern & Schädlingen. Erkennen—Vorbeugen—Bekämpfen. Leicht gemacht für daheim und unterwegs. Düsseldorf: Düsseldorf University Press; 2012.

Metze D, Kersten A, Jurecka W, Gebhart W. Immunoglobulins coat microorganisms of skin surface: a comparative immunohistochemical and ultrastructural study of cutaneous and oral microbial symbionts. J Invest Dermatol. 1991; 96:439-45.

Murillo N, Mediannikov O, Aubert J, Raoult D. Bartonella quintana detection in Demodex from erythematotelangiectatic rosacea patients. Int J Infect Dis. 2014; 29:176-7.

Nashat MA, Luchins KR, Lepherd ML, et al. Characterization of *Demodex musculi* infestation, associated comorbidities, and topographic distribution in a mouse strain with defective adaptive immunity. Comp Med. 2017; 67:315-29.

Palopoli MF, Minot S, Pei D, et al. Complete mitochondrial genomes of the human follicle mites Demodex brevis and D. *folliculorum*: novel gene arrangement, truncated tRNA genes, and ancient divergence between species. BMC Genomics. 2014; 15:1124.

Palopoli MF, Fergus DJ, Minot S, et al. Global divergence of the human follicle mite *Demodex folliculorum*: persistent associations between host ancestry and mite lineages. Proc Natl Acad Sci U S A. 2015; 112:15958-63.

Sastre N, Ravera I, Villanueva S, et al. Phylogenetic relationships in three species of canine Demodex mite based on partial sequences of mitochondrial 16S rDNA. Vet Dermatol. 2012; 23:509-e101.

Sattler EC, Maier T, Hoffmann VS, et al. Noninvasive in vivo detection and quantification of Demodex mites by confocal laser scanning microscopy. Br J Dermatol. 2012; 167:1042-7.

Seyhan ME, Karincaoğlu Y, Bayram N, et al. Density of *Demodex folliculorum* in haematological malignancies. J Int Med Res. 2004; 32:411-5.

Snyder DE, Wiseman S, Liebenberg JE. Efficacy of lotilaner (Credelio™), a novel oral isoxazoline against naturally occurring mange mite infestations in dogs caused by Demodex spp. Parasit Vectors. 2017; 10:532.

Taieb A, Ortonne JP, Ruzicka T, et al. Superiority of ivermectin 1% cream over metronidazole 0·75% cream in treating inflammatory lesions of rosacea: a randomized, investigator-blinded trial. Br J Dermatol. 2015; 172:1103-10.

Tatu AL, Ionescu MA, Cristea VC. *Demodex folliculorum* associated *Bacillus pumilus* in lesional areas in rosacea. Indian J Dermatol Venereol Leprol. 2017; 83:610-1.

Thoemmes MS, Fergus DJ, Urban J, et al. Ubiquity and diversity of human-associated Demodex mites. PLoS One. 2014; 9:e106265.

Yamasaki K, Kanada K, Macleod DT, et al. TLR2 expression is increased in rosacea and stimulates enhanced serine protease production by keratinocytes. J Invest Dermatol. 2011; 131:688-97.

17 痤疮研究模型

胡云峰 译，丛 林 审校

内容提要

- 痤疮是人类特有的疾病，目前尚没有理想的痤疮实验模型能覆盖人类寻常痤疮的所有致病因素。犬和猫的痤疮在某些方面与人类寻常痤疮相似，但作为痤疮的动物模型却不够理想。
- 叙利亚仓鼠肋椎侧腹器官和耳朵存在明显的皮脂腺，已被广泛用于研究雄激素及抗雄激素对皮脂腺脂质生成的影响。
- 兔耳痤疮模型已被广泛用于研究外用物质的致粉刺性。
- 犀牛鼠的小囊充满了堆积的角化细胞，在组织学上类似人类的开放性粉刺，已被用来研究能溶解粉刺的药物，尤其是外用维A酸。
- 人类皮脂腺器官培养物在生理上与人皮脂腺最为接近，但只能在特定的培养基里存活7天。
- 人类原代皮脂腺细胞培养代表了人类皮脂腺细胞的真实模型，但寿命短，仅能存活3~6代。
- 永生化皮脂腺细胞（SZ95、SEB-1、SebE6E7）由原癌基因转染形成（SV40大T抗原、HPV17 E6和E7），减弱了p53的活性。p53是抑制mTORC1和诱导凋亡的关键转录因子，这解释了研究异维A酸诱导死亡信号的关键局限性。

17.1 动物痤疮

痤疮是人类特有的疾病，几乎不会在动物身上发生。有少数例外。有一些犬和猫的品种具有皮脂腺样毛囊，适用于评估化学物质的致粉刺性、药物溶解粉刺作用和皮脂腺细胞的雄激素代谢。虽然这些动物模型存在局限性，但是在实验研究和药理学试验中被证明是有价值的。

17.2 犬痤疮

犬痤疮在某些方面类似于人类寻常痤疮。该病多见于拳师犬、英国斗牛犬、杜宾犬和大丹犬，但作为动物实验的应用价值有限。在某些皮肤上富有皮脂腺的发育期（3~12个月）短毛犬身上可以看到痤疮样脓疱。尽管有些皮疹会持续到成年，但多数可在18个月龄之前自行消退。这些皮疹包括粉刺、丘疹和脓疱，好发于下巴或者唇部。犬痤疮最常见于皮肤富含皮脂腺的短毛犬。墨西哥无毛犬会出现粉刺。这种自发性粉刺非常严重，在组织学上与人类寻常痤疮相似。这种动物可用作评估局部抗粉刺药物的溶解粉刺活性的模型。

17.3 猫痤疮

猫痤疮好发于下巴，这是不容易被猫清理到的部位。有些猫会产生局部脱毛、粉刺和脓疱，且无雌雄差异。猫痤疮与人类痤疮或犬痤疮最大的不同是，青春期和成年后的猫均可发病。猫痤疮的毛囊炎一般不会遗留瘢痕。虽然常可见到葡萄球菌，但很少出现急性感染。猫痤疮的发生似乎不受激素水平调控。

17.4 叙利亚仓鼠

17.4.1 皮脂腺实验

人类及动物皮脂腺是雄激素敏感结构，其他组织如前列腺、睾丸和精囊也是雄激素的靶点。雄激素可以刺激皮脂腺细胞的活性。如果没有雄激素或者IGF-1，就不会长痤疮。历史资料表明，先天性缺乏IGF-1的太监和对雄激素敏感的Laron综合征患者的皮肤不长痤疮。几十年来，研究人员一直在寻找治疗痤疮的抗雄激素的系统或局部药物。

雄激素敏感组织包括前列腺、睾丸和精囊。叙利亚金仓鼠有两个雄激素依赖的皮脂腺区域，非常适合作为研究痤疮的动物模型。该模型可有效筛选抗雄激素药物如醋酸环丙孕酮、醋酸甲地孕酮和螺内酯。遗憾的是，人类痤疮只有口服抗雄激素药物才有效。

17.4.2 侧腹器官

肋椎侧腹器官是叙利亚仓鼠成对的含有巨大皮脂腺的乳头状凸起，直径 3～5 mm。该器官有三种雄激素依赖性结构：皮脂腺细胞、含有色素的终毛及黑素细胞。雄性动物去势（阉割）会导致皮脂腺萎缩、毛发退化和皮肤色素缺失。雄激素可以刺激雌性动物这三种结构中的任何一种。睾酮在酶的催化下转化为二氢睾酮（dihydrotestosterone，DHT）后，睾酮和 DHT 均可与雄激素受体结合。DHT- 雄激素受体复合物可以更有效地结合 DNA。此后，通过激活 mRNA 促进蛋白质和脂质合成。研究者已经在侧腹器官中找到了雄激素调节 mRNA 的 cDNA。应用侧腹器官模型，我们可以通过多种形态学和生物化学方法来测定抗雄激素物质的作用。例如可以测量直径、重量和组织学横截面积，也可以使用放射性标记技术来深入了解细胞动力学（标记指数、周转时间、转运时间）和蛋白质含量。该模型可以进行所有经典的抗雄激素试验。

17.4.3 耳朵

耳郭的背侧和腹侧布满许多大的皮脂腺，它们在形状和结构上与人类不同。它们有 2～3 个大的皮脂腺小叶，汇入共同的皮脂腺导管，毛囊漏斗部附着有一根小毳毛。毛囊导管可潴留角化细胞，形成粉刺样嵌塞。研究人员多选择耳郭腹侧。数十个皮脂腺毛囊可用于组织学、形态测定、放射自显影和生化分析。由于没有脂肪组织，耳垂比侧腹器官更有优势。Olumacostat glasaretil（OG）是一种乙酰辅酶 A 羧化酶的抑制剂（脂肪酸从头合成的限速酶），外用 OG 可使仓鼠耳部皮脂腺缩小。细菌不会在这些毛囊中定植。痤疮丙酸杆菌也未能成功接种。因此，在这种动物模型中，无法研究与细菌相关的粉刺形成现象和丘脓疱疹的炎症阶段。

17.5 兔耳

半个多世纪以来，兔耳模型经常用于评估局部外

用物质的潜在致粉刺性。该模型能够区分强致粉刺性与弱致粉刺性物质。兔耳的皮脂腺毛囊与人类一样，大小不一，形成粉刺的能力随年龄的增长而增强。成年雄兔比雌兔的反应性更强。1941 年，处理含氯化学物的工人中暴发了严重的职业性痤疮，Adams 及其同事确定了导致痤疮的物质，将其应用于兔外耳道会导致毛囊角质嵌塞，即粉刺。随后，Hambrick 和 Blank 将氯化芳烃应用于外耳道，不仅在不到 1 周的时间内成功诱导粉刺形成，而且还区分了高、中、低致粉刺性物质。致粉刺性这一术语是指物质诱导毛囊中角质物嵌塞的能力。长期以来，兔耳一直是测定致粉刺性物质的模型。对于有经验的人来说，这种测定提供了有用的信息。首先要区分密集的（粉刺）和疏松的（过度增殖）角质物。这种区分不是肉眼能区别开的，需要进行组织学检查。一些物质主要导致粉刺形成，而另一些物质则主要有刺激性，会产生疏松的角质（鳞屑），还有些物质既有致粉刺性又有刺激性。这些混合反应并不少见，当然更麻烦。它们表面看起来很相似，但在组织学上是不同的。因此，不应该依靠肉眼的观察。我们使用更广义的术语"致痤疮性"而不是"致粉刺性"。这包括了炎症反应，其中最相关的是毛囊炎。事实证明，化妆品、盥洗用品甚至注册药品中的某些化学物质也可引起人体炎症反应，表现为脓疱和丘脓疱疹，在脓疱出现之前并没有粉刺形成。

17.6 犀牛鼠

1856 年，Gasskoyne 首次描述了有极多皱纹的犀牛鼠，直到 1 个世纪后，Mann 对其进行了详细的描述。犀牛鼠（hrrh hrrh）是皮肤光滑的无毛鼠（hr hr）的一种变种。这是一种令人厌恶的丑陋动物，覆盖着犀牛皮样的皱褶和皮脊。新生犀牛鼠是有毛的，但由于毛发退行期存在缺陷，在出生后的第一个休止期形成永久性毛发脱失。在退行期，毛乳头和外毛根鞘的残余上皮与上升的毛囊分离。分离的上皮形成角化囊肿。毛囊漏斗部形成一壶腹样腔，腔内充满了潴留的角化细胞，组织学上与人的开放性粉刺相似。这些角质物不能用手挤出，不含痤疮丙酸杆菌（P. acnes），也不会发炎。实际上，角化细胞是松散的，一点也不像人类坚硬而紧致的角质。但是，这种小鼠可以定量评估局部用药的溶解粉刺作用。该模型可以在组织学上估计充满角质的囊腔的大小和直径的缩小程度，或者观察经清洗过的全层标本。例如，有研究表明，局部外用维 A 酸可迅速排出角化细胞，使囊腔缩小。在

这个模型中，其他维 A 酸类药物如异维 A 酸、阿维 A 酯、莫维 A 胺显示出较弱的溶解粉刺作用。口服维 A 酸类药物也有类似的溶解粉刺作用。犀牛鼠可用于评估影响上皮分化和溶解粉刺的药物，例如维 A 酸类，以及可以促进角化细胞间黏附丧失的角质松解剂如水杨酸。

17.7　HR-1 小鼠

将人 *P. acnes* 菌悬液皮内注射到 HR-1 小鼠的背部皮肤，可出现上皮增生和微粉刺样囊肿的炎症反应。HR-1 小鼠可用作炎性痤疮模型。我们没有使用这种模型的经验，其尚未被其他研究小组用于痤疮研究。它也被用作特应性皮炎的动物模型。

17.8　人皮脂腺器官培养

1966 年，Kellum 从人体全层皮肤中分离出皮脂腺，但遗憾的是无法检测到任何体外活性。20 世纪 80 年代早中期，Kealey 首创了人体皮脂腺的分离和体外器官培养技术。此后又出现一系列分离和培养人类毛囊、人类毛囊皮脂腺单位以及皮脂腺导管的方法。人皮脂腺器官的培养可在特定培养基、添加 3 μm 睾酮的培养基，或同时加入 3 μm 睾酮和 1 μm 13- 顺式维 A 酸的培养基中培养 7 天。在此过程中，特定培养基中腺体保留了刚分离时的细胞分裂率，但皮脂腺细胞角质化增加，周围有多层未分化细胞。加入睾酮的培养基中皮脂腺细胞 DNA 合成率得以维持，但加入 13- 顺式维 A 酸后 DNA 合成受到显著抑制。在所有维持条件下，腺体湿重均保持不变，但 13- 顺式维 A 酸可显著降低腺体湿重。13- 顺式维 A 酸在睾酮存在的情况下明显降低了皮脂腺细胞甘油三酯的生物合成。研究人员发现，新鲜分离的人皮脂腺是一种糖酵解和谷氨酰胺代谢组织。当时，Kealy 及其同事尚未意识到皮脂腺细胞凋亡，这是异维 A 酸治疗痤疮的主要皮脂抑制作用的原因。用 13- 顺式维 A 酸处理 7 天后观察到的皮脂腺 DNA 含量下降与异维 A 酸诱导的早期凋亡信号相一致。皮脂腺体外培养的问题是，其寿命相对较短，因此不能永久获得，并且依赖于新鲜的人类供体皮肤。其优点是与皮脂腺单位的人体生理学最相似。

Guy 及其同事描述了皮脂腺导管的培养，而 Thiboutot 等报道了毛囊漏斗部不同区域的培养，包括毛囊漏斗部下段，这可以作为研究粉刺形成的人体模型。

17.9　原代人皮脂腺细胞培养

1977 年，Karasek 和 Charlton 首次报道了从真皮的中厚皮片中分离皮脂腺细胞的体外培养技术。Doran 从成人皮肤中分离出皮脂腺细胞，并在牛 I 型胶原或丝裂霉素 -C 处理的 3T3 成纤维细胞上培养。1989 年，Xia 和他的同事通过在显微镜下观察表皮下结构，利用显微外科器械从全层皮肤中分离出完整的皮脂腺。随后，分离出腺体导管，并将分离的皮脂腺小叶接种在 3T3 细胞滋养层上。2～3 周后，皮脂腺细胞从腺体小叶周围长出，并将分散的细胞传代，在含有或不含有 3T3 细胞滋养层的条件下培养 3 代以获得更多细胞。体外培养的皮脂腺细胞的形态学特征和分化模式与体内正常人皮脂腺细胞相似。1979 年，Wheatley 等报道了使用小鼠包皮腺细胞来研究类固醇和非类固醇激素对皮脂腺分化及皮脂生成的影响。1989 年，Rosenfield 描述了一种类似大鼠包皮细胞培养模型，其原代贴壁生长细胞分化类似于人类的皮脂腺细胞。Abdel-Naser 提出了一种采用简单的改良技术来选择性体外培养正常人皮脂腺细胞，以获得更高的细胞产量。Fujie 及其同事成功地在无血清条件下培养了人皮脂腺细胞（没有生物饲养层或特定的基质）。培养的人皮脂腺细胞已被证明能保留重要的皮脂腺细胞特征，对雄激素和 IGF-1 处理有反应，能生成脂质，但体外培养的终末分化不完全。原代培养的皮脂腺细胞的缺点是在体外传代不超过 3～6 代。因此，原代皮脂腺细胞培养是短暂的模型，并不代表完整的皮脂腺毛囊，因为它们不能表现出皮脂腺干细胞的生理学稳态特征，也不能用于研究相互作用的间充质。

17.10　永生化人皮脂腺细胞培养

皮脂腺细胞系 SZ95、SEB-1 和 SebE6E7 是永生化的细胞，可以从相同的供体培养物中获得大量持久可用的皮脂腺细胞。乍一看，永生化皮脂细胞似乎是皮腺脂细胞研究的一次革命，因为其提供了一种非常方便和强大的皮脂腺细胞模型，这种皮脂腺细胞可供长期培养和研究使用。痤疮研究的数百种实验成果都是基于此永生化皮脂腺细胞，其提供了关于皮脂腺细胞功能的各个方面的重要信息，但也有误导性的信息。深入研究永生化皮脂腺细胞的病理学，这些细胞表现出一个关键的缺陷，这与它们的产生过程有关：

皮脂腺细胞永生化。通过用猿猴病毒 40 大 T 抗原（称为 SZ95 和 SEB-1 永生化皮脂腺细胞）或 HPV16 E6 和 E7 基因（称为 SebE6E7 永生化皮脂腺细胞）转染，可以使人的面部皮脂腺细胞永生化。使用国际专利的 SZ95 和 SEB-1 皮脂腺细胞培养进行的功能研究显示，即使经过 25～40 次传代，仍可合成皮脂腺脂类、角鲨烯、蜡酯、甘油三酯和游离脂肪酸。永生化皮脂腺细胞的提供者声称，他们的永生化皮脂腺细胞显示出正常的人皮脂腺细胞的形态、表型和功能特征，通过仔细观察，这是值得怀疑的。

痤疮患者的皮脂腺细胞不是永生的。这就是为什么异维 A 酸能够通过诱导皮脂腺细胞凋亡（即细胞程序性死亡）产生强大的皮脂作用来治疗痤疮的原因。异维 A 酸通过增加 p21 和肿瘤坏死因子相关凋亡诱导配体（TRAIL）的表达来促进皮脂腺细胞凋亡，从而诱发皮脂腺退化。永生化的皮脂腺细胞在正确执行死亡信号方面存在一个重要障碍。2003 年，Wróbel 及其同事研究了人永生化 SZ95 皮脂腺细胞的凋亡，他们宣称永生化 SZ95 皮脂腺细胞可以表现出规律的细胞凋亡，然而根据他们自己的数据，显然不是这样的：加入 10^{-8}～10^{-5} M 13- 顺式维 A 酸并不影响磷脂酰丝氨酸的表达水平、DNA 片段化和乳酸脱氢酶的细胞释放。这显示永生化的皮脂腺细胞执行异维 A 酸介导的细胞凋亡能力受损，这并不奇怪，因为永生化细胞不会死亡。只有 13- 顺式维 A 酸与第二种凋亡诱导剂（星形孢菌素）联合使用才能增强 SZ95 皮脂腺细胞中的 DNA 片段化。在 SEB-1 永生化皮脂腺细胞中，10^{-7}M 和 10^{-6}M 的 13- 顺式维 A 酸可使细胞凋亡，但从未与 13- 顺式维 A 酸处理的原代人皮脂腺细胞的凋亡程度比较过。

为了理解为什么永生化皮脂腺细胞不适合研究异维 A 酸诱导的细胞凋亡，理解细胞永生化的潜在分子机制是有帮助的。永生化的关键机制是基因守护者 p53 的失活。SV40 大 T 抗原或 HPV E6/E7 诱导 p53 降解复合物形成导致 p53 失活。这些是致癌病毒（如猿猴病毒或 HPV16）的关键生存机制因此，永生化皮脂腺细胞显示出 p53 的活性受损，而 p53 是细胞凋亡外源性和内源性途径的关键驱动因素。转化医学证据表明，异维 A 酸可增加 p53 的表达，从而分别促进细胞周期抑制剂 p21 和促凋亡蛋白 TRAIL、FoxO1、FoxO3 的表达。p53 控制着细胞存活和细胞死亡的平衡。该转录因子与痤疮发病机制的关键途径的调控密切相关。例如，p53 减弱雄激素受体、IGF-1 受体和 caspase3 拮抗剂 survivin 的表达，抑制 mTORC1 活性和 SREBF1 依赖的脂质生成以及谷氨酰胺的分解（表 17.1 和图 17.1a）。

Mirdamadi 及其同事观察到，用异维 A 酸处理的 SZ95 永生化皮脂腺细胞中，PI3K/AKT 信号增强，而 FoxO1 核水平减弱。这是自相矛盾的，因为 PI3K/AKT 信号传导的增强和核 FoxO 转录因子的减弱被证实是寻常痤疮的分子特征。这种矛盾现象可以用异维 A 酸诱导 p53 上调，增强 p53/SV40 大 T 抗原复合物的形成，从而增加 IGF-1 的表达来解释。在原代人角质形成细胞中，异维 A 酸诱导 p53、FoxO1 和 p21 的表达（图 17.1b 和 c）。

现有的体外和体内痤疮研究模型只能用于评估痤疮发病机制的某些方面，而无法揭示其相互作用和痤疮的复杂性，包括临床表现的各个方面。在所有模型中，都缺乏可导致炎症和组织变形（例如痤疮瘢痕）的人类免疫系统及周围真皮组织的相互作用。

表 17.1　皮脂腺细胞内稳态中 p53 的作用

p53 靶基因（基因符号）	p53 在基因表达中的作用
雄激素受体（AR）	抑制
胰岛素样生长因子受体（IGF1R）	抑制
固醇调控元件转录因子（SREBF1）	抑制
survivin（BIRC5）	抑制
磷酸酶和紧张素同系物（PTEN）	上调
细胞色素依赖性激酶抑制物1A；p21（CDKN1A）	上调
叉头框转录因子O1A（FoXO1A）	上调
叉头框转录因子O3A（FoXO3A）	上调
肿瘤坏死因子相关凋亡诱导配体（TNFSF10）	上调

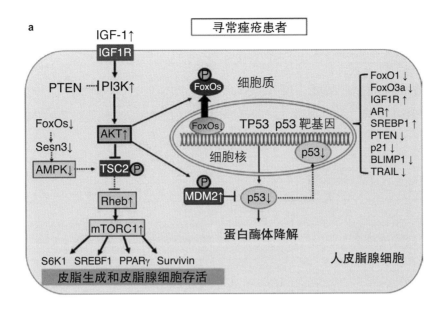

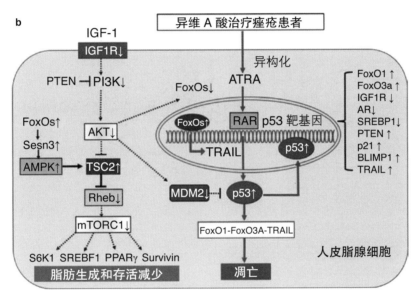

图 17.1　**a**：寻常痤疮患者的皮脂腺细胞信号传导通路模型。青春期 IGF-1 产生增加会增加 PI3K-AKT 信号。AKT 促进转录因子 FoxOs 穿出细胞核、激活 MDM2，进而促进 p53 降解。这增加了细胞存活基因（survivin）的表达，减弱了 p53 诱导的促凋亡基因（FoxO1、FoxO3a、TRAIL）的表达。**b**：异维 A 酸作用于痤疮患者的皮脂腺细胞信号传导通路。异维 A 酸通过抑制 PI3K/AKT/mTORC1 通路，增加 p53 表达，激活 p53 依赖的凋亡诱导基因，包括 p21、FoxO1、FoxO3a 和 TRAIL，它们共同促进细胞周期停滞和皮脂腺细胞凋亡，这是口服异维 A 酸发挥抑制皮脂作用的主要原理

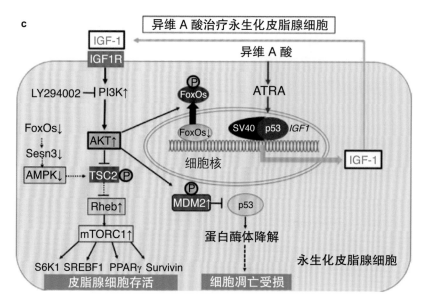

图 17.1（续） c：异维 A 酸作用于永生化皮脂腺细胞的信号传导通路。异维 A 酸作用于 SV40 大 T 抗原转染的永生化皮脂腺细胞，会导致 PI3K/AKT 信号传导反常性增加。原因在于异维 A 酸介导 p53 表达，使 SV40 大 T 抗原 /p53 复合物的形成增多，其在启动子水平刺激 IGF-1 表达。上调的 IGF-1 信号反常激活 PI3K-AKT 通路，促进 FoxOs 核输出。该模型解释了为什么在原癌基因转染的永生化皮脂腺细胞中凋亡信号受到抑制的原因。缩写词：AKT，AKT 激酶；AMPK.，AMP 活化蛋白激酶；AR，雄激素受体；ATRA，全反式维 A 酸；BLIMP1，B 淋巴细胞诱导成熟蛋白 1；FoxO，叉头框蛋白 O；IGF-1，胰岛素样生长因子 1；IGF1R，IGF-1 受体；异维 A 酸，13- 顺式维 A 酸；LY294002，PI3K 抑制剂；MDM2，鼠双微体 2 同源物；mTORC1，雷帕霉素靶蛋白复合物 1；PI3K，磷酸肌醇 3- 激酶；PPAR γ，过氧化物酶体增殖物激活受体 γ；Rheb，脑中富含的 Ras 同源蛋白；Sesn3，Sestrin 3 蛋白；S6K1，S6 激酶 1；SREBF1，固醇调节元件结合转录因子 1；SV40，猿猴病毒 40 大 T 抗原；TP53，肿瘤蛋白 p53；TSC2，tuberin 蛋白。Published with kind permission of © Bodo Melnik 2019. All Rights Reserved

17.11 叙利亚仓鼠模型

叙利亚仓鼠为研究激素机制提供了特殊的结构（图 17.2 和图 17.3）。

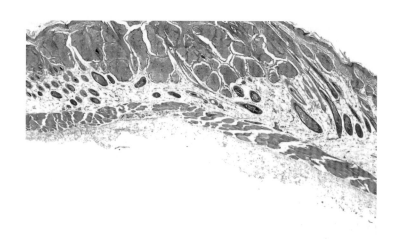

图 17.2 侧腹器官。图片展示了整个侧腹器官，大的皮脂腺小叶，毛囊导管和粗糙、色素沉着的毛发堆积。侧腹器官由脂肪组织支撑，脂肪组织的下方是一层肋椎样肌肉组织。侧腹器官是雄激素依赖的。抗雄激素能够使其收缩成未分化的细胞芽，去势雄性动物体内的睾酮刺激使其膨胀至正常大小

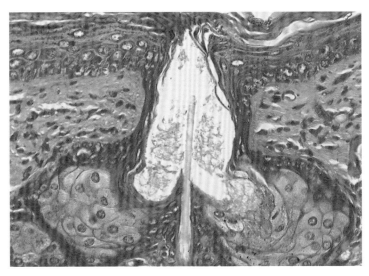

图 17.3 　仓鼠耳郭的皮脂腺毛囊。耳垂上布满了数百个皮脂腺毛囊，尤其是耳郭的腹侧。它与人的皮脂腺毛囊很相似，有一个短的毛囊漏斗管、皮脂腺导管、皮脂腺小叶及一个毛发单位。该动物无细菌定植。这些皮脂腺小叶像侧腹器官一样，也受雄激素的刺激和抗雄激素的抑制

17.12 　兔耳粉刺形成实验

耳道外的腹侧表面有许多大的毛囊和多叶皮脂腺。该结构有点类似人类的皮脂腺毛囊。在兔耳中诱发粉刺的物质也可在人类中诱导粉刺形成（图 17.4）。

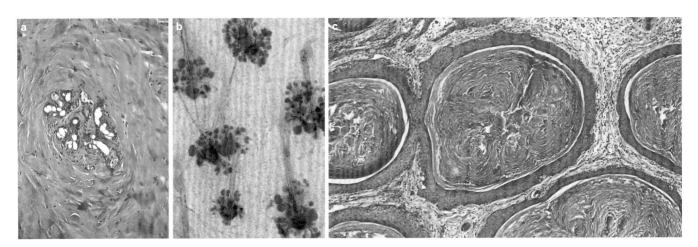

图 17.4 　**a**：正常毛囊的水平切面，中央为毛发单位，皮脂腺腺泡呈放射状排列。**b**：整个标本，用油红 O 染色，显示了 6 组与毛囊紧密相连的多叶皮脂腺结构。**c**：对煤焦油呈 4+ 致粉刺反应的水平视图。毛囊因大量致密相连的角化细胞而出现扩张。该模型中明显缺乏细菌。煤焦油模型可有效地用于测定粉刺溶解剂

17.13 犀牛鼠

　　犀牛鼠充满角质物的小囊可用于研究粉刺溶解剂
（图 17.5 ）。

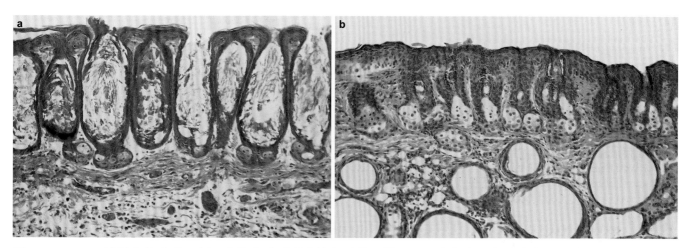

图 17.5　a：一排整齐的小囊，每一个都充满了嗜酸性角质物。其开口通常很窄。小的皮脂腺连接到底部。未经处理的对照组。**b**：局部外用维 A 酸完全清除了小囊内潴留的角质物。只有极少数的嗜酸性角化细胞存在于毛囊开口处。皮脂腺小叶完好无损。毛发单位发育不全，无法与上面的小囊连接，从而形成瑞士奶酪样囊肿；这些囊肿与皮肤表面没有连接（图片由美国费城 Loraine H. Kligman 博士惠赠 ）

参考文献

犬痤疮

Bedord CJ, Young JM. A comparison of comedonal and skin surface lipids from hairless dogs showing clinical signs of acne. J Invest Dermatol. 1981; 77:341-4.

Bond R. Canine and feline acne. Vet Annu. 1993; 33:230-5.

Kimura T, Doi K. Spontaneous comedones on the skin of hairless descendants of Mexican hairless dogs. Exp Anim. 1996; 45:377-84.

Schwartzman RM, Kligman AM, Duclos DD. The Mexican hairless dog as a model for assessing the comedolytic and morphogenic activity of retinoids. Br J Dermatol. 1996; 134:64-70.

猫痤疮

Jazic E, Coyner KS, Loeffler DG, Lewis TP. An evaluation of the clinical, cytological, infectious and histopathological features of feline acne. Vet Dermatol. 2006; 17:134-340.

叙利亚仓鼠

Chen C, Li X, Singh SM, Labrie F. Activity of 17beta-(N-alkyl/arylformamido) and 17beta-[(N-alkyl/aryl) alkyl/arylamido]-4-methyl-4-aza-5alpha-androstan-3-ones as 5alpha-reductase inhibitors in the hamster flank organ and ear. J Invest Dermatol. 1998; 111:273-8.

Franz TJ, Lehman PA, Pochi P, et al. The hamster flank organ model: is it relevant to man? J Invest Dermatol. 1989; 93:475-9.

Hisaoka H, Ideta R, Seki T, Adachi K. Androgen regulation of a specific gene in hamster flank organs. Arch Dermatol Res. 1991; 283:269-73.

Hunt DW, Winters GC, Brownsey RW, et al. Inhibition of sebum production with the acetyl coenzyme A carboxylase inhibitor olumacostat glasaretil. J Invest Dermatol. 2017; 137:1415-23.

Li L, Tang L, Baranov E, et al. Selective induction of apoptosis in the hamster flank sebaceous gland organ by a topical liposome 5-alphareductase inhibitor: a treatment strategy for acne. J Dermatol. 2010; 37:156-62.

Lucky AW, McGuire J, Nydorf E, et al. Hair follicle response of the golden Syrian hamster flank organ to continuous testosterone stimulation using silastic capsules. J Invest Dermatol. 1986; 86: 83-6.

Luderschmidt C, Plewig G. Effects of cyproterone acetate and carboxylic acid derivatives on the sebaceous glands of the Syrian hamster. Arch Dermatol Res. 1977; 258:185-91.

Luderschmidt C, Bidlingmaier F, Plewig G. Inhibition of sebaceous gland activity by spironolactone in Syrian hamster. J Invest Dermatol. 1982; 78:253-5.

Melnik BC. Olumacostat glasaretil, a promising topical sebum-suppressing agent that affects all major pathogenic factors of acne vulgaris. J Invest Dermatol. 2017a; 137:1405-8.

Plewig G, Luderschmidt C. Hamster ear model for sebaceous glands. J Invest Dermatol. 1977; 68:171-6.

Seki T, Ideta R, Shibuya M, Adachi K. Isolation and characterization of cDNA for an androgen-regulated mRNA in the flank organ of hamsters. J Invest Dermatol. 1991; 96:926-31.

Takayasu S, Adachi K. Hormonal control of metabolism in hamster costovertebral glands. J Invest Dermatol. 1970; 55:13-9.

Vermorken AJM, Goos CMAA, Wirtz P. Evaluation of the hamster flank organ test for the screening of anti-androgens. Br J Dermatol. 1982; 106:99-101.

兔耳

Adams EM, Irish DD, Spencer HC, Rowe VK. The response of rabbit skin to compounds reported to have caused acneiform dermatitis. Indust Med. 1941; 10:1-4.

American Academy of Dermatology Invitational Symposium on Comedogenicity. J Am Acad Dermatol. 1989; 20:272-7.

Fulton JE. Comedogenicity and irritancy of commonly used ingredients in skin care products. J Soc Cosmet Chem. 1989; 40:321-33.

Fulton JE, Pay SR, Fulton JE. Comedogenicity of current therapeutic products, cosmetics, and ingredients in the rabbit ear. J Am Acad Dermatol. 1984; 10:96-105.

Hambrick GW, Blank H. A microanatomical study of the response of the pilosebaceous apparatus of the rabbit's ear canal. J Invest Dermatol. 1956; 26:185-200.

Kligman AM. Updating the rabbit ear comedogenic assay. In: Marks R, Plewig G, editors. Acne and related disorders. London: Dunitz; 1989. p. 97-106.

Kligman AM, Kwong T. An improved rabbit ear model for assessing comedogenic substances. Br J Dermatol. 1979; 100:699-702.

Kwon TR, Choi EJ, Oh CT, et al. Targeting of sebaceous glands to treat acne by micro-insulated needles with radio frequency in a rabbit ear model. Lasers Surg Med. 2017; 49:395-401.

Lanzet M. Comedogenic effects of cosmetic raw materials. Cosmet Toilet. 1986; 101:63-72.

Mezick JA, Thorne EG, Bhatia MC, et al. The rabbit ear microcomedo prevention assay. A new model to evaluate anti-acne agents. In: Maibach HI, Lowe NJ, editors. Models in dermatology, vol. 3. Basel: Karger; 1987. p. 68-73.

Mills OH Jr, Kligman AM. A human model for assessing comedogenic substances. Arch Dermatol. 1982; 118:903-5.

Mirshahpanah P, Maibach HI. Models in acnegenesis. Cutan Ocul Toxicol. 2007; 26:195-202.

Morris WE, Kwan SC. Use of the rabbit ear model in evaluating the comedogenic potential of cosmetic ingredients. J Soc Cosmet Chem. 1983; 34:215-25.

Nguyen SH, Dang TP, Maibach HI. Comedogenicity in rabbit: some cosmetic ingredients/vehicles. Cutan Ocul Toxicol. 2007; 26:287-92.

Wang Q, Jiang C, Liu W, et al. A new optical intra-tissue fiber irradiation ALA-PDT in the treatment of acne vulgaris in rabbit model: improved safety and tolerability. An Bras Dermatol. 2017; 92:350-5.

犀牛鼠

Ashton RE, Connor MJ, Lowe NJ. Histologic changes in the skin of the rhino mouse induced by retinoids. J Invest Dermatol. 1984; 82:632-5.

Bernerd F, Demarchez M, Ortonne JP, Czernielewski J. Sequence of morphological events during topical application of retinoic acid on the rhino mouse skin. Br J Dermatol. 1991a; 125:419-25.

Bernerd F, Ortonne JP, Bouclier M, et al. The rhino mouse model: the effects of topically applied all-trans retinoic acid and CD271 on the fine structure of the epidermis and utricle wall of pseudocomedones. Arch Dermatol Res. 1991b; 283:100-7.

Bouclier M, Chatelus A, Ferracin J, et al. Quantification of epidermal histological changes induced by topical retinoids and CD271 in the rhino mouse model using a standardized image analysis technique. Skin Pharmacol. 1991; 4:65-73.

Gaskoyne JS. On a peculiar variety of *Mus musculus*. Proc Zool Soc Lond. 1856; 24:38-40.

Hayashi N, Watanabe H, Yasukawa H, et al. Comedolytic effect of topically applied active vitamin D3 analogue on pseudocomedones in the rhino mouse. Br J Dermatol. 2006; 155:895-901.

Kligman LH, Kligman AM. The effect on rhino mouse skin of agents which influence keratinization and exfoliation. J Invest Dermatol. 1979; 73:354-8.

Lowe NJ, Weingarten D. The effects of hyperproliferative agents on the rhino mouse: variable effects on keratin utricles. In: Marks R, Plewig G, editors. Acne and related disorders. London: Dunitz; 1989. p. 165-7.

Mann SJ. Hair loss and cyst formation in hairless and rhino mutant mice. Anat Rec. 1971; 170:485-99.

Mezick JA, Bhatia MC, Capetola RJ. Topical and systemic effects of retinoids on horn-filled utriculus size in the rhino mouse: a model to quantify "antikeratinizing" effects of retinoids. J Invest Dermatol. 1984; 83:110-3.

Nakano K, Kiyokane K, Benvenuto-Andrade C, et al. Real-time reflectance confocal microscopy, a noninvasive tool for in vivo quantitative evaluation of comedolysis in the rhino mouse model. Skin Pharmacol Physiol. 2007; 20:29-36.

Odorisio T, De Luca N, Vesci L, et al. The atypical retinoid E-3-(3'-Adamantan-1-yl-4'-methoxybiphenyl-4-yl)-2-propenoic acid (ST1898) displays comedolytic activity in the rhino mouse model. Eur J Dermatol. 2012; 22:505-11.

Sakuta T, Kanayama T. Comedolytic effect of a novel RARgammaspecific retinoid, ER36009: comparison with retinoic acid in the rhino mouse model. Eur J Dermatol. 2005; 15:459-64.

Seiberg M, Siock P, Wisniewski S, et al. The effects of trypsin on apoptosis, utriculi size, and skin elasticity in the rhino mouse. J Invest Dermatol. 1997; 109:370-6.

HR-1小鼠

Jang YH, Lee KC, Lee SJ, et al. HR-1 Mice: a new inflammatory acne mouse model. Ann Dermatol. 2015; 27:257-64.

Lee WJ, Lee KC, Kim MJ, et al. Efficacy of red or infrared light-emitting diodes in a mouse model of Propionibacterium acnes-induced inflammation. Ann Dermatol. 2016; 28:186-91.

人皮脂腺器官培养

Downie MM, Kealey T. Human sebaceous glands engage in aerobic glycolysis and glutaminolysis. Br J Dermatol. 2004; 151:320-7.

Downie MM, Sanders DA, Maier LM, et al. Peroxisome proliferatoractivated receptor and farnesoid X receptor ligands differentially regulate sebaceous differentiation in human sebaceous gland organ cultures in vitro. Br J Dermatol. 2004; 151:766-75.

Guy R, Ridden C, Barth J, Kealey T. Isolation and maintenance of the human pilosebaceous duct: 13-cis retinoic acid acts directly on the duct in vitro. Br J Dermatol. 1993; 128:242-8.

Guy R, Kealey T. The organ-maintained human sebaceous gland. Dermatology. 1998; 196:16-20.

Kellum RE. Isolation of human sebaceous glands. Arch Dermatol. 1966; 93:610-2.

Philpott MP. Culture of the human pilosebaceous unit, hair follicle and sebaceous gland. Exp Dermatol. 2018; 27:571-7.

Ridden J, Ferguson D, Kealey T. Organ maintenance of human sebaceous glands: in vitro effects of 13-cis retinoic acid and testosterone. J Cell Sci. 1990; 95(Pt 1):125-36.

Sanders DA, Philpott MP, Nicolle FV, Kealey T. The isolation and maintenance of the human pilosebaceous unit. Br J Dermatol. 1994; 131:166-76.

Thiboutot DM, Knaggs H, Gilliland K, Hagari S. Activity of type 1

5 alpha-reductase is greater in the follicular infrainfundibulum compared with the epidermis. Br J Dermatol. 1997; 136:166-71.

人皮脂腺细胞原代培养

Abdel-Naser MB. Selective cultivation of normal human sebocytes in vitro; a simple modified technique for a better cell yield. Exp Dermatol. 2004; 13:562-6.

Akamatsu H, Zouboulis CC, Orfanos CE. Control of human sebocyte proliferation in vitro by testosterone and 5-alpha-dihydrotestosterone is dependent on the localization of the sebaceous glands. J Invest Dermatol. 1992; 99:509-11.

Doran TI, Baff R, Jacobs P, Pacia E. Characterization of human sebaceous cells in vitro. J Invest Dermatol. 1991; 96:341-8.

Fujie T, Shikiji T, Uchida N, et al. Culture of cells derived from the human sebaceous gland under serum-free conditions without a biological feeder layer or specific matrices. Arch Dermatol Res. 1996; 288:703-8.

Karasek M, Charlton M. Isolation and growth of rabbit and human sebaceous gland cells in cell culture. J Invest Dermatol. 1977; 68:234A.

Karasek MA, Charlton ME. In vitro growth and serial cultivation of normal human sebaceous gland cells. Clin Res. 1982; 30:263A.

Kim H, Moon SY, Sohn MY, Lee WJ. Insulin-like growth factor-1 increases the expression of inflammatory biomarkers and sebum production in cultured sebocytes. Ann Dermatol. 2017; 29:20-5.

Laptenko O, Prives C. p53: master of life, death, and the epigenome. Genes Dev. 2017; 31:955-6.

Lee CM. Cell culture systems for the study of human skin and skin glands. In: Jones CJ, editor. Epithelia: advances in cell physiology and cell culture. Dordrecht: Kluwer; 1990. p. 70-350.

Rosenfield RL. Relationship of sebaceous cell stage to growth in culture. J Invest Dermatol. 1989; 92:751-4.

Rosenfield R. Preputial cell culture as a model system to study sebocyte development. In: Van Neste D, Randall V, editors. Hair research for the next millenium. Amsterdam: Elsevier ScienceBV; 1996. p. 375-9.

Schneider MR, Zouboulis CC. Primary sebocytes and sebaceous gland cell lines for studying sebaceous lipogenesis and sebaceous gland diseases. Exp Dermatol. 2018; 27:484-8.

Wheatley VR, Potter JE, Lew G. Sebaceous gland differentiation: II. The isolation, separation and characterization of cells from the mouse preputial gland. J Invest Dermatol. 1979; 73:291-6.

Xia L, Zouboulis CC, Orfanos CE. Isolation of human sebaceous glands and cultivation of cells presenting evidence for sebocytic differentiation in vitro. J Invest Dermatol. 1989a; 92:544A.

Xia L, Zouboulis CC, Detmar M, et al. Isolation of human sebaceous glands and cultivation of sebaceous gland-derived cells as an in vitro model. J Invest Dermatol. 1989b; 93:314-21.

Xia L, Zouboulis CC, Ju Q. Culture of human sebocytes in vitro. Dermatoendocrinol. 2009; 1:92-5.

Zouboulis CC, Korge B, Akamatsu H, et al. Effects of 13-cis-retinoic acid, all-trans-retinoic acid, and acitretin on the proliferation, lipid synthesis and keratin expression of cultured human sebocytes in vitro. J Invest Dermatol. 1991a; 96:792-7.

Zouboulis CC, Xia LQ, Detmar M, et al. Culture of human sebocytes and markers of sebocytic differentiation in vitro. Skin Pharmacol. 1991b; 4:74-83.

Zouboulis CC. Sebaceous cells in monolayer culture. In Vitro Cell Dev Biol. 1992; 28A:699.

Zouboulis CC, Xia L, Akamatsu H, et al. The human sebocyte culture model provides new insights into development and management of seborrhoea and acne. Dermatology. 1998; 196:21-31.

Zouboulis CC, Korge B, Giannakopoulos G, et al. Cultured human

sebocytes possess a characteristic pattern of sebocytic differentiation in vitro. J Invest Dermatol. 1990; 95:496.

永生化人皮脂腺细胞培养

Alimirah F, Panchanathan R, Chen J, et al. Expression of androgen receptor is negatively regulated by p53. Neoplasia. 2007; 9:1152-9.

Bocchetta M, Eliasz S, De Marco MA, et al. The SV40 large T antigenp53

complexes bind and activate the insulin-like growth factor-I promoter stimulating cell growth. Cancer Res. 2008; 68:1022-9.

Budanov AV. Stress-responsive sestrins link p53 with redox regulation and mammalian target of rapamycin signaling. Antioxid Redox Signal. 2011; 15:1679-90.

Deplewski D, Rosenfield RL. Growth hormone and insulin-like growth factors have different effects on sebaceous cell growth and differentiation. Endocrinology. 1999; 140:4089-94.

Dobbelstein M, Roth J. The large T antigen of simian virus 40 binds and inactivates p53 but not p73. J Gen Virol. 1998; 79:3079-83.

Feng Z. p53 regulation of the IGF-1/AKT/mTOR pathways and the endosomal compartment. Cold Spring Harb Perspect Biol. 2010; 2:a001057.

Feng Z, Levine AJ. The regulation of energy metabolism and the IGF-1/mTOR pathways by the p53 protein. Trends Cell Biol. 2010; 20:427-34.

Fischer M. Census and evaluation of p53 target genes. Oncogene. 2017; 36:3943-56.

Fischer M, Uxa S, Stanko C, et al. Human papilloma virus E7 oncoprotein abrogates the p53-p21-DREAM pathway. Sci Rep. 2017; 7:2603.

FloÅNter J, Kaymak I, Schulze A. Regulation of metabolic activity by p53. Meta. 2017; 7:21.

Gnanapradeepan K, Basu S, Barnoud T, et al. The p53 tumor suppressor in the control of metabolism and ferroptosis. Front Endocrinol (Lausanne). 2018; 9:124.

Hay N. p53 strikes mTORC1 by employing sestrins. Cell Metab. 2008; 8:184-5.

Humpton TJ, Vousden KH. Regulation of cellular metabolism and hypoxia by p53. Cold Spring Harb Perspect Med. 2016; 6:a026146.

Jiang D, Srinivasan A, Lozano G, Robbins PD. SV40 T antigen abrogates p53-mediated transcriptional activity. Oncogene. 1993; 8:2805-12.

Jiang L, Hickman JH, Wang SJ, Gu W. Dynamic roles of p53-mediated metabolic activities in ROS-induced stress responses. Cell Cycle. 2015; 14:2881-5.

Jha KK, Banga S, Palejwala V, Ozer HL. SV40-mediated immortalization. Exp Cell Res. 1998; 245:1-7.

Lo Celso C, Berta MA, Braun KM, et al. Characterization of bipotential epidermal progenitors derived from human sebaceous gland: contrasting roles of c-Myc and beta-catenin. Stem Cells. 2008; 26:1241-52.

Maddocks OD, Vousden KH. Metabolic regulation by p53. J Mol Med (Berl). 2011; 89:237-45.

McCormick F, Clark R, Harlow E, Tjian R. SV40 T antigen binds specifically to a cellular 53 K protein in vitro. Nature. 1981; 292:63-5.

Melnik BC. Isotretinoin and FoxO1: a scientific hypothesis. Dermatoendocrinol. 2011; 3:141-65.

Melnik BC. Apoptosis may explain the pharmacological mode of action and adverse effects of isotretinoin, including teratogenicity. Acta Derm Venereol. 2017b; 97:173-81.

Melnik BC. The TRAIL to acne pathogenesis: let's focus on death pathways. Exp Dermatol. 2017c; 26:270-2.

Melnik BC. p53: key conductor of all anti-acne therapies. J Transl Med. 2017d; 15:195.

Melnik BC, John SM, Agamia NF, et al. Isotretinoin's paradoxical effects in immortalized sebocytes. Br J Dermatol. 2019; 180: 957-8.

Mirdamadi Y, Thielitz A, Wiede A, et al. Effects of isotretinoin on the phosphoinositide-3-kinase/Akt/FoxO1 pathway and molecular functions of SZ95 sebocytes in vitro. J Clin Exp Dermatol Res. 2017; 8:3.

Nelson AM, Gilliland KL, Cong Z, Thiboutot DM. 13-cis Retinoic acid induces apoptosis and cell cycle arrest in human SEB-1 sebocytes. J Invest Dermatol. 2006; 126:2178-89.

Nelson AM, Cong Z, Gilliland KL, Thiboutot DM. TRAIL contributes to the apoptotic effect of 13-cis retinoic acid in human sebaceous gland cells. Br J Dermatol. 2011; 165:526-33.

Nikolakis G, Seltmann H, Hossini AM, et al. Ex vivo human skin and SZ95 sebocytes exhibit a homoeostatic interaction in a novel coculture contact model. Exp Dermatol. 2015; 24:497-502.

Shi G, Liao PY, Cai XL, et al. FoxO1 enhances differentiation and apoptosis in human primary keratinocytes. Exp Dermatol. 2018; 27:1254-60.

Thiboutot D, Jabara S, McAllister JM, et al. Human skin is a steroidogenic tissue: steroidogenic enzymes and cofactors are expressed in epidermis, normal sebocytes, and an immortalized sebocyte cell line (SEB-1). J Invest Dermatol. 2003; 120:905-14.

Werner H, Karnieli E, Rauscher FJ, LeRoith D. Wild-type and mutant p53 differentially regulate transcription of the insulinlike growth factor I receptor gene. Proc Natl Acad Sci U S A. 1996; 93:8318-23.

Wr®Æbel A, Seltmann H, Fimmel S, et al. Differentiation and apoptosis in human immortalized sebocytes. J Invest Dermatol. 2003; 120:175-81.

Zhang XD, Qin ZH, Wang J. The role of p53 in cell metabolism. Acta Pharmacol Sin. 2010; 31:1208-12.

Zouboulis CC, Seltmann H, Neitzel H, Orfanos CE. Establishment and characterization of an immortalized human sebaceous gland cell line (SZ95). J Invest Dermatol. 1999; 113:1011-20.

Zouboulis CC, Schagen S, Alestas T. The sebocyte culture: a model to study the pathophysiology of the sebaceous gland in sebostasis, seborrhoea and acne. Arch Dermatol Res. 2008; 300:397-413.

18 痤疮和玫瑰痤疮的历史

胡云峰 译，丛 林 审校

内容提要

- "痤疮"一词可以追溯到公元6世纪希腊语著作 *Aëtius Amidenus* 一书中，之后其被音译为拉丁文 acnae，并演变成 acne。
- 伦敦的 Daniel Turner（1667—1741）撰写了第一本皮肤病学的英文教科书，这也是第一本强调通过控制饮食来治疗痤疮的书籍。
- 伦敦的 Robert Willan（1757—1812）和他最得意的学生 Thomas Bateman（1778—1821）首次对痤疮进行了形态学分类。
- 伦敦的 Samuel Plumbe（1795—1838）认为粉刺是原发性损害。
- 哥廷根的 Heinrich Fuchs（1803—1855）首次使用了至今公认的"寻常痤疮"一词。
- 维也纳的 Ferdinand Hebra（1816—1880）观察了痤疮的多种病因及其与皮脂分泌的关系。
- 巴黎的 Ferdinand Hebra, Louis Philippe Alfred Hardy（1811—1893）和纽约的 Henry Grainger Piffard（1842—1910）首先提出痤疮及玫瑰痤疮为两种不同的疾病。自19世纪末以来，由于汉堡皮肤科医生 Paul Gerson Unna（1850—1929）和其他皮肤科医生的工作，"acne rosacea"这一术语已被废除。
- 纽约的 Lucius Duncan Bulkley（1845—1928）编写了第一本专门针对痤疮的教科书，书名为《痤疮的病因、病理和治疗》。
- 19世纪末，皮肤科临床中开始使用各种治疗痤疮的设备。
- 柏林的 Karl Gustav Theodor Simon（1810—1857）首次正确描述了存在于皮脂腺中的螨虫为毛囊蠕形螨。
- Unna 首先描述了寻常痤疮深部的痤疮杆菌（acne bacillus）和毛囊角化过度是痤疮典型的组织学特征。

- 1946年，华盛顿的 Douglas 和 Gunter 根据痤疮棒状杆菌（*Corynebacterium acnes*）与氧气的关系及其分解代谢的过程，并将其重新命名为痤疮丙酸杆菌（*Propionibacterium acnes*）。
- 20世纪，痤疮的临床和实验研究方面取得了巨大进步，其中包括几种实验动物模型、原代细胞培养和永生化细胞株，这些研究有助于了解皮脂腺的生理功能及评估抗痤疮药物。
- George Clinton Andrews, Jr.（189—1978），Marion Baldur Sulzberger（1895—1993）和他们的同事们开发了目前使用的四环素。
- 20世纪70年代，弗赖堡的 Erwin Schöpf（1936—2018）、慕尼黑的 Gerd Plewig、芝加哥的 Nancy B. Esterly（1935—2017）以及她的同事们描述了抗生素的抗炎特性。
- 1953年，加拿大安大略省伦敦市的 William Pace（1916—2005）开始使用过氧化苯甲酰治疗痤疮。
- 1959年，柏林的 Günter Stüttgen（1919—2003）证实了维 A 酸的药理作用。1962年，瑞士巴塞尔市的 Peter Beer 证明了局部应用维 A 酸对多种皮肤肿瘤以及慢性角化过度疾病，尤其是鱼鳞病的疗效。
- Albert Montgomery Kligman（1916—2010）是第一位发现维 A 酸治疗痤疮有效的科学家，并在1969年用于痤疮治疗。
- 1979年，马里兰州贝塞斯达市美国国立卫生研究院的 Gary Peck 和同事报道口服异维 A 酸对14例重度难治性囊肿型、聚合性痤疮取得了显著的疗效。1982年，美国批准异维 A 酸上市，1985年，欧洲批准异维 A 酸治疗重度痤疮。
- 1962年，德国拜耳先灵公司的 Friedmann Neumann 发现了醋酸环丙孕酮，并在1966年证明它对小鼠皮脂腺的影响。20世纪70年代末，含有低剂量醋酸环丙孕酮的避孕药开始用于痤疮治疗。

- 21 世纪前 20 年，分子生物学和基因组学的迅速发展提高了我们对痤疮和玫瑰痤疮的认识，得以开发出新的治疗方法。痤疮和玫瑰痤疮的研究仍在继续，新的进展必将载入史册。

18.1 引言

历史不仅仅是历史，它依然是现代医学知识和概念的源泉。这要归功于历代的皮肤科前辈们。阅读、回顾和理解他们在书籍、期刊和论文中的早期著作和插图，开阔了我们的眼界，理解他们对于疾病的缓慢认识过程，以及他们对疾病细致的描绘。1931 年，Bruno Bloch 在瑞士苏黎世对大约 4000 名男孩和女孩进行检查后指出，痤疮特别是粉刺在年轻人中发生率非常高，以至于可以被视为青春期的生理表现。痤疮自古以来就困扰着人类。图坦国王（公元 1355—1337 年）就有明显的痤疮瘢痕，他的坟墓中可见到多种治疗痤疮的药物。

18.2 历史回顾

18.2.1 早期

早期关于痤疮的诊断存在很多争议。1879 年，纽约内外科学院皮肤科诊所教授、美国皮肤病学会创始人之一 George Henry Fox（1846—1937），就痤疮一词的正确用法发表了如下声明：

这篇文章的标题暗示了痤疮一词的使用不当。这一点对于任何一个考虑到它的可变含义的人来说都是显而易见的，并且承认表述的精确性必须依赖于对明确术语的使用。一般来说，痤疮这个词是很容易理解的，但是自 Willan 以来，几乎每一位学者对痤疮的定义都略有不同，现在痤疮这个术语的使用过于草率，以至于很难判断哪些是痤疮，哪些不是。

痤疮在希腊文中拼写为 ionthos，拉丁文为 varus，常常以 ionthi 和 varus 的复数形式出现。关于痤疮一词的起源仍存在争议。Grant、MacKenna、Goolamali 和 Andison 在关于痤疮历史的三篇论文中有详细的论述。人们普遍认为痤疮一词最早出现在公元 6 世纪 Justinian 皇帝的医生 Aëtius Amidenus 的一篇文章中。它后来被翻译成拉丁文，成为复数 acnae。随着 ae 转变为 e（发音类似），它被认为是希腊语的单数形式，但继续用拉丁文书写。关于痤疮词源的另一个说法是，用希腊语书写的 akme，这个词一直沿用到 18 世纪晚期，意思是一个点或一个峰。akme 这个词在公元 3 世纪被 Cassius 用来比喻青春期。有人认为 acne 一词是由于希腊语 akme 的抄写错误。有研究表明，在 Aëtius Amidenus 早期作品的 6 个版本中，有 5 个版本使用了 acne 的拼写。在其他新版本中拼写为 akme 似乎是印刷错误。或者，acne 这个词可能代表希腊语 aknesis 的缩写，意思是不痒的皮疹。另外，希腊语中的 akun 也被认为是一个可能的词源，意思是一个点。据推测，希腊人更改了埃及的埃伯斯氏古医籍（Ebers Papyrus）中的术语 aku-t，意思是疖子、痘痘、疮、脓疱或任何红肿。

现在还不清楚 "comedo"（粉刺）这个词是何时首次使用的。"comedo" 一词出现在 1674 年 Velschius、1711 年 Eyselius 和 1711 年 Lentinn 的著作中。根据 Hoefle 的说法，一些最早的作者认为 "comedones" 是活的微生物，另一些人认为是毛发疾病，还有一些人认为它们是恶液质的沉积。德国术语 "Mitesser" 可能有类似的词源，意为 "以某人为食"。1746 年，法国蒙彼利埃的 Jean Astruc（1684—1766 年）提出，德国作者通过对中古拉丁语 "crinones"（指胡须）的变体，将皮损命名为 "comedones"。这些早期作者称之为 "crinones, comedones 或 Mitesser" 的皮损实际上不太可能是痤疮皮损。伦敦皇家大都会儿童医院的高级外科医生 Samuel Plumbe（1795—1838）在 1824 年的书中没有使用 "comedo" 这个词。1840 年，哥廷根大学教授 Johann Lukas Schönlein（1793—1864）的学生，德国的 Conrad Heinrich Fuchs（1803—1855），在他的书中有一部分专门谈论 "comedones"。有人认为，在这两个时间点之间，comedo 这个术语被普遍接受为一个医学术语，Fuchs 可能促成了该术语被普遍接受。"sebum" 或 "sevum" 一词起源于拉丁文动词 "sevare"，意思是油脂或浸入油脂。同样，Fuchs 被认为首创了源于 "sebum" 的 "seborrhea"（皮脂溢出）这个词和希腊语 "rein"，意思为 "流动的"。

尽管这种疾病非常普遍，但很少有教科书专门介绍它。从 Lucius Duncan Bulkley（1845—1928）的著作到最近的著作之间相隔了 100 多年，可能是这段时间里人们对这种疾病不感兴趣。

18.2.2　17和18世纪：从思辨的观点到学术著作

大约 250 年前，伦敦内科医学院院士、外科医生 Daniel Turner（1667—1741）用英语编写了第一本皮肤病学教科书，他还获得了美国殖民地授予的第一个医学学位，即 1723 年耶鲁大学的荣誉医学博士学位，以表彰他把这本书捐赠给大学图书馆。他首次强调在痤疮治疗中限制饮食。他推测痤疮皮疹是由于"食物汁液"偶然地滞留在皮肤的毛孔里，并生长成为凹凸不平的小结节，经过一段时间后会发生硬化，导致面部毁容。关于治疗，他写道："Johnstone 说，如果结节不溶于润肤剂和消肿药，就必须用绳子结扎，用腐蚀剂擦去，或者涂上硫酸、硫磺或涂酒石过一整夜，并在早晨用豆子浸泡或煎煮的水冲洗。"

1783 年，维也纳的 Joseph Jakob Plenck（1735—1807）在他的《皮肤病的科学》一书中，把年轻人长粉刺的频率与油腻的饮食和大量分泌精液联系起来。他还指出，痤疮在青少年后期消失，提出了痤疮可以通过婚姻治愈的流行观点。

Robert Willan（1757—1812）在他的《皮肤病的描述和治疗》专著中，其中一卷包含了皮肤病的完整分类。他和最喜欢和最成功的学生 Thomas Bateman（1778—1821）都在伦敦凯里街公众诊疗所工作。他们把痤疮分为四类：单纯痤疮、点状痤疮、结节痤疮和玫瑰痤疮。前三个被认为是需要局部治疗的局部病变，而玫瑰痤疮则被认为是消化功能紊乱（脂肪在肠道消化）或胃激惹。前三种情况的治疗都倾向使用酒精洗剂等刺激剂，例如氯化汞。与 Willan 喜欢使用氯酸治疗点状痤疮相比，Bateman 则喜欢使用古老的醋酸、氨水和硫磺治疗。他认为痤疮的黑点是由小虫子或蛆造成的。一种对粉刺（comedo）一词的解释即寄生虫，这些虫子如果大量存在，会从宿主体内吸收营养物质。Bateman 还认为粉刺是由皮脂腺导管将黏液或皮脂腺分泌物凝结成的蠕虫状物质，其上部因与空气接触而变黑。1970 年，Blair、Lewis 和 Goodhead 证明了开口黑头粉刺（黑头）的黑色是源于黑色素。

在 Plumbe 的著作《实用皮肤病学》（1824 年）中，否定了 Willan 和 Bateman 的四种分类方式，因为不同种类取决于炎症活动的程度。他认为痤疮是由消化系统紊乱引起的皮脂腺阻塞所致。他认为粉刺是原发皮损，然后是结节（tubercle），而结节是由脓疱转变而来。Plumbe 建议经常用温水洗澡，用温和的肥皂轻轻摩擦，以及良好的饮食来控制痤疮。他指出："据观察，除了女性患者，痤疮通常被认为是微不足道的

疾病，很难使人们接受专业建议。"

1831 年，Gregor Brender 将痤疮分为三种类型：青春期痤疮（acne juvenilis，对应于 Willan 和 Battan 的单纯痤疮）、成人痤疮（acne virilis，对应于结节性痤疮）和老年性痤疮（acne senilis，对应于玫瑰痤疮）。

1835 年，Jonathan Green（1788—1864）在他的专著《皮肤病实用概要》中列出了痤疮的三种类型：单纯性痤疮（acne simplex）、点状痤疮（punctata）和结节性痤疮（indurata）。但是，由于点状痤疮常常与单纯性痤疮伴发，它被认为没有必要将其单独命名。单纯性痤疮在成年后可自行消退，相比之下，结节性痤疮通常会终身患病。一种令人吃惊的观点认为，结节性痤疮常被证明是"第三种也是最严重的痤疮即玫瑰痤疮的前奏"。

1840 年，哥廷根的 Fuchs 将痤疮分为寻常痤疮（acne vulgaris）、须疮（acne mentagra）和玫瑰痤疮（acne rosacea）。他是第一个使用现在普遍接受的术语"寻常痤疮"（acne vulgaris）的人。

1845 年，Noah Worcester（1812—1847）撰写了美国第一本皮肤病学教材。他认为痤疮是"由于久坐不动的习惯、痛经、冷饮、酗酒、自慰、胆汁质或黏液质性格，发生在深色头发、光滑柔软的皮肤上的一种非传染性发疹，表现为大小不一的呈圆锥形发炎的小脓疱，通常为暗红色、青灰色或肤色"。他推荐使用泻药、偶尔放血和刺激性洗剂，以及硫化碘和硝酸银软膏治疗。

William James Erasmus Wilson（1809—1884）是伦敦一位杰出的外科和皮肤科医生，他将痤疮描述为皮脂腺（称之为 sebiparous glands）及毛囊的慢性炎症。他写道："痤疮的诊断特征是：圆锥状的炎症性隆起，其中一些顶端化脓，还有一些缓慢生长并消失。两者都留下青灰色惰性结节。明显与皮脂腺及邻近腺体的紊乱有关。表现为有些腺体的分泌物增加，有些分泌物凝结，以及皮脂腺粟粒结节的存在。"Anthony Todd Thomson（1778—1849）在 1850 年出版的《皮肤病实用论文》一书中，对痤疮提出了类似观点。

维也纳皮肤科学院院长 Ferdinand Hebra（1816—1880）指出："除了在特定的条件、对特定的人起作用的皮肤刺激因素以外，我们对痤疮的产生原因知之甚少，目前尚未发现痤疮产生的真正原因。"Hebra 已经认识到口服碘会导致痤疮样发疹。他回顾了痤疮的其他病因，如使用刺激性洗剂、化妆品和暴露于高温下。他认为痤疮常与月经紊乱有关，当月经恢复正常时，痤疮会消失。Hebra 注意到"有些人终身患痤疮"。

人们发现痤疮与皮脂溢出有关要归功于 Hebra。Hebra 说道："不能忽视的是，受影响的毛囊之间的皮肤总是会显得很油腻，换句话说就是皮脂溢出。"不过，Bateman 早先曾推荐使用能够溶解油脂的洗涤剂来解决这种情况，这表明他也认识到皮脂溢出是痤疮的特征之一。1964 年，波士顿的 Pochi 和 Strauss 证实，与健康对照组相比，痤疮患者的皮脂分泌明显增加。

Hebra 建议痤疮脓疱用甘油肥皂揉搓。除了冲洗和蒸气浴，他还使用硫磺膏，但他承认，"我不知道有什么内部或外部的方法可以阻止痤疮结节的形成。"

18.3 痤疮与玫瑰痤疮的混淆

Hebra 虽然使用了 "*acne rosacea*" 一词，但他仍是认为 "玫瑰痤疮" 与 "播散性痤疮" 有很大不同的作者之一。他将痤疮与玫瑰痤疮区分开，因为后者不是由皮脂腺毛囊的炎症所导致的，而是由于形成新的结缔组织和血管引起的。他认为皮脂腺炎症并不是玫瑰痤疮的基本特征，而且他注意到有些人同时患有痤疮和玫瑰痤疮。

在 Rolleston 和 De Bersaques 的论文中可以找到一个关于玫瑰痤疮早期历史的有趣记录。早期大多数作者认为玫瑰痤疮是痤疮家族中的一员，是由皮脂腺的炎症引起的。玫瑰痤疮在自 14 世纪以来的医学书籍中被描述为不同的名称，如 "*gutta rosea*"，有别于 *vari*，即青春期痤疮。19 世纪初，*gutta rosacea* 或 *gutta rosea* 这个词在某种程度上被 *acne rosacea* 取代，这个词似乎是由 Willan 引入的，最早出现在 Bateman 的著作中。与寻常痤疮的联系也源自 JeanLouis Marc Alibert（1768—1837）的著作，他是巴黎医学院治疗学教授以及国王路易十八和查理十世的私人医生，他将痤疮和玫瑰痤疮归为一类，并举例说明了这两种疾病的典型病例。Alibert 试图根据假定的病因和发展来描述疾病的分类，这是基于导师 Philippe Pinel（1745—1826）的教导，他也是以这种方式对所有疾病进行分类。19 世纪后期的一些作者，例如 Pierre-François-Olivier Rayer（1793—1867），他是巴黎慈善医院主任医师，同时也是比较医学教授、巴黎医学院院长，以及 Pierre Louis Alphée Cazenave（1795—1877），他是巴黎医学院副教授、圣路易医院医师，从他们的描述和插图中很难分清痤疮和玫瑰痤疮之间的区别。1854 年，巴黎医学院教授、圣路易医院医师 Marie-Guillaume-Alphonse Devergie（1798—1879）对痤疮和玫瑰痤疮进行了区分。他认为 *couperose* 即

玫瑰痤疮是一种血管性疾病，偶然影响皮脂腺。巴黎医学院病理学教授、圣路易医院医师 Louis Philippe Alfred Hardy（1811—1893）是另一位将玫瑰痤疮作为一种特殊疾病进行分类的作者。19 世纪末，纽约城市大学皮肤科教授 Henry Grainger Piffard（1842—1910）明确表示，"*acne rosacea*" 这个词是不合适的，应该舍弃它。他写道："痤疮是皮脂腺的一种炎症性疾病。将痤疮一词的使用限制在狭窄的范围内，我们才能够排除其他作者的影响，更清楚地了解所讨论的疾病，并与其他与之无关的疾病区分开来。这些病名……，如 "*acne rosacea*" ……都有更准确的描述它们的同义词，这些术语应该从皮肤科临床中舍弃。"自 19 世纪末以来，由于德国汉堡的 Paul Gerson Unna（1850—1929）等的工作，皮肤科医生们弃用了 "*acne rosacea*" 这个词，因为它容易与寻常痤疮混淆。然而在一些科学文献中仍然可见看到这个词。

18.4 里程碑

1863 年，德国柏林病理学教授 Rudolph Virchow（1821—1902）描述了皮肤问题的病理改变。他认为痤疮是一种分泌物堵塞引起的毛囊周围刺激反应。

在费城宾夕法尼亚大学皮肤病学教授 Louis Adolphus Duhring（1845—1913）的著作《皮肤病实用论文》（1877）中，将痤疮治疗分为体质调理和局部治疗，特别重视消化不良、便秘和偏头痛等疾病的内调。对于局部治疗，他建议同时使用舒缓和刺激性药物。缓慢生长的丘疹样皮损可涂抹苯酚（石炭酸）。在当时流行的几种机械治疗方法中，他推测用沙子摩擦有助于去除粉刺。

1885 年，纽约皮肤与肿瘤医院的创始人 Bulkley 写了第一本关于痤疮的教科书，书名为《痤疮病因、病理和治疗》。他主张："一般治疗和全身治疗的目的是为了改善营养而使患者的皮脂腺功能恢复正常。为达到目的，应合理地增强体质，吸收和排泄必须适当。要做到这一点，医生应该相当注意饮食和卫生问题。"他概述了当时正在使用的各种常用外用制剂，包括鞣酸软膏、氧化锌软膏和炉甘石。糖果、蜂蜜、冰淇淋、奶酪、巧克力和香蕉是禁止食用的。

其他教科书也给出了类似的建议。只是在饮食种类和局部用药方面有所区别。这些教科书中的许多插图展现了临床医生对痤疮各种临床表现的兴趣。

19 世纪末，不少有效的痤疮治疗设备开始投入临床使用。例如 Keyes punch 皮肤穿孔器和 Fox 刮勺

等都被引入了皮肤科。1876 年，Bulkley 写了一篇关于清除粉刺的文章："粉刺或者是堵塞的皮脂腺，最好是用一根孔径约为 1/16 英寸的小管子的末端或新式挂表钥匙将其压出。孔口置于黑头顶部，在垂直方向施加压力；在大多数情况下，蠕虫样的物质将部分或全部从皮脂腺中拔出，可以很容易被去除。"许多有创意的皮肤科医生也发明了自己的粉刺挤出器。费城的 Piffard、Unna 和 Jay Frank Schamberg（1870—1934）完善了三种至今仍在使用的工具。

19 世纪末的巴黎，人们对痤疮的治疗产生了极大的兴趣。将一根细的织补针插入病变的皮脂腺并旋转直到皮脂腺被清空。然后重新插入针头以注入碘酒溶液，得到 24 h 的局部"治愈"。

19 世纪末，毛囊蠕形螨（ *Demodex folliculorum* ）被认为与痤疮的发病有关。最早在 1842 年，有作者描述在皮脂腺中发现这种螨虫；后来在 1848 年，柏林的 Karl Gustav Theodor Simon（1810—1857）在其著作《部位皮肤病学》中也描述了这种螨虫。在征求昆虫学专家的意见后，他将这种螨虫命名为毛囊螨（ *Acarus folliculorum* ）。Simon 声称这种寄生虫可能导致痤疮。Wilson 对螨虫进行了深入的研究，他确信螨虫与痤疮的发生无关。

1893 年，Unna 首次描述了他在寻常痤疮皮损中发现的一种芽孢杆菌，并将其命名为痤疮杆菌（ *acne bacillus* ）。他不断地在粉刺和脓疱的切片及涂片发现这种菌的存在，但没有培养分离成功。他根据组织学推断：芽孢杆菌可能是引起痤疮粉刺和脓疱的原因。他列举了三个依据来支持此观点：芽孢杆菌是粉刺中唯一持续存在的生物体；粉刺内的细菌主要分布在深部，而其他微生物如葡萄球菌或瓶状杆菌（ *bottle bacilli* ）则分布在皮肤表面附近；脓疱的组织学特征与葡萄球菌感染不同。Unna 还清楚地指出，毛囊角化过度是痤疮的一个特征性组织学特点。

1897 年，巴黎的 Raymond Sabouraud（1864—1938）描述了这种芽孢杆菌存在于毛囊角栓中，可以从脂溢性皮肤中挤出。他认为这是引起皮脂溢出以及斑秃（他认为斑秃是局部脂溢性疾病）的原因。他首次准确地描述了该菌在培养基中的形态，并把它命名为"脂溢性皮脂杆菌"（ *bacille de séborrhée grass* ）。他认为痤疮的硬化结节及脓疱是由此菌和葡萄球菌重叠继发感染所致。

在 1900 年和 1903 年，Thomas Casper Gilchrist（1862—1927）指出痤疮杆菌是导致所有痤疮皮损的原因，这与 Unna 和 Sabouraud 描述的一样。他在痤疮脓疱的所有涂片中都发现了芽孢杆菌，并在约 30% 病例的脓疱中获得了纯培养物。他把这种微生物命名为痤疮杆菌（ *acne bacillus* ）。

1907 年，Thomas Colcott Fox（1849—1916）的助理 Arthur Whitfield（1868—1947）在他关于皮肤病的著作中得出结论，痤疮杆菌是造成粉刺的原因，而脓疱是由于继发性葡萄球菌感染引起的。

随后对寻常痤疮的病因学研究表明，痤疮杆菌在形态学上与棒状杆菌相似。1923 年，Bergey 和他的同事根据形态将痤疮杆菌归为棒状杆菌属。

在其他作者看来，因为痤疮杆菌严格厌氧，把此菌列入棒状杆菌属似乎不妥。1946 年，华盛顿的 Douglas 和 Gunter 根据丙酸杆菌与氧气的关系及其分解代谢过程的性质，将这种之前所称的痤疮棒状杆菌归类到丙酸杆菌属，即痤疮丙酸杆菌（ *Propionibacterium acnes* ）。这些作者还指出，痤疮丙酸杆菌存在于正常人体皮肤中，是皮肤菌群的重要组成部分。

18.5　20 世纪：临床和实验的里程碑

20 世纪以来，痤疮的临床和实验研究取得了很大的进展。三种类型的痤疮：粉刺性痤疮（ acne comedonica ）、丘疹脓疱性痤疮（ acne papulopustulosa ）、聚合性痤疮（ acne conglobata ）被从其他特殊类型的痤疮中区分出来，如儿童痤疮（ childhood acne ）、暴发性痤疮（ acne fulminans ）及反常性痤疮（ acne inversa ）。在过去的 30 年中，发现了这种疾病的多个致病因素。即使是最棘手的病例，现在也可以通过合理的治疗加以控制或治愈。影响痤疮发展最重要的致病因素是受雄激素控制的皮脂分泌增加（皮脂溢出），皮脂腺毛囊上皮的异常脱落（粉刺形成），其确切机制目前尚不清楚。此外，异常的微生物活动，尤其是定植于皮脂腺和毛囊管的 *P. acnes* 也是致病因素之一。已有研究发现，卵巢或肾上腺过度分泌雄激素或前体激素的皮肤代谢导致的雄激素过多可能是导致部分痤疮患者患病的原因。炎症性痤疮的发病机制已被广泛研究。目前多认为炎症性皮损源于非炎症性粉刺。几项研究表明皮肤细菌，特别是 *P. acnes* ，与炎症性皮损的发生有关。研究表明，炎症性痤疮会产生针对 *P. acnes* 抗原的免疫反应。

来自费城的 Richard R. Marples 和 Kenneth J. McGinley 对痤疮皮损的微生物学进行了深入研究。痤疮皮损中经常发现大量 *P. acnes* 和凝固酶阴性葡萄球菌。而且，*P. acnes* 在释放头皮和前额表面脂质中的游离脂肪酸方面，比需氧菌群更为重要。

自 20 世纪 70 年代以来，当人们加紧寻找抗痤疮的药物时，对皮脂腺的研究又产生了新的兴趣，并建立了多种实验动物模型，以研究皮脂腺的生理功能，评价抗痤疮药物的皮脂抑制作用。我们描述的仓鼠模型似乎接近于人类的皮脂腺，然而这些动物模型在预测、评价药物疗效方面作用不大。随后，我们建立了复杂的人皮脂腺细胞培养模型，包括 1989 年建立的原代培养模型和 1999 年首次建立的永生化细胞系，并进行了皮脂腺毛囊的培养。动物模型的建立可用于研究皮脂腺的动力学，如仓鼠的肋椎器官、大鼠和小鼠的包皮腺及沙鼠的腹腺。现代技术如角化细胞体外培养和单克隆抗体，目前已经成为评估候选抗痤疮药物效果的有效工具。长期以来，研究者一直忽视对皮脂腺毛囊超微结构的研究，但这对了解痤疮的发病机制十分重要。俄勒冈州的 Dennis D. Knutson 在 Mary Bell 的指导下，首次完成了对正常皮脂腺毛囊和痤疮皮损的超微结构研究。慕尼黑的 Helmut H. Wolff 也同样出色地观察了皮脂腺和毛囊上皮的超微结构。放射自显影技术的应用可用来评估角化上皮的动力学变化。这些都有利于研究异维 A 酸的疗效。

营养和痤疮的关系仍然是一个备受关注但有争议的话题。2002 年，美国科罗拉多州立大学的 Loren Cordain 和他的同事观察到，仍旧生活在旧石器时代条件下的人群中，痤疮并不是一种常见的疾病。他们的观察改变了痤疮与营养无关这一传统观念，为理解痤疮代谢学和营养基因组学奠定了基础。

20 世纪在痤疮治疗方面取得了重大进展。在这方面的突破发生于 1901 年，芝加哥的 William Allen Pusey（1865—1940）偶然发现了痤疮皮损对新的伦琴射线有反应。他在研究中指出："X 射线有两种作用，即导致皮肤毛囊萎缩，检查出脓液的形成，这为痤疮的治疗提供了良好的病理学依据，据此可以提示优先选用某种痤疮治疗方法。我对这一问题的观察首先是在轻度痤疮的病例中进行的，大多数病例正在治疗多毛症。"随后，浅表放射治疗被广泛使用，其有效性得到充分证明。放射治疗一直沿用到 20 世纪 60 年代末，这种疗法在现代被摒弃了，部分原因是引入了其他有效的治疗方法，也因为其有严重的副作用。主要担心的是皮肤恶性肿瘤的发生，但最近主要关注的是对甲状腺的影响。在接受浅表放射治疗的痤疮患者中有患甲状腺癌的病例报道。

当时其他几种流行的物理治疗方法包括电切术、冷冻术和紫外线照射。光疗也是其中一种治疗手段。1929 年，纽约的 Howard Fox（1873—1954）强调出现红斑和脱屑是光疗有效的表现。

1903 年，纽约的皮肤科医生 George MacKee 开创性地使用 α- 羟酸（如苯酚）治疗痤疮瘢痕。

痤疮治疗最重要的进展之一是引入了广谱抗生素，尤其是四环素类。尽管在痤疮治疗中曾尝试使用青霉素和其他抗生素，但 Marion Baldur Sulzberger（1895—1993）和其同事在 George Clinton Andrews, Jr.（1891—1978）及其同事于 1951 年首先报道使用四环素类药物治疗痤疮之后，开发了目前使用的四环素。多年来，这些药物仅可用于痤疮的全身治疗。在 1967 年 FDA 批准多西环素后，1978 年 Esterly、Furey 和 Flanagan 等利用当时的实验室技术，描述了抗菌药物对白细胞趋化作用的影响，这是最早的关于抗菌药物具有抗炎活性的文献。后来，在 1984 年，Esterly 等也报道了口服四环素治疗痤疮对中性粒细胞趋化性的影响。其实有关于这方面更早的研究。在慕尼黑和海德堡的一项联合研究中，我们介绍了"抗菌药物的抗炎作用：体内研究"，并在 1974 年 9 月 10 日至 14 日于奥地利格拉茨举行的德国皮肤病学会第 30 届会议上做了初步口头报告。我们的研究进行了两项关于局部和全身应用抗菌药物治疗痤疮的实验，研究了盐酸四环素、土霉素、去甲基氯四环素、红霉素、青霉素 G 钠、氨苄西林、磺胺甲氧基吡啶、庆大霉素和氨苯砜。使用的体内皮肤模型是碘化钾诱导产生红斑和脓疱（在标准的 4 cm×4 cm 区域内进行计数）的斑贴试验。这种新模型在 1972 年首次由慕尼黑和费城的研究人员合作提出。

来自里昂的已故的 Jean Thivolet 教授及其合作者 Daniel Schmit 教授很有远见地邀请相关科研人员参加了 1978 年的皮肤免疫病理学研讨会。在这次会议上，我们来自弗莱堡和慕尼黑的研究团队报告了抗菌药物对白细胞运动及趋化性的影响的实验研究。其核心是：在碘化钾诱导的炎症性斑贴试验中，局部应用抗生素可抑制红斑和脓疱，尤其是四环素和红霉素。全身应用抗生素和氨苯砜也有同样的效果，然而局部应用氨苯砜却是无效的。第二系列实验使用体外技术，包括博伊登室技术（又称 transwell 试验）和 Soborg-Bendixen 技术（即直接白细胞移动抑制试验）。使用盐酸四环素和去乙基氯四环素时同样可观察到抑制现象。在这些实验中，鉴定出了在局部和（或）全身使用时有明显抗炎作用的药物和明显无效的药物。一个典型例子是，口服氨苯砜有效，但外用却无效。

后来出现的有效外用制剂丰富了控制炎症性痤疮的治疗选择。*P. acnes* 对长期抗菌治疗的耐药性曾被认为并不常见，但研究表明，这种耐药性确实存在。例如，红霉素被用于治疗炎症性痤疮，一开始就取得了巨大的成功。其他大环内酯类药物，如罗红霉素、阿奇霉素或克拉霉素，作为新型的口服抗生素被用于痤疮治疗。但当时对于这些大环内酯类抗生素有效性的对照研究非常有限。1968 年，费城的 James Edward Fulton 及其同事提出革兰氏阴性毛囊炎是长期口服抗生素治疗痤疮的一种并发症。除了寻常痤疮，这些患者还出现了革兰氏阴性菌的二重感染。

过氧化苯甲酰是治疗痤疮最常用的外用制剂。这种化学物质自 1905 年由化学家 Loevenhard 合成以来就在医学上广为人知，多年来一直被作为治疗多种皮肤病的抗菌剂。此外，过氧化苯甲酰还有许多工业用途，特别是漂白织物和面粉。含有过氧化苯甲酰和喹诺酮类的软膏于 1930 年上市。这些软膏配方混乱且稳定性差。随后，过氧化苯甲酰被分散在一个单独的包装中，使用时与溶剂混合，即配即用。1953 年，加拿大安大略省伦敦市的 William Pace 开始使用过氧化苯甲酰治疗痤疮。在接下来的 10 年里，他尝试了几种不同的配方，从喹诺酮软膏开始，最终研发出今天市面上可以买到的复方制剂。过氧化苯甲酰于 1960 年在美国注册用于治疗痤疮，在德国则于 1974 年注册用于治疗痤疮。然而，直到 20 世纪 70 年代末出现了大量优化改进的过氧化苯甲酰产品，它才变得流行起来。

维 A 酸（维生素 A 酸，全反式维 A 酸）是目前治疗痤疮最有效的单一外用制剂。1959 年，柏林自由大学的 Günter Stüttgen 认识到维 A 酸的药理作用。1962 年，当时在德国杜塞尔多夫工作的 Stüttgen 和瑞士巴塞尔的 Peter Beer 分别证明了局部使用维 A 酸对各种皮肤肿瘤及慢性角化性疾病，尤其是鱼鳞病的疗效。然而他们并没有深入研究维 A 酸治疗痤疮的效果。1963 年，在宾夕法尼亚大学的会议上，Albert Montgomery Kligman 注意到一位接受维 A 酸治疗的鱼鳞病患者的皮肤出现变红、脱皮。因此，他推断维 A 酸将成为一种有用的痤疮治疗药物。他是真正发现维 A 酸治疗痤疮有效的科学家。我们的同事 Gerald Peck 生动地回忆了他和他的研究伙伴 James Edward Fulton 为研发这种药物所投入的巨大努力。1969 年，维 A 酸被首次用于治疗痤疮，它被证明是有效的，并具有强烈的粉刺溶解活性。

在随后的几年里，相当多的注意力集中在研发具

有维 A 酸临床疗效但副作用少的新型维 A 酸外用剂型。这类化合物有三种：异维 A 酸、阿达帕林（一种具有强效维 A 酸活性和抗炎作用的新型萘甲酸衍生物）和他扎罗汀。临床研究显示，这些药物具有良好的临床疗效，且刺激性比传统维 A 酸更小。

口服异维 A 酸（13- 顺式维 A 酸）治疗痤疮是皮肤病治疗领域最引人注目的进展之一。它是一种属于维生素 A 衍生物的维 A 酸。1979 年，据美国马里兰州贝塞斯达国立卫生研究院的 Gerald Peck 及其同事报道，口服异维 A 酸几乎完全清除了 14 名严重的、反复发作的结节囊肿型痤疮患者的皮损。他们的发现是偶然的，因为他们最初研究的是患有角化性皮肤病的其他患者。他们还观察到，这些痤疮患者在接受了几个月的治疗后，停药后病情通常会出现长时间的缓解。随后的研究进一步证实了该药对严重痤疮患者确切的疗效。口服异维 A 酸可以抑制皮脂的产生，进而减少 *P. acnes* 的数量。除此之外，它还影响毛囊上皮分化和炎症。总之，异维 A 酸作用于痤疮的所有主要致病机制。研究表明维 A 酸的作用是由两种类型的核受体即维 A 酸受体（retinoid acid receptors, RARs）和维 A 酸 X 受体（retinoid X receptors, RXRs）介导的，每一个受体由 3 个基因（ -α, -β, - γ ）编码。异维 A 酸与阿维 A 酯或阿维 A 酸在各种皮肤病中的不同作用尚未完全阐明。美国和欧洲分别在 1982 年及 1985 年批准异维 A 酸用于治疗重度痤疮。

通过深入了解痤疮的内分泌背景，研究者发现激素可以用来治疗痤疮。激素特别是抗雄激素，在痤疮的治疗中得到了重视，因为它们可以抑制皮脂溢出，防止粉刺，并对丘疹和脓疱具有抗炎作用。1962 年，柏林拜耳先灵公司的 Friedmann Neumann 发现了醋酸环丙孕酮。为了寻找抗雄激素在临床应用的合理理论基础，研究者进行了数百项试验。令人惊讶的是，从发现醋酸环丙孕酮或醋酸氯地孕酮的抗雄激素特性，到开发用于治疗痤疮的临床制剂用了近 15 年。螺内酯虽没有被注册为痤疮治疗药物，但也被证明是一种有效的雄激素受体的竞争性抑制剂。局部抗雄激素药物将是另一个受欢迎的治疗方法，但这一想法尚未在临床实现。

回顾 21 世纪头 20 年，*P. acnes* 全基因组序列的破译，*P. acnes* 生物膜的鉴定，皮脂腺细胞全浆分泌机制的探索，痤疮、玫瑰痤疮、化脓性汗腺炎 / 穿掘性终末毛囊炎的分子机制研究，许多潜在的痤疮相关自身炎症性疾病的报道，人类螨虫病重新定义的尝试，玫瑰痤疮的新治疗方法，这些都是值得进一步关

注的令人兴奋的事件。我们正处于一个可以相当乐观地减轻痤疮和玫瑰痤疮患者痛苦的时间点。现在，全世界都对研究这些疾病新的病因学和治疗方法感兴趣。本章的主题即关于痤疮和玫瑰痤疮的历史，仍将继续。

18.6　皮肤病学国际先驱对玫瑰痤疮和痤疮的早期描述

如图 18.1 所示。

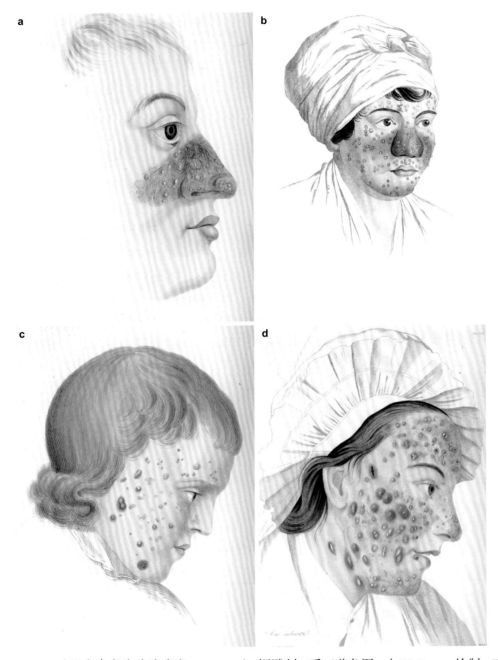

图18.1　**a**：acne rosacea（现在命名为玫瑰痤疮，rosacea）。铜雕刻，手工着色图。由 W. Darton 绘制，W. Stewart 雕刻。版画 L XII：图中对皮肤疾病的描述，展示了已故的 Willan 博士对玫瑰痤疮分类的主要特征性外观（Thomas Bateman 作品。新版，Bohn，伦敦 1848）。**b**：varus goutte-rose（现在命名为玫瑰痤疮，rosacea）。铜雕刻，手工着色图。由 Moreau Valvile 绘制，Tresca 雕刻。版画 29: Jean-Louis Marc Alibert，圣路易斯医院皮肤病院，皮肤病的全面综合治疗，疾病的描述及其最佳治疗方法。有 65 块装饰的雕刻版画，颜色完美，并用画笔修饰。Cormon et Blanc，巴黎 1834。**c**：单纯点状痤疮。铜雕刻，手工着色图。由 T. B.（Thomas Bateman 的缩写）绘制，W. Stewart 雕刻。版画 LXII：详细描述见上图 Willan/Bateman。**d**：结节性痤疮。铜雕刻，手工着色图。由 Sydn（ey）Edwards 绘制，Perry 雕刻。版画 L XIII：详细描述见上图 Willan/Bateman

18.7 一位 26 岁男子背部痤疮的肖像画

William James Erasmus Wilson（1809—1884）制作的皮肤病图谱《皮肤病的肖像画》是最早的皮肤科专著之一，伦敦 1855。插图由 William Bagg 绘制，由 M.R.E. Burgess 制作版画，Robert Sherwin 上色。如今，该患者可以归类为聚合性痤疮（图 18.2 ）。

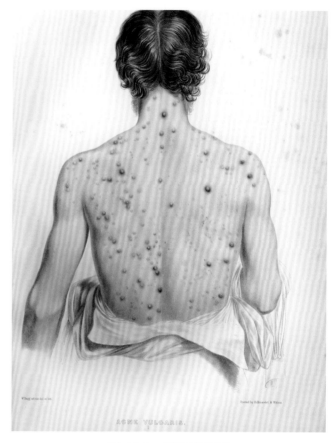

图 18.2　痤疮肖像画

18.8 痤疮的肖像画

Jonathan Hutchinson 爵士（1828—1913）是他那个时代伦敦最有成就的医生之一。这幅图描述了现在称为丘疹脓疱性的痤疮（图 18.3 ），发表在《皮肤病图谱》上。附有《New Sydenham 学会皮肤病图谱》的描述性目录。Jonathan Hutchinson 编辑。New Sydenham 学会，伦敦 1860—1884。他才华横溢，涉及医学的许多方面，包括皮肤病学。

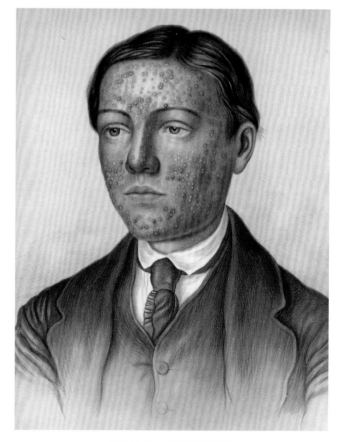

图 18.3　痤疮肖像画

18.9 维也纳的 Ferdinand von Hebra（1816—1880）展示的痤疮

　　播散性寻常痤疮。Anton Elfinger 博士（1821—1862）模仿患者临床表现绘画，Carl Heitzmann 博士（1836—1896）制作版画。这两兄弟当时在 von Hebra 的部门做兼职工作。Carl Heitzmann 把哥哥 Anton 的画复制到 4 个平板上，进行上色。来源：《皮肤病图谱》。文字部分由 Ferdinand Hebra 博士撰写，图片由 Anton Elfinger 博士和 Carl Heitzmann 博士负责。维也纳皇家印刷厂，1865 年，维也纳，第 7 卷，版画 1（图18.4）。

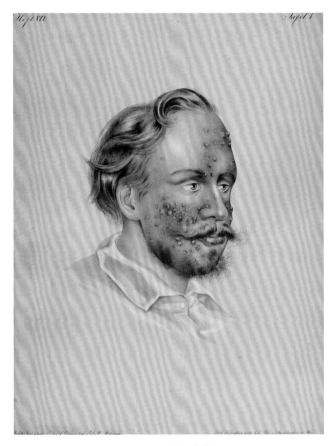

图 18.4　痤疮肖像画

18.10 维也纳的 Ferdinand von Hebra（1816—1880）展示的痤疮

　　结节性寻常痤疮。Anton Elfinger 博士模仿患者临床表现绘画，Carl Heitzmann 博士制作版画。摘自上一页所引用的内容和图谱。第 7 卷，版画 2。图示为结节性痤疮或聚合性痤疮。面部看起来千疮百孔。治疗是对症治疗，因为当时没有合适的痤疮治疗药物可用（图 18.5）。

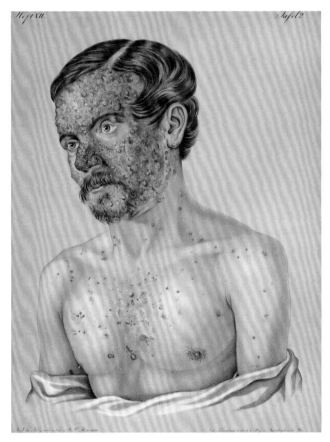

图 18.5　痤疮肖像画

18.11 Erasmus Wilson 所说的玫瑰痤疮

几个世纪以来，这种疾病被命名为玫瑰痤疮，遗憾的是，这个名称仍然在世界各地的出版物中使用。玫瑰痤疮是一种独特的疾病。Bagg 先生为一位 40 岁的女士画了一幅精致的肖像画，她穿着高贵优雅的衣服，但她的眼睛流露出悲伤。她有严重的玫瑰痤疮，现在归类为聚合性玫瑰痤疮。需要与暴发性痤疮鉴别。

William James Erasmus Wilson（1809—1884）出版的最好的皮肤病学图谱之一《皮肤病的肖像画》，伦敦 1855。插图由 William Bagg 绘制，由 M.R.E. Burgess 雕刻，并由 Robert Sherwin 上色（图 18.6）。

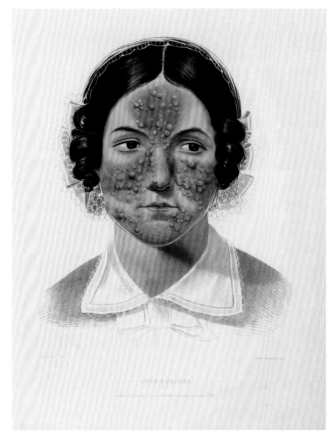

图 18.6　玫瑰痤疮肖像画

18.12 Ferdinand von Hebra 所说的玫瑰痤疮

Anton Elfinger 博士模仿患者临床表现绘画，Carl Heitzmann 博士制作版画。Von Hebra 在文中提供了同义词：Das kupfrige Gesicht（铜色的脸，德语）、Gutta rosea（滴状玫瑰，法语）、Couperose（玫瑰痤疮，法语）。

他提到了长有毛发的头皮上的面部之外的玫瑰痤疮，但在秃发的头皮上更常见。

来自：皮肤病图谱。文字部分由 Ferdinand Hebra 博士撰写，图片由 Anton Elinger 和 Carl Heitzmann 绘制。维也纳皇家印刷厂，1865 年，维也纳。第 7 卷，版画 5（图 18.7）。

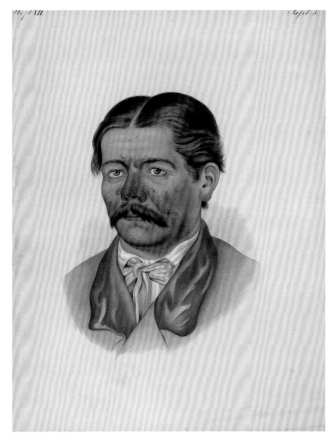

图 18.7　玫瑰痤疮肖像画

18.13 玫瑰痤疮，Ferdinand von Hebra 博士所说的鼻赘

Anton Elfinger 博士模仿患者临床表现绘画，Carl Heitzmann 博士制作版画。

这位先生患有严重的毁容性玫瑰痤疮和巨大的鼻赘。Von Hebra 在文章中描述了鼻赘的巨大变化，并在文章最后描述了画中的这位先生仍能用一只手撑起一个鼻孔，并用另一只手放烟草来享受他每日的一小口鼻烟。

来自：皮肤病图谱。文字部分由 Ferdinand Hebra 博士撰写，图片由 Anton Elinger 和 Carl Heitzmann 绘制。维也纳皇家印刷厂，1865 年，维也纳。第 7 卷，版画 6（图 18.8）。

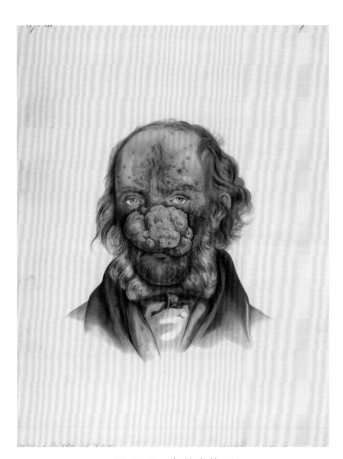

图 18.8 鼻赘肖像画

18.14 Henry Radcliff Crocker 眼中的玫瑰痤疮、鼻赘

Crocker（1845—1909）是英国著名的皮肤科医生。他著有多卷本的《皮肤病系列图谱》（Pentland, Edinburgh & London，1896 年），书中包含带描述性文字的原图，其中囊括了许多精美的教学图片。第 2 卷一张立体版画 LXXXV 展示了一位前额上有玫瑰痤疮的男士（患者有肥大的鼻赘），以及一位患有鼻部聚合性玫瑰痤疮的女士。根据现代医学的认识，图中描绘的可能是暴发性玫瑰痤疮（图 18.9）。

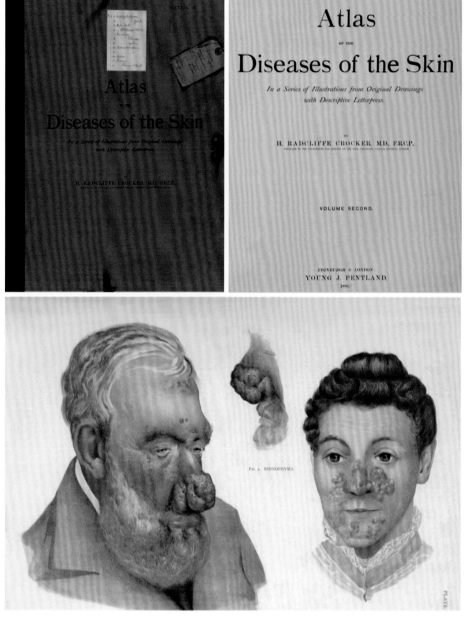

图 18.9 图谱封面和玫瑰痤疮、鼻赘肖像画

18.15 痤疮和坏死性痤疮（坏死性淋巴细胞毛囊炎）

Jacobi（1862—1915）是一位著名的皮肤科医生，曾在波兰布雷斯劳（弗罗茨瓦夫）接受过 Neisser 以及德国弗莱堡大学系主任的培训。他撰写的皮肤病印模图谱非常出色（图 18.10）。

Gustav Riehl（1855—1943）是奥地利著名的皮肤科医生，师从 Kaposi，曾任维也纳 Wiedener

Krankenhaus 医院的主任医师，时任德国莱比锡皮肤科系主任，后任维也纳大学皮肤科主任。他最有名的学生是 Leo Ritter von Zumbusch。

Leo Ritter von Zumbusch（1874—1940）是慕尼黑路德维希 - 马西米兰大学皮肤科主任（图 18.11）。

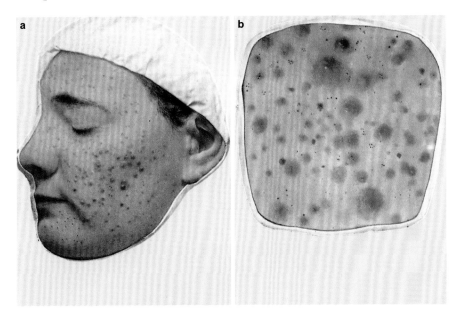

图 18.10 摘自 Eduard Jacobi 所著《皮肤疾病图谱（含重要性病）—全科医生和学生用书》（*Atlas der Hautkrankheiten mit Einschluß der wichtigsten venerischen Erkrankungen für praktische Ärzte und Studierende*）（1904 年）。**a**：伴有混合性炎症和粉刺的面部寻常痤疮。**b**：背部有炎性结节和多孔粉刺的寻常痤疮

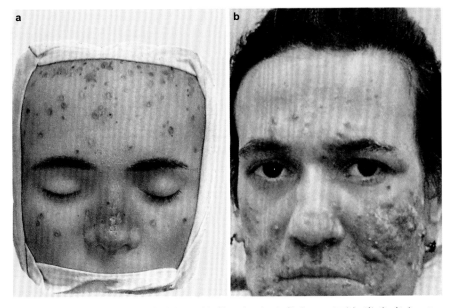

图 18.11 **a**：坏死性痤疮（痘样）。现在被称为坏死性淋巴细胞毛囊炎，不再归类为痤疮。**b**：Gustav Riehl 和 Leo von Zumbusch 所著《皮肤病图谱》（*Atlas der Hautkrankheiten*）（1926 年）中的寻常痤疮早期彩色照片。这张照片是由 Thieme 博士使用新的 Uvachrome 工艺制作的，Uvachrome 工艺是 Traube 博士（德国慕尼黑）开发的一种技术（Traube 的拉丁语名为 *uva*）

18.16 19 世纪的组织病理学

如图 18.12 和图 18.13 所示。

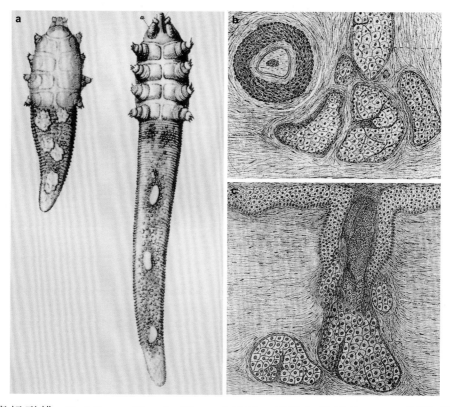

图 18.12 a：毛囊蠕形螨。Carl Gustav Theodor Simon（1810—1857）是柏林 Charité 医院的皮肤病学和组织病理学先驱，曾在 Müller's Archiv 1842 的 XI 版上发表了 8 张图片，展示了这种螨的几个阶段。这些图画是由 W.Wagenschieber ad viv.del 绘制的（写生），并由 C. Guinand 刻制而成。当时的显微镜技术并不先进。同时还展示了皮脂蠕形螨。**b, c**：皮脂腺和毗邻毛发（b）以及鼻部的早期粉刺（c）的水平剖面示意图。图片出自第一本关于痤疮的教科书《痤疮的病因、病理及治疗》（出版社：Putnam's Sons；纽约和伦敦，1885 年），由 Lucius Duncan Bulkley（1845—1928）所著

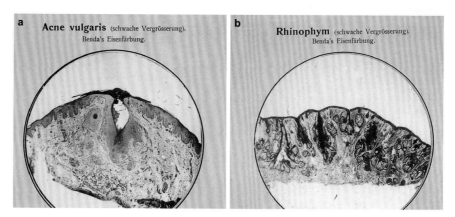

图 18.13   显微照片显示寻常痤疮（**a**）和鼻赘（**b**），摘自 Max Joseph 和 Paul Meissner 所著《皮肤组织病理学显微照片图谱》（*Atlas der Histopathologie der Haut in mikrophotographischer Darstellung*）（1899 年）。图片显示了痤疮患者发炎的粉刺和鼻赘患者鼻部的皮脂腺增生

18.17 患者的立体视图

19 世纪末曾一度盛行立体视图出版物。立体视图不仅在医学领域，而且在普通大众出版物中也受到追捧，包括异国风情的图集、热门旅游景点、生物图片等。Albert Neisser（1855—1916）是波兰布雷斯劳（现为弗罗茨瓦夫）首席皮肤科医生，是 Barth 在莱比锡出版的大量立体图集的编辑。这种立体视图技术用一种特殊的手持双目镜仪器拍摄两张几乎相同的患者照片，合成近似三维的视图。此处显示的是"结节性寻常痤疮"，来自 Mitgeteilt von Dr. V. Allgeyer，1898 年 26 期（图 18.14）。

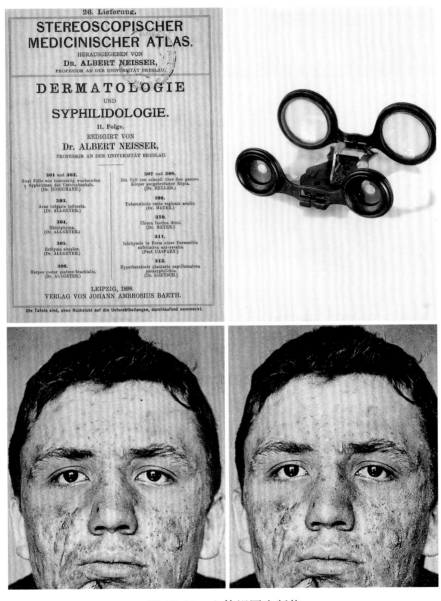

图 18.14　立体视图出版物

18.18 痤疮样瘢痕性红斑，现在称为虫蚀状皮肤萎缩（或蠕虫样）或蜂窝状萎缩

　　面部的这种瘢痕表现由汉堡的顶尖组织病理学家和皮肤病学家 Paul Gerson Unna（1850—1929）最先描述，发表于《国际罕见皮肤病图谱》(Voss, Hamburg 1889—1899，由英国、德国、美国和法国专家 Malcolm Morris、Paul Gerson Unna、Louis Adolphus

Duhring 和 Henry Camille Chrysostome Leloir 编辑和撰写）。图 18.15 描绘了面颊、耳垂上的虫蚀状浅瘢痕，以及相应的组织病理学表现。这是一种遗传性疾病，从儿童期开始发病，不要与痤疮瘢痕混淆。

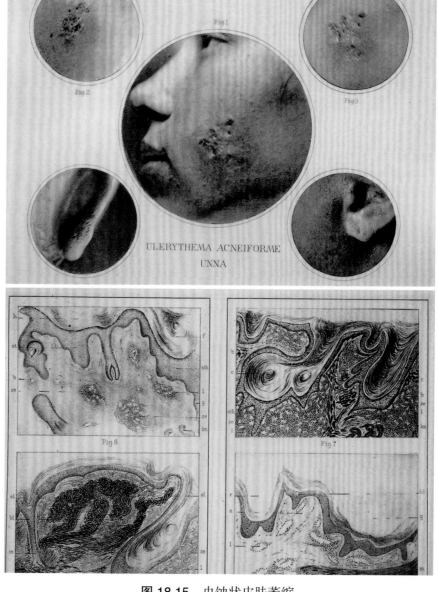

图 18.15　虫蚀状皮肤萎缩

18.19 瘢痕疙瘩、玫瑰痤疮和痤疮

如图 18.16 ～ 18.19 所示。

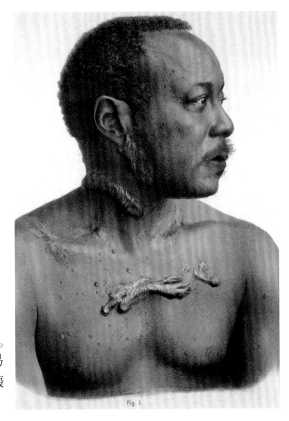

图 18.16 这位男士沿下颌线、颈部和胸部均有特征性的瘢痕疙瘩。其胸骨上的瘢痕疙瘩有蟹或龙虾样的分支爪。非洲人后裔很容易出现增生性瘢痕，特别是瘢痕疙瘩。该患者也有许多小丘疹瘢痕，可能由痤疮所致，但未获证实

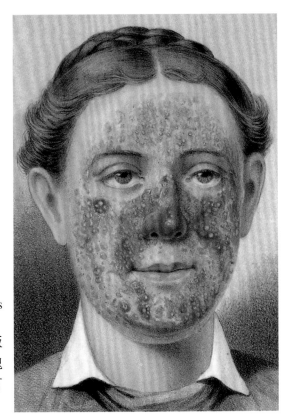

图 18.17 玫瑰痤疮。来自费城的"美国皮肤科之父"Louis Adolphus Duhring（1845—1913）在《皮肤疾病图谱》（出版社：Lippincott，费城 1876 年，版画 E）中发表了这张图片。彩色平版印刷由 F. Moras 制作。图中为一位年轻女性，其患有严重的玫瑰痤疮，符合聚合性玫瑰痤疮甚至暴发性玫瑰痤疮的特征。她很可能是爱尔兰后裔，因为大部分爱尔兰裔移民定居在美国费城港

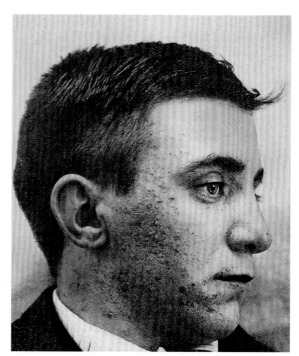

图 18.18 寻常痤疮。George Henry Fox（1846—1937）是纽约顶尖的皮肤科医生，很早就开始了皮肤病的临床摄影。他的著作广受医师和非专业人士赞誉。他的照片采用手工着色，因此不同的副本和版本之间都有差异。《皮肤病摄影图谱·医师版》第 I 卷图 I，出版社：Lippincott，费城，1905 年）

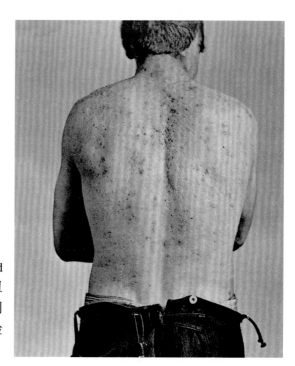

图 18.19 结节性痤疮。摘自纽约著名皮肤科医生 Henry G. Piffard（1842—1910）所著《皮肤疾病实用论著》（出版社：Appleton，纽约，1891 年）。此处所示为图 XXVII。Piffard 对他的技术做出阐释，"制作图谱的照片是作者在人造光源下拍摄的，作者的经验表明人造光源比普通日光更适合拍摄"

18.20 痤疮组织病理学与婴儿痤疮

如图 18.20 和图 18.21 所示。

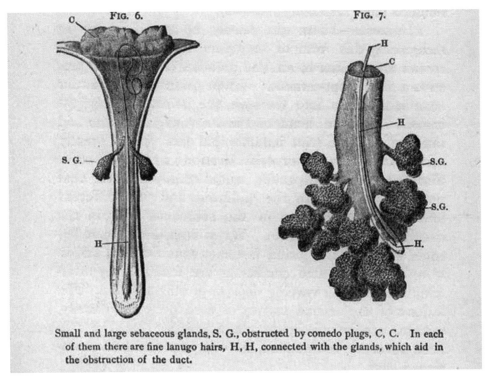

图 18.20 第一部关于痤疮的综合性专著是由纽约皮肤科医生 Lucius Duncan Bulkley（1845—1928）撰写的《痤疮的病因、病理及治疗：基于 1500 例皮脂腺疾病研究的实用论著》（出版社：Putnam's Sons，纽约和伦敦，1885 年），书中细致地展现了皮肤及其皮脂腺毛囊的解剖组织图解。图示为皮脂腺毛囊的皮脂腺，可见粉刺和附着的毛发单位

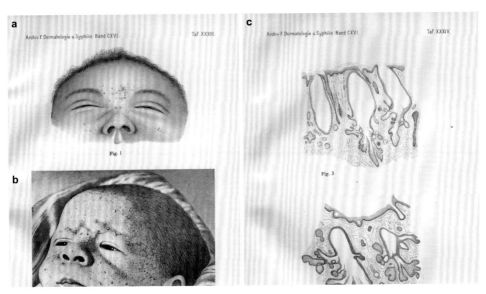

图 18.21 新生儿痤疮。这是对新生儿痤疮的首次描述，尽管新生儿痤疮相当常见。摘自 "Privatdozent Dr. Alfred Kraus. Aus der Kinderklinik der Deutschen Universität an der Landesfindelanstalt in Prag（Vorstand Prof. A. Epstein". Arch Dermatol Syphil 116:704-722.（Hiezu Taf.XXXIII u.XXXIV）。**a, b**：一名 2 个月大男婴的中度新生儿痤疮（**a**）和一名 8 个月大女婴的重度新生儿痤疮（**b**）。现在新生儿定义为年龄 ≤ 1 个月，婴儿定义为年龄 ≥ 1 岁。**c**：新生儿鼻唇沟增大的皮脂腺组织切片

18.21 伦琴射线（X 射线）治疗痤疮

1895 年 11 月 8 日，威廉·康拉德·伦琴（Wilhelm Conrad Röntgen, 1845—1923）在维尔茨堡大学首次发现了 X 射线，这一发现立即传播到世界各地。很快，大西洋两岸的医生和物理学家们开始应用这一技术。美国皮肤科医生是应用该技术的先驱，他们认为这种神奇的射线具有多种用途，可用于诊断和治疗，包括治疗炎性痤疮。

1899 年，Pusey 将一台 X 光机从维也纳带回了芝加哥。1902 年，他发表了伦琴射线治疗的病例报告，收录于《Chicago Med Record》22:251-261, 269-304。

Caldwell 是美国放射医疗的受害者，他患有严重的放射性皮炎，发展为致命性转移性鳞状细胞癌（图 18.22）。

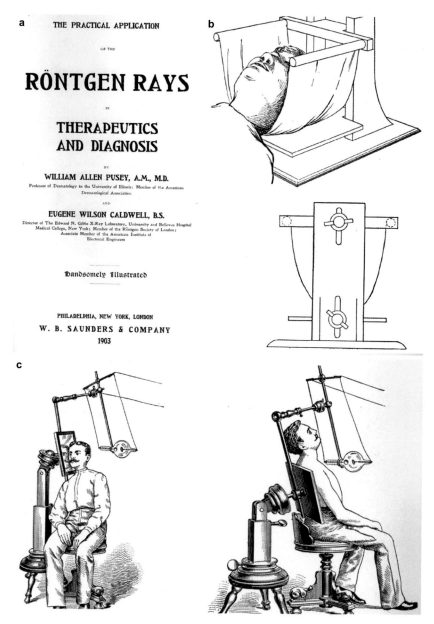

图 18.22　**a**：William Allen Pusey（1865—1940）是美国芝加哥地区皮肤病学的领军人物，Eugene Wilson Caldwell（1870—1918）是纽约 Edward N. Gibbs X 射线实验室、大学和贝尔维尤医院主任，二人出版了关于伦琴射线的专著 *handsomely illustrated*，出版社：Saunders, Philadelphia, New York, London 1903。**b**：用于在放射摄影曝光中支撑头部的帆布吊床。**c**：当时并未对患者、医生和医疗助理采取保护措施

参考文献[1]

痤疮

历史概况

Grant RNR. The history of acne. Proc R Soc Med. 1951a; 44:647-52.

Parish LC, Wittkowski JA. History of acne. In: Frank SB, editor. Acne: update for the practitioner. New York: Yorke Medical Books; 1979. p. 7-12.

De Bersaques J. Historical notes on (acne) rosacea. Eur J Dermatol. 1995a; 5:16-22.

Jansen T. History of acne and rosacea. In: Plewig G, Kligman AM, editors. Acne and rosacea. 3rd completely revised and enlarged edition. Heidelberg: Springer; 2000a. p. 1-23.

Powell FC. Rosacea. Diagnosis and management. New York: Informa; 2009.

Tilles G. Acne pathogenesis: history of concepts. Dermatology. 2014; 229:1-46.

痤疮一词的由来

Grant RNR. The history of acne. Proc R Soc Med. 1951b; 44:647-52.

MacKenna RMB. Acne vulgaris. Lancet. 1957; 1:169-76.

Goolamali SK, Andison AC. The origin and use of the word "acne". Br J Dermatol. 1977; 96:291-4.

Tilles G. Acne pathogenesis: history of concepts. Dermatology. 2009; 229:1-46.

首次提到粉刺一词

Velschius GH. Exercitatio de vena medinensi ad mentem Ebn-Sinae, sive de dracunculis veterum. Specimen exhibens novae versionis ex arabico, cum commentario uberiori. Cui accedit altera, de vermiculis capillaribus infantium. Goebelius, Augustae Vindelicorum; 1674.

Eyselius JPE. Dissertatio medica inauguralis. De comedonibus. Erffurti: Von Mitt-Eßevn lyrosch; 1711.

Lentinn JC. De comedonibus (von Mitt-Essern). Erffurtii: Grosch; 1711.

Fuchs CH. Die krankhaften Veränderungen der Haut und ihrer Anhänge, in nosologischer und therapeutischer Beziehung dargestellt. Göttingen: Dieterich; 1840a.

Hoefle MA. Zur Geschichte der Comedonen-Milbe. Arch Ges Med. 1846; 8:315-9.

痤疮的定义

Turner D. De morbis cutaneis. A treatise of the diseases incident to the skin. 4th ed. London: Walthoe; 1731a.

Astruc J. Treatise on all the diseases incident to children. London: Nourse; 1746.

Plenck JJ. Doctrina de morbis cutaneis. 2nd ed. Vienna: Graeffer; 1783.

Willan R. Description and treatment of cutaneous diseases. London: Johnson; 1798-1808.

Bateman T. A practical synopsis of cutaneous diseases according to the arrangement of Dr. Willan, exhibiting a concise view of the diagnostic symptoms and the method of treatment. London: Longman, Longman, Hurst, Rees, Orme, and Brown; 1813.

Bateman T. Delineations of cutaneous diseases exhibiting the characteristic appearances of the principal genera and species comprised in the classification of the late Dr. Willan; and completing the series of engravings begun by that author. London: Longman et al; 1817.

Plumbe S. Practical treatise on diseases of the skin, comprehending an account of such facts as have been recorded on these subjects. London: Underwood; 1824a.

Brender G. Ausführliche Abhandlung über die Acne oder sicherste Heilung der Finnen und Mitfresser (sic) des Gesichtes. Freiburg im Breisgau: Wagner; 1831.

Green J. A practical compendium of the diseases of the skin. London: Whittaker; 1835.

Fuchs CH. Die krankhaften Veränderungen der Haut und ihrer Anhänge, in nosologischer und therapeutischer Beziehung dargestellt. Göttingen (Fuchs coined the words acne vulgaris): Dieterich; 1840b.

Thomson AT. A practical treatise on diseases affecting the skin. London: Longmans; 1850.

Virchow R. Die krankhaften Geschwülste. Berlin: Hirschwald; 1863.

Fox GH. On the proper use of the term "acne". Arch Dermatol. 1879; 4:300-3.

痤疮的临床插图：绘图、版画、印模、组织学、组织病理学和照片

Alibert JLM. Description des maladies de la peau, observées à l'Hôpital Saint-Louis et exposition des meilleurs méthodes suivies pour leur traitement. Paris: Barrois; 1806-1816.

Plumbe S. Practical treatise on diseases of the skin, comprehending an account of such facts as have been recorded on these subjects. London: Underwood; 1824b.

Hutchinson J. An atlas of portraits of diseases of the skin. London: New Sydenham Society; 1828-1923.

Alibert JLM. Monographie des dermatoses ou précis théorique et pratique des maladies de la peau. Publié sous les yeux de l'auteur par le Dr. Daynac. Paris: J Roux; 1832.

Rayer PFO. Traité théoretique et pratique des maladies de la peau, fondé sur de nouvelles recherches d'anatomie et de physiologie pathologiques. Atlas. 2nd ed. Paris: Ballière; 1835.

Willis R. Illustration of cutaneous diseases. A series of delineations of the affections of the skin in their more interesting and frequent forms; with a practical summary of their symptoms, diagnosis, and treatment, including appropriate formulae. Paris: Ballière; 1841.

Worcester N. A synopsis of symptoms, diagnosis and treatment of the more common and important diseases of the skin. Philadelphia: Cowperthwait; 1845.

Devergie MGA. Traité pratique des maladies de la peau. Paris: Masson; 1854.

Hebra F. Atlas der Hautkrankheiten. 3 volumes. Siebente Lieferung 1865. Acne disseminata, Sycosis, Acne rosacea, Milium, Vitiligoidea, Molluscum, Lichen pilaris. 12 Tafeln. Heft VII. Tafeln 1-8. Wien: Kaiserliche Akademie der Wissenschaften; 1856-1876. p. 57-83.

Wilson E. On diseases of the skin. Philadelphia: Blanchard & Lea; 1857.

Duhring LA. Atlas of skin diseases. Philadelphia: Lippincott; 1876.

Duhring LA. A practical treatise on diseases of the skin. Philadelphia: Lippincott; 1877.

Fox GH. Photographic illustrations of skin diseases. New York: Treat; 1880.

Leloir H, Vidal E. Recherches anatomiques sur l'acné. CR Soc Biol. 1882; 4:294-305.

Bulkley LD. Acne: Its etiology, pathology and treatment. New York:

---

[1] 下面我们按时间顺序总结了过去和现在国际同行对痤疮、玫瑰痤疮、氯痤疮、化脓性汗腺炎 / 反常性痤疮、自身炎症综合征和蠕形螨相关疾病的贡献。

Puttnam; 1885c.

Leloir H, Vidal E. Traité descriptif des maladies de la peau. Paris: Masson; 1889-1893.

Morris M, Unna PG, Duhring LA, Leloir H. Internationaler Atlas seltener Hautkrankheiten. International atlas of rare skin diseases. Atlas international des maladies de la peau. Hamburg: Voss; 1889-1899.

Unna PG. Die Histopathologie der Hautkrankheiten. Berlin: Hirschwald; 1894a.

Unna PG. The histopathology of diseases of the skin. Translated by Norman Walker. Edinburgh: Clay; 1896.

Neisser A. Stereoscopischer medicinischer Atlas. Lieferung 26. Dermatologie und Syphilidologie. II. Folge. Leipzig: Barth; 1898.

Joseph M, Meissner P. Atlas der Histopathologie der Haut in mikroskopischer Darstellung. Berlin: Hesse; 1899a.

Morrow PA. Atlas of skin and venereal diseases. New York: Wood; 1899.

Thiebierge G. Acné, acnitis, aconit, acrodermatitis. In: Besnier E, Brocq L, Jaquet L, editors. La pratique dermatologique. Traité de dermatologie appliquée. Tome premier. Paris: Masson; 1900. p. 192-260.

Jacobi E. Atlas der Hautkrankheiten mit Einschluss der wichtigsten venerischen Erkrankungen für praktische Ärzte und Studierende. Berlin: Urban & Schwarzenberg; 1904.

Fox GH. Photographic atlas of the diseases of the skin in four volumes. Philadelphia: Lippincott; 1905.

Riehl G, von Zumbusch L. Atlas der Hautkrankheiten. Leipzig: Vogel; 1926.

Bloch B. Metabolism, endocrine glands and skin diseases, with special reference to acne vulgaris and xanthoma. Br J Dermatol. 1931; 43:61-87.

关于痤疮的专著

Piffard HG, Fuller RM. An elementary treatise on diseases of the skin, for use of students and practitioners. London: Macmillan; 1876.

Bulkley LD. Acne: Its etiology, pathology and treatment. New York: Puttnam; 1885a.

Bobroff A. Acne and related disorders of complexion and scalp. Springfield: Charles C. Thomas; 1964.

Frank SB. Acne vulgaris. Springfield: Thomas; 1971.

Cunliffe WJ, Cotterill JA. The acnes: clinical features, pathogenesis and treatment. Philadelphia: Saunders; 1975.

Plewig G, Kligman AM. Acne. Morphogenesis and treatment. Berlin: Springer; 1975a.

Plewig G, Kligman AM. Akne. Pathogenese, Morphologie, Therapie. Berlin: Springer; 1978.

Frank SB. Acne. Update for the practitioner. New York: Yorke Medical Books; 1979.

Cunliffe WJ. Acne. London: Dunitz; 1989.

Marks R, Plewig G, editors. Acne and related disorders. Proceedings of an international symposium, Cardiff 1988. London: Dunitz; 1989a.

Plewig G, Kligman AM. Acne and rosacea. 2nd completely revised and enlarged edition. With a contribution by Bluhm and Hollmann. Berlin: Springer; 1993a.

Plewig G, Kligman AM. Akne und Rosazea. Zweite, neu bearbeitete und erweiterte Auflage. Unter Mitarbeit von T. Jansen, mit einem Beitrag von Ch. Bluhm und J. Hollmann. Springer, Berlin; 1994a.

Plewig G, Kligman AM. 3rd completely revised and enlarged edition with contributions by T. Jansen. Springer, Berlin; 2000a.

Zouboulis C, Katsambas A, Kligman AM, editors. Pathogenesis and treatment of acne and rosacea. Berlin: Springer; 2016.

电子显微镜

Joseph M, Meissner P. Atlas der Histopathologie der Haut in mikrophotographischer Darstellung. Berlin: Ernst Hesse; 1899b.

Bell M. A comparative study of the ultrastructure of the sebaceous glands of man and other primates. J Invest Dermatol. 1974; 62:132-43.

Knutson DD. Ultrastructural observations in acne vulgaris: the normal sebaceous follicle and acne lesions. J Invest Dermatol. 1974; 62:288-307.

Plewig G, Nikolowski J, Wolff HH. Action of isotretinoin in acne, rosacea and Gram-negative folliculitis. J Am Acad Dermatol. 1982a; 6:766-85.

Plewig G, Nikolowski J, Wolff HH. Follicular keratinization. In: Marks R, Plewig G, editors. Stratum corneum. Berlin: Springer; 1983. p. 227-36.

Zelickson AS, Strauss JS, Mottaz J. Ultrastructural changes in sebaceous glands following treatment of cystic acne with isotretinoin. Am J Dermatopathol. 1986; 8:139-43.

Plewig G, Kligman AM. 3rd completely revised and enlarged edition. Berlin: Springer; 2000b. p. 44-5, 72-7, 88-9, 108-9, 126-33, 140-1, 568-9, 666-73.

粉刺的细胞动力学

Plewig G, Fulton JE, Kligman AM. Cellular dynamics of comedo formation in acne vulgaris. Arch Dermatol Forsch. 1971; 242:12-29.

Marples RR, McGinley KJ, Mills OH Jr. Microbiology of comedones in acne vulgaris. J Invest Dermatol. 1973; 60:80-3.

Plewig G. Follicular keratinization. J Invest Dermatol. 1974; 62:308-15.

Plewig G, Kligman AM. Acne. Morphogenesis and treatment. Berlin: Springer; 1975b. p. 52-5.

Plewig G, Kligman AM. 3rd completely revised and enlarged edition with contributions by T. Jansen. Berlin: Springer; 2000c. p. 126-35, 140-1, 600-1, 604-5, 618-21, 666-73.

粉刺的色素

Blair C, Lewis CA. The pigment of comedones. Br J Dermatol. 1970; 82:572-83.

Goodhead DT. Electron spin resonance identification of melanin in comedones. Br J Dermatol. 1970; 83:182-8.

Plewig G, Kligman AM. Acne. Morphogenesis and treatment. Berlin: Springer; 1975c. p. 92-3.

Plewig G, Kligman AM. Acne and rosacea. 2nd completely revised and enlarged edition. Berlin: Springer; 1993b. p. 114-7.

粉刺中的毛发

Leyden JJ, Kligman AM. Hairs in acne comedones. Arch Dermatol. 1972; 106:851-3.

Plewig G, Kligman AM. Acne. Morphogenesis and treatment. Berlin: Springer; 1975d. p. 90-1.

痤疮杆菌，痤疮棒状杆菌，痤疮丙酸杆菌

Unna PG. Histopathologie der Hautkrankheiten. Mit 1 chromolithographirten Quarttafel. In: Orth J (Hrsg) Lehrbuch der speciellen Pathologischen Anatomie. Achte Lieferung (Ergänzungsband. II. Theil. Hautkrankheiten, bearbeitet von Dr. P. G. Unna). Berlin: Hirschwald; 1894b.

Hodara M. Etude sur le diagnostic bactériologique de l'acné. J Mal Cutan Syphil. 1894; 6:516-47.

Sabouraud R. La séborrhée grasse et la pelade. Ann Inst Pasteur. 1897; 11:134-59.

Gilchrist TC. A bacteriological and microscopical study of over 300 vesicular and pustular lesions of the skin, with a research upon the etiology of acne vulgaris. Johns Hopkins Hosp Rep. 1900; 9:409-30.

Sabouraud R. Séborrhée, acné, calvitie. In: Saubouraud R, editor. Les maladies séborrhéiques. Paris: Masson; 1902. p. 59-77.

Gilchrist TC. The etiology of acne vulgaris. J Cutan Dis Syphil. 1903; 21:107-20.

Whitfield A. Skin diseases and their treatment. London: Arnold; 1907.

Fleming A. On the aetiology of acne vulgaris and its treatment by vaccines. Lancet. 1909; 1:1035-8.

Bergey DH, Hendricks D, Harrison FS. Bergey's manual of determinative bacteriology. A key for the identification of organisms of the class schizomycetes. Baltimore: Williams & Wilkins; 1923.

Douglas HC, Gunter SE. The taxonomic position of Corynebacterium acnes. J Bacteriol. 1946; 52:15-23.

Brüggemann H, Henne A, Hoster F, et al. The complete genome sequence of Propionibacterium acnes, a commensal of human skin. Science. 2004; 305:671-3.

皮脂与激素

Fuchs CH. Die krankhaften Veränderungen der Haut und ihrer Anhänge, in nosologischer und therapeutischer Beziehung dargestellt. Göttingen: Dieterich; 1840c.

Hamilton JB. Male hormone substance: a prime factor in acne. J Clin Endocrinol Metab. 1941; 1:570-1.

Rony HR, Zakon SJ. Effect of androgen on the sebaceous glands of human skin. Arch Derm Syphilol. 1943; 48:601-3.

Sulzberger MB, Baer RL. Acne vulgaris and its management. In: Sulzberger MB, Baer RL, editors. The 1949 year book of dermatology. Chicago: Year Book; 1949. p. 9-27.

Strauss JS, Kligman AM, Poch PE. The effect of androgens and estrogens on human sebaceous glands. J Invest Dermatol. 1962; 38:139-41.

Pochi PE, Strauss JS. Sebum production, causal sebum levels, titratable acidity of sebum and urinary fractional 17-ketosteroid secretion in males with acne. J Invest Dermatol. 1964; 43:383-8.

Tamm J, Voigt KD, Schönrock M, Ludwig E. The effect of orally administered cyproterone on the sebum production in human subjects. Acta Endocriniol. 1970; 63:50-8.

Burton JL, Laschet U, Shuster S. Reduction of sebum excretion in man by antiandrogen, cyproterone acetate. Br J Dermatol. 1973; 89:487-90.

Hammerstein J, Lachnit-Fixson U, Neumann F, Plewig G. Andorgen isierungserscheinungen bei der Frau. Akne, Seborrhö, androgenetische Alopezie und Hirsutismus. Vorträge und Diskussionen eines Symposiums, Berlin, 23-24 February 1979. Excerpta Medica, Amsterdam; 1979a.

Hammerstein J, Lachnit-Fixson U, Neumann F, Plewig G, editors. Androgenization in women. Acne, seborrhoea, androgenetic alopecia and hirsutism. Amsterdam: Excerpta Medica; 1980a.

Cordain L, Lindeberg S, Hurtado M, et al. Acne vulgaris: a disease of Western civilization. Arch Dermatol. 2002; 138:1584-90.

Melnik BC. FoxO1 - der Schlüssel zur Pathogenese und Therapie der Akne? J Dtsch Dermatol Ges. 2010; 8:105-13.

Agamia NF, Abdallah DM, Sorour O, et al. Skin expression of mammalian target of rapamycin and forkhead box transcription factor O1, and serum insulin-like growth factor-1 in patients with acne vulgaris and their relationship with diet. Br J Dermatol. 2016; 174:1299-307.

Fischer H, Fumicz J, Rossiter H, et al. Holocrine secretion of sebum is a unique DNase2-dependent mode of programmed cell death. J Invest Dermatol. 2017; 137:587-94.

Melnik BC. Acne vulgaris: the metabolic syndrome of the pilosebaceous follicle. Clin Dermatol. 2018; 36:29-40.

抗雄激素

Neumann F, Elger W. The effect of a new antiandrogenic steroid, 6-chloro-17-hydroxy-1alpha, 2 alpha-methylenepregna-4,6-diene-3,20 dione acetate (cyproterone acetate) on the sebaceous glands of mice. J Invest Dermatol. 1966a; 46:561572.

Hammerstein J, Lachnit-Fixson U, Neumann F, Plewig G. Andorgen isierungserscheinungen bei der Frau. Akne, Seborrhö, androgenetische Alopezie und Hirsutismus. Vorträge und Diskussionen eines Symposiums, Berlin 23-24 February 1979. Excerpta Medica, Amsterdam (with early references on antiandrogen research); 1979b.

Hammerstein J, Lachnit-Fixson U, Neumann F, Plewig G, editors. Androgenization in women. Acne, seborrhoea, androgenetic alopecia and hirsutism. Amsterdam (with early references on antiandrogen research): Excerpta Medica; 1980b.

Neumann F. Pharmacological basis for clinical use of antiandrogens. J Steroid Biochem. 1983; 19:391-402.

痤疮与革兰氏阴性毛囊炎

Fulton JE, McGinley K, Leyden J, Marples R. Gram-negative folliculitis in acne vulgaris. Arch Dermatol. 1968; 98:349-53.

Weismann A, Wagner A, Plewig G. Reduction of bacterial skin flora during oral treatment of severe acne with 13-cis-retinoic acid. Arch Dermatol Res. 1981; 270:179-83.

Plewig G, Nikolowski J, Wolff HH. Action of isotretinoin in acne, rosacea and gram-negative folliculitis. J Am Acad Dermatol. 1982b; 6:766-85.

氯痤疮

Herxheimer K. Über Chlorakne. Münch Med Wochenschr. 1899; 46:278.

Braun W. Chlorakne. Aulendorf: Editio Cantor; 1955.

Kimmig J, Schulz KH. Berufliche Akne (sog. Chlorakne) durch chlorierte aromatische zyklische Äther. Dermatologica (Basel). 1957; 115:540-6.

Shelley WB, Kligman AM. The experimental production of acne by penta-and hexachloronaphthalenes. Arch Dermatol Syph (Chicago). 1957; 75:689-95.

Goto M. Reports of the study group for "yusho" (chlorobiphenyls poisoning). Fukuoka Acta Med. 1969; 60:7-29.

Crow KD. Chloracne. A critical review including a comparison of two series of cases of acne from chlornaphthalene and pitch fumes. Trans St Johns Hosp Dermatol Soc (Lond). 1970; 56:79-99.

Plewig G. Zur Kinetik der Comedonen-Bildung bei Chloracne (Haloxaxacne). Arch Klein Exp Dermatol. 1970a; 238:228-41.

Plewig G. Lokalbehandlung der Chloracne (Halowaxacne) mit Vitamin-A-Säure. Hautarzt. 1970b; 21:465-70.

Goldmann PJ. Schwerste akute Chloracne, eine Massenintoxikation durch 2,3,6,7-Tetrachlordibenzo-dioxin. Hautarzt. 1973; 24:149-52.

Urabe H, Kodak H. The dermal symptomatology of Yusho. In: Higuchi K, editor. PCB poisoning pollution. New York: Academic; 1976. p. 105-23.

Taylor JS, Wuthrich RC, Lloyd KM, Poland A. Chloracne from manufacture of a new herbicide. Arch Dermatol. 1977; 113:616-9.

Passi S, Nazzaro-Porro M, Boniforti L, Gianotti F. Analysis of lipids and dioxin in chloracne due to tetra-chloro-2,3, 7,8-p-dibenzodioxin. Br J Dermatol. 1981; 105:137-43.

Taylor JS, Lloyd M. Chloracne from 3,3',4,4'-tetrachloroazobenzene: update and review. In: Hutzinger O, editor. Chlorinated dioxins and related compounds. Oxford: Pergamon; 1982. p. 535-44.

Wong CK, Chen CJ, Cheng PC, Chen PH. Mucocutaneous manifestations of polychlorinated biphenyls (PCB) poisoning: a study of 122 cases in Taiwan. Br J Dermatol. 1982; 107:317-23.

Seghal VN, Ghorpade A. Fume inhalation chloracne. Dermatologica. 1983; 167:33-6.

Dunagin WG. Cutaneous signs of systemic toxicity due to dioxins and related chemicals. J Am Acad Dermatol. 1984; 10:688-700.

Moses M, Prioleau PG. Cutaneous histologic findings in chemical workers with and without chloracne with past exposure to 2,3,7,8-tetrachlorodibenzo-p-dioxin. J Am Acad Dermatol. 1985; 12:497-506.

Tindall JP. Chloracne and chloracnegens. J Am Acad Dermatol. 1985; 13:539-58.

Caputo R, Monti M, Ermacora E, et al. Cutaneous manifestations of tetra-chlorodibenzo-p-dioxin in children and adolescents. J Am Acad Dermatol. 1988; 19:812-9.

Gladen BC, Taylor JS, Wu YC, et al. Dermatological findings in children exposed transplacentally to heat-degraded polychlorinated biphenyls in Taiwan. Br J Dermatol. 1990; 122:799-808.

Cheng WN, Coenrads PJ, Hao ZH, Liu GF. A health survey of workers in the pentachlorophenol section of a chemical manufacturing plant. Am J Ind Med. 1993; 24:81-92.

Bertazzi PA, Bernucci I, Brambilla G, et al. The Seveso studies on early and long-term effects of dioxin exposure: a review. Environ Health Perspect. 1998; 106(Suppl 2):625-33.

Coenrads PJ, Olie K, Tang NJ. Blood lipid concentrations of dioxins and dibenzofurans causing chloracne. Br J Dermatol. 1999; 141:694-7.

Geusau A, Tschachler E, Meixner M, et al. Olestra increases faecal excretion of 2,3,7,8-tetrachlorodibenzo-p-dioxin. Lancet. 1999; 354:1266-7.

新生儿痤疮

Kraus A. Über Akne neonatorum (Hierzu Taf. XXXIII u. XXIV). Arch Dermatol Syph. 1913; 116:704-22.

热带痤疮

Novy FG. A severe form of acne developing in the tropics. Arch Dermatol Syph. 1949; 60:206-16.

Lamberg SI. The course of acne vulgaris in military personnel stationed in Southeast Asia. Cutis. 1971; 7:655-60.

Lewis CW, Griffin TB, Henning DR, Akers WA. Tropical acne: clinical and laboratory investigations. Report No. 16, Letterman Army Institute of Research, 1 May; 1973. p. 1-26.

暴发性痤疮和早期同义词

Pautrier LM. Acné conglobata avec placards végétants et ulcéreux à type pyodermites végétantes; abcès torpides, placards fibreux—Importance anormale des trajets fistulisés sous-cutanés—Mort par septicémie avec larges abcès et décollements osseux. Acta Dermatol Venereol (Stockh). 1937; 18:565-74.

Windom RE, Sanford JP, Ziff M. Acne conglobata and arthritis. Arthritis Rheumatol. 1961; 4:632-5.

Kelly AP, Burns RE. Acute febrile ulcerative conglobate acne with polyarthralgia. Arch Dermatol. 1971; 104:182-7.

Ström S, Thyresson N, Boström H. Acute febrile ulcerative conglobate acne with leukemoid reaction. Acta Dermatol Venereol (Stockh). 1973; 53:306-12.

Plewig G, Kligman AM. Acne fulminans (acute febrile ulcerative conglobate acne with arthralgia). In: Acne. Morphogenesis and treatment. Berlin: Springer; 1975e.. p. 196, 198, 200-1.

饮食

Turner D. De morbis cutaneis. A treatise of the diseases incident to the skin. 4th ed. London: Walthoe; 1731b.

Plenck JJ. Doctrina de morbis cutaneis qua hi morbi in suas classes, genera et species rediguntur. 2nd ed. Viennae: Graeffer; 1783.

Melnik BC, Zouboulis CC. Potential role of FoxO1 and mTORC1 in the pathogenesis of Western diet-induced acne. Exp Dermatol. 2013; 22:311-5.

局部用药

Loevenhart AS. Benzoylsuperoxid, ein neues therapeutisches Agens. Therap Monatshefte. 1905; 18:426-8.

Beer P. Untersuchungen über die Wirkung der Vitamin-A-Säure. Dermatologica. 1962; 124:192-5.

Stüttgen G. Zur Lokalbehandlung der Keratosen mit Vitamin-A-Säure. Dermatologica. 1962; 124:65-80.

Pace W. A benzoyl-sulfur cream for acne vulgaris. Can Med Assoc. 1965; 93:252-4.

Kligman AM, Fulton JE, Plewig G. Topical vitamin A acid in acne vulgaris. Arch Dermatol. 1969; 99:469-76.

Resh W, Stoughton RB. Topically applied antibiotics in acne vulgaris. Clinical response and suppression of Corynebacterium acnes in open comedones. Arch Dermatol. 1976; 112:182-4.

Mills O, Kligman AM. Treatment of acne vulgaris with topically applied erythromycin and tretinoin. Acta Dermatol Venereol (Stockh). 1978; 58:555-7.

Plewig G, Wagner A, Nikolowski J, Landthaler M. Effects of two retinoids in animal experiments and after clinical application in acne patients: 13-cis retinoic acid Ro 4-3780 and aromatic retinoid Ro 10-9359. In: Orfanos CE, Braun-Falco O, Farber EM, et al., editors. Retinoids. Advances in basic research and therapy. Berlin: Springer; 1981. p. 219-35.

Lassus A, Juvakoski T. Lauharanta: Motretinide versus benzoyl peroxide in the treatment of acne vulgaris. Dermatologica. 1983; 168:199-201.

Nazzaro-Porro M, Passi S, Picardo M, et al. Beneficial effect of 15% azelaic acid cream on acne vulgaris. Br J Dermatol. 1983; 109:45-8.

Van Scott EJ, Yu RJ. Hyperkeratinization, corneocyte cohesion, and alpha hydroxy acids. J Am Acad Dermatol. 1984a; 11:867-79.

Plewig G, Braun-Falco O, Klövekorn W, Luderschmidt C. Isotretinoin zur örtlichen Behandlung von Akne und Rosazea sowie tierexperimentelle Untersuchungen mit Isotretinoin und Arotinoid. Hautarzt. 1986a; 37:138-14.

Stüttgen G. Historical perspectives of tretinoin. J Am Acad Dermatol. 1986; 15:735-40.

Nazzaro-Porro M. Azelaic acid. J Am Acad Dermatol. 1987; 17:1033-41.

Brogden RN, Goa KE. Adapalene. A review of its pharmacological properties and clinical potential in the management of moderate acne. Drugs. 1997; 53:311-9.

Cunliffe WJ, Caputo R, Dreno B, et al. Clinical efficacy and safety comparison of adapalene gel and tretinoin gel in the treatment of acne vulgaris: Europe and US multicenter trials. J Am Acad Dermatol (Suppl). 1997; 36:126-34.

Shroot B. Pharmacodynamics and pharmacokinetics of topical adapalene. J Am Acad Dermatol (Suppl). 1998; 39:14-24.

Weis JS, Shavin JS. Adapalene for the treatment of acne vulgaris. J Am Acad Dermatol (Suppl). 1998; 39:50-4.

Shalita AR, Chalker DK, Griffith RF, et al. Tazarotene gel is safe and effective in the treatment of acne vulgaris: a multicenter, doubleblind, vehicle-controlled study. Cutis. 1999; 63:349-54.

系统用药

Andrews GC, Domonkos AN, Post CF. Treatment of acne vulgaris. JAMA. 1951; 16:1107-13.

Becker FT, Fredricks MG. Evaluation of antibiotics in the control of pustular acne vulgaris. Arch Dermatol. 1955; 72:157-63.

King WC, Forbes M. Clinical trial of orally administered tetracycline in the management of acne vulgaris. Antibiotics Annual 1954-1955.

New York: Medical Encyclopedia; 1955. p. 570-57.

Sulzberger MB, Witten VH, Steagall RW. Treatment of acne vulgaris: use of systemic antibiotics and sulfonamides. JAMA. 1960; 173:1911-8.

Boyden SV. The chemotactic effect of mixtures of antibody and antigen on polymorphonuclear leukocytes. J Exp Med. 1962; 115:453-66.

Neumann F, Elger W. The effect of a new antiandrogenic steroid, 6-chloro-17-hydroxy-1alpha, 2 alpha-methylenepregna-4,6-diene-3,20 dione acetate (cyproterone acetate) on the sebaceous glands of mice. J Invest Dermatol. 1966b; 46:561572.

Soborg M, Bendixen G. Human lymphocyte migration as a parameter of hypersensitivity. Acta Med Scand. 1967; 181:247-56.

Cotterill JA, Cunliffe WJ, Forster RA, et al. A comparison of trimethoprim-sulfamethoxazole with oxytetracycline in acne vulgaris. Br J Dermatol. 1971a; 84:366-9.

Cotterill JA, Cunliffe WJ, Williamson B. The effect of trimethoprimsulfamethoxazole on sebum excretion rate and biochemistry in acne vulgaris. Br J Dermatol. 1971b; 85:130-3.

Kaminsky CA, De Kaminsky AR, Schicci C, De Morini MV. Acne: treatment with diaminodiphenylsulfone. Cutis. 1974; 13:869-71.

Plewig G, Schöpf E. Anti-inflammatory effects of antimicrobial agents: an in vivo study. J Invest Dermatol. 1975; 65:532-6.

Esterly NB, Furey NL, Flanagan LE. The effect of antimicrobial agents on leukocyte chemotaxis. J Invest Dermatol. 1978; 70:51-5.

Schöpf E, Plewig G. Effects of antimicrobial agents on leukocyte locomotion and chemotaxis. Les colloques de L'INSERM. Immunopathologie cutanée/cutaneous immunopathology. INSERM. 1978; 80:437-52.

Peck GL, Olsen TG, Yoder FW, et al. Prolonged remission of cystic acne and conglobate acne with 13-cis-retinoic acid. N Engl J Med. 1979; 300:329-33.

Thivolet J, Schmitt D, editors. Colloque immunopathologie cutanee. Cutaneous immunopathology. F.R.A. INSERM No 11, Lyon, 27-28 octobre 1978. Les editions de l'Insitut National de la Sante et de la Recherches Médicales; 1979.

Plewig G, Nikolowski J, Wolff HH. Action of isotretinoin in acne, rosacea and gram-negative folliculitis. J Am Acad Dermatol. 1982c; 6:766-85.

Bollag W. Vitamin A and retinoids: from nutrition to pharmacotherapy and oncology. Lancet. 1983; 1:860-3.

Golub LM, Lee HM, Lehrer G, et al. Minocycline reduces gingival collagenolytic activity during diabetes. Preliminary observations and a proposed new mechanism of action. J Periodontal Res. 1983; 18:516-26.

Esterly NB, Koransky JS, Furey NL, Trevisan M. Neutrophil chemotaxis in patients with acne receiving oral tetracycline therapy. Arch Dermatol. 1984; 120:1308-13.

Henehan M, Montuno M, De Benedetto A. Doxycycline as an antiinflammatory agent: updates in dermatology. J Eur Acad Dermatol Venereol. 2016; 31:1800-8.

伦琴射线与光疗

Pusey WA. Acne and sycosis treated by exposure to Roentgen rays. J Cut Dis. 1902; 20:204-10.

Fox H. Ultraviolet rays in dermatology. Med J Rec. 1929; 130:645.

Kline PR, Gahan E. Unilateral roentgen irradiation in the treatment of acne vulgaris. Arch Derm Syphilol. 1942; 46:207-8.

Duffy BJ, Fitzgerald PJ. Cancer of the thyroid in children: a report of 28 cases. J Clin Endocrinol Metab. 1950; 10:1296-308.

Sulzberger MB, Baer RI, Borota A. Do roentgen-ray treatments as given by skin specialists produce cancer or other sequelae? Arch Derm Syphilol. 1952; 65:639-6555.

Strauss JS, Kligman AM. Effect of X-rays on sebaceous glands of the human face: radiation therapy of acne. J Invest Dermatol. 1959; 33:347-51.

Albright EC, Allday RW. Thyroid carcinoma after radiation therapy for adolescent acne vulgaris. JAMA. 1967; 199:128-9.

Martin H, Strong E, Spiro RH. Radiation-induced skin cancer of the head and neck. Cancer. 1970; 25:61-71.

Epstein E. X-ray therapy in acne: therapeutic response and patient cooperation. Cutis. 1971; 8:321-8.

Paloyan E, Lawrence AM. Thyroid neoplasms after radiation therapy for adolescent acne vulgaris. Arch Dermatol. 1978; 114:53-5.

Preston-Martin S. Prior X-ray therapy for acne related to tumors of the parotid gland. Arch Dermatol. 1989; 125:921-4.

磨削术、激光钻孔术

Schreus HT. Hochtouriges Schleifen der Haut. In: Verhandlungen der Deutschen Dermatologischen Gesellschaft. Einundzwanzigste Tagung (60-jähriges Bestehen) gehalten zu Heidelberg 6. bis 9. Oktober 1949 im Auftrage der Gesellschaft, herausgegeben von W. Schönfeld/Heidelberg und J. Kimmig/Hamburg. Demonstrationen: In der Hautklinik. Sonntag, den 9. Oktober 1949.

Vormittags 8 Uhr c.t. Arch Dermatol Syph. 1949; 191:678-80.

Schreuss HAT. Hochtouriges Schleifen der Haut (Ein neues Behandlungsverfahen). Z Haut Geschlechtskrankh. 1950; 8:151-6.

Kurtin A. Corrective surgical planning of the skin. Arch Dermatol (Suppl). 1953; 68:389-97.

Goldman L, Blaney DJ, Kindel DJ, Franke EK. Effect of the laser beam on skin. J Invest Dermatol. 1963a; 40:121-2.

Goldman L, Blaney DJ, Kindel DJ, et al. Pathology of the effect of the laser beam on the skin. Nature. 1963b; 197:912-4.

Goldman L. Biomedical aspects of the laser. The introduction of laser applications into biology and medicine. Berlin: Springer; 1967.

Parish LC. Highlights in the history of skin surgery. In: Epstein E, Epstein Jr E, editors. Skin surgery. 4th ed. Springfield: Charles C. Thomas; 1977. p. 9-14.

Orentreich N, Durr NP. Rehabilitation of acne scarring. Dermatol Clin. 1983; 1:405-13.

Roenigk HH, Pinski JB, Robinson JK, Hanke CW. Acne, retinoids, and dermabrasion. J Dermatol Surg Oncol. 1985; 11:396-8.

Yarborough JM. Dermabrasive surgery: state of the art. Clin Dermatol. 1987; 5:75-80.

Garrett AB, Dufresne RG, Ratz JL, Berlin AJ. Carbon dioxide laser treatment of pitted acne scarring. J Dermatol Surg Oncol. 1990; 16:737-40.

Alster TS, West TB. Resurfacing of atrophic facial acne scars with a high-energy pulsed carbon dioxide laser. Dermatol Surg. 1996; 22:151-4.

Apfelberg DB. Ultrapulse carbon dioxide laser with CPG scanner for full-face resurfacing for rhytids, photoaging, and acne scars. Plast Reconstr Surg. 1997; 99:1817-25.

Bernstein LJ, Kauvar AN, Grossman MC, Geronemus RG. The shortand long-term side-effects of carbon dioxide laser resurfacing. Dermatol Surg. 1997; 23:519-25.

Hobbs ER, Bailin PL, Wheeland RG, Ratz JL. Superpulsed lasers: minimizing thermal damage with short duration, high irradiance pulses. J Dermatol Surg Oncol. 1997; 13:955-64.

瘢痕治疗：化学的，物理的

MacKee GM, Karp FL. The treatment of post-acne scars with phenol. Br J Dermatol. 1952; 64:456-9.

Stegmann SJ, Tromovitch TA. Implantation of collagen for depressed scars. J Dermatol Surg Oncol. 1980; 6:450-3.

Van Scott EJ, Yu RJ. Hyperkeratinization, corneocyte cohesion, and alpha hydroxy acids. J Am Acad Dermatol. 1984b; 11:867-79.

Varnavides CK, Forster RA, Cunliffe WJ. The role of bovine collagen in the treatment of acne scars. Br J Dermatol. 1987; 116:199-206.

Van Scott EJ, Yu RJ. Alpha hydroxy acids: therapeutic potentials. Can J Dermatol. 1989; 1:108-12.

粉刺剂出术

Bulkley LD. Notes on the local treatment of certain diseases of the skin. Arch Dermatol. 1876; 2:307-10.

Unna PG. Komedonenquetscher. Monatsschr Prakt Dermatol. 1884; 3:332-4.

Bulkley LD. Comedonal extraction. The comedones, or clogged sebaceous glands, are best emptied by pressure upon them with the end of a small tube, with an aperture of about 1/16 of an inch, or a new watch key. In: Acne.Its etiology, pathology and treatment. New York: Putnam; 1885b. p. 307-10.

研究模型

Hambrick GW, Blank H. A microanatomical study of the response of the pilosebaceous apparatus of the rabbit ear canal. J Invest Dermatol. 1956; 26:185-200.

Takayasu S, Adachi K. Hormonal control of metabolism in hamster costovertebral glands. J Invest Dermatol. 1970; 55:13-9.

Plewig G, Kligman AM. Follikuläre Pusteln im Kaliumjodid—Epikutantest. Arch Derm Forsch. 1972; 242:137-52.

Kaidbey KH, Kligman AM. A humanmodel of coal tar acne. Arch Dermatol. 1974; 109:212-5.

Luderschmidt C, Plewig G. Effects of cyproterone acetate and carboxylic acid derivatives on the sebaceous glands of Syrian hamster. Arch Dermatol Res. 1977; 258:185-91.

Plewig G, Luderschmidt C. Hamster ear model for sebaceous glands. J Invest Dermatol. 1977; 68:171-6.

Klihman AM, Kwong T. An improved rabbit ear model for assessing comedogenic substances. Br J Dermatol. 1979; 100:699-702.

Luderschmidt C, Bidlingmaier F, Plewig G. Inhibition of sebaceous gland activity by spirolactone in Syrian hamster. J Invest Dermatol. 1982; 78:253-5.

Vermorken AJM, Goos CMAA, Wirtz P. Evaluation of the hamster flank organ test for the screening of anti-androgens. Br J Dermatol. 1982; 106:99-101.

Fulton JE Jr, Pay SR, Fulton JE. Comedogenicity of current therapeutic products, cosmetics, and ingredients in the rabbit ear. J Am Acad Dermatol. 1984; 10:96-105.

Mezick JA, Bhatia MC, Capetola RJ. Topical and systemic effects of retinoids on horn-filled utriculus size in the rhino mouse. A modelt o quantify "antikeratinizing" effects of retinoids. J Invest Dermatol. 1984; 83:110-3.

American Academy of dermatology Invitational Symposium on Comedogenicity. J Am Acad Dermatol. 1989; 20:272-7.

Fulton JE Jr. Comedogenicity and irritancy of commonly used ingredients in skin care products. J Soc Cosmet Chem. 1989; 40:321-33.

Guy R, Kealey T. The organ-maintained human sebaceous gland.

Dermatology. 1989; 196:16-20.

Lowe NJ, Weingarten D. The effects of hyperproliferative agents on the rhine mouse: variable effects on keratin utricles. In: Marks R, Plewig G, editors. Acne and related disorders. London: Dunitz; 1989. p. 165-7.

Xia L, Zouboulis CC, Detmar M, et al. Isolation of human sebaceous glands and cultivation of sebaceous gland-derived cells as an in vitro model. J Invest Dermatol. 1989; 93:314-21.

Zouboulis CC, Korge B, Giannakopoulos G, et al. Cultured human sebaceous sebocytes possess a characteristic pattern of sebocytic differentiation in vitro. J Invest Dermatol. 1990; 95:496 A.

Zouboulis CC, Xia L, Akamatsu H, et al. The human sebocyte culture model provides new insights into development and management of seborrhoea and acne. Dermatology. 1998; 196:21-31.

Zouboulis CC, Seltmann H, Neitzel H, Orfanos CE. Establishment and characterization of an immortalized human sebaceous gland cell line (SZ95). J Invest Dermatol. 1999; 113:1011-20.

玫瑰痤疮

历史

Pinel P. Nosographie philosophique ou la méthode de l'analyse appliquée à la médecinem. 4th ed. Paris: Brossonm; 1810.

Cazenave PLA, Schedel HE. Abrégé pratique des maladies de la peau. 2nd ed. Paris: Béchet Jne; 1833.

Cazenave PLA. Leçons sur les maladies de la peau. Paris: Labé; 1845.

Rolleston JD. A note on the early history of rosacea. Proc R Soc Med. 1933; 26:327-9.

De Bersaques J. Historical notes on (acne) rosacea. Eur J Dermatol. 1995; 5:16-22.

Jansen T. History of acne and rosacea. In: Plewig G, Kligman AM: Acne and Rosacea. 3rd, completely revised and enlarged edition. With contributions by T. Jansen. Berlin: Springer; 2000. p. 1-13.

专著、图谱与文献

Hardy LPA. Leçons sur les maladies de la peau. 2nd ed. Paris: A. Delahaye; 1860.

Marks R, Plewig G, editors. Acne and related disorders. Proceedings of an international symposium, Cardiff 1988. London: Dunitz; 1989b.

Plewig G, Kligman AM. Acne and rosacea. 2nd completely revised and enlarged edition. With a contribution by Bluhm and Hollmann. Berlin: Springer; 1993c.

Plewig G, Kligman AM. Akne und Rosazea. Zweite, neu bearbeitete und erweiterte Auflage. Unter Mitarbeit von T. Jansen, mit einem Beitrag von Ch. Bluhm und J. Hollmann. Berlin: Springer; 1994b.

Plewig G, Kligman AM. Acne and rosacea. 3rd, completely revised and enlarged edition. With contributions by T. Jansen. Berlin: Springer; 2000d.

Powell FC. Rosacea. Diagnosis and management. With a contribution by Jonathan Wilkin. New York: Informa Healthcare; 2009.

病理生理/发病机制

Sobye P. Aetiology and pathogenesis of rosacea. Acta Dermatol Venereol (Stockh). 1950; 30:137-58.

Marks R. Concepts of the pathogenesis of rosacea. Br J Dermatol. 1968; 80:170-7.

Brinell HJ, Friedel M, Caputa M, et al. Rosacea: disturbed defense against brain overheating. Arch Dermatol Res. 1989; 281:66-72.

Melnik BC. Endoplasmic reticulum stress: key promoter of rosacea pathogenesis. Exp Dermatol. 2014; 23:868-73.

组织病理

Marks R, Harcourt-Webster JN. Histopathology of rosacea. Arch Dermatol. 1969; 100:683-91.

Plewig G, Kligman AM. Acne and rosacea. 3rd, completely revised and enlarged edition. With contributions by T. Jansen. Berlin . p. 465, 476-9, 492-5, 498-9.: Springer; 2000e.

暴发性玫瑰痤疮/面部脓皮病

O'Leary PA, Kierland RR. Pyoderma faciale. Arch Dermatol. 1940; 41:451-62.

Massa MC, Su WP. Pyoderma faciale: a clinical study of twenty-nine cases. J Am Acad Dermatol. 1982; 6:84-91.

Plewig G, Jansen T, Kligman AM. Pyoderma faciale. A review and report of 20 additional cases: is it rosacea? Arch Dermatol. 1992; 128:1611-7.

Jansen T, Plewig G. An historical note on pyoderma faciale. Br J Dermatol. 1993; 129:594-6.

Jansen T, Plewig G, Kligman AM. Diagnosis and treatment of rosacea fulminans. Dermatology. 1993; 188:193-6.

类固醇玫瑰痤疮

Sneddon IB. Effects of fluorinated steroids on rosacea. Br Med J. 1969; 1:671-3.

Leyden TAM, Kligman AM. Steroid rosacea. Arch Dermatol. 1974; 110:619-22.

革兰氏阴性玫瑰痤疮

Plewig G, Kligman AM. Acne and rosacea. 2nd completely revised and enlarged edition. With a contribution by Bluhm and Hollmann. Berlin: Springer; 1993d. p. 460-1.

卤素玫瑰痤疮/碘加重的玫瑰痤疮

Plewig G, Kligman AM. Acne and rosacea. 2nd completely revised and enlarged edition. With a contribution by Bluhm and Hollmann. Berlin: Springer; 1993e. p. 460-1.

狼疮样玫瑰痤疮/肉芽肿性玫瑰痤疮/面部播散性粟粒性狼疮

Lewandowsky F. Die Tuberkulose der Haut. Mit 115 zum Teil farbigen textabbildungen und 12 farbigen Tafeln. Berlin: Springer; 1916.

Lewandowsky F. Über rosaceaähnliche Tuberkulide des Gesichtes. Correspondenz-Blatt für Schweizer Ärzte. 1917; 47:1280-2.

Mullanax MG, Kierland RR. Granulomatous rosacea. Arch Dermatol. 1970; 101:206-11.

眼玫瑰痤疮/偏头痛

Borrie P. The state of blood vessels of the face in rosacea. I. Br J Dermatol. 1955a; 67:5-7.

Borrie P. The state of blood vessels of the face in rosacea. II. Br J Dermatol. 1955b; 67:73-5.

Tan SG, Cunliffe WJ. Rosacea and migraine. Br Med J. 1976; 1:21.

儿童玫瑰痤疮

Savin J, Alexander S, Marks R. Rosacea-like eruption of children. Br J Dermatol. 1972; 87:425-9.

Drolet B, Paller AS. Childhood rosacea. Pediatr Dermatol. 1992; 9:22-6.

Erzurum SA, Feder RS, Greenwald MJ. Acne rosacea with keratitis in childhood. Arch Ophthalmol. 1993; 111:228-30.

Roul S, Léauté-Labrèze C, Boralevi F, et al. Idiopathic aseptic facial granuloma (pyodermite froide du visage): a pediatric entity? Arch Dermatol. 2001; 137:1253-5.

Boralevi F, Léauté-Labrèze C, Lepreux S, et al. Groupe de Recherche Clinique en Dermatologie Pédiatrique Idiopathic facial aseptic granuloma: a multicentre prospective study of 30 cases. Br J Dermatol. 2007:705-8.

实质性面部水肿/Morbihan病

Merklen FP, Cottenot F, Penner J, et al. Infiltration massive persistante du front avec fort oedème palpébral. Bull Soc Fr Dermatol Sypiligr. 1972; 79:221-2.

Degos R, Civatte J, Beuve-Méry M. Nouveau cas d'oedème érythémateux facial chronique. Bull Soc Fr Dermatol Sypiligr. 1973; 80:257.

Civatte T, Texier L. Syndrome du Morbihan. 20 ans après. Reunion de la Societé francaise du Dermatologie et Syphiligraphie, Bordeaux, 21 juin 1980, M 28-28a; 1980.

Conolly MG, Winkelmann RK. Solid facial edema as a complication of acne vulgaris. Arch Dermatol. 1985; 121:87-90.

Friedman SJ, Fox BJ, Albert HL. Solid facial edema as a complication of acne vulgaris: treatment with isotretinoin. J Am Acad Dermatol. 1986; 15:286-9.

Helander I, Aho HJ. Solid facial edema as a complication of acne vulgaris: treatment with isotretinoin and clofazimine. Acta Dermatol Venereol (Stockh). 1987; 67:535-7.

Tosti A, Guerra L, Bettoli V, Bonelli U. Solid facial edema as a complication of acne vulgaris in twins. J Am Acad Dermatol. 1987; 17:843-4.

Comacho-Martinez F, Winkelmann RK. Solid facial edema as a manifestation of acne. J Am Acad Dermatol. 1990; 22:129-30.

Djawari D. Solides persistierendes Gesichtsödem als seltene Komplikation einer Acne juvenilis. Aktuel Dermatol. 1990; 16:207-8.

Jungfer B, Jansen T, Prybilla B, Plewig G. Solid persistent facial edema in acne: successful treatment with isotretinoin and ketotifen. Dermatology. 1993; 187:34-7.

Hölzle E, Jansen T, Plewig G. Morbus Morbihan- Chronisch persistierendes Erythem und Ödem des Gesichts. Hautarzt. 1995; 46:796-8.

面部外玫瑰痤疮

Marks R, Wilson-Jones E. Disseminated rosacea. Br J Dermatol. 1969; 81:16-27.

Gajewska M. Rosacea on common male baldness. Br J Dermatol. 1975; 93:63-5.

Wilkin J. Epigastric rosacea. Arch Dermatol. 1980; 115:584.

Dupont C. How common is extrafacial rosacea? J Am Acad Dermatol. 1986; 14:839.

局部治疗

Pye RJ, Burton JL. Treatment of rosacea by metronidazole. Lancet. 1976; 1:1211-121181.

Cunliffe WJ, Dodman B, Binner JG. Clonidine and facial flushing in rosacea. Br Med J. 1977; 1:105.

Braun-Falco O, Korting HC. Metronidazoltherapie der Rosazea. Medikament und Indikation. Hautarzt. 1983; 34:261-5.

Nielsen PG. A double-blind study of 1% metronidazole cream versus systemic oxytetracycline therapy for rosacea. Br J Dermatol. 1983; 109:63-5.

Wilkin JK. Effect of subdepressor clonidine on flushing reactions in rosacea. Change in malar thermal circulation index during provoked flushing reactions. Arch Dermatol. 1983; 119:211-4.

Persi A, Rebora A, Burton JL, Lynfield YL. Metronidazole in the treatment of rosacea. Arch Dermatol. 1985; 121:307-8.

Plewig G, Braun-Falco O, Klövekorn W, Luderschmidt C. Isotretinoin zur örtlichen Behandlung von Akne und Rosazea sowie tierexperimentelle Untersuchungen mit Isotretinoin und Arotinoid. Hautarzt. 1986b; 37:138-41.

Signore RJ. A pilot study of 5 percent permethrin cream versus 0.75% metronidazole gel in acne rosacea. Cutis. 1995; 56:177-9.

系统治疗

Plewig G, Nikolowski J, Wolff HH. Action of isotretinoin in acne, rosacea and gram-negative folliculitis. J Am Acad Dermatol. 1982d; 6:766-85.

Marsden JR, Shuster S, Neugebauer M. Response of rosacea to isotretinoin. Clin Exp Dermatol. 1984; 9:484-8.

Schmidt JB, Gebhard W, Raff M, Spona J. 13-cis-retinoic acid in rosacea. Clinical and laboratory findings. Acta Dermatol Venereol (Stockh). 1984; 64:15-21.

Hoting E, Paul E, Plewig G. Treatment of rosacea with isotretinoin. Int J Dermatol. 1986; 25:660-3.

化脓性汗腺炎/反常性痤疮/穿掘性终毛毛囊炎

Kierland RR. Unusual pyodermas (hidrosadenitis (sic) suppurativa), acne conglobata, dissecting cellulitis of the scalp. A review. Minn Med. 1951; 34:319-41.

Brunsting HA. Hidradenitis and other variants of acne. Arch Dermatol. 1952; 65:303-15.

Pillsbury DM, Shelley WB, Kligman AM. Bacterial infections of the skin. In: Dermatology. Philadelphia: Saunders; 1956. p. 482-4. 489.

Grösser A. Surgical treatment of chronic axillary and genitocrural acne conglobata by split-thickness skin grafting. J Dermatol Surg Oncol. 1982; 8:391-8.

Plewig G. Die sogenannten rezidivierenden Schweißdrüsenabszesse und ihre chirurgische Behandlung. In: Schweiberer L, editor. Chirurgische und plastisch-chirurgische Aspekte bei Infektionen und infizierten Defekten der Körperoberfläche, der Extremitäten und der Analregion. München: Zuckschwert; 1983. p. 17-25.

Fitzsimmons JS, Guilbert PR, Fitzsimmons EM. Evidence of genetic factors in hidradenitis suppurativa. Br J Dermatol. 1985; 113:1-8.

Quintal D, Jackson R. Aggressive squamous cell carcinoma arising in familial acne conglobata. J Am Acad Dermatol. 1986; 14:207-14.

Whipp MJ, Harrington CI, Dundas S. Fatal squamous cell carcinoma associated with acne conglobata in a father and daughter. Br J Dermatol. 1987; 117:389-92.

Hughes LE, Harrison BJ, Mudge M. Surgical management of hidradenitis—principles and results. In: Marks R, Plewig G, editors. Acne and related disorders. London: Dunitz; 1989. p. 367-70.

Plewig G, Steger M. Acne inversa (alias acne triad, acne tetrad or hidradenitis suppurativa). In: Marks R, Plewig G, editors. Acne and related disorders. London: Dunitz; 1989. p. 345-57.

Küster W, Rödder-Wehrmann O, Plewig G. Acne inversa. Pathogenese und Genetik. Hautarzt. 1991; 42:2-4.

Mendoca H, Rebelo C, Fernandes A, et al. Squamous cell carcinoma arising in hidradenitis suppurativa. J Dermatol Surg Oncol. 1991; 17:830-2.

Rödde-Wehrmann O, Küster W, Plewig G. Acne inversa. Diagnose und therapie. Hautarzt. 1991; 42:5-8.

Burrows NP, Russell Jones R. Crohn's disease in association with hidradenitis suppurativa. Br J Dermatol. 1992; 126:523.

Ostlere LS, Langtry JAA, Mortime PS, Staughton RCD. Hidradenitis suppurativa in Crohn's disease. Br J Dermatol. 1992; 125:384-6.

Chen W, Plewig G. Should hidradenitis suppurativa/acne inversa best be renamed as "dissecting terminal hair folliculitis"? Exp Dermatol. 2017; 26:544-7.

Melnik BC, John SM, Chen W, Plewig G. Th17/Treg imbalance in hidradenitis suppurativa/acne inversa: the link to hair follicle dissection, obesity, smoking, and autoimmune comorbidities. Br J Dermatol. 2018; 179:260-72.

自身炎症综合征

Lindor NM, Arsenal TM, Solomon H, et al. A new autosomal dominant disorder of pyogenic sterile arthritis, pyoderma gangrenosum, and acne: PAPA syndrome. Mayo Clin Proc. 1997; 72:611-5.

Martinon F, Burns K, Tscopp J. The inflammasome: a molecular platform triggering activation of inflammatory caspases and processing of pro IL-iß. Mol Cell. 2002; 10:417-26.

Roussomoustaki M, Dimoulios P, Chatzicostas C, et al. Hidradenitis suppurativa associated with Crohn's disease and ulcerative colitis in the United States. Clin Gastroenterol Hepatol. 2003; 5:1424-9.

Shoham NG, Centola M, Mansfield E, et al. Pyrin binds the PSTPIP1/CD2BP1 protein defining familial Mediterranean fever and PAPA syndrome as disorders in the same pathway. Proc Natl Acad Sci USA. 2003; 100:13501-6.

Dierselhuis MP, Frenkel J, Wulffraat NM, Boelens JJ. Anakinra for flares of pyogenic arthritis in PAPA syndrome. Rheumatology. 2005; 44:406-8.

Brenner M, Ruzicka T, Plewig G, et al. Targeted treatment of pyoderma gangrenosum in PAPA (pyogenic arthritis, pyoderma gangrenosum and acne) syndrome with recombinant human interleukin-1 receptor antagonist anakinra. Br J Dermatol. 2009; 161:1199-201.

van der Zee, van der Woude CJ, Florencia EF, Prens EP. Hidradenitis suppurativa and inflammatory bowel disease: are they associated? Results of a pilot study. Br J Dermatol. 2010; 162:195-7.

Wang B, Yang W, Wen W, et al. Gamma-secretase gene mutations in familial acne inversa. Science. 2010; 330:1065.

Chen W, Obermayer-Pietsch B, Hong JB, et al. Acne-associated syndromes: models for better understanding of acne pathogenesis. J Eur Acad Dermatol Venereol. 2011; 25:637-46.

Braun-Falco M, Kovnerystyy O, Lohse P, Ruzicka T. Pyoderma gangrenosum, acne, and suppurative hidradenitis (PASH)—a new autoinflammatory syndrome distinct from PAPA syndrome. J Am Acad Dermatol. 2012; 66:409-15.

Nomura Y, Nomura T, Sakai K, et al. A novel splice site mutation in NCSTN underlies a Japanese family with hidradenitis suppurativa. Br J Dermatol. 2012; 168:206-9.

Marzano AV, Trevisan V, Gattorno M, et al. Pyogenic arthritis, pyoderma gangrenosum, acne and suppurative hidradenitis (PAPASH): a new autoinflammatory syndrome associated with a novel mutation of the PSTPIP1 gen. JAMA Dermatol. 2013; 149:762-4.

Zeeli T, Padalon Brauch G, Ellenbogen E. Pyoderma gangrenosum, acne and ulcerative colitis in a patient with a novel mutation in the PSTPIP1 gene. Clin Exp Dermatol. 2015; 40:367-72. (This novel constellation of clinical manifestations, which we term 'PAC syndrome', suggests the need to regroup all PSTPIP1-associated phenotypes under one aetiological group).

Melnik BC. Acne vulgaris: an inflammasomopathy of the sebaceous follicle induced by deviated FoxO1/mTORC1 signalling. Br J Dermatol. 2016; 174:1186-8.

Marzano AV, Damiani G, Ceccherini I, et al. Autoinflammation in pyoderma gangrenosum and its syndromic form (pyoderma gangrenosum, acne and suppurative hidradenitis). Br J Dermatol. 2017; 176:1588-98.

蠕形螨/蠕形螨病

Henle J. On 6 December 184 Henle spoke to the Naturforschende Gesellschaft Zürich and presented ... *a drawing of a most remarkable worm, which lives in the outer ear canal of man and can nest in the hair follicles.* This was the first description of *Demodex folliculorum.*Henle erroneously considered *Demodex folliculorum* a worm. Gustav Simon corrected this misconception in 1842; 1841.

Simon G. Ueber eine in den kranken und normalen Haarsäcken des Menschen lebende Milbe. (Hierzu Taf. XI.) Arch Anat Physiol Wissensch Me. No volume given); 1842. p. 218-37.

Simon G. Die Hautkrankheiten durch anatomische Untersuchungen erläutert. Berlin: Reimer; 1848.

Ayres S. Pityriasis folliculorum (Demodex). Arch Dermatol. 1930; 21:19-24.

Desch C, Nutting B. *Demodex folliculorum* (Simon) and D. *brevis* Akbulatova of man: redescription and reevaluation. J Parasitol. 1972; 58:169-17.

Bonnar E, Eustace P, Powell FC. The *Demodex* mite population in rosacea. J Am Acad Dermatol. 1993; 28:443-8.

Forton F, Seys B. Density of *Demodex folliculorum* in rosacea: a casecontrol study using standardized skin-surface biopsy. Br J Dermatol. 1993; 128:650-9.

Desch CE. Stewart: *Demodex gatoi*: new species of hair follicle mite (*Acari demodecidae*) from domestic cat (Carnivora: Felidae). J Med Entomol. 1999; 36:167-70.

Plewig G, Kligman AM. Demodex folliculitis. In: Acne and rosacea. 3rd, completely revised and enlarged edition. With contributions by T. Jansen. Berlin: Springer; 2000f. p. 507-12.

Schaller M, Sander C, Plewig G. Demodex abscesses: clinical and therapeutic challenges. J Am Acad Dermatol. 2003; 49(5 Suppl):272-4.

Borgo S, Sattler E, Hogardt M, et al. PCR analysis for *Wolbachia* in human and canine Demodex mites. Arch Dermatol Res. 2009; 301:747-52.

Kligman AM, Christensen MS. Demodex folliculorum: requirements for understanding its role in human; 2011.

Chen W, Plewig G. Human demodicosis: revisit and a proposed classification. Br J Dermatol. 2014; 170:1219-25.